Kircher / Remplik / Killian

Arzneimittlellehre für Hebammen

Kircher / Remplik / Killian

Arzneimittellehre für Hebammen

Grundlagen, Theorie und Praxis

Herausgegeben von
Dr. Philipp Kircher, Peissenberg
Elisabeth Remplik, Augsburg
Dr. Peter Killian, München

Beiträge von
Dr. Philipp Kircher, Peissenberg
Elisabeth Remplik, Augsburg
Dr. Peter Killian, München
Annette Munck, Überlingen

Mit 95 Abbildungen und 47 Tabellen

Wissenschaftliche
Verlagsgesellschaft
Stuttgart

Zuschriften an:

lektorat@dav-medien.de

Anschriften der Autoren:

Dr. Philipp Kircher
St. Ulrich-Apotheke
Hauptstraße 116
82380 Peissenberg

Dr. Peter Killian
Jagdstraße 7
80639 München

Elisabeth Remplik
Universitätsklinikum Augsburg
Stenglinstraße 2
86156 Augsburg

Annette Munck
Münster Apotheke
Münsterstraße 1
88662 Überlingen

Hinweis:

Um die Lesbarkeit des Buches zu verbessern, verzichten wir auf die Nennung männlicher und weiblicher Sprachformen. Alle personenbezogenen Begriffe beziehen sich unterschiedslos auf Menschen jeden Geschlechts.

Bibliografische Information der Deutschen Nationalbibliothek
Die Deutsche Nationalbibliothek verzeichnet diese Publikation in der Deutschen Nationalbibliografie; detaillierte bibliografische Daten sind im Internet unter https://portal.dnb.de abrufbar.

MIX
Papier aus verantwortungsvollen Quellen
FSC® C018236
www.fsc.org

Klimaneutral
Druckprodukt
ClimatePartner.com/12995-2202-1016

1. Auflage 2022
ISBN 978-3-8047-4049-5 (Print)
ISBN 978-3-8047-4331-1 (E-Book, PDF)

Birkenwaldstraße 44, 70191 Stuttgart
www.wissenschaftliche-verlagsgesellschaft.de
Printed in Poland

Grafik: Heike Ludwig, endstufe
Satz: abavo GmbH, Buchloe
Druck und Bindung: Drukarnia Dimograf, Bielsko-Biała
Umschlagabbildung: deblik, Berlin
Umschlaggestaltung: deblik, Berlin

Vorwort

Contergan®: Wenige Arzneimittel sind so eng mit einer Katastrophe verknüpft wie dieses. Ende der 1950er-Jahre als sicheres, frei verkäufliches Schlafmittel und Arznei gegen Übelkeit während der Schwangerschaft in den Handel gebracht, wurden die gravierenden Nebenwirkungen wie Fehlbildungen von Gliedmaßen erst verspätet ersichtlich. Noch heute trägt diese dunkle Stunde der Arzneimitteltherapie ihren Teil dazu bei, dass das Thema Medikamente und Schwangerschaft oft große Unsicherheit hervorruft.

Die moderne Medizin ohne Arzneimittel? Undenkbar. Die Schwangerschaft stellt hier keine Ausnahme dar. Hebammen verabreichen Arzneimittel eigenverantwortlich, weshalb diese einen bedeutsamen Stellenwert in ihrem beruflichen Alltag einnehmen. Sie fungiert, neben dem Arzt und dem Apotheker, auch als Lotse rund um das Thema Arzneimittel in der Schwangerschaft. Die Hebamme steht der Mutter während der Schwangerschaft, der Nachsorge und der Stillzeit beratend zur Seite, sie entschärft etwaige Arzneimittelnebenwirkungen und nimmt bestehende, unnötige Ängste vor der Medikamenteneinnahme. Des Weiteren weist sie auf Arzneimittelrisiken und Gefahren hin.

Ein in Summe nicht immer ganz triviales Unterfangen, insbesondere unter Berücksichtigung der Tatsache, dass aussagekräftige Studien bezüglich der Unbedenklichkeit in der Schwangerschaft und Stillzeit bei einer Vielzahl von Arzneimitteln selten sind oder sogar ganz fehlen. Gebrauchsinformationen liefern häufig keine klaren Angaben, raten meist pauschal von einer Anwendung in der Schwangerschaft ab und sorgen so für zusätzliche Irritationen bei der Patientin.

Die Arzneimitteltherapie einer Schwangeren stellt uns vor eine einzigartige Herausforderung: Gleichzeitig werden zwei Patienten behandelt, die werdende Mutter und der Fetus.

Hartnäckig hält sich der Mythos der Plazenta als „Schranke", also als Barriere, die das Ungeborene vor einer Arzneistoffbelastung abschirmt. Im Gegensatz zur Blut-Hirn-Schranke, welche unser Gehirn vor vielen Fremdstoffen schützt, verdient die Plazentaschranke diese Bezeichnung jedoch kaum. Arzneistoffe passieren sie häufig quasi ungehindert und belasten so das Ungeborene, welches im schlimmsten Falle ein Leben lang unter den Folgen zu leiden hat, wie das Beispiel Contergan® gezeigt hat.

Das vorliegende Werk soll Sie in Ihrer Funktion als „Arzneimittel-Lotse" unterstützen, eine Risikoabschätzung erleichtern und Ihnen im Umgang mit Arzneimitteln Sicherheit geben. Es ist Lehrbuch und Nachschlagewerk zugleich und vereint Ausbildung und Praxis. Gerade bei diesem sensiblen Thema soll es als verlässliche Informationsquelle dienen. Alternative Therapieformen wie die Homöopathie runden das Werk ab. Hierbei werden Chancen und Risiken kritisch erörtert.

Was uns bei der Erstellung dieses Buches vor allem am Herzen lag: Fachwissen verständlich und praxisnah zu vermitteln. Unser Credo hierbei lautet „kurz und knackig". Anstatt eine Vielzahl von Arzneistoffen einer Indikation vorzustellen, beschränken wir uns bewusst auf die wichtigsten „Mittel der Wahl", ohne die Diskussion besonders kritischer Wirkstoffe außen vor zu lassen.

Wir erhoffen uns, dass Sie nach der Lektüre dieses Buches Fragen zu Arzneimitteln in der Schwangerschaft, wie beispielsweise „Nasenspray bei einer Erkältung, darf ich, oder darf ich nicht?" spielend beantworten können.

Unser Dank gilt der Wissenschaftlichen Verlagsgesellschaft Stuttgart, insbesondere Frau Marlene Bareiß und Frau Julia Steinert, für die umfängliche Unterstützung bei der Konzeption dieses Werkes und für das entgegengebrachte Vertrauen.

Dr. Philipp Kircher, Peissenberg
Elisabeth Remplik, Augsburg
Dr. Peter Killian, München
Annette Munck, Überlingen

im März 2022

Inhalt

Allgemeiner Teil A

A

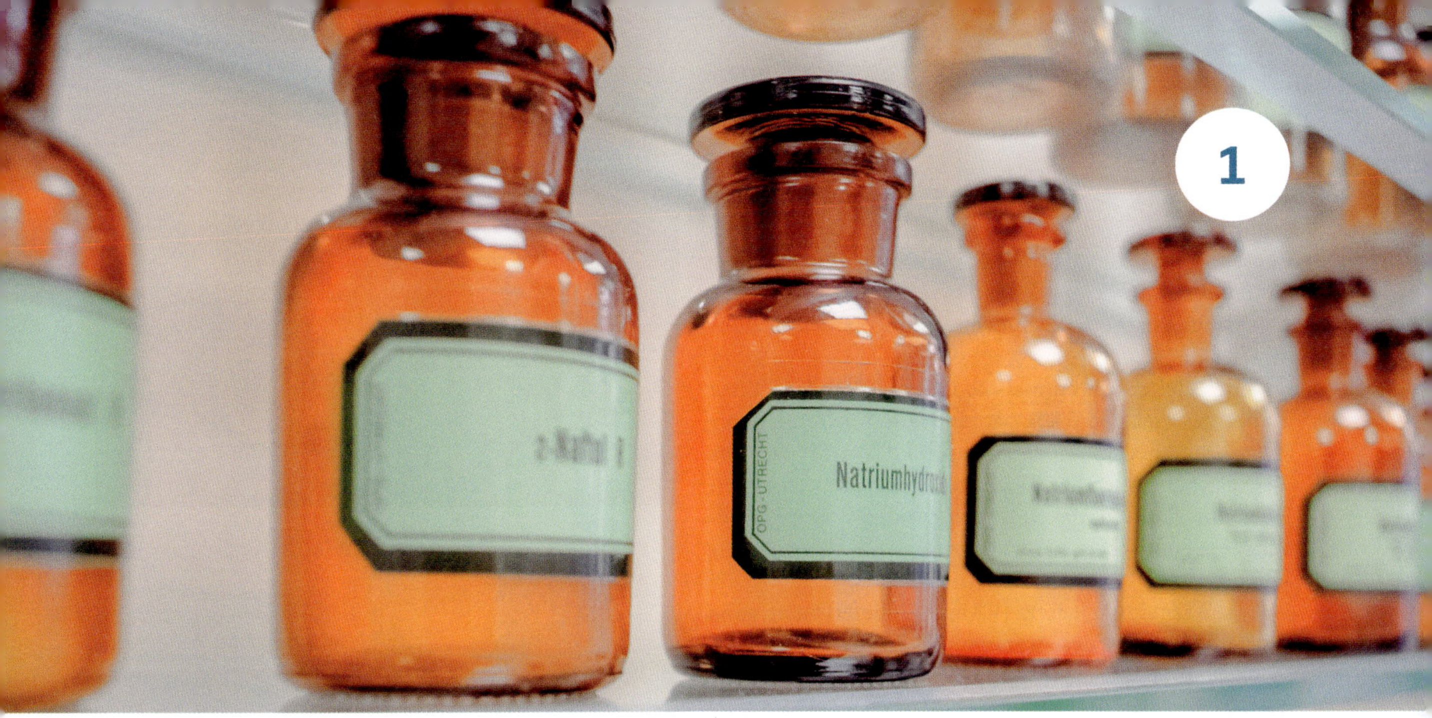

1 Arzneimittelbegriff

Philipp Kircher, Elisabeth Remplik, Peter Killian

„Alle Dinge sind Gift, und nichts ist ohne Gift. Allein die Dosis macht, dass ein Ding kein Gift ist."

Paracelsus, im Jahre 1538

Das berühmte, vom Schweizer Arzt Paracelsus stammende Zitat auf der vorherigen Seite erfreut sich bis heute großer Beliebtheit. Seine Definition eines Arzneimittels respektive eines Giftes legt den Fokus klar auf die Dosierung, also die verabreichte Menge eines Arzneistoffs.

Jeder, der schon einmal die eine oder andere Tasse Kaffee zu viel genossen hat und anschließend unter Nervosität oder Einschlafstörungen litt, wird Paracelsus Recht geben. Auch harmlose Stoffe und auf den ersten Blick ungefährlich wirkende Arzneimittel sind in größerer Menge nicht selten mit ausgeprägten Nebenwirkungen behaftet.

Das Arzneimittelgesetz (▸Kap. 1.2) liefert seine ganz eigene Definition des Arzneimittelbegriffs. Dabei geht es bewusst einen Schritt weiter als Paracelsus und definiert den Begriff umfassender.

Definition

Arzneimittel sind laut § 2 des Arzneimittelgesetzes, dem AMG:

- Stoffe zur Anwendung am oder im menschlichen Körper zur **Heilung** oder **Linderung** (z. B. Schmerzmittel) oder **Verhütung** (z. B. Impfstoffe) von Krankheiten oder krankhaften Beschwerden,
- Stoffe zum **Wiederherstellen**, **Korrigieren** oder **Beeinflussen** von physiologischen Funktionen (z. B. Insulin),
- Stoffe zum Ermitteln einer medizinischen **Diagnose** (z. B. Kontrastmittel).

Keine Arzneimittel sind demzufolge: Medizinprodukte, Lebensmittel, Kosmetika, Tabakerzeugnisse, Futtermittel und Organe.

1.1 Arzneimittelhistorie und Meilensteine – Eine Zeitreise

Philipp Kircher

1.1.1 Der Neandertaler und seine Zahnschmerzen

Zahnbelag ist selten ein Grund zur Freude. Für die Wissenschaftler, welche die Überreste eines Neandertalers aus der „El Sidrón"-Höhle im Norden Spaniens untersuchten, erwies er sich jedoch als echter Glücksfall. Zu ihrem großen Erstaunen fanden sie im versteinerten Zahnbelag unseres ausgestorbenen Verwandten Spuren der Westlichen Balsam-Pappel.

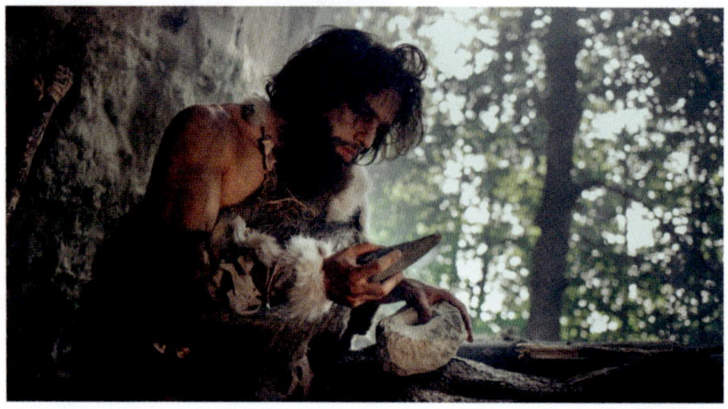

Abb. 1.1 So könnte der Neandertaler von El Sidrón ausgesehen haben.

Rinde und Blätter des Gewächses enthalten einen markant bitter schmeckenden Inhaltsstoff, welcher auch heute noch pharmazeutisch zum Einsatz kommt: Salicin. Dessen chemische Weiterentwicklung, die **Acetylsalicylsäure**, auch bekannt als **Aspirin®**, wird viele Jahrtausende nach den Neandertalern noch für gewaltige Furore sorgen.

Heute wissen wir, dass die Neandertaler der El-Sidrón-Höhle circa 50 000 Jahre bevor Aspirin® weltweite Berühmtheit erlangte, durch die nordspanische Hochebene streiften. Es lässt sich also postulieren: Eines der ersten nachweislich eingesetzten Arzneimittel war vermutlich ein pflanzliches Schmerzmittel.

Die These wird durch die Tatsache gestützt, dass der Neandertaler unter quälenden, durch einen Zahnabszess verursachten Schmerzen gelitten haben musste. Zudem trug er als einziger seiner Gruppe die Pappelspuren auf den Zähnen. Der bittere Geschmack der Heilpflanze lässt einen Konsum als Nahrungs- oder Genussmittel als sehr unwahrscheinlich erscheinen und fördert die These des Verzehrs ausschließlich aus therapeutischen Beweggründen.

Fazit: Der Neandertaler von El Sidrón war sich wohl der schmerzlindernden und entzündungshemmenden Wirkung der Pflanze bewusst, er sammelte und verarbeite sie (Abb. 1.1). Genutzt hat es ihm am Ende leider nichts, mehrere Schädelfrakturen weisen auf einen gewaltsamen Tod hin.

1.1.2 Das Heroin-Dilemma

Bereits im alten Ägypten, 3000 Jahre v. Chr., war man sich der betäubenden und euphorisierenden Wirkung von Opium, dem getrockneten Saft aus Schlafmohnkapseln, bewusst. Einige Jahrtausende später, im Jahr 1896, führten chemische Versuche mit Morphin, dem Hauptinhaltsstoff des Opiums, zu **Diacetylmorphin**. Nie gehört? Kein Wunder, (traurige) Berühmtheit erlangt der Arzneistoff erst unter seinem Namen **Heroin**, wel-

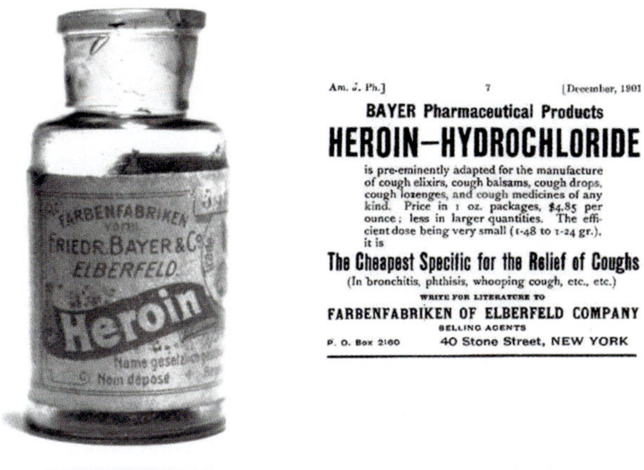

Abb. 1.2 Heroin als Hustenstiller im Jahre 1901

chen er angesichts seiner vielfältigen „heroischen Wirkungen" bei Schmerzen, Husten-, Lungen- und Herzerkrankungen und bei Narkosen erhielt (Abb. 1.2).

Zunächst wurde vermutet, man habe mit Heroin eine nebenwirkungsärmere Variante des Morphins entdeckt. Viele damalige Ärzte nahmen Heroin dementsprechend ausgesprochen begeistert in ihr Verschreibungsportfolio auf. So wurde es etwa auch für Kinder, die unter Reizhusten litten, als zuverlässiger und nebenwirkungsarmer Hustenstiller verordnet.

Erst 10 Jahre später gewann man Schritt für Schritt die Erkenntnis, dass Heroin noch schneller und stärker zur Abhängigkeit führt als Morphin. Die Neuigkeit verbreitete sich jedoch schleppend, da die perorale Aufnahme, zum Beispiel in Form eines Hustensafts, nur zu einem relativ langsamen Anfluten des Arzneistoffs im Blut führt. Starke Rauschzustände bleiben so in der Regel aus. Vollkommen gegensätzlich zu bewerten ist jedoch gerauchtes, geschnupftes und insbesondere intravenös appliziertes Heroin. Dieses führt aufgrund des schnellen Anflutens des Wirkstoffs im Gehirn zu unmittelbaren Rauschzuständen und birgt dadurch ein sehr hohes Suchtpotenzial. Gerade während des Zweiten Welt- und des Vietnamkrieges nahm der Konsum durch verwundete und traumatisierte Soldaten deshalb stark zu.

Obwohl Heroin heute gänzlich aus dem Arzneimittelmarkt verschwunden und durch das Betäubungsmittelgesetz streng verboten ist, sterben in Deutschland pro Jahr einige Hundert Menschen an einer missbräuchlichen Heroinüberdosis. Eine traurige Zahl, die seit Jahren konstant bleibt.

1.1.3 Penicillin – ein 6er im Lotto

Arzneimittel und der Zufall. Zwei Aspekte so unterschiedlich und doch so eng miteinander verknüpft. Selten wird dies so deutlich wie bei der Entdeckung des **Penicillins**.

Im Sommer 1928 forscht der Mediziner Alexander Fleming an Bakterienkulturen. Kurz vor seinem Urlaub bereitet er in seinem Londoner Labor ein Experiment mit dem Krankheitserreger *Staphylococcus aureus* vor, ohne dieses jedoch je tatsächlich durchzuführen. Nach seiner Rückkehr stolpert er zufällig über die vergessene Versuchsschale und sieht auch bei genauerem Hinsehen: Nichts. Auf dem Nährboden der Bakterienkultur zeigt sich stattdessen die Ausbreitung eines Schimmelpilzes. Zu seinem großen Erstaunen bleibt zudem eine Vermehrung der Bakterien in direkter Nachbarschaft des Pilzes aus. Der Schimmelpilz muss demzufolge einen Stoff bilden, der das Wachstum der Bakterien zu unterdrücken vermag (Abb. 1.3).

Die Ära der Antibiotika konnte beginnen – wenn auch erst viele Jahre später, da Flemings Veröffentlichungen zunächst kaum Beachtung fanden. Der Arzneistoff aus dem Schimmelpilz mit der Bezeichnung Penicillin wurde zur Erfolgsstory und galt als Wunderheilmittel. Es löste das Problem, dass auch einfache Wundinfektionen durch Bakterien zum Tode führen konnten, rettete so unzählige Menschenleben und revolutionierte die Behandlung von Infektionen.

Doch der Erfolg des Penicillins und einer langen Reihe weiterer Antibiotika hat auch Schattenseiten. Der Einsatz nimmt immer ausufernde Dimensionen an, Antibiotika werden zu schnell und zu häufig angewandt. Erreger entwickeln Resistenzen und setzen sich so erfolgreich gegen die immer stumpfer werdenden Waffen zur Wehr (Kap. 15.3).

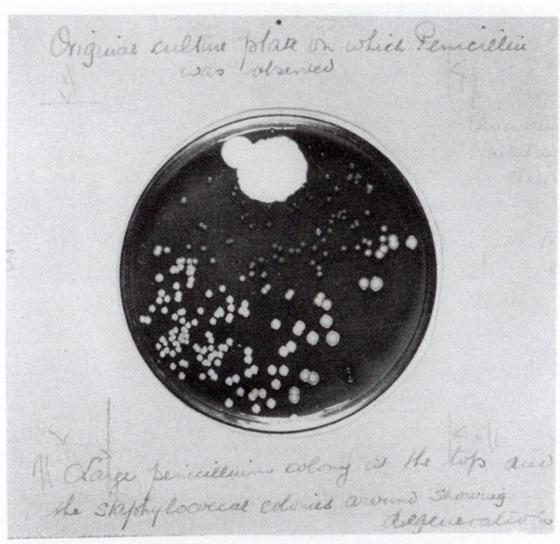

Abb. 1.3 Die Entdeckung des Penicillins

1

1.2 Das Arzneimittelgesetz

Philipp Kircher

Weit über 10 000 geschädigte Kinder weltweit, dazu eine unbekannte Zahl von Totgeburten. Das ist die traurige Bilanz des Contergan®-Skandals von 1961. Doch wer trägt die Schuld daran? Der erste, naheliegende Gedanke, der einem durch den Kopf schießt: Der Hersteller muss zur Rechenschaft gezogen werden. Kaum zu glauben, aber dem angeklagten Hersteller konnte nach damaliger Gesetzeslage ein schuldhaftes Verhalten nicht eindeutig nachgewiesen werden. Das Verfahren wurde Jahre später wegen „geringfügiger Schuld" eingestellt.

In der Folge wurde das Verlangen nach einer Verbesserung der Arzneimittelsicherheit größer. Als Vorreiter agieren die US-amerikanischen Behörden, welche erstmals einen Nachweis der therapeutischen Wirksamkeit und Unbedenklichkeit vor der Markteinführung eines Arzneimittels fordern. Dieser muss von nun an durch geeignete, kontrollierte Studien (▸ Kap. 1.3.1) erbracht werden.

Der in Contergan® enthaltene Wirkstoff, Thalidomid, wurde lediglich in einigen wenigen Tierversuchen getestet. Außer einer leichten Sedierung ließ sich keine erkennbare negative Wirkung bei den untersuchten Ratten feststellen. Erst nach der Verabreichung an schwangeren Frauen wurde das hohe Potenzial der Substanz zur Ausbildung von Missbildungen deutlich.

Hierzulande führten die Diskussionen zur Geburtsstunde eines neuen Gesetzes, dem **Arzneimittelgesetz** (AMG). Es regelt den **Verkehr mit Arzneimitteln** in Deutschland, es schützt den Patienten beim Umgang mit Arzneimitteln und gewährleistet eine sichere Arzneimittelversorgung der Bevölkerung.

Wirksamkeit, Qualität und Unbedenklichkeit sind hierbei tragende Forderungen des AMG und Voraussetzung für die Zulassung eines Arzneimittels (▸ Kap. 1.3).

Sie werden in § 1 AMG definiert:

- Die **Wirksamkeit** bewertet die Wirkung eines Arzneimittels und damit, welche therapeutischen Effekte sich durch die Arzneimittelgabe erzielen lassen.
- Die **Unbedenklichkeit** verlangt, dass die Arzneimittelwirkung mögliche Nebenwirkungen überwiegen muss. Das heißt, das Risiko unerwünschter Effekte muss in einem angemessenen Verhältnis zum therapeutischen Nutzen stehen.
- Die **Qualität** beschreibt die Beschaffenheit eines Arzneimittels. Identität, Gehalt und Reinheit müssen durch das Herstellungsverfahren gewährleistet werden.

Weitere Kernpunkte des AMG sind:

- § 2 AMG Definition des Arzneimittelbegriffs (▸ Kap. 1)
- § 3 AMG Definition der Stoffe (● Abb. 1.4):
  - chemische Elemente oder Verbindungen,
  - Pflanzen und Pflanzenbestandteile,
  - Tierkörper und Stoffwechselprodukte von Mensch und Tier,
  - Mikroorganismen einschließlich Viren.

Arzneimittel – damals und heute

Früher wurde ein Großteil aller Arzneimittel in der Apotheke hergestellt. Als Ausgangsstoffe kamen fast ausschließlich Drogen, also getrocknete Pflanzenteile, tierische Bestandteile und Mineralien zum Einsatz. Erst als es gelang, Inhaltsstoffe zu isolieren und deren chemische Struktur und damit verbundene Wirkmechanismen aufzuklären, wurde eine gezielte, sichere Arzneimitteltherapie verbunden mit einer exakten Dosierung möglich.

Zusammenfassend lässt sich festhalten: Die in § 3 AMG definierten Stoffe sind der Kern der Arzneimittelwirkung.

Das AMG umfasst weiterhin:

- § 4 AMG Sonstige Begriffsbestimmung:
  - Bei **Fertigarzneimitteln** handelt es sich um industriell gefertigte Arzneimittel, die im Voraus hergestellt und in einer zur Abgabe an den Verbraucher bestimmten Packung in den Verkehr gebracht werden.
  - Unter **Nebenwirkungen** versteht man die bei bestimmungsgemäßen Arzneimittelgebrauch auftretenden, unerwünschten Begleiterscheinungen (▸ Kap. 4.4).
  - Eine **Charge** bezeichnet die in einem einheitlichen Herstellungsvorgang gewonnene Menge eines Arzneimittels. Dies garantiert eine gleichhohe Qualität für alle Arzneimittel dieser Charge (▸ Kap. 1.6).
- Anforderungen an Arzneimittel:
  - § 10 AMG Kennzeichnung wie z. B. das Verfallsdatum (▸ Kap. 1.5) und § 11 AMG Gebrauchsinformation.
- Herstellung von Arzneimitteln.
- Entwicklung und Zulassung von Arzneimitteln (▸ Kap. 1.3).
- Abgabe von Arzneimitteln (▸ Kap. 1.4).

Im Gegensatz zur pharmakologischen Wirkung der Arzneimittel erfüllen **Medizinprodukte** ihre Bestimmung überwiegend **auf physikalischem Weg**. Sie dienen der Untersuchung, dem Ersatz oder der Veränderung des anatomischen Aufbaus oder eines physiologischen Vorgangs.

Typische Beispiele für Medizinprodukte sind: Blutdruck- und Blutzuckermessgeräte, Thermometer, Kondome, Kompressionsstrümpfe, Spritzen, Urinteststreifen, Katheter, Verbandmittel, Brillen, Hör- und Beatmungsgeräte sowie Herzschrittmacher.

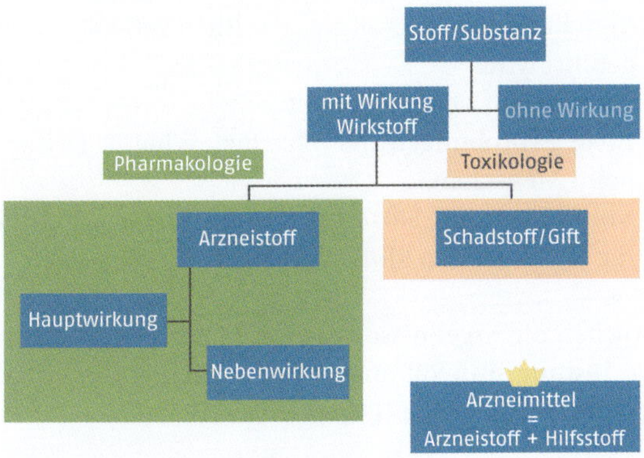

Abb. 1.4 Abgrenzung Arzneimittel und Schadstoff

1.3 Entwicklung und Zulassung von Arzneimitteln

Peter Killian

Ziel der **Entwicklung und Zulassung** neuer Arzneimittel ist die Therapie von Erkrankungen, für die bisher noch keine Wirkstoffe vorhanden sind, aber auch die Therapieoptimierung von Leiden, für die bereits Medikamente zur Verfügung stehen.

Die Entwicklung eines Arzneimittels stellt einen äußerst aufwendigen, langwierigen und, mit in der Regel mehr als 600 Millionen Euro an Kosten, einen ausgesprochen teuren Prozess dar. Um potenzielle Kandidaten zu identifizieren, die als Medikamente zur Anwendung am Menschen in Frage kommen könnten, werden zahlreiche Stoffe analysiert. Rückschläge mit Substanzen, die sich im experimentellen Tierversuch (▸Kap. 1.3.1) als vielversprechend erwiesen haben, jedoch keine Wirksamkeit beim Mensch zeigen oder nicht tolerierbare Nebenwirkungen aufweisen, sind dabei keine Seltenheit. Statistisch betrachtet bedarf es der Analyse von vielen Tausenden Stoffen sowie im Schnitt einer Forschungsdauer von mehr als 10 Jahren, bis ein neues Arzneimittel letztendlich seine Marktreife erlangt.

Partywissen

Eine Nebenwirkung mit Potenz-ial

So manch therapeutischer Durchbruch ergibt sich völlig unerwartet. Auf der Suche nach einem Arzneistoff zur Behandlung der koronaren Herzkrankheit untersuchten Wissenschaftler eine neue Substanz mit dem Namen **Sildenafil**. Ernüchternderweise verliefen die Studien am Menschen jedoch nicht wie erhofft, die erwartete gefäßerweiternde Wirkung blieb aus. Zahlreiche männliche Studienteilnehmer berichteten allerdings von einer kuriosen Nebenwirkung: Erektionen.

Von dieser „unerwünschten Arzneimittelwirkung" begeistert, prüfte der Hersteller die Substanz nun für die Indikation **Erektionsstörungen**. Basierend auf erfolgreiche Studien und begleitet von unzähligen Dankesbriefen der Probanden, gelang schließlich im Jahr 1998 in den USA und in Europa die Zulassung von Sildenafil, welches besser unter dem Handelsnamen Viagra® bekannt ist.

Die ursprünglich angedachte Indikation zur Erweiterung der Blutgefäße wurde nichtsdestotrotz weiter verfolgt. Einige Jahre später konnte schließlich auch für die pulmonale arterielle Hypertonie, eine seltene, jedoch schwerwiegende Erkrankung, die Zulassung erreicht werden.

1

1.3.1 Klinische Prüfung

Ist ein potenzieller neuer Arzneistoff gefunden, durchläuft er mehrere Entwicklungsschritte.

Präklinische Prüfung

Im Rahmen der **präklinischen Prüfung** wird erfasst, wie sich der Wirkstoff im Labormaßstab in menschlichen Zellkulturen und im weiteren Verlauf auch im Tiermodell verhält. Ziel ist es, Toxizität, Mutagenität und Teratogenität auszuschließen (▸Kap. 5.1). Ist dies gewährleistet, geht die Substanz in die klinische Phase und damit in die Testung am Menschen über.

Tierversuche – essenziell für die Arzneistoffentwicklung

Immer wieder werden kritische Stimmen laut, die eine Abschaffung von Tierversuchen fordern. Gleichwertige Alternativen existieren jedoch nicht.

Zellkulturen, also im Labormaßstab kultivierte Zellen menschlichen Ursprungs, bilden seit jeher die Basis der Analyse eines neuen Arzneistoffs in der präklinischen Phase. Eine Garantie für den erfolgreichen Transfer von Erkenntnissen der Zellkulturexperimente in den menschlichen Organismus gibt es jedoch nicht. Eine Arzneimitteltherapie, die bei einzelnen, kultivierten Zellen erfolgsversprechend verläuft, kann im Körper eines Menschen – mit all seinen komplexen Regulationsmechanismen – zu einem durchaus abweichenden Resultat führen.

Um Probanden in der klinischen Phase einem möglichst geringen Risiko auszusetzten, sind Tierversuche in der Erprobung neuer Arzneistoffe folglich unumgänglich.

Klinische Prüfung am Menschen

Vor Beginn der **klinischen Prüfung** ist, abhängig von der Art des Arzneistoffs, die Genehmigung der Durchführung durch das Bundesinstitut für Arzneimittel und Medizinprodukte oder durch das Paul-Ehrlich-Institut erforderlich. Die Ergebnisse der zuvor erfolgten präklinischen Phase dienen den Behörden dabei als Datengrundlage.

BfArM und PEI
Gleiche Ziele, unterschiedliche Zuständigkeitsbereiche

Das **Bundesinstitut für Arzneimittel und Medizinprodukte (BfArM)** ist für die Verfügbarkeit und Sicherheit von **Arzneimitteln und Medizinprodukten** zuständig. Dies umfasst Zulassung und Verbesserung der Sicherheit von Arzneimitteln sowie Risikoerfassung und -bewertung von Medizinprodukten (▸Kap. 1.2). Zudem überwacht das BfArM den Betäubungsmittelverkehr.
Das **Paul-Ehrlich Institut (PEI)** trägt Verantwortung für **Impfstoffe und biomedizinische Arzneimittel** wie z. B. therapeutische monoklonale Antikörper. Die Aufgaben des PEI sind vergleichbar denen des BfArM.

Die klinische Prüfung am Menschen setzt sich aus vier Phasen zusammen. Sie dienen dazu, den Nachweis der vom AMG geforderten **Qualität**, **Unbedenklichkeit** und **Wirksamkeit** zu erbringen. Dies beinhaltet auch die Festlegung der Darreichungsform (▸Kap. 2.2) und der Dosierung des zu erprobenden Arzneimittels.

Die Teilnahme an einer klinischen Studie als Proband ist stets freiwillig und kann nur durch schriftliche Zustimmung erfolgen. Darüber hinaus werden die Testpersonen über mögliche Risiken aufgeklärt. Die Genehmigung der jeweiligen Studie durch eine unabhängige Ethikkommission und die entsprechende Zulassungsbehörde ist zwingend notwendig.

Phase-I-Studien

- Erste Anwendung des zu untersuchenden Arzneistoffs an meist weniger als 100 gesunden Erwachsenen je Studie. Eine Ausnahme stellen Arzneistoffe mit großem Nebenwirkungspotenzial wie z. B. Zytostatika (▸Kap. 17) dar. Hier kann es erforderlich sein, dass die Phase-I-Prüfung aufgrund des Risiko-Nutzen-Verhältnisses bereits an ausgewählten Patienten durchgeführt wird.
- Prüfung auf Verträglichkeit.
- Erste Erprobungen der Pharmakokinetik (▸Kap. 3) beim Menschen.
- Vorschläge zur Dosierung und Darreichungsform für die folgenden klinischen Phasen.

Sprechen die Ergebnisse der Phase I dafür, dass die weitere Testung sinnvoll und unbedenklich erscheint, geht die Substanz in Phase II über.

Phase-II-Studien

- 100–500 Patienten mit der zu behandelnden Erkrankung je Studie.
- Prüfung von Wirksamkeit und Unbedenklichkeit am Patienten.
- Detaillierte Untersuchungen zur Pharmakokinetik (▸Kap. 3).
- Dosisfindung und Festlegung der Darreichungsform für die Phase III.

Sprechen die Phase-II-Resultate dafür, dass eine weitere Analyse sinnvoll und unbedenklich erscheint, geht die Substanz in Phase III über.

Phase-III-Studien

- Mehrere 100 bis mehrere 1000 Patienten mit der zu behandelnden Erkrankung je Studie.
- Die Studien sind in der Regel multizentrisch, randomisiert und verblindet angelegt. Der Arzneistoff wird mit der bisher etablierten Therapieoption oder einem Placebo verglichen.
- Abschließende Untersuchungen zur Pharmakokinetik (▸Kap. 3).

Merke

In klinischen Studien wird immer wieder der Effekt beschrieben, dass auch Patienten, die statt mit dem neuen Arzneistoff mit einem Placebo behandelt werden, im Verlauf der Studie eine deutliche Verbesserung ihrer Erkrankung erfahren. Man spricht vom **Placeboeffekt**.
Da Placebos nur unwirksame Substanzen wie Milchzucker enthalten, können pharmakologische Effekte ausgeschlossen werden. Eine psychische Komponente aufgrund der engeren Betreuung des Probanden durch den Studienarzt kann sich jedoch positiv auf den Gesundheitszustand auswirken. Auch die Aktivierung körpereigener Mechanismen wie die Ausschüttung von Endorphinen gilt es zu diskutieren.

Durchläuft das neue Arzneimittel alle drei Phasen erfolgreich, wird der Antrag auf **Zulassung** gestellt. Dies kann entweder zentral bei der Europäischen Arzneimittelbehörde, der European Medicines Agency (EMA), mit einer EU-weiten Zulassung erfolgen oder dezentral bei einer Behörde eines EU-Mitgliedsstaates.

Kommen die jeweiligen Behörden auf Basis der vorgelegten Ergebnisse der präklinischen und der klinischen Phase zu dem Schluss, dass das Medikament wirksam und unbedenklich ist, kann die Zulassung erteilt werden. Diese umfasst dabei ausschließlich die Verwendung des Arzneimittels bei der untersuchten Erkrankung und Patientenpopulation. Für eine Anwendung außerhalb dieser Indikation besteht keine Zulassung. Der Einsatz trotz fehlender Zulassung wird daher auch als „Off-Label-Use“ – außerhalb der Zulassung – bezeichnet.

Definition

Für die Aussagekraft einer Studie sind die Faktoren multizentrisch, randomisiert sowie verblindet entscheidend. Auch der Begriff Placebo wird häufig genannt.

Multizentrisch Durchführung der Studie an mehreren voneinander unabhängigen Studienorten, z. B.: Kliniken oder Arztpraxen.

Randomisiert Zufällige Einteilung der Studienteilnehmer in eine Gruppe für die Behandlung mit der zu untersuchenden Substanz oder in eine Gruppe mit Placebo bzw. der Vergleichssubstanz. Letztere charakterisiert eine für die betreffende Erkrankung bereits vorhandene Therapieoption.

Verblindet Entweder nur der Studienteilnehmer, man spricht von einfach verblindet, oder Studienteilnehmer und -arzt, also doppelt verblindet, haben keinerlei Kenntnis drüber, welche Behandlung, also die zu untersuchende Substanz, Placebo oder die Vergleichssubstanz, der jeweilige Studienteilnehmer erhält.

Placebo Scheinmedikament, welches keinen Arzneistoff enthält und somit auch keine pharmakologische Wirkung entfalten kann. Ein Placebo ist optisch nicht von einem regulären Arzneimittel zu unterscheiden, wodurch die Verblindung gewährleistet wird.

Phase-IV-Studien

Phase-IV-Studien, klinische Studien mit Arzneimitteln, für die bereits eine Zulassung erfolgt ist, dienen der Risiko-Nutzen-Abschätzung im Versorgungsalltag.

Sie beinhalten:

- Eine breite Population aus der alltäglichen Patientenversorgung.
- Pharmakovigilanz: Beobachtung und Sammlung von Langzeitdaten zur Wirksamkeit und vor allem der Arzneimittelsicherheit, nach der Erteilung der Zulassung.

Namensgebung eines Arzneimittels am Beispiel von Pantoprazol

Ein neuer Arzneistoff erhält zu Entwicklungsbeginn meist nur eine **Kennung** aus Zahlen und Buchstaben. Erst im weiteren Verlauf einer positiven Entwicklung wird der eigentliche **Wirkstoffname** abgestimmt. Zu beachten ist, dass dieser mit bereits auf dem Markt befindlichen Arzneistoffen keine Ähnlichkeit aufweist. Existiert bereits ein Arzneimittel aus der gleichen Wirkstoffklasse, also mit gleicher Wirkungsweise und ähnlicher Molekülstruktur, muss die Endung dieser Klasse übernommen werden. Pantoprazol, welches die Magensäurebildung hemmt (▸Kap. 14.2.1), endet daher, angelehnt an den zuerst auf dem Arzneimittelmarkt verfügbaren Wirkstoff Omeprazol, ebenfalls auf „-prazol“.

Mit Erteilung der Zulassung kommt schlussendlich der **Handelsname** hinzu. Hiermit wird eine klare Zuordnung zum pharmazeutischen Unternehmen hergestellt. Für die Gestaltung besteht ein gewisser Spielraum, solange keine überzogenen Wirkversprechen wie „Sodbrennenweg“ erfolgen. Die europäischen Arzneimittelbehörde EMA muss den Namen genehmigen. Ein Handelsname für Pantoprazol lautet Pantozol®.

Das hochgestellte, eingekreiste ® steht für „Registered Trademark“, auf Deutsch „eingetragene Handelsmarke“, und kennzeichnet, dass dieser Name patentrechtlich vor Nachahmungen geschützt ist. Diese Präparate werden auch als **Originale** bezeichnet.

Nach Ablauf des Patentschutzes dürfen Nachahmerprodukte von anderen Pharmafirmen zugelassen werden. Auch hierfür ist eine klinische Prüfung auf Vergleichbarkeit zum Original nötig. Man unterscheidet in **Generika** und **Biosimilars**.

Definition

Generika sind wirkstoffgleich zum Original. Für die klinische Prüfung ist der Nachweis der weitestgehend übereinstimmenden Pharmakokinetik mit dem Original ausreichend. Die Bezeichnung bezieht sich auf die „klassischen“ Arzneistoffe und Phytopharmaka.

Biosimilars sind vergleichbar zum Original, jedoch nicht identisch. Besonders hervorzuheben ist, dass Biosimilars in lebenden Organismen hergestellt werden. Daher sind für den Nachweis einer Vergleichbarkeit aufwendigere Studien zur Pharmakologie, der Wirksamkeit und der Sicherheit nötig. Der Begriff „Biosimilars“ wird nur für Biologika verwendet. Ist der Herstellungsprozess beim Nachahmerpräparat identisch, spricht man von **Bioidenticals.**

1.4 Abgabe von Arzneimitteln

Elisabeth Remplik

Die Abgabe von Arzneimitteln ist in Deutschland gesetzlich geregelt. Beispielhaft seien hier das Arzneimittelgesetz, AMG (▸ Kap. 1.2), das Betäubungsmittelgesetz, BtMG, sowie die Hebammenberufsordnung, HebBO, genannt.

Grundsätzlich wird unterschieden zwischen:

- **verschreibungspflichtigen,**
- **apothekenpflichtigen** und
- **freiverkäuflichen Arzneimitteln** sowie
- **Betäubungsmitteln.**

Für die Abgabe von Arzneimitteln mit hohem Missbildungsrisiko, wie z. B. Thalidomid, dem Wirkstoff des ehemaligen Contergan®, welches heutzutage wieder in der Krebstherapie eingesetzt wird, gelten gesonderte Regelungen.

Hebammen haben als einzige Berufsgruppe neben Ärzten die Befugnis, einige ausgewählte verschreibungspflichtige Arzneimittel zu erwerben und anzuwenden (▸ Kap. 1.4.2).

1.4.1 Verschreibungspflichtige Arzneimittel – Das Rezept

Der Verschreibungspflicht unterliegende Arzneimittel dürfen nur gegen Vorlage einer ärztlichen, zahnärztlichen oder tierärztlichen Verschreibung, dem Rezept, in der Apotheke abgegeben werden. Patienten sollen so vor Nebenwirkungen geschützt werden. Unter die Verschreibungspflicht fallen Arzneimittel, die auch bei bestimmungsgemäßen Gebrauch Schäden verursachen können oder bei denen die Möglichkeit besteht, dass sie missbräuchlich eingesetzt werden.

Welche Arzneimittel unter die Verschreibungspflicht fallen, entscheidet das BfArM (▸ Kap. 1.3.1).

Das Rezept – lateinisch „recipe", auf Deutsch „nimm!" – gilt als Urkunde. Änderungen durch Dritte, Fälschungen oder Missbrauch sind als Urkundenfälschung strafbar.

Ein gültiges Rezept enthält folgende Angaben:

- Name, Vorname, Geburtsdatum des Patienten,
- Ausstellungsdatum,
- Name, Vorname, Berufsbezeichnung, Adresse und Telefonnummer des Arztes,
- eindeutige Bezeichnung und Menge sowie die Dosierung des verordneten Arzneimittels,
- Unterschrift des Arztes.

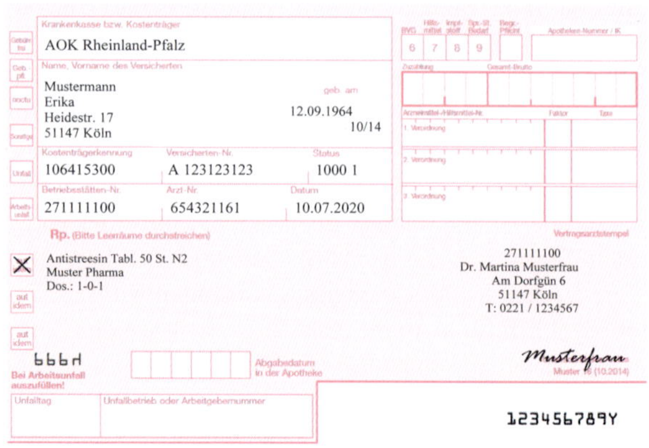
Krankenkasse bzw. Kostenträger: AOK Rheinland-Pfalz
Name, Vorname des Versicherten: Mustermann Erika, Heidestr. 17, 51147 Köln — geb. am 12.09.1964 — 10/14
Kostenträgerkennung: 106415300 — Versicherten-Nr.: A 123123123 — Status: 1000 1
Betriebsstätten-Nr.: 271111100 — Arzt-Nr.: 654321161 — Datum: 10.07.2020
Rp. (Bitte Leerräume durchstreichen)
Antistreesin Tabl. 50 St. N2
Muster Pharma
Dos.: 1-0-1
271111100
Dr. Martina Musterfrau
Am Dorfgün 6
51147 Köln
T: 0221 / 1234567
6 6 6 H
Bei Arbeitsunfall auszufüllen!
123456789Y

○ **Abb. 1.5** Beispiel für ein Kassenrezept

Rezepte lassen sich sowohl durch ihr äußeres Erscheinungsbild als auch durch die Abrechnungsmodalitäten mit den Krankenkassen unterscheiden in:

- **Kassenrezepte.** Sie werden auf einem einheitlichen rosa Formblatt erstellt (○ Abb. 1.5) und mit den gesetzlichen Krankenkassen abgerechnet. Es dürfen maximal drei Medikamente verschrieben werden, die Gültigkeit beträgt 28 Tage.
- **Privatrezepte.** Sie bedürfen keines einheitlichen Formblattes. Privatrezepte dienen der Verordnung von Arzneimitteln, bei denen die Kosten durch den Versicherten selbst zu tragen sind oder durch eine private Krankenversicherung erstattet werden. Ihre Gültigkeit beläuft sich auf drei Monate.

Das e-Rezept kommt

Ab dem Jahr 2022 soll in Deutschland das klassische rosa Rezept in Papierform durch ein elektronisches Rezept, kurz e-Rezept, abgelöst werden. Das „Medium" ändert sich, der gewohnte Ablauf bleibt jedoch erhalten. In der Arztpraxis wird eine Verordnung ausgestellt und in einen bundesweiten Zentralspeicher hochgeladen. Der Patient erhält entweder sofort einen Zugangscode für seine „Rezept-App" auf dem Smartphone oder kann sich später per Login das Rezept herunterladen. Mit der entsprechenden App lässt sich das Rezept dann an eine Apotheke der Wahl übermitteln.
Alternativ wird in der Übergangsphase ein Codeausdruck, der in der Apotheke ausgelesen werden kann, zur Verfügung stehen.
Ziel ist es, Bürokratie und Papier zu reduzieren und vor allem die Patientensicherheit zu erhöhen.

1.4.2 Für Hebammen beziehbare, verschreibungspflichtige Arzneimittel

Hebammen sind nach der HebBO und § 48 AMG berechtigt, bestimmte verschreibungspflichtige Arzneimittel zu beziehen und anzuwenden:

- **Lidocain** s. c. oder i. m. 1 % bis zu 10 ml, ein Lokalanästhetikum zur Versorgung von z. B. Dammnähten oder -rissen (▸ Kap. 7.7.2).
- **Methylergometrin** bis zu 0,3 mg/ml, max. Einzeldosis 1 ml bei Nachgeburtsblutungen (▸ Kap. 9.3.3).
- **Fenoterol** 25 µg 1 ml Ampullen zur Auflösung in 4 ml Infusionslösung zur langsamen Bolusinjektion bei einer Packungsgröße bis zu 5 Ampullen zur Notfalltokolyse (▸ Kap. 9.2.1).
- **Oxytocin** bis zu 10 I. E./ml, max. Einzeldosis 1 ml, ein wehenfördernder Wirkstoff, bei Nachgeburtsblutungen (▸ Kap. 9.3.2).

Die Anwendung von Methlyergometrin, Fenoterol und Oxytocin durch eine Hebamme sind laut gesetzlicher Vorgaben **auf Notfallsituationen zu beschränken**. Diese treten beispielsweise dann ein, wenn eine Krankenhauseinweisung oder das Hinzuziehen eines Arztes nicht rechtzeitig erfolgen kann.

1.4.3 Betäubungsmittel

Betäubungsmittel, kurz BtM, sind Stoffe, die aufgrund ihrer suchterzeugenden Eigenschaften die Gefahr einer Abhängigkeit bergen. Sie fallen deshalb unter das **Betäubungsmittelgesetz**, BtMG.

Betäubungsmittel sind in den **Anlagen I–III** des BtMG aufgeführt:

- Anlage I: Nicht verkehrsfähige BtM ohne therapeutischen Nutzen, jedoch mit hohem Suchtpotenzial. Handel und Besitz mit BtM der Anlage I sind verboten. Als Vertreter sind beispielsweise LSD oder Crystal Meth zu nennen.
- Anlage II: Verkehrsfähige, jedoch nicht verschreibungsfähige BtM, z. B. Zwischen- oder Ausgangsprodukte für die Herstellung von Arzneimitteln, wie Pflanzenteile des Schlafmohns zur Gewinnung von Morphin.
- Anlage III: Verkehrs- und verschreibungsfähige BtM. Dazu gehören starke Schmerzmittel wie Morphin oder Piritramid (▸ Kap. 7.3.3).

Für den Bezug und die Lagerhaltung von verkehrsfähigen BtM gelten strenge gesetzliche Regularien. So dürfen Betäubungsmittel nur mit einem amtlichen dreiteiligen Formular, einem **BtM-Rezept** oder im Krankenhaus durch einen **BtM-Anforderungsschein** (○ Abb. 1.6), verordnet und abgegeben werden. Bei einer Lagerhaltung auf Station besteht eine Dokumentationspflicht in BtM-Büchern oder auf Karteikarten (○ Abb. 1.8).

Ein BtM-Rezept gleicht dem Kassenrezept, hat jedoch eine beige-gelbe Farbe. Teil I dient zur Abrechnung mit der Krankenkasse, Teil II dem Dokumentationsnachweis in der Apotheke, Teil III verbleibt beim Arzt und erfüllt wiederum die Dokumentationspflicht.

Für BtM- und Kassenrezepte gelten identische Anforderungen an die Angaben. Die Gültigkeitsdauer eines BtM-Rezeptes ist jedoch auf sieben Tage nach dem Ausstellungsdatum beschränkt. Zusätzlich dürfen nur gewisse Höchstmengen eines BtMs je Patient in einem Zeitraum von 30 Tagen verordnet werden.

Im Krankenhaus werden BtM auf einem BtM-Anforderungsschein, welcher ebenfalls dreiteilig ist, verordnet. Teil I verbleibt für die Dokumentation in der Krankenhaus- oder krankenhausversorgenden Apotheke, Teil II auf Station und Teil III beim Arzt.

Nötige Angaben auf dem BtM-Anforderungsschein sind:

- Name und Anschrift des Krankenhauses,
- Abteilung/Station
- Ausstellungsdatum,
- eindeutige Bezeichnung und Menge der verordneten Arzneimittel,
- Name des Arztes einschließlich Telefonnummer,
- Unterschrift des Arztes.

Für einen BtM-Anforderungsschein existieren weder eine Gültigkeitsdauer noch Höchstmengen.

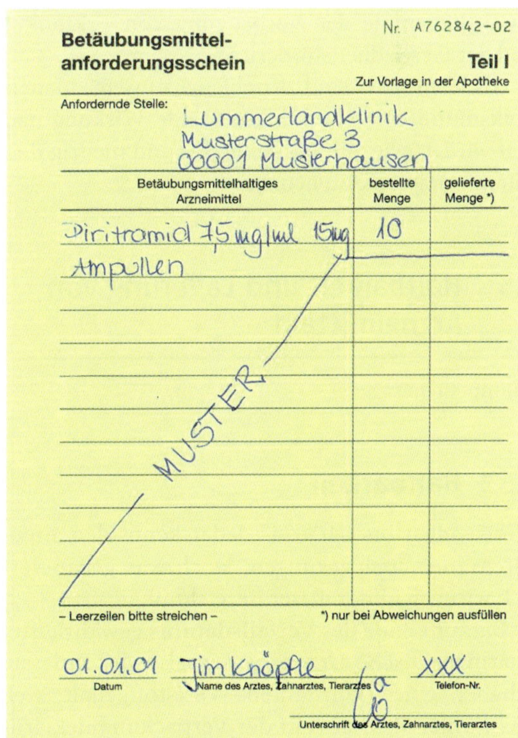

Betäubungsmittel-anforderungsschein

Nr. A762842-02

Teil I

Zur Vorlage in der Apotheke

Anfordernde Stelle: Lummerlandklinik, Musterstraße 3, 00001 Musterhausen

Betäubungsmittelhaltiges Arzneimittel	bestellte Menge	gelieferte Menge *)
Piritramid 7,5 mg/ml 15mg Ampullen	10	

– Leerzeilen bitte streichen –

*) nur bei Abweichungen ausfüllen

01.01.01 – Datum

Jim Knöpfle – Name des Arztes, Zahnarztes, Tierarztes

XXX – Telefon-Nr.

Unterschrift des Arztes, Zahnarztes, Tierarztes

○ **Abb. 1.6** Beispiel für einen Betäubungsmittelanforderungsschein

1.4.4 Apothekenpflichtige Arzneimittel

Apothekenpflichtige Arzneimittel dürfen aufgrund ihres Wirkstoffs oder der Art der Anwendung ausschließlich in Apotheken abgegeben werden. Sie dienen im Wesentlichen der **Selbstmedikation.** Hierunter wird die „Arzneimittelbehandlung" verstanden, die sich ein Patient selbst „verordnet". Seitens der Apotheke besteht eine Beratungspflicht. Als typische Indikationsfelder apothekenpflichtiger Arzneimittel gelten beispielsweise Kopfschmerzen, Durchfall, Erkältungsbeschwerden oder Übelkeit.

Ärzte können apothekenpflichtige Arzneimittel in Form eines grünen Rezeptes verordnen, was einer Empfehlung gleicht. Apothekenpflichtige Arzneimittel, auch als **OTC-Präparate** („Over The Counter" – über den Ladentisch) bezeichnet, fallen nicht unter den Leistungskatalog der Krankenkassen und sind demzufolge in der Regel nicht erstattungsfähig.

1.4.5 Freiverkäufliche Arzneimittel

Freiverkäufliche Arzneimittel weisen weder eine starke Wirksamkeit noch ein umfangreiches Nebenwirkungsprofil auf und dementsprechend auch ein geringes gesundheitliches Risiko. Aufgrund dessen dürfen sie auch außerhalb Apotheken vertrieben werden. In erster Linie dienen sie der Vorbeugung von Erkrankungen und der Gesundheitsförderung.

Als Beispiele sind Knoblauchkapseln, denen im Volksmund eine blutdrucksenkende Wirkung nachgesagt wird, sowie milde Kräutertees und niedrig dosierte Vitaminpräparate zu nennen.

1.5 Haltbarkeit und Lagerung von Arzneimitteln

Philipp Kircher

1.5.1 Haltbarkeit

„Verwendbar bis 04/2024". Jeder kennt den Aufdruck auf Arzneimittelpackungen. Doch was genau verbirgt sich wirklich hinter dieser Bezeichnung?

Bis zum Ende des **Verfallsdatums** gewährleistet der pharmazeutische Unternehmer, also der Zulassungsinhaber, einen konstanten Wirkstoffgehalt, welcher nicht unter 90 % des auf der Verpackung deklarierten Wertes abfällt. Innerhalb dieser Laufzeit sind Wirksamkeit, Unbedenklichkeit und Qualität garantiert (▸Kap. 1.2).

Praxistipp

Die verfallene Ibuprofentablette

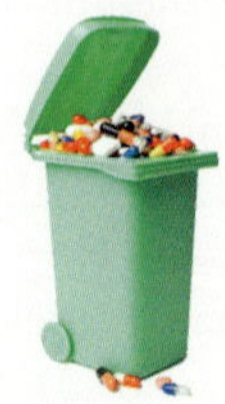

Eine Ibuprofentablette enthält 400 mg Wirkstoff. Das Verfallsdatum ist auf 04/2024 festgelegt. Demzufolge muss das Arzneimittel am 30. April 2024 noch mindestens 360 mg Ibuprofen, also 90 % Wirkstoffgehalt, aufweisen.

Die Gewährleistung des pharmazeutischen Unternehmers für die im Arzneimittelgesetz geforderten Kriterien Wirksamkeit, Unbedenklichkeit und Qualität enden mit diesem Tag.

Da die **Arzneimittelstabilität** je nach Arzneistoff, Zubereitungsform und Lagerbedingungen stark variiert und keineswegs pauschal zu beurteilen ist, gilt strikt: **Abgelaufene Arzneimittel sind, alleine schon aus rechtlichen Gründen, zu entsorgen.**

Auch verfärbte oder aufgeplatzte Tabletten, verklebte und verformte Kapseln, sowie getrübte oder schlecht riechende Lösungen, die einen Niederschlag aufweisen, sollten ebenso wie unleserliche Blister nicht mehr verwendet werden, selbst wenn das Verfallsdatum noch nicht überschritten ist. Bei Unsicherheit hilft der Vergleich mit einem frischen Präparat oder das Zurateziehen des Apothekers.

Bereits geöffnete Arzneimittel wie Augentropfen oder Säfte sind Umwelteinflüssen direkt ausgesetzt (▸Kap. 1.5.2). Aus diesem Grund müssen sie innerhalb eines bestimmten Zeitraums aufgebraucht werden, der **Aufbrauchfrist**.

1.5.2 Lagerung

Umwelteinflüsse wie

- Licht-,
- Temperatur-,
- Sauerstoff- und Feuchtigkeitsbelastung

können Arzneimittel verändern. Im ungünstigsten Fall werden diese dadurch unwirksam oder es entstehen schädliche Abbauprodukte. Aus diesem Grund sind Arzneimittel stets lichtgeschützt und dicht verschlossen zu lagern. Zudem sind starke Wärmequellen wie Heizkörper, direkte Sonneneinstrahlung sowie feuchte Räumlichkeiten bei der **Lagerung** zu meiden. ◘ Tab. 1.1 gibt einen Überblick über Temperaturbezeichnungen und deren Bedeutung.

Tab. 1.1 Lagertemperaturen von Arzneimitteln

Temperaturbezeichnung	Temperaturbereich in °C
Raumtemperatur	15–25
Kalt, kühl	8–15
Kühlschrank	2–8
Tiefgekühlt	unterhalb -15

Praxistipp

Arzneimittel im Kühlschrank

Im Kühlschrank zu lagernde Arzneimittel wie Insuline oder Impfstoffe sollten nach Möglichkeit nicht in der Nähe des Gefrierfaches gelagert werden. Hier herrschen häufig sehr niedrige Temperaturen. Auch die Kühlschranktür ist zur Lagerung ungeeignet, da durch Öffnen und Schließen der Tür Temperaturschwankungen auftreten können. Das **Gemüsefach** bietet sich als optimaler Lagerort an.
In Kliniken und Pflegeeinrichtungen ist die Innentemperatur des Arzneimittelkühlschranks stets zu kontrollieren und zu dokumentieren. Dies geschieht entweder händisch oder durch digitale Temperaturlogger, welche die Temperatur kontinuierlich messen und speichern.
Aber: Nicht jedes Arzneimittel ist für die gekühlte Lagerung geeignet. Salben können ihre Konsistenz ändern, bei Arzneimitteln in Tropfen- oder Saftform besteht die Gefahr des Auskristallisierens. Ein Blick in die Gebrauchsinformation hilft hier weiter.

1.6 Umgang mit Arzneimitteln auf der Station und im Kreißsaal

Elisabeth Remplik

1.6.1 Lagerung von Arzneimitteln auf der Station und im Kreißsaal

Das Aufgabenfeld der Hebamme umfasst auch die **Lagerhaltung von Arzneimitteln**. Dies setzt entsprechende Fachkenntnis voraus.

Im Krankenhaus sind Arzneimittel so zu lagern, dass ein **Zugriff durch unbefugte Personen auszuschließen** ist. Arzneimittelschränke sind nach Möglichkeit abzusperren. Eine gesetzliche Verpflichtung zur verschlossenen Aufbewahrung besteht bei Betäubungsmitteln (▸ Kap. 1.4.3).

Ein **hygienischer Umgang** mit Arzneimitteln ist zwingend erforderlich. Die Lagerung sollte stets so erfolgen, dass eine Verunreinigung der Primärverpackung, wie beispielsweise der Glasampulle, verhindert wird. Für sterile Arzneimittel wie Injektabilia (▸ Kap. 2.3) ist dies von besonderer Bedeutung.

Ein durchgängiges **Ordnungsprinzip** ist notwendig, um einen schnellen Zugriff auf Arzneimittel ohne Verwechslungsgefahr zu gewährleisten. Oft werden Arzneimittel deshalb nach Arzneiformen, z. B. Ampullen, sowie alphabetisch nach Wirkstoff geordnet.

Damit möglichst wenige Arzneimittel verfallen, haben sich Maßnahmen wie das **First-in-first-out Prinzip** bewährt. Arzneimittel mit dem längsten Verfall werden hierbei am Lagerort hinter solche mit kürzerem Verfalldatum positioniert.

Bei **Mehrdosenbehältnissen** wie Tropfen oder Säften wird das **Anbruchsdatum sowie die Haltbarkeit auf dem Gefäß notiert** (▸ Kap. 1.5.1). Blister sollten nicht auseinandergeschnitten werden, da das Verfallsdatum nur einseitig aufgedruckt ist. Regelmäßige Verfallsdatenkontrollen verhindern, dass abgelaufene Arzneimittel verabreicht werden.

Vorgeschriebene Temperatur- und Lichtverhältnisse sind stets zu beachten (▸ Kap. 1.5.2).

Zur Gewährleistung der Arzneimitteltherapiesicherheit muss die Identifikation des Arzneimittelnamens, des Wirkstoffs, der Wirkstoffstärke sowie der Chargenbezeichnung (▸ Kap. 1.2) zu jedem Zeitpunkt möglich sein. Im Falle eines Chargenrückrufes sind betroffene Arzneimittel umgehend zu entfernen.

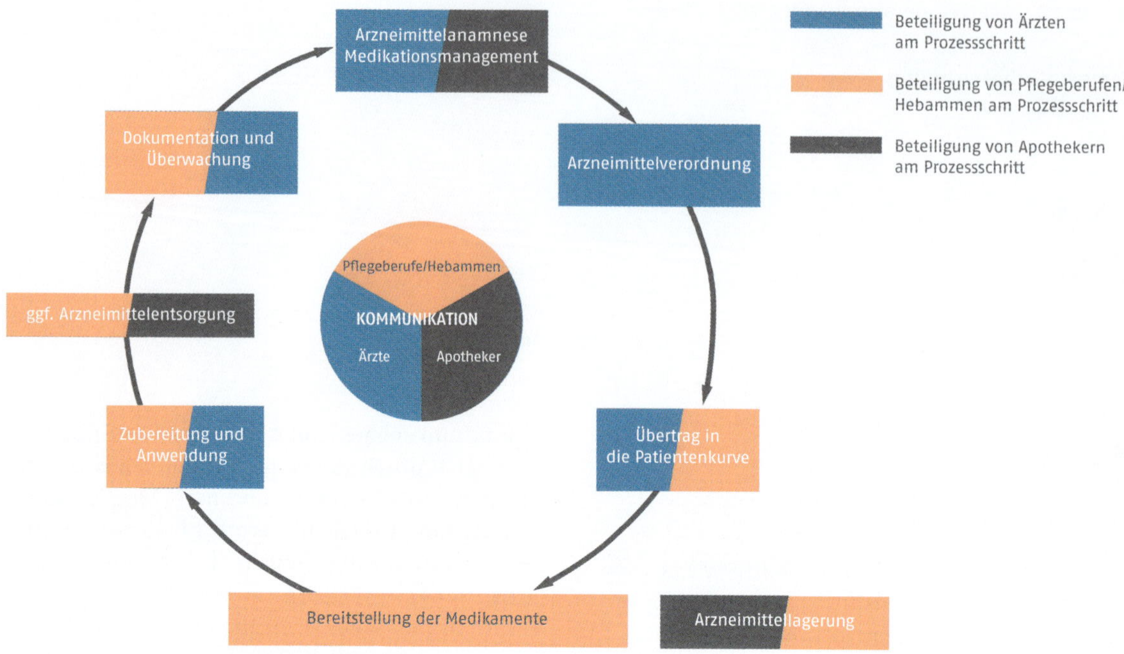

Abb. 1.7 Medikationsprozess im Krankenhaus

Definition

Chargenrückruf Stellt der pharmazeutische Unternehmer fest, dass die Charge eines Arzneimittels nicht den strengen Qualitätsanforderungen entspricht und demzufolge ein potenzielles Risiko für die Gesundheit des Patienten besteht, erfolgt ein Chargenrückruf. In Arzneimittelbeständen von Apotheken und Krankenhäusern wird die betroffene Charge erfasst und an den pharmazeutischen Unternehmer zurückgesandt. Beispielhaft sei die Verunreinigung eines blutdrucksenkenden Arzneimittels mit gesundheitsschädlichen Stoffen zu nennen.

Merke

Arzneimittel sind so zu lagern, dass:

- ein Zugriff nur durch berechtige Personen erfolgen kann,
- eine hoher Hygienestandard gewährleistet ist,
- sie schnell auffindbar sind und Verwechslungen vermieden werden,
- eine Anwendung nach Ablauf des Verfallsdatums ausgeschlossen ist,
- eine eindeutige Identifikation nach Wirkstoff, Stärke, Verfallsdatum und Chargenbezeichnung möglich ist,
- Lagerbedingungen wie Temperatur und Lichtschutz eingehalten werden.

1.6.2 Bereitstellen von Arzneimitteln

Die Bereitstellung, Zubereitung und Verabreichung kennzeichnen essenzielle Schritte des Umgangs mit Arzneimitteln. Um Risiken, beispielsweise durch Medikationsfehler, zu vermeiden, sind Prozesse so zu gestalten, dass eine Patientenschädigung stets ausgeschlossen ist. **Die Hebamme leistet so einen wichtigen Beitrag zur Arzneimitteltherapiesicherheit.**

Arbeiten mit Arzneimitteln sollten konzentriert und ohne Ablenkung erfolgen. Leserliche und eindeutige Angaben in den Patientenkurven und Medikationslisten sind unverzichtbar.

Beim Bereitstellen der Arzneimittel hat sich die Hebamme stets zu versichern, ob der richtige Patient das richtige Arzneimittel in der richtigen Dosierung und Applikationsart zum richtigen Zeitpunkt erhält. Die Dokumentation der verabreichten Arzneimittel, muss zuverlässig erfolgen. Das Vier-Augen-Prinzip, also die Kontrolle durch eine zweite Person, stellt einen weiteren Mechanismus zur Gewährleistung der Arzneimitteltherapiesicherheit dar. Die **7-R-Regel** fasst das Vorgehen zusammen. Um Missverständnisse und Unklarheiten zu vermeiden, ist zudem die ständige Kommunikation zwischen den am Medikationsprozess (Abb. 1.7) beteiligten Berugsgruppen unerlässlich.

Ein hygienisch einwandfreies Handeln zum Schutz der Arzneimittel vor Verunreinigungen ist beim Bereitstellen der Arzneimittel ebenso essenziell wie der nötige Eigenschutz des Personals.

Bezeichnung[1] des Betäubungsmittels		Nachweispflichtiger Teilnehmer (Name oder Firma und Anschrift der Apotheke bzw. tierärztlichen Hausapotheke, Name und Anschrift - des Arztes, Zahnarztes bzw. Tierarztes - des Krankenhauses bzw. der Tierklinik und Bezeichnung der Teileinheit)					Lfd. Nr.der Karte (für das bezeichnete Betäubungsmittel)
Datum des Zugangs bzw.des Abgangs	Bei Zugang: Name oder Firma und Anschrift des Lieferers oder sonstige Herkunft Bei Abgang: Name oder Firma und Anschrift des Empfängers oder sonstiger Verbleib	Zugang	Abgang	Bestand	Name und Anschrift des Arztes, Zahnarztes bzw. Tierarztes[2])	Nummer des Betäubungsmittel-rezeptes oder Betäubungsmittel-anforderungs-scheines[3])	Datum der Prüfung und Namens-zeichen des i.S. der BtMW verantwortli-chen Arztes, Zahn-arztes, Tierarztes bzw. Apothekers
		In g, mg, ml oder Stück					
		Übertrag ▸					
		Übertrag ▸					

[1]) Bei Fertigarzneimitteln Arzneimittelbezeichnung, Darreichungsform, Bezeichnung und Gewichtsmenge – bei homöopathischen Arzneimitteln statt dessen Verdünnungsgrad – des enthaltenen Betäubungsmittels je Packungseinheit bzw. je abgeteilte Form.

[2]) Nicht erforderl., wenn mit der Angabe unter „Nachweispflichtiger Teilnehmer" identisch.

[3]) In Apotheken im Falle der Abgabe auf Verschreibung, in Krankenhäusern und Tierkliniken im Falle des Erwerbs auf Verschreibung.

Abb. 1.8 Muster einer Betäubungsmittelkarteikarte. In der obersten Zeile sind die Arzneimittelbezeichnung und der nachweispflichtige Teilnehmer (Krankenhaus mit Anschrift und Teileinheit z. B. Station XY) anzugeben. In den nächsten Zeilen werden mit Datum die Zu- und Abgänge in die jeweiligen Spalten eingetragen. Beim Zugang wird in der vorletzten Spalte die Nummer des BtM-Anforderungscheins (▸Kap. 1.4.3) eingetragen.

Merke

Die 7-R-Regel

- richtiger Patient
- richtiges Arzneimittel
- richtige Dosierung oder Konzentration
- richtige Applikationsart
- richtiger Zeitpunkt bzw. richtige Anwendungsdauer
- richtige Dokumentation
- richtiger Grund, Medikament passt zur Indikation

1.6.3 Dokumentation von Betäubungsmitteln und Blutprodukten

Für Betäubungsmittel und Blutprodukte gelten gesonderte gesetzliche Dokumentationspflichten.

Dokumentation von Betäubungsmitteln

Nach § 13 Betäubungsmittelverschreibungsverordnung (BtMVV) ist auf Stationen im Krankenhaus und im Kreißsaal ein Nachweis über den Verbleib von BtM zu führen. Dabei muss auf amtlichen Formblättern wie Betäubungsmittelbüchern, -karteikarten oder EDV-gestützt jeder Zu- und Abgang dokumentiert werden. Für jedes Betäubungsmittel ist ein eigenes Formblatt (Abb. 1.8) zu führen.

Am Ende jedes Kalendermonats ist der verantwortliche Arzt verpflichtet, die Bestände der Betäubungsmittel zu kontrollieren und dies mit einer Unterschrift zu bestätigen. Alle Dokumentationen müssen dokumentenecht sein und **drei Jahre** auf der Station aufbewahrt werden.

Chargendokumentation von Blutprodukten

Arzneimittel, die aus menschlichem Blut oder Plasma gewonnen werden, wie z. B. Anti-D-Immunglobulin (▸Kap. 16.2) oder Blutgerinnungsfaktoren, unterliegen in Deutschland dem Transfusionsgesetz (TFG). Aufgrund der Gefahr einer Krankheitsübertragung wie HIV oder Hepatitis durch Blutprodukte muss bei der Applikation stets die Charge dokumentiert werden. So können etwaige Infektionsketten rasch ausfindig gemacht und unterbrochen werden.

Zu dokumentieren sind:

- Name, Vorname, Geburtsdatum und Adresse der behandelten Patientin,
- Chargenbezeichnung, Bezeichnung des Präparats, Name oder Firma des pharmazeutischen Unternehmers,
- Menge und Stärke,
- Datum und Uhrzeit der Anwendung.

Die Dokumente sind **30 Jahre** aufzubewahren.

1.6.4 Entsorgung von Arzneimitteln

Arzneimittel müssen so entsorgt werden, dass eine Gefährdung für Mensch und Umwelt ausgeschlossen werden kann. Ist gewährleistet, dass der Abfall bei hohen Temperaturen verbrannt wird, dürfen Arzneimittel über den Klinik- oder Hausmüll entsorgt werden. Flüssige Arzneimittel sollten nicht in die Kanalisation gelangen. Eine Entsorgungsoption stellt das Aufsaugen in Zellstoff und die anschließende Abgabe in den Restmüll dar.

Bei der Betäubungsmittelentsorgung ist ein Vernichtungsprotokoll anzufertigen. Befinden sich Betäubungsmittel noch im Dokumentationsbestand, müssen sie dort als Abgang mit dem Vermerk „Vernichtung“, beispielsweise aufgrund eines Verfalls, ausgetragen werden. Die Verantwortung der Entsorgung liegt beim Stationsarzt.

Transdermale, opioidhaltige Systeme, z. B. Fentanylpflaster, enthalten auch nach Gebrauch noch hohe Konzentrationen an Wirkstoff. Dies stellt für Kinder oder Opioidabhängige, die diese Pflaster missbräuchlich verwenden, eine Gefahr dar. Tödliche Zwischenfälle mit opioidhaltigen Pflastern, die aus dem Müll entnommen und wiederverwendet wurden, sind bedauerlicherweise keine Einzelfälle. Aus diesem Grund sollten die Klebeflächen bei wirkstoffhaltigen Pflastern aneinandergeklebt und so entsorgt werden, dass eine weitere Anwendung ausgeschlossen ist.

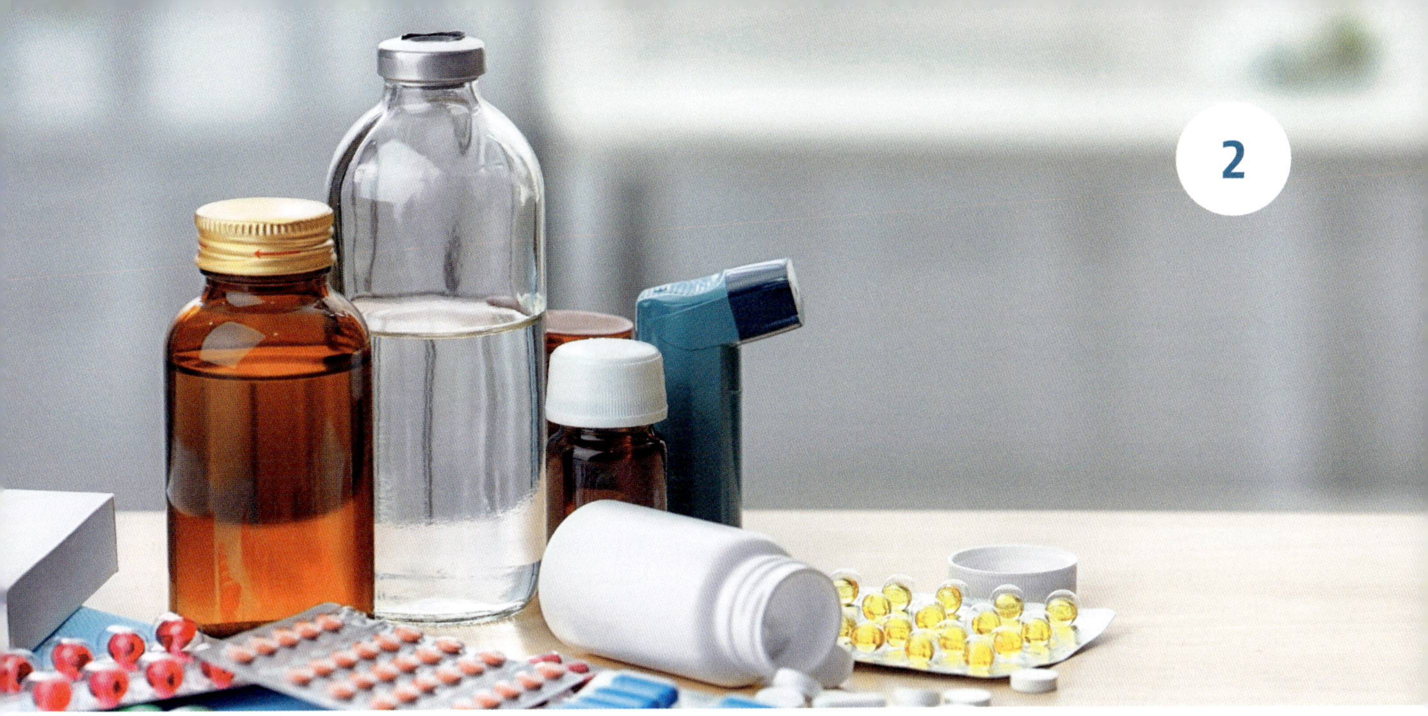

2

Arzneiformen und ihre Applikation

Philipp Kircher, Peter Killian

Frau Müller erhält zum ersten Mal ein Fentanyl-Schmerzpflaster gegen ihre chronischen Rückenschmerzen. „Dazu lege ich mich gleich auf mein Heizkissen, das lindert die Schmerzen zusätzlich", erklärt sie. Was ihr offenbar nicht bewusst ist: Die Fentanyl-Freisetzungsrate steigt bei erhöhter Haut- und Pflastertemperatur durch das Heizkissen deutlich an. Eine Veränderung der Hauttemperatur auf 40 °C kann die freigesetzte Wirkstoffmenge um bis zu 35 % erhöhen. Schwerwiegende Zwischenfälle bis hin zum Tod des Patienten wurden unter solchen Umständen beschrieben. Dieses Beispiel verdeutlicht die Wichtigkeit der sachgemäßen Applikation von Arzneiformen.

2.1 Applikationsarten

Philipp Kircher

Unter **Applikationsart** wird die Art und Weise, wie ein Arzneimittel verabreicht wird, also die **Anwendungstechnik**, verstanden.

Arzneimittel lassen sich **in das Körperinnere** oder **auf Körpergrenzflächen** applizieren. Im letzteren Fall muss der Arzneistoff vor der Aufnahme in die Blutbahn, der Absorption (▸Kap. 3.2.1), eine Barriere überwinden, die den Organismus gegen Umwelteinflüsse abschirmt. Als Vertreter dieser Grenzflächen sind z. B. die äußere Haut, die Mundschleimhaut, die Wand der Lungenbläschen sowie die Darmschleimhaut zu nennen.

Weiterhin wird differenziert zwischen systemischer und lokaler Applikation (○ Abb. 2.1):

- Bei der **systemischen Applikation** verbreitet sich das Arzneimittel über das zirkulierende Blut im gesamten Organismus. Exemplarisch sei der Wirkstoff Ibuprofen (▸Kap. 7.3.4) genannt. Dessen systemische schmerzlindernde und entzündungshemmende Wirkung ermöglicht einen Einsatz in vielen Bereichen des Körpers wie etwa bei Kopf-, Hals-, Zahn- und Gelenkschmerzen.
- Wird das Arzneimittel direkt am Wirkort verabreicht, spricht man von einer **lokalen Applikation**. Die Wirkung kann sich unmittelbar am Anwendungsort entfalten. Als Vorteile sind ein maximaler örtlicher Nutzen sowie ein geringes Ausmaß möglicher systemischer Nebenwirkungen hervorzuheben. Typische Vertreter sind beispielsweise antibiotische Salben (▸Kap. 2.8.1), Augentropfen (▸Kap. 2.5), Nasensprays (▸Kap. 2.6) oder Inhalativa (▸Kap. 2.7).

Zu beachten ist, dass **auch bei lokaler Therapie eine meist geringe systemische Wirkung** nicht gänzlich ausgeschlossen werden kann. Deutlich wird dies bei der Applikation bestimmter Augentropfen zur Senkung des Augeninnendrucks. Nach der Verabreichung ist hier

□ **Tab. 2.1** Applikationsarten

Applikationsart	Anwendungsort	Beispiel
Bukkal	In der Wangentasche	Fentanyl-Bukkaltablette bei starken Schmerzen
Enteral	Durch den Darm	Schmerztablette
Intraoral	In der Mundhöhle	Gurgellösung
Inhalativ	Über die Atemwege	Asthmaspray
Intramuskulär (i. m.)	In den Muskel	Masernimpfung
Intranasal	In die Nase	Schnupfenspray
Intravenös (i. v.)	In die Vene	Kochsalz-Injektionslösung
Peroral (p. o.)	Durch den Mund	Schmerztablette
Kutan	Auf die (Schleim-)Haut	Kühlsalbe
Parenteral	Unter Umgehung des Darmes	i. v., i. m., s. c. Anwendungen
Rektal	Durch das Rektum	Fieberzäpfchen
Sublingual	Unter die Zunge	Sublingualtablette zur Therapie der Diarrhö
Subkutan (s. c.)	In das Unterhautfettgewebe	Insulinpen
Transdermal	Auf der Haut und anschließend durch die Haut ins Blut	Nikotinpflaster
Vaginal	In die Vagina	Milchsäurezäpfchen

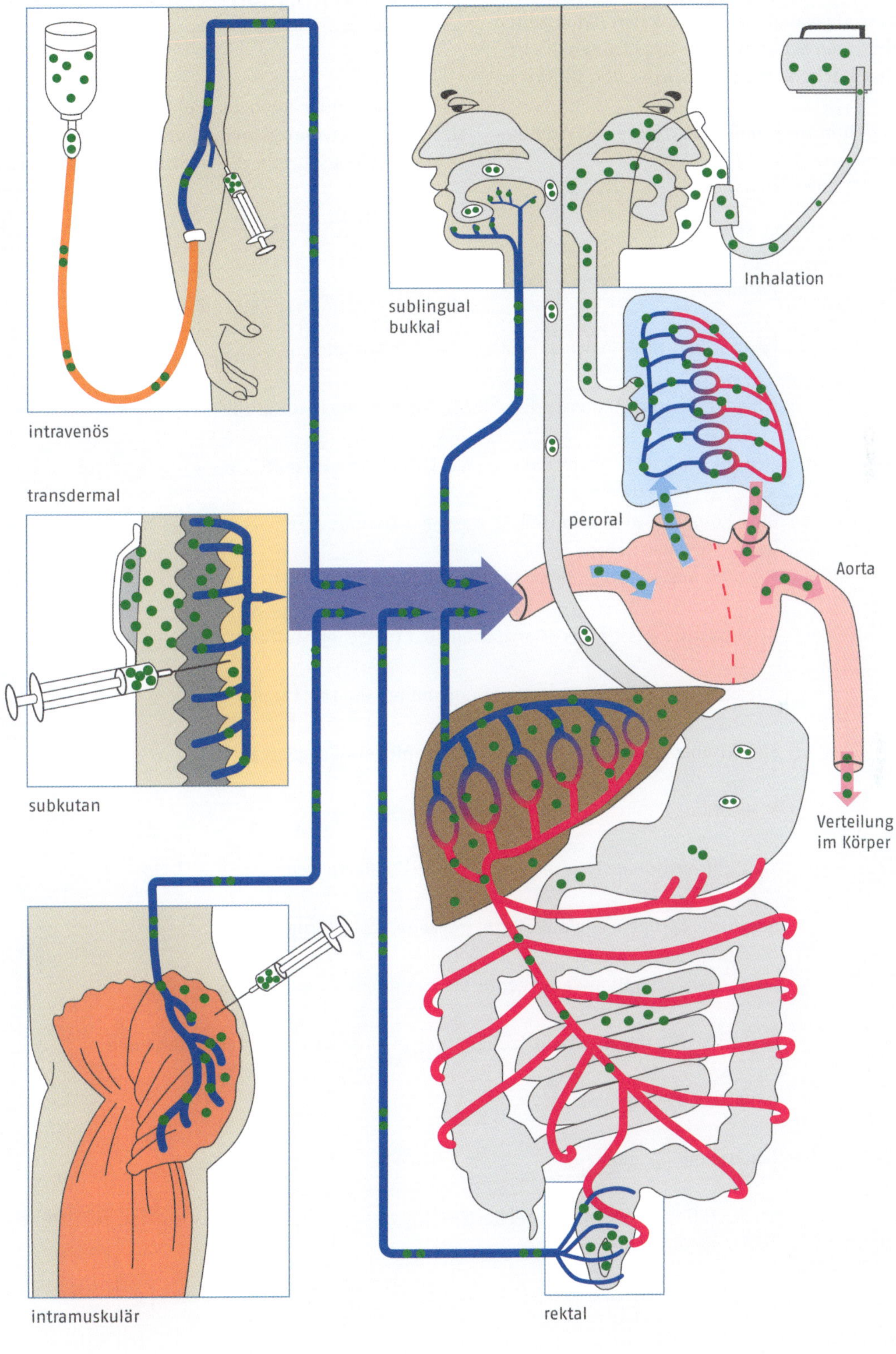

Abb. 2.1 Von der Applikation zur Verteilung

gelegentlich ein leicht abgesenkter Blutdruck feststellbar. Der Wirkstoff gelangt nach der lokalen Anwendung am Auge über die Schleimhäute des Tränen-Nasen-Kanals und des Rachens in den systemischen Blutkreislauf.

▫ Tab. 2.1 nennt und definiert relevante Applikationsarten.

2.2 Arzneiformen

Philipp Kircher

Die **Arznei-** oder auch **Darreichungsform** charakterisiert die **Zubereitungsform** eines Arzneimittels.

▫ Tab. 2.2 beschreibt die wichtigsten Arzneiformen.

▫ **Tab. 2.2** Arzneiformen

Arzneiform	Definition
Aerosol	Feste oder flüssige Teilchen in einem Gas fein verteilt
Lösung	Ein oder mehrere Arzneistoffe, vollständig in einem Lösungsmittel gelöst
Suspension	Fester Arzneistoff ungelöst in einer Flüssigkeit, fein verteilt
Emulsion	Ölige Komponente fein verteilt in wässriger Komponente oder wässrige Komponente fein verteilt in öliger Komponente Flüssiger Arzneistoff ungelöst in einer Flüssigkeit
Tinktur	Alkoholischer Auszug aus pflanzlichen oder tierischen Stoffen
Salbe	Streichfähige, wasserfreie Zubereitung mit hohem Fettanteil
Creme	Streichfähige, wasserhaltige Zubereitung mit geringem Fettanteil
Gel	Streichfähige, durch Gelbildner gelierte Flüssigkeit
Paste	Wenig streichfähige Zubereitung mit hohem Pulveranteil
Granulat	Aus Pulverpartikeln agglomerierte, trockene, feste Körner
Tablette	Aus Pulvern oder Granulaten gepresste Formlinge
Kapsel	Feste oder flüssige Arzneistoffzubereitung in einer weichen oder harten Hülle
Dragee	Tablette mit Zuckerüberzug
Filmtablette	Tablette mit Filmüberzug
Zäpfchen (Suppositorium)	Arzneistoffzubereitung, die bei Körpertemperatur schmilzt oder sich auflöst, zur rektalen oder vaginalen Anwendung

2.3 Parenteralia

Peter Killian

Direkt in den Körper verabreichte Arzneimittel werden als **Parenteralia,** „unter Umgehung des Magen-Darm-Trakts", bezeichnet. Enger gefasst versteht man darunter **sterile Zubereitungen**, die der **Injektion**, **Infusion** oder **Implantation** dienen.

Sterilität und aseptische Bedingungen

Steril bedeutet, dass eine Zubereitung frei von vermehrungsfähigen Keimen ist.
Da Parenteralia direkt in den menschlichen Körper eingebracht werden, muss das Arzneimittel bei der Herstellung sterilisiert werden. Dadurch wird eine potenzielle Infektion durch die Arzneimittelzubereitung selbst vermieden. Während der Herstellung werden deshalb Prozesse durchlaufen, die alle im Rahmen der Zubereitung eingebrachte Keime abtöten oder inaktivieren.
Dafür stehen Verfahren wie die Dampfsterilisation, die Sterilisation durch trockene Hitze, die Sterilisation mit Gasen, die Strahlensterilisation oder die Sterilfiltration zur Verfügung.
Einige der in Parenteralia eingesetzten Wirkstoffe sind nicht hitzebeständig. Eine Sterilisation im Endbehältnis kommt in diesem Fall nicht in Frage. Stattdessen bedürfen sie einer Herstellung unter **aspetischen Bedingungen** (⊙Abb. 2.2).
Darunter versteht man mehrere Arbeitsschritte, die allesamt das Ziel verfolgen, ein steriles Endprodukt zu gewährleisten. So werden die Wirkstoffe – ohne die Anwendung von Hitze – keimzahlvermindernden Verfahren unterzogen oder mit Konservierungsmitteln versetzt. Zudem müssen alle verwendeten Gerätschaften, Hilfsstoffe und Behältnisse sterilisiert werden. Die einzelnen Prozesse erfolgen in Reinräumen, in denen durch Maßnahmen wie Luftfilter höchste Reinheit herrscht. Eine Kontamination der Zubereitung wird so verhindert.
Auch bei der Verabreichung von Parenteralia am Patienten ist darauf zu achten, dass aseptische Bedingungen eingehalten werden. Dies beinhaltet beispielsweise die Händedesinfektion, den Einsatz von sterilem Einmalbesteck sowie die Desinfektion der Einstichstelle.

Bei einer **Injektion** werden kleine Volumina (in der Regel zwischen einem und 20 Milliliter) als Lösung, Emulsion oder Suspension (▸Kap. 2.2) verabreicht. Dies erfolgt innerhalb von Sekunden bis Minuten.

Cave

Umgang mit Brechampullen und Durchstechflaschen

Parenteralia gelangen in unterschiedlichen Behältnissen in den Handel. Als gängige Vertreter sind Brechampullen, die aufgebrochen werden, sowie Durchstechflaschen, die mit einem Gummistopfen verschlossen sind, zu nennen. Letztere werden auch als Stechampullen bezeichnet.
Für die Handhabung gilt:

- Bei Brechampullen ist nach dem Aufbrechen darauf zu achten, dass keine Glassplitter mit in die Spritze aufgezogen werden.
- Bei der Entnahme von Flüssigkeiten aus Durchstechflaschen wird der Gummistopfen vor dem Durchstechen mit einem Alkoholtupfer desinfiziert.
- Um ein Eindringen von Keimen in den Organismus zu verhindern, muss die Einstichstelle auf der Haut vor der Injektion desinfiziert werden.

Infusionen dienen dazu, dem Körper größere Flüssigkeitsvolumina (> 100 Milliliter) zuzuführen. Dies geschieht meist stationär im Krankenhaus oder in Form von tragbaren Infusionssystemen. Die Applikation dauert in der Regel länger als eine Injektion.

Infusionen werden verwendet für:

- Blutspenden,
- Zufuhr von Nährstoffen wie Elektrolyte, Proteine, Kohlenhydrate, Aminosäuren, Fette, Vitamine, Mineralstoffe, z. B. in Form der parenteralen Ernährung für Frühgeborene,
- Volumenersatz (▸Kap. 11.3),
- Verabreichung von Arzneistoffen, z. B. Schmerzmitteln während der Geburt.

Implantate werden zumeist subkutan installiert, beispielsweise als Hormonimplantat zur Empfängnisverhütung.

Ein **Vorteil** der parenteralen Applikation, besonders der i. v. Injektion und Infusion, liegt im **raschen Wirkeintritt**, da die Arzneimittel direkt in die Blutbahn injiziert werden. Zudem besteht eine hohe Dosierungsgenauigkeit und die **Bioverfügbarkeit liegt bei 100 %** (▸Kap. 3.6.2). Der parenteralen Applikation als Injektion oder Infusion kommt daher besonders in zeitkritischen Situationen, also beispielsweise bei Notfällen oder in der Anästhesie, eine große Bedeutung zu.

Als **nachteilig** sind der erhöhte Vorbereitungsaufwand des Arzneimittels, sowie die etwaige Sorge des Patienten vor der Injektion zu nennen. Zudem ist das Risiko von Komplikationen durch die Verabreichung von hohen Wirkstoffkonzentrationen, aber auch die Infektionsgefahr höher zu bewerten als bei anderen Applikationswegen.

2

Tab. 2.3 Flüssige perorale Zubereitungen

Arzneiform	Definition	Beispiel aus dem Lebensmittelbereich
Lösung	**Feste oder flüssige Arznei- oder Hilfsstoffe** werden **vollständig** in einem Lösungsmittel **gelöst**. Man spricht von einem Einphasensystem.	Sekt
Suspension	**Feste**, in einem bestimmten Lösungsmittel **unlösliche Arzneistoffe** werden fein pulverisiert in dieser Flüssigkeit **aufgeschwemmt**. Es liegt ein Zweiphasensystem vor.	Hefe-Weißbier
Emulsion	**Flüssige Arzneistoffe**, die mit einer bestimmten Flüssigkeit **nicht mischbar** sind, werden in dieser in Form kleiner Tröpfchen **fein verteilt**. Ein Zweiphasensystem liegt vor.	Milch

Unterschieden werden abhängig vom Ort der Applikation (Abb. 2.3):

- intravenös (i. v.),
- subkutan (s. c.),
- intramuskulär (i. m.).

Sowohl die subkutane als auch die intramuskuläre Applikation sollte **isohydrisch**, also mit einem pH-Wert von 7,4 wie im Körper erfolgen. Des Weiteren ist auf eine **Isotonie** der Parenteralia zu achten, der Salzgehalt muss also dem der körpereigenen Flüssigkeiten entsprechen. Unverträglichkeitsreaktionen an der Einstichstelle wie Schmerzen oder Nekrosen, dem Absterben von Zellen, werden so vermieden.

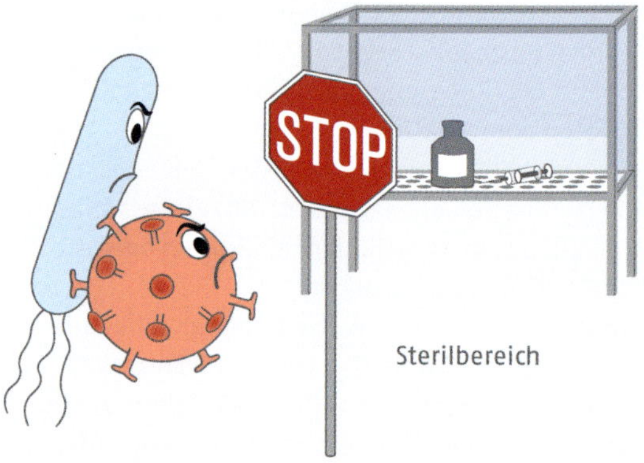

Abb. 2.2 Aseptische Bedingungen

Merke

Zumeist werden Parenteralia aufgrund der Einfachheit des Zugangs über **periphere, kleinere Venen** (peripher-venös) verabreicht.
Die Applikation in größere **zentrale Venen** (zentralvenös) ist seltener, da deutlich aufwendiger. Schwerwiegende, intensivmedizinische Situationen stellen hierfür eine Indikation dar.
Die Gabe in eine **Arterie** (arteriell) ist aufgrund der höheren Rate an Komplikationen nur in begründeten Ausnahmefällen angezeigt.

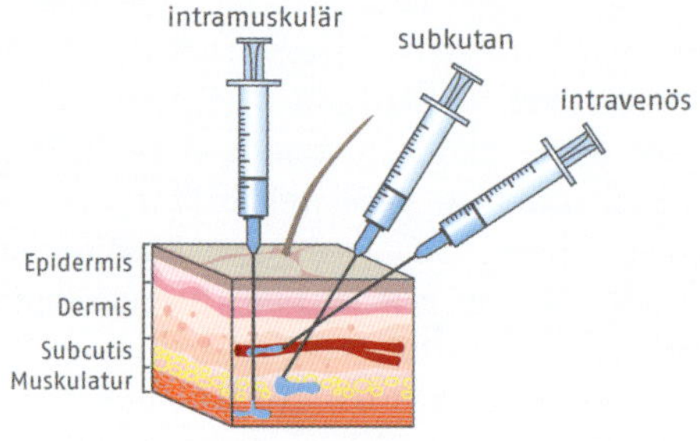

Abb. 2.3 Verschiedene Arten der Injektion

2.4 Peroralia

Philipp Kircher

Der Begriff **peroral** kennzeichnet eine Wirkstoffaufnahme **über den Mund** (per os). Nach dem Schluckvorgang und der Passage der Speiseröhre erreicht der Arzneistoff den Magen-Darm-Trakt, wo über Schleimhäute die Resorption in die Blutbahn erfolgt. Im Anschluss an die nun folgende Leberpassage gelangt der Wirkstoff in den systemischen Blutkreislauf und schließlich zum eigentlichen Wirkort.

Abb. 2.4 beschreibt den Weg des Arzneistoffs durch den Organismus. Detaillierter werden die Einzelvorgänge in ▸ Kap. 3 abgehandelt.

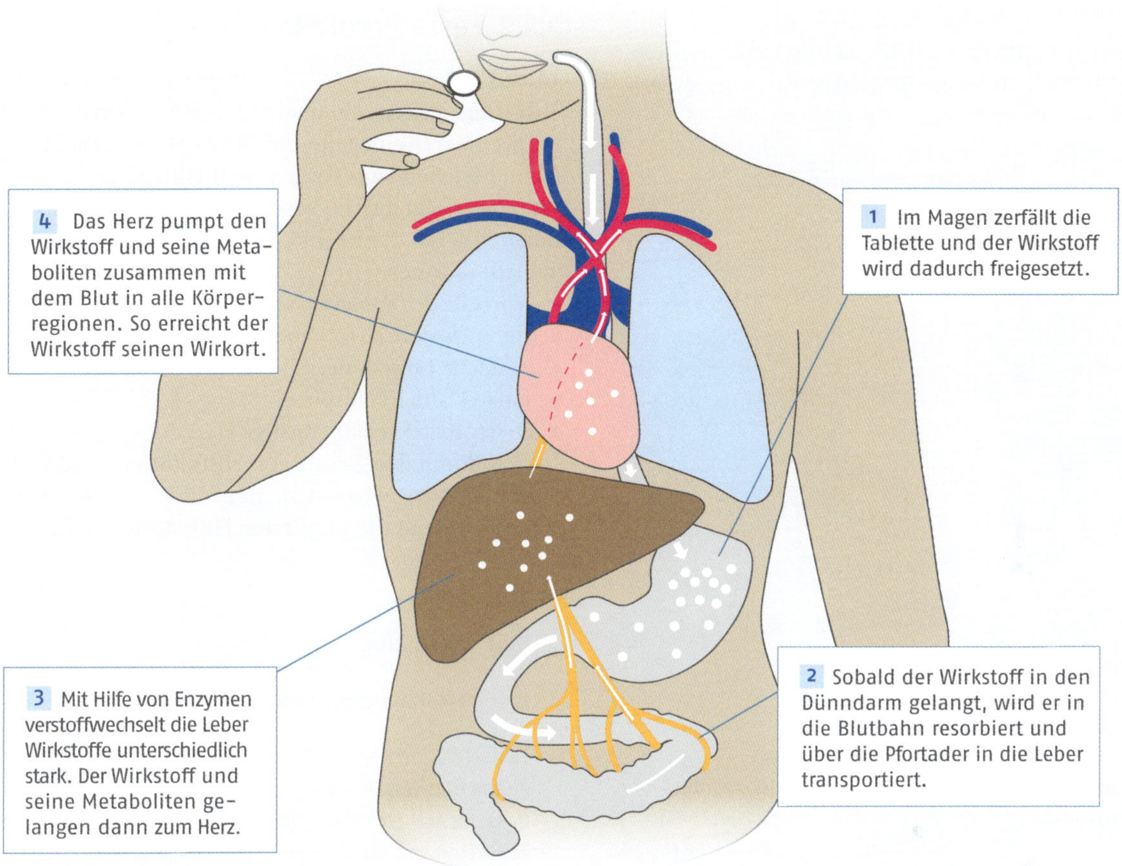

Abb. 2.4 Reise der Tablette durch den Körper

Typische Vertreter der Peroralia sind Tabletten, Dragees, Hart- und Weichkapseln, Säfte und Tropfen. Die Anwendung fast aller Peroralia zielt auf eine **systemische** Wirkung ab.

2.4.1 Flüssige Peroralia

Flüssige Peroralia lassen sich in Lösungen, Suspensionen und Emulsionen gliedern (Tab. 2.3).

Als **Vorteile** der flüssigen Peroralia gelten:

- Ein **schneller Wirkungseintritt**, da der Zerfall der Arzneiform und das Auflösen des Arzneistoffs im Gegensatz zu festen Peroralia nicht mehr nötig sind. Weiterhin wird die erforderliche Passage durch den Magen nur im geringen Maße durch seinen Füllungsgrad beeinflusst, da Flüssigkeiten, im Gegensatz zu festen Peroralia, auch große Speisebreimengen quasi ungehindert umfließen und rasch zum Magenausgang gelangen können.
- Die **Applikation** erfolgt deutlich **einfacher** als bei festen Peroralia, wovon beispielsweise Patienten mit Schluckbeschwerden profitieren (▸ Kap. 2.4.2).
- Eine **gute Dosierbarkeit** ist gewährleistet.

Demgegenüber steht insbesondere die relativ kurze Haltbarkeit flüssiger Peroralia aufgrund ihrer erhöhten Anfälligkeit für Umwelteinflüsse wie Temperatur, Licht, Sauerstoff und mikrobieller Kontamination (▸ Kap. 1.5.1).

Praxistipp

Flüssige Peroralia sachgemäß anwenden

Suspensionen und **Emulsionen** sind vor jeder Anwendung kräftig zu **schütteln**. So wird im Falle einer Suspension gewährleistet, dass die sedimentierten Arzneistoffteilchen bei der Applikation gleichmäßig verteilt vorliegen. Bei Emulsionen verhindert der Schüttelvorgang eine Entmischung der Phasen.

Um die Dosierungsgenauigkeit zu erhöhen, bietet sich, insbesondere bei Kindern, der Einsatz von **Oraldispensern** an. Darunter versteht man spritzenförmige Dosierhilfsmittel, die ein exakteres Dosieren von Einzeldosen aus Flaschen und Meßbechern- oder Löffeln ermöglichen. Auch hochviskose Flüssigkeiten, deren Reste an Bechern und Löffeln haften, können genauer abgeteilt werden.

Bei der Anwendung von **Tropfflaschen** ist der jeweils vorliegende Typ des Tropfeinsatzes zu beachten.

Zentraltropfer-Fläschchen sind stets in senkrechter Position anzuwenden, Fläschchen mit Randtropfern werden in geneigtem Winkel getropft. Abweichungen von dieser Regel können gravierende Dosierungsfehler nach sich ziehen (Abb. 2.5)

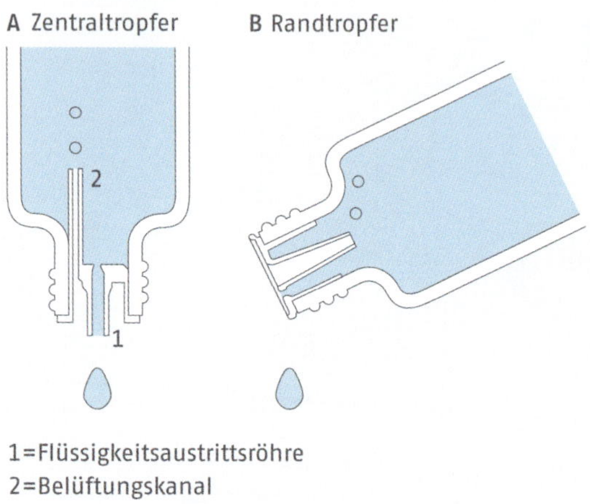

Abb. 2.5 Tropfer. Korrekte Positionierung der Tropfflasche bei der Entleerung

Praxistipp

Alkoholgehalt in Arzneimitteln

Einige Saft- und Tropfenpräparate, auch solche für Säuglinge und Kinder, enthalten als Lösungs- und Konservierungsmittel geringe Mengen Alkohol. Dies löst gerade bei Müttern häufig eine gewisse Verunsicherung aus. Die Erklärung, dass es bei richtiger Einnahme dieser Präparate nicht zu risikobehafteten Blutalkoholkonzentrationen kommt, schafft nur selten Abhilfe. Deutlich mehr Überzeugungskraft in der Beratung liefert der Hinweis auf den **Alkoholgehalt bestimmter Lebensmittel**. So enthalten beispielsweise eine reife Banane oder ein Glas Apfelsaft **mehr Alkohol als** die Einzeldosen vieler **Arzneimittel**.
Dies ist auf den natürlichen Reifeprozess zurückzuführen. Je reifer die Banane ist, desto süßer wird sie und desto mehr Zucker steht Hefebakterien für die Vergärung zu Alkohol zu Verfügung. Angst vor einem Bananenrausch braucht trotzdem niemand zu haben: Fünf überreife, mittelgroße Bananen enthalten so viel Alkohol wie ein kleines Bier.

2.4.2 Feste Peroralia

Tabletten

Tabletten gelten als meistgenutzte Arzneiform. Sie repräsentieren eine feste, einzeln dosierte Darreichungsform, bestehend aus Arznei- und Hilfsstoffen. Die Herstellung erfolgt durch Verpressen von Pulvern oder Granulaten. Tab. 2.4 nennt eine Übersicht der gängigsten Tablettenformen.

Vorteile der Tabletten sind eine:

- hohe Dosierungsgenauigkeit,
- einfache Einnahme,
- lange Haltbarkeit sowie
- in der Regel kostengünstige Herstellung.

Erst durch den Zusatz von **Hilfsstoffen** werden Arzneimittel herstellbar, einnahmefähig, sowie haltbar. Tab. 2.5 nennt die gängigsten Hilfsstoffe zur Tablettierung.

Praxistipp

Feste Peroralia sachgemäß anwenden

Tabletten und **Kapseln** stets **in aufrechter Haltung** mit einem Glas Wasser schlucken. Dadurch wird vermieden, dass das Arzneimittel in der Speiseröhre haften bleibt.
Tabletten mit Überzug, wie beispielsweise Retard- und magensaftresistente Tabletten, dürfen meist **nicht geteilt** und nicht gemörsert werden.
Sublingual-, Bukkal- und Schmelztabletten dürfen nicht geschluckt werden, sondern sollten **länger auf der Mundschleimhaut** verbleiben, wo sie langsam zerfallen oder sich auflösen.

Kapseln

Kapseln bestehen aus einer Hülle, meist Gelatine, und einer festen oder flüssigen Füllung.

Es wird in **Weich-** und **Hartkapseln** unterschieden. Weichgelatinekapseln enthalten ölige Flüssigkeiten in einer Gelatinehülle, Hartkapseln hingegen Pulver oder Granulate in einer Hülle aus Gelatine oder modifizierter Cellulose. Sowohl Hülle als auch Inhalt können durch Überzüge in ihrer Freisetzung modifiziert werden.

Als **Vorteile** der Kapseln, insbesondere gegenüber Tabletten, sind zu nennen:

- Schützende Wirkung der Kapselhülle vor äußeren Einflüssen (Licht, Sauerstoff, Feuchtigkeit).
- Individuelle, einfache Herstellung der Hartkapseln auch in der Apotheke im Kleinmaßstab möglich.
- In vielen Fällen leichtere Schluckbarkeit als Tabletten.

Tab. 2.4 Verschiedene Tablettenarten

Tablettenform	Definition	Besonderheit
Nicht überzogene Tabletten	Gepresstes Pulver oder Granulat	Zerfall im Magen, in der Regel teilbar
Überzogene Tabletten	Zusätzlicher Überzug	Überdeckung von schlechtem Geschmack und Geruch sowie leichteres Schlucken
Brausetabletten	Auflösung in Wasser unter CO_2-Entwicklung	Hohe Feuchtigkeitsempfindlichkeit
Tabletten mit veränderter Wirkstofffreisetzung/ Retardtablette	Verzögerte Wirkstofffreisetzung (Retardierung) infolge Diffusion des Arzneistoffs aus einer schwammartigen Matrix oder durch eine Umhüllung	Teilung meist nicht möglich, da sonst verzögerte Arzneistofffreisetzung nicht mehr gewährleistet
Magensaftresistente Tabletten	Wirkstofffreisetzung erst im Darm infolge eines Magensaft-beständigen Überzugs	Spezialfall der überzogenen Tabletten für magensäureempfindliche oder die Magenschleimhaut schädigende Arzneistoffe, Teilung meist nicht möglich
Tabletten zur Anwendung in der Mundhöhle	Lutsch-, Kau-, Sublingual-, Bukkal- und Schmelztabletten	Wirkstoffaufnahme erfolgt über die Mundschleimhaut

Tab. 2.5 Hilfsstoffe zur Tablettierung

Hilfsstoffart	Hauptverwendungszweck
Füllmittel	Volumenauffüllung bei niedrig dosierten Wirkstoffen. Verleiht Tablette die notwendige Größe. Beispiele: Lactose und Stärke
Bindemittel	Klebstoffe für Stabilität und Festigkeit der Tablette. Beispiele: Cellulose, Gelatine, Stärke
Gleitmittel	Zur Verbesserung der Fließeigenschaften des Pulvers oder Granulates bei der Herstellung durch Reduktion der Reibung. Beispiel: Magnesiumstearat
Zerfallmittel	Zerfallbeschleuniger. Meist in Wasser stark quellende Stoffe. Beispiele: Stärke, modifizierte Cellulose, Natriumhydrogencarbonat

Praxistipp

Arzneimitteleinnahme bei Schluckbeschwerden

Der Schluckvorgang ist hochkomplex und wird durch 26 beteiligte Muskelgruppen koordiniert. Etwa **jeder dritte Erwachsene leidet an Schluckbeschwerden.**

Insbesondere Größe, Form und Geschmack der Peroralia machen den Patienten zu schaffen. Im Alter lässt die Peristaltik, also die Bewegung der Schlundmuskulatur, nach. Das Arzneimittel wird infolge zu langsam zum Rachen transportiert. Neurologische Erkrankungen wie Morbus Parkinson, Schlaganfall oder Schädel-Hirntraumen schränken die Beweg-

lichkeit der Zunge ein und verschärfen die Problematik zusätzlich. Ergänzend können einige Arzneimittel wie Psychopharmaka (▸Kap. 7.10), Antihistaminika (▸Kap. 7.9.2, ▸Kap. 13.2), Antiemetika (▸Kap. 14.1) oder auch Parasympatholytika (▸Kap. 7.6.2) eine Mundtrockenheit verursachen, die den Schluckvorgang erschwert.
Die weit verbreitete Empfehlung, den Kopf in den Nacken zu legen, erweist sich als kontraproduktiv, da hierdurch der Speiseröhreneingang verengt wird. Stattdessen können **Schlucktechniken** wie der **Kapsel-Nick-Trick** empfohlen werden. Hierbei wird die Hartkapsel zunächst auf die Zunge gelegt, Wasser zugeführt und im Mund behalten. Nun wird das Kinn leicht nach vorne auf die Brust gelegt. Hierdurch schwimmt die Kapsel auf, was den Schluckvorgang erleichtert.
Ebenso bietet sich eine Einnahme mit **Weichkost** wie Apfelmus, Smoothies, Wackelpudding oder Marmelade an.

2.5 Ophthalmika

Philipp Kircher

Ophthalmika, Zubereitungen zur Anwendung am Auge, können je nach Wirkstoff **befeuchtend**, **antientzündlich**, **antibakteriell** oder auch zur **Senkung eines erhöhten Augeninnendrucks** eingesetzt werden. Es handelt sich dabei um sterile Lösungen, Suspensionen oder sterile streichfähige Zubereitungen wie Salben.

Fachgebietstransfer

Die Tränenflüssigkeit

In der Tränendrüse (○Abb. 2.6) oberhalb des Auges wird die Tränenflüssigkeit als Filtrat des Blutes gebildet, in den Lidspalt abgegeben und durch den Lidschlag über die Hornhaut verteilt. Die Aufgabe der Tränenflüssigkeit besteht in der Reinigung, dem Feuchthalten, aber auch der Ernährung der Hornhaut, da diese nicht durchblutet ist. Anschließend wird die Tränenflüssigkeit über die Tränenkanälchen in die Nase abtransportiert. Wichtig für das Verständnis der sachgemäßen Anwendung von Augentropfen: Die Tränenflüssigkeit wird quasi kontinuierlich, bei jedem Lidschluss und jeder Lidöffnung, weitertransportiert.

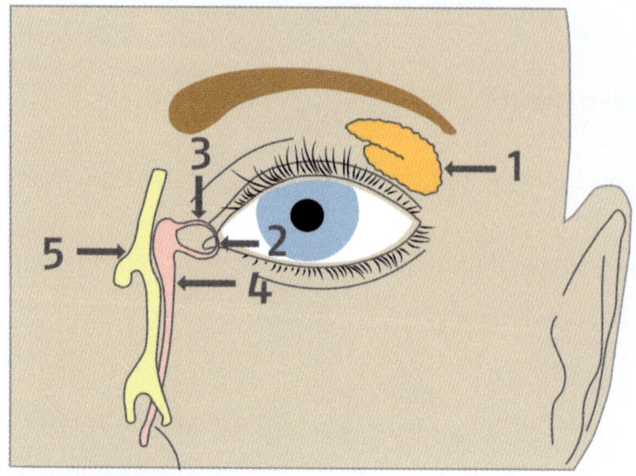

1 = Tränendrüse
2 = Tränenpunkt
3 = Tränenkanälchen
4 = Tränensack, Tränennasenkanal
5 = knöcherne Nasenbegrenzung

○ **Abb. 2.6** Tränendrüse

Praxistipp

Augentropfen sachgemäß anwenden

„Ins Auge muss es gehen". Klingt banal, dennoch ist die Anwendung von Augentropfen in der Praxis häufig fehlerbehaftet. Ca. 90 % aller Patienten unterdrücken beispielsweise nach dem Eintropfen der **Augentropfen** den Lidschlag nicht, beziehungsweise halten das Auge nicht geschlossen. Die Folge: Der Wirkstoff wird umgehend mit der Tränenflüssigkeit über den Tränenkanal abtransportiert und die gewünschte Wirkung geht gegen Null. Es empfiehlt sich daher folgendes Vorgehen:

1. Das vordere Augensegment weist eine Temperatur von ca. 32 °C auf. Um einen Kältereflexlidschlag durch zu kalte Augentropfflüssigkeit zu unterdrücken und um eine reizarme Anwendung zu gewährleisten, sollten Augentropffläschchen mit den Händen **angewärmt** werden.
2. **Unterlid** mit dem Zeigefinder der nicht dominanten Hand nahe Wimpernansatz **nach unten ziehen.**
3. Blick nach oben, Punkt an der Decke fokussieren. Hierdurch wird ebenfalls der ungewünschte Lidschlag vermieden.
4. Behältnis **senkrecht**, möglichst nahe über dem Bindehautsack positionieren und nur **einen Tropfen** mittig einbringen.
   Hintergrund: Mit zunehmender Abweichung von der senkrechten Position verkleinert sich die freigesetzte Tropfengröße, was folglich zu einer

Unterdosierung führt. Des Weiteren transportiert das Auge Volumen von mehr als einem Tropfen umgehend ab. Das Motto „viel hilft viel" ist in diesem Falle also kontraproduktiv.

5. **Lider** für mindestens **eine Minute geschlossen halten.**

Insbesondere für **Säuglinge** und Kleinkinder, jedoch auch für motorisch beeinträchtige Senioren, kann die Anwendung von Augentropfen zur Herausforderung werden. Die **kanthale Applikationstechnik** kann hier Abhilfe schaffen.

Die Anwendung erfolgt dabei im Liegen, der Kopf wird waagrecht, ohne Kissen, platziert und die Augen geschlossen. Ein Tropfen wird nun in den inneren Lidwinkel eingebracht (Abb. 2.7) und das Auge anschließend weit geöffnet wodurch der Tropfen einfließen kann.

Der Lidwinkel sollte zuvor mit einem sauberen (Einmal-) Tuch von Schmutz oder Sekretresten gesäubert werden.

Cave

Konservierungsmittel gewährleisten eine ausreichende Haltbarkeit der Augentropfen nach dem Öffnen. Häufig unbeachtet bleibt, dass sie den Aufbau des Tränenfilms ungünstig beeinflussen und so dessen Verdunstung beschleunigen. Auch das allergene Potenzial muss bedacht werden. Aus diesem Grund sollte, falls möglich, auf Konservierungsmittel wie etwa Benzalkoniumchlorid verzichtet werden. Einzeldosisbehältnisse bieten, je nach Verfügbarkeit, eine sinnvolle, konservierungsmittelfreie Alternative. Hierbei ist zu beachten, dass angebrochene Einzeldosisbehältnisse nicht wiederverwendet werden dürfen. Auch spezielle Bauarten von Augentropffläschchen verhindern den Kontakt des Inhaltes mit keimhaltiger Luft und enthalten deshalb keine Konservierungsmittel.

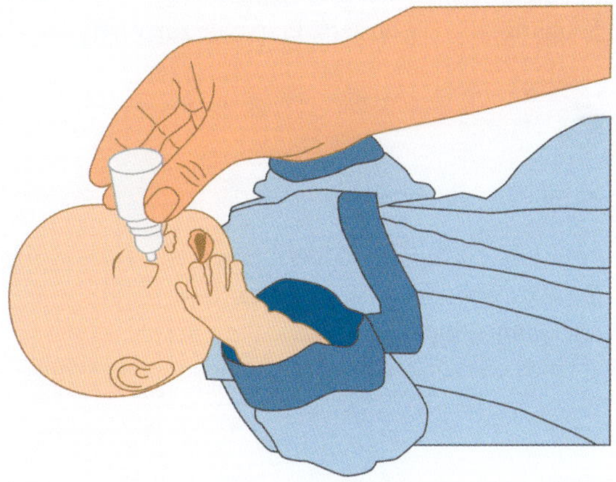

Abb. 2.7 Kanthale Applikation

2.6 Nasalia

Peter Killian

Als **Nasalia** werden Arzneiformen zur Anwendung in oder an der Nase bezeichnet.

Das Naseninnere ist mit der flächenmäßig kleinen, jedoch gut durchbluteten Nasenschleimhaut bedeckt. Daher eignet sich diese nicht nur für die Resorption örtlich wirksamer Substanzen, sondern auch für die systemische Therapie. Ein Beispiel sind Arzneimittel gegen Migräne, wie z. B. Sumatriptan. Zudem weist die Applikation über die Nasenschleimhaut keinen First-Pass-Effekt (▸ Kap. 3.3.5) auf.

Als Arzneiformen kommen

- Nasensalben und -cremes,
- Nasentropfen sowie
- Nasensprays zum Einsatz.

Nasensalben dienen vor allem der Behandlung der vorderen, gut zugänglichen Abschnitte der Nasenschleimhaut. Die Salbe wird direkt aus der Tube oder mithilfe eines Wattestäbchens in das Nasenloch verabreicht und durch Andrücken der Nasenflügel einmassiert.

Nasentropfen und **Nasensprays** erreichen auch tiefere, von außen nicht zugängliche Bereiche der Nasenschleimhaut. Die Wirkstoffe liegen dabei in der Tropf- bzw. Sprühflüssigkeit gelöst oder suspendiert (▸ Kap. 2.2) vor. Da bei der Anwendung nicht sofort ersichtlich ist, ob eine Lösung oder eine Suspension vorliegt, gilt der generelle Hinweis, Nasentropfen und -sprays vor jeder Anwendung zu schütteln.

Damit der Wirkstoff mit der Schleimhaut in Kontakt treten kann, sollte vor der Anwendung die Nase durch Schnäuzen von Sekret befreit werden. Bei der Verabreichung des Sprays wird der Kopf leicht in den Nacken gelegt und langsam durch die Nase eingeatmet. Kreisende Kopfbewegungen helfen bei der Verteilung von Tropfen in der Nase. Besonders bei Säuglingen und Kleinkindern sind Nasentropfen die Darreichungsform der Wahl, z. B. zur Befeuchtung oder Schleimhautabschwellung.

Das Risiko einer Schleimhautschädigung (▸ Kap. 12.3) wird durch die Verwendung von Nasentropfen im Vergleich zu -sprays reduziert. Des Weiteren wird, im Gegensatz zum durch den Sprühstoß fein verteilten Wirkstoff, die Wirkstoffresorption und somit eine auftretende systemische Wirkung eingeschränkt. Für eine Behandlung stehen passend für Säuglinge niedrig dosierte Präparate zur Verfügung.

Merke

Nasalia nur für einen Anwender!

Aufgrund der Verschleppungsgefahr von Keimen aus der Nase auf und in das Arzneimittelbehältnis, z. B. bei einem grippalen Infekt, sollten Nasalia grundsätzlich nur von einer Person angewandt werden.

Partywissen

Nasale Applikation von Suchtstoffen

Die Eigenschaften der Nasenschleimhaut – gute Durchblutung, kein First-Pass-Effekt, rasches Anfluten des Suchtstoffs im Gehirn, bequeme Applikation – werden missbräuchlich für den Konsum von Suchtstoffen wie Kokain ausgenutzt.

2.7 Inhalativa

Peter Killian

Inhalativa sind Arzneistoffe zur Anwendung in der Lunge. Sie werden eingeatmet, fachsprachlich inhaliert.

Die **Inhalation** des Arzneistoffs setzt voraus, dass dieser als **Aerosol** vorliegt. Darunter wird ein Gemisch aus festen oder flüssigen Schwebeteilchen eines Arzneistoffs in einem Gas verstanden. Natürliche vorkommende Aerosole sind beispielsweise Nebel oder auch ein Sandsturm (Flüssigkeitströpfchen bzw. Sandkörner in der Luft).

Inhalativa werden primär zur lokalen Behandlung der Atemwege verwendet. Mit der Atemluft gelangen Arzneistoffpartikel in die Bronchien, setzten sich auf der Bronchialwand ab und entfalten ihre Wirkung. Die Gefahr systemischer Nebenwirkungen ist durch die lokale Applikation als geringfügig zu bewerten. Zudem ist die Menge an inhaliertem Arzneistoff im Vergleich zu beispielsweise einer peroral aufgenommenen Tablette deutlich geringer. Demgegenüber steht der, je nach Inhalationsgerät, nicht immer ganz triviale Applikationsweg.

Beispiele für Erkrankungen, die inhalativ behandelt werden, sind **Asthma bronchiale** (▸Kap. 12.1) und die chronisch obstruktive Lungenerkrankung (COPD) (▸Kap. 12.2).

Inhalationsgeräte werden in drei Arten unterteilt:

- Treibgas-betriebene Dosieraerosole,
- Pulverinhalatoren sowie
- Vernebler.

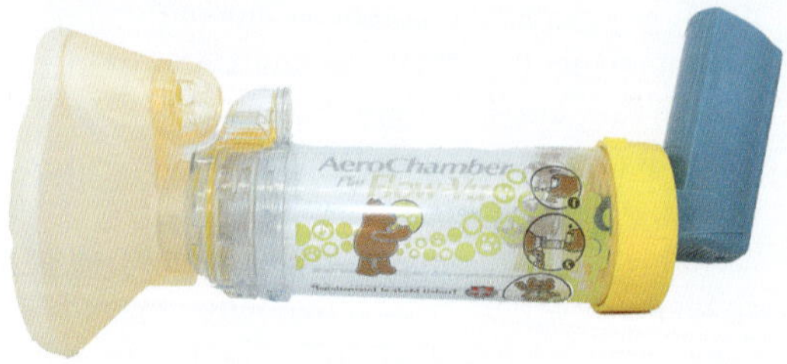

Abb. 2.8 Spacer mit aufgesetztem Dosieraerosol

▸Kap. 12.1.2 beschreibt die sachgemäße Anwendung der verschiedenen Applikatoren.

2.7.1 Dosieraerosole

In **Dosieraerosolen** liegt der Arzneistoff gelöst oder suspendiert in einem mit Treibgas befüllten Mehrdosendruckbehälter für eine mehrmalige Anwendung vor. Mithilfe des Treibgases wird der Arzneistoff als Aerosol freigesetzt und vom Patienten eingeatmet.

Probleme bei der Anwendung bereitet häufig die Koordination des Auslösevorgangs bei gleichzeitiger Inhalation. Dies lässt sich durch den Einsatz eines **Spacers** (Abb. 2.8) vereinfachen. Das Aerosol wird dabei in eine aufgesetzte Kammer gesprüht, aus welcher nachfolgend der Inhalationsvorgang erfolgt. Spacer stellen insbesondere bei Kindern und älteren Patienten eine sinnvolle Unterstützung dar. Dosieraerosole, die durch den Atemzug ausgelöst werden, erleichtern den Inhalationsvorgang zusätzlich. Zu beachten ist des Weiteren ein durch das Treibgas verursachter, möglicher Kältereiz im Rachen.

In der Praxis fällt die Beurteilung, ob der Arzneistoff gelöst oder suspendiert vorliegt, was das Schütteln der Arzneiform vor der Anwendung nötig macht, häufig schwer. Daher empfiehlt sich grundsätzlich ein Schütteln des Inhalators vor jeder Anwendung.

Eingebaute Zählwerke können Auskunft geben, wie viele Hübe – also Einzeldosen des Arzneimittels – noch im Mehrdosenbehälter enthalten sind.

2.7.2 Pulverinhalatoren

Pulverinhalatoren wurden entwickelt, da sie zum einen kein umweltschädliches Treibgas benötigen und zum anderen um die Koordinationsproblematik der Dosieraerosole zu umgehen. Das Aerosol wird erst durch den Einatmungsvorgang des Patienten erzeugt. Das ruhende Pulver, meist ein Gemisch aus Arzneistoff und Hilfsstoffen wie Lactose, wird durch den tiefen Atemzug des Patienten in Bewegung gesetzt.

Ein breites Spektrum mit einer Vielzahl unterschiedlicher Pulverinhalatormodelle kennzeichnet heute den Arzneimittelmarkt. Das zu inhalierende Pulver wird je nach Modell in Kapseln, Blisterstreifen oder Mehrdosenbehältern abgefüllt. Die Handhabung ist zu schulen und die Inhalationstechnik des Patienten zu prüfen (▸Kap. 12.1.2).

2.7.3 Vernebler

Bei **Verneblern** handelt es sich um Geräte, bei denen der zu inhalierende Arzneistoff als Lösung kontinuierlich zu einem feinen Nebel zerstäubt wird. Die Vernebelung kann elektrisch oder mechanisch, z. B. mithilfe von Druckluft, erfolgen. Der Nebel wird über eine Atemmaske oder ein Mundstück über einen bestimmten Zeitraum inhaliert.

2.8 Kutane Arzneiformen

Peter Killian

Arzneimittel zur Anwendung auf der Haut, fachsprachlich zur **kutanen Anwendung**, werden aufgrund ihres Wirkortes unterschieden in:

- lokal/topisch wirksame kutane Arzneimittel und
- systemisch wirksame kutane Arzneimittel.

Definition

Für die Wirkung relevant ist in erster Linie die Eindringtiefe des Arzneistoffs in die Haut.

Penetration kennzeichnet ein Eindringen lediglich in die oberen Hautschichten.

Permeation bedeutet, dass tiefere Hautschichten erreicht werden.

Absorption beschreibt die Aufnahme eines Arzneistoffs über die Haut ins Blut.

2.8.1 Halbfeste Arzneiformen zur kutanen Anwendung

Halbfeste Arzneiformen zur kutanen Anwendung stellen eine Mischung aus festen und flüssigen Bestandteilen dar. Als typische Vertreter gelten **Salben, Cremes, Gele und Pasten** (▸Kap. 2.1).

Je nach Zusammensetzung ist eine lokale oder systemische Wirkung möglich.

Halbfeste Arzneiformen werden in der Regel in Mehrdosenbehältnissen wie Tuben verpackt. Entsprechende Hygienemaßnahmen sind zu beachten, um eine Kontamination mit Keimen zu vermeiden. Die Verwendung von Spateln, Wattestäbchen oder Tupfern zur Arzneimittelentnahme ist empfehlenswert. Aufgrund der mehrmaligen Verwendung liegen halbfeste Zubereitungen häufig in konservierter Form vor.

2.8.2 Flüssige Arzneiformen zur kutanen Anwendung

Flüssige Arzneiformen zur kutanen Anwendung kommen in Form von feuchten Umschlägen oder Sprays zum Einsatz.

2.8.3 Transdermale Therapeutische Systeme

Transdermale therapeutische Systeme (TTS) ähneln äußerlich einem herkömmlichen Pflaster, dienen jedoch der systemischen Therapie. Sie enthalten ein Arzneimitteldepot, aus dem der Arzneistoff kontinuierlich über einen längeren Zeitraum (z. B. 12–96 Stunden) in die Haut abgegeben wird. So erfolgt eine langsame, gleichmäßige Absorption in den Blutkreislauf, wodurch konstante systemische Wirkstoffspiegel erreicht werden.

TTS werden z. B. zur Applikation von Analgetika bei chronischen Schmerzen oder für die Gabe von Hormonen verwendet.

Praxistipp

TTS sachgemäß anwenden

Im Umgang mit TTS ist auf die sachgerechte Anwendung zu achten. Die Gebrauchsinformation liefert Informationen, auf welche Hautstelle das Pflaster zu applizieren ist. Diese sollte gesäubert, trocken und nach Möglichkeit unbehaart sein. Über verletzte Hautstellen kann der Wirkstoff rascher resorbiert werden, weshalb die Anwendung auf geschädigte oder frisch rasierte Hautareale vermieden werden sollte.

Beim Entfernen der Schutzfolie ist ein Berühren der Klebefläche zu vermeiden. Für eine ausreichende Haftfestigkeit sollte das TTS etwa 60 Sekunden angedrückt werden, wodurch gewährleistet wird, dass die Klebemasse in Hautunebenheiten eindringen kann. Die Hautstelle ist bei jeder Pflasterapplikation zu wechseln. TTS dürfen nicht zerschnitten werden.

Eine lokale, übermäßige Erwärmung von Haut und Pflaster, beispielsweise in Form von Wärmflaschen- oder Heizkissen, ist zu vermeiden, da durch die gesteigerte Wirkstoffresorption zum Teil schwerwiegende unerwünschte Wirkungen auftreten können.

TTS müssen sachgemäß entsorgt werden, da die Pflaster nach der Anwendung meist noch erhebliche Wirkstoffrestmengen enthalten. Nach der Verwendung sind TTS zusammenzukleben und so zu entsorgen, dass Mitmenschen – insbesondere Kinder – nicht gefährdet werden.

2.9 Rektalia

Peter Killian

Rektalia sind Arzneiformen, die zur Anwendung im Rektum, dem Enddarm, bestimmt sind. Zum Einsatz kommen:
- Suppositorien (Zäpfchen),
- Salben,
- Klistiere (Darmeinläufe).

Suppositorien bestehen aus einer festen, in der Regel fettigen Grundmasse, in die der Arzneistoff eingearbeitet wird. Diese schmilzt bei Körpertemperatur und setzt so den Wirkstoff frei. Die Lagerungsbedingungen, besonders in Ländern mit hohen Temperaturen, sollte daher beachtet werden.

Die Wirkung im Rektum kann sowohl **lokal**, beispielsweise bei der Behandlung von Hämorrhoiden, aber auch **systemisch** wie bei Übelkeit, Erbrechen sowie, insbesondere bei Kindern, analgetisch und fiebersenkend erfolgen.

Der Wirkungseintritt bei der rektalen Applikation erfolgt umgehend, da die Zeit der Magenpassage vor der Resorption, wie beispielsweise bei festen Peroralia, entfällt. Demzufolge werden Rektalia vor allem dann angewandt, wenn eine perorale Applikation sich als problematisch erweist, wie bei Erbrechen oder Schluckbeschwerden, oder ein schneller Wirkungseintritt erwünscht ist. Auch für die Behandlung von Säuglingen und Kleinkindern stellen Rektalia eine geeignete Therapieoption dar.

Salben eignen sich sowohl für die äußerliche als auch für die innerliche Anwendung. Für die Anwendung im Rektum stehen Applikatoren zur Verfügung, beispielsweise zur Behandlung von Hämorriden.

Darmeinläufe, auch Klistiere genannt, werden vor allem zur Darmentleerung z. B. vor einem diagnostischen Eingriff wie einer Darmspiegelung oder bei Obstipation verwendet. Der mechanische Reiz der Einlaufflüssigkeit und des eingeführten Rohrs auf die Darmwand führt zu einer reflektorischen Entleerung des Darmes.

2.10 Vaginalia

Peter Killian

Vaginalia bezeichnen Arzneiformen, die zur Anwendung in der Vagina bestimmt sind. Eingesetzt werden:
- Vaginalzäpfchen,
- Vaginalkapseln und -tabletten,
- Vaginalcremes und -salben,
- Vaginalringe (Hormonpräparate zur Schwangerschaftsverhütung).

Vaginalzäpfchen, Vaginalkapseln oder Vaginaltabletten schmelzen bei Körpertemperatur oder lösen sich im Vaginalsekret auf, wodurch die Wirkstofffreisetzung erfolgt. Die Lagerungstemperatur ist zu beachten.

Cremes und Salben sind meist zur äußerlichen Anwendung bestimmt.

Mehrere Arzneiformen können gleichzeitig für eine Behandlung zum Einsatz kommen. So werden beispielsweise Vaginaltabletten und -cremes bei einer vaginalen Mykose oft simultan angewandt.

Die vaginale Applikation zieht überwiegend lokale Wirkeffekte nach sich, eine systemische Wirkstoffaufnahme ist jedoch aufgrund der guten Durchblutung der Vaginalschleimhaut nicht vollkommen auszuschließen.

Häufig werden Arzneimittel gegen lokale Mykosen auf diesem Weg verabreicht. Auch einige Präparate gegen Wechseljahresbeschwerden sind zur vaginalen Applikation geeignet.

Praxistipp

Sichere Anwendung von Vaginalia

Die Anwendung sollte direkt vor dem Zubettgehen erfolgen, um durch die horizontale Körperlage einen Ausfluss des Arzneimittels zu vermeiden. Das Präparat muss ausreichend tief in die Vagina eingeführt werden, ein Applikator kann die Verabreichung erleichtern. Um den Muttermund nicht versehentlich zu verletzen, dürfen Schwangere vaginale Applikatoren nur mit äußerster Vorsicht anwenden.

Merke

Eine gesunde Vaginalflora

Um die natürliche Besiedlung der Vagina mit Milchsäurebakterien nicht zu beeinträchtigen, ist bei einer vaginalen Therapie Sorge zu tragen, dass der saure pH-Wert aufrechterhalten bleibt. Milchsäurepräparate können helfen, den pH-Wert z. B. unter einer antibiotischen Therapie im sauren Bereich zu halten und so vor Pilzbefall zu schützen.

Grundlagen der Pharmakologie B

B

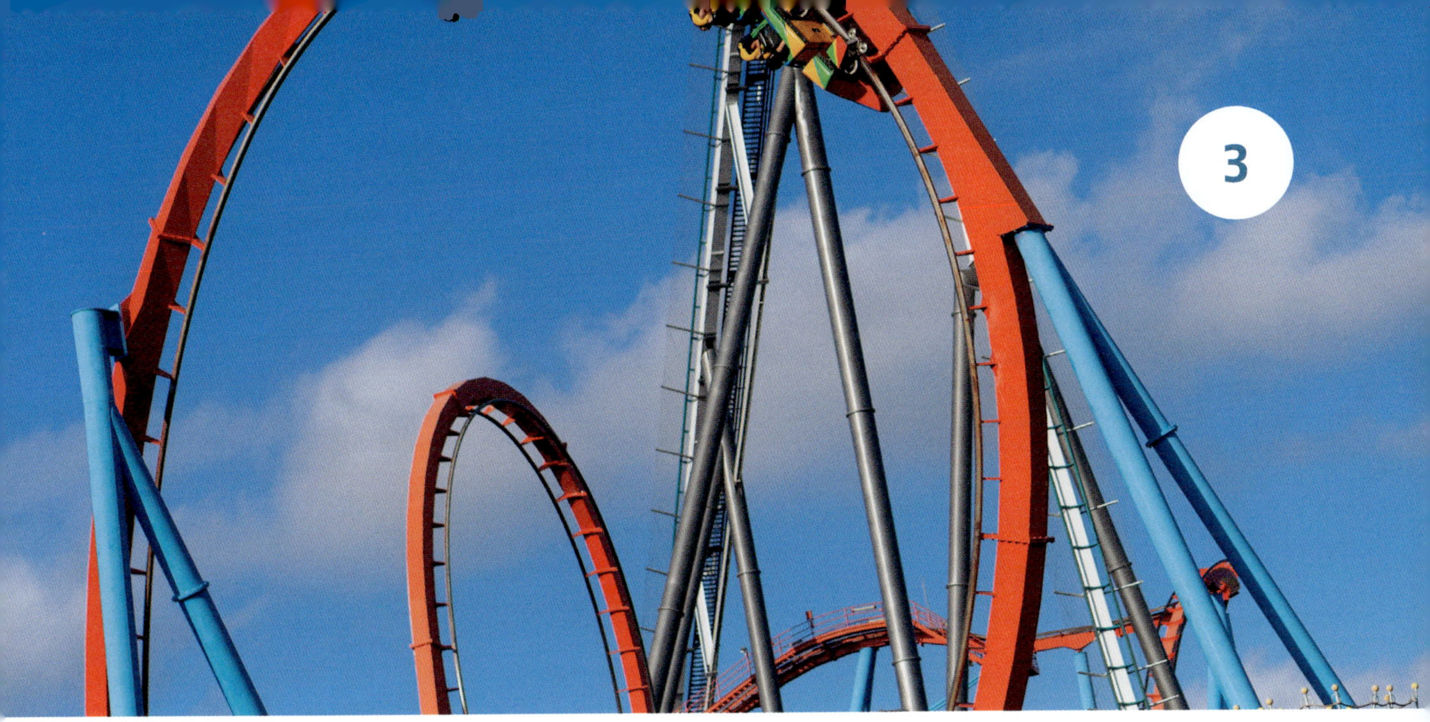

3

Pharmakokinetik

Elisabeth Remplik, Peter Killian

„Wenn einer eine Reise tut, dann hat er etwas zu erzählen". Dieses Zitat des deutschen Dichters Matthias Claudius trifft gewissermaßen auch auf das Schicksal der Arzneistoffe bei der Körperpassage zu.
Um ihre Wirkung zu entfalten, müssen Arzneistoffe eine Reise unternehmen. Sie werden in den Körper aufgenommen, gelangen anschließend zu ihrem Wirkort und werden schlussendlich wieder ausgeschieden. Eine Vielzahl von pharmakokinetischen Faktoren beeinflusst die Reise jedes einzelnen Arzneistoffs.

Drei Phasen kennzeichnen die Arzneimittelwirkung (o Abb. 3.1):

- Die **pharmazeutische** Phase wird geprägt durch Arzneiform und Applikationsart.
- Die **pharmakokinetische** Phase beschreibt unter anderem die Aufnahme, Metabolisierung und Ausscheidung des Arzneistoffs.
- Die **pharmakodynamische** Phase ist die eigentliche Wirkphase des Arzneistoffs.

Definition

Pharmakologie setzt sich mit den **Wirkungen** auseinander, die **Arzneistoff und Körper aufeinander ausüben.**
Pharmakokinetik beschreibt den **Einfluss des Körpers auf den Arzneistoff.**
Pharmakodynamik (▸ Kap. 4) erläutert die **Effekte des Arzneistoffs auf den Körper.**

Die **pharmakokinetischen Abläufe** (o Abb. 3.1) lassen sich mithilfe des **LADME**-Schemas beschreiben:

- Liberation: Freisetzung aus der Arzneiform,
- Absorption oder Resorption: Aufnahme in die Blutbahn,
- Distribution: Verteilung im Körper,
- Metabolisierung oder Biotransformation: Verstoffwechselung,
- Elimination: Ausscheidung des Arzneistoffs.

Andere Arzneistoffe und auch Nahrungsmittel sind in der Lage, die Pharmakokinetik und Pharmakodynamik eines Arzneimittels zu beeinflussen. So erklären sich viele Wechselwirkungen (**Interaktionen**).

3.1 Liberation

Elisabeth Remplik

Die **Liberation** stellt die Freisetzung des Arzneistoffes aus der Arzneiform dar. Ziel ist die Überführung in eine **resorptionsfähige, gelöste** Form.

Für die Freigabe des Wirkstoffs aus dem Arzneimittel sind zwei Faktoren entscheidend: **Arzneiform** und **Applikationsart**.

Bei der intravenösen Applikation wird der Wirkstoff unmittelbar in die Blutbahn appliziert; ein Resorptionsvorgang ist dementsprechend nicht nötig, was den raschen Wirkeintritt erklärt. Zu beachten ist, dass unerwünschte Arzneimittelwirkungen wie Übelkeit oder eine Atemdepression durch rasch ansteigende Blutspiegel, wie bei der intravenösen Injektion von Opioidanalgetika, gravierender als bei anderen Applikationsarten ausfallen können.

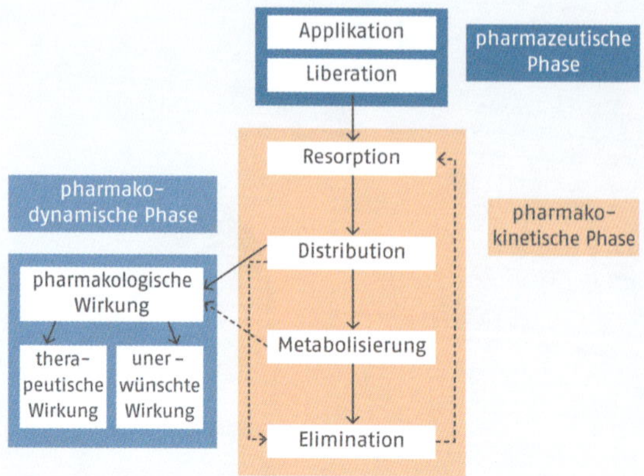

o **Abb. 3.1** Pharmakokinetik und -dynamik

Als weitere gängige Applikationsart gilt die perorale Applikation. Feste Arzneistoffe, beispielsweise in Tablettenform, müssen sich erst auflösen, um im Anschluss resorbiert werden zu können. Tablettenüberzüge werden unter anderem genutzt, um den Auflösevorgang zu verlangsamen, fachsprachlich zu retardieren (▸ Kap. 2.4.2). Dadurch wird eine länger anhaltende Wirkdauer gewährleistet.

Ist hingegen ein schneller Wirkungseintritt erwünscht, kann dies durch bereits vor der Einnahme gelöste Arzneistoffe, z. B. in Form von Brausetabletten oder Tropfen, erzielt werden.

Praxistipp

Knackpunkt Arzneistofflöslichkeit

Einige Antibiotika (▸ Kap. 15.3) bilden mit Ionen wie Ca^{2+}, Mg^{2+} oder Fe^{2+} unlösliche Verbindungen. Deshalb ist eine zeitgleiche Antibiotika-Einnahme mit Milch, Magnesium oder Eisen nicht ratsam. Die entstehenden, unlöslichen Verbindungen werden nicht vollständig resorbiert, gewünschte therapeutische Effekte bleiben unter Umständen aus.
Wird das Antibiotikum hingegen mehrere Stunden zeitversetzt zu oben genannten Mineralstoffen eingenommen, lässt sich die Interaktion vermeiden.

3.2 Absorption

Elisabeth Remplik

3.2.1 Absorption von Arzneistoffen

Für eine **systemische Arzneistoffwirkung** ist die **Aufnahme in den Blutkreislauf** erforderlich, was als Absorption oder auch Resorption bezeichnet wird.

Um ins Blut zu gelangen müssen Arzneistoffe Absorptionsbarrieren, wie z. B. Haut- oder Schleimhautzellen, überwinden. Hierbei spielt die Zellhülle, die **Zellmembran**, eine entscheidende Rolle.

Die Oberflächen der Zellmembranen bestehen in erster Linie aus zwei aneinanderhaftenden Phospholipidschichten, der **Phospholipiddoppelschicht**. In diese sind Proteine, also Eiweißstoffe, inselartig eingelagert. Die Phospholipiddoppelschicht ist einer kontinuierlichen Bewegung ausgesetzt, weshalb häufig auch der Begriff des Fluid-Mosaik-Modells verwendet wird (○ Abb. 3.2).

Merke

Verschiedene **Absorptionsmechanismen** sind bekannt:
- Diffusion,
- Carrier-vermittelter Transport,
- aktiver Transport.

Diffusion: Eine bedeutende Rolle bei der Aufnahme von Stoffen kommt der passiven Diffusion zu. Dabei folgen die gelösten Arzneistoffteilchen einem **Konzentrationsgefälle**. Sie bewegen sich vom Ort höherer Konzentration, z. B. aus dem Darm, zum Ort geringerer Konzentration, z. B. in das Blut, durch die Zellmembran (○ Abb. 3.3), bis sich ein Gleichgewicht einstellt.

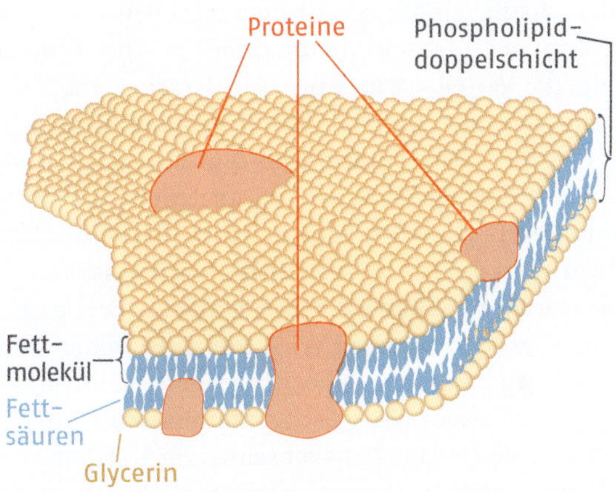

○ **Abb. 3.2** Fluid-Mosaik-Modell

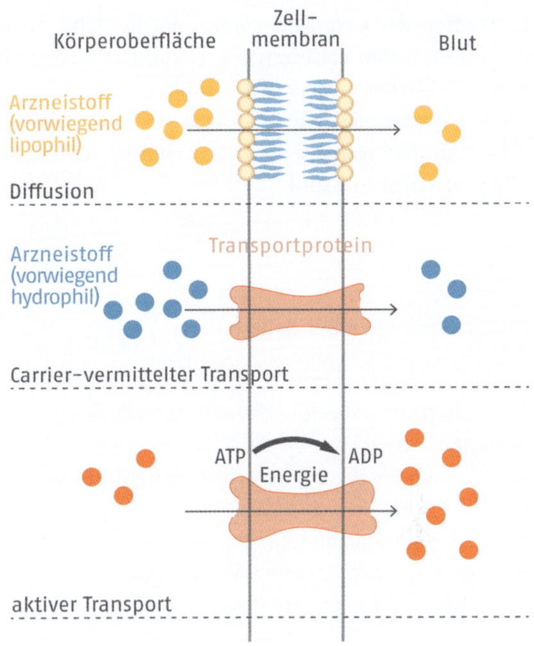

○ **Abb. 3.3** Resorptionsmechanismen

Carrier-vermittelter Transport: Hierbei wird der Resorptionsvorgang des Arzneistoffs durch die Phospholipiddoppelschicht mithilfe von Transportproteinen erleichtert.

Aktiver Transport: Arzneistoffe können das Zellinnere auch aktiv gegen ein Konzentrationsgefälle erreichen. Dieser Prozess läuft unter Energieaufwand ab.

○ Abb. 3.3 fasst die Resorptionsmechanismen zusammen.

3.2.2 Faktoren mit Einfluss auf die Absorption

Arzneistoff

Teilchengröße: Kleinere Arzneistoffe passieren Membranen leichter als große.

Physikalisch-chemische Eigenschaften: Lipophile (fettliebende) Substanzen werden meist durch Diffusionsvorgänge gut resorbiert. Für **hydrophile** (wasserliebende) Substanzen besteht die Möglichkeit, durch Transportproteine ins Zellinnere zu gelangen. Es existieren jedoch auch Arzneistoffe, deren ausgesprochen hydrophile Eigenschaften eine Resorption unmöglich machen.

Dosierung der Substanz: Die Quantität der Resorption ist von der Dosierung abhängig. Je höher dosiert wird, desto größer ist die aufgenommene Arzneistoffmenge.

3

Absorptionsort

Eigenschaften des Absorptionsorts: Entscheidend für die Diffusion ist unter anderem die Dicke der Membranschicht, die überwunden werden muss.

Dünne Hautareale, wie Schleimhäute, können leichter überwunden werden als dicke Hautschichten, wie die Hornhaut der Fußsohle.

> **Partywissen**
>
> **Hinter die Ohren geschrieben**
>
> Die Hinterohrregion erweist sich als exzellenter Resorptionsort. Im Vergleich zur Unterarmregion gelangen Arzneistoffe an dieser Körperstelle 13-mal so gut durch die Haut. Dies ist auf die Hautdurchblutung in diesem Areal zurückzuführen. Einige wirkstoffhaltige, transdermale therapeutische Systeme, beispielsweise gegen Reiseübelkeit, werden deshalb in der Hinterohrregion appliziert.

Durchblutung: Je intensiver die Hautstelle durchblutet wird, desto ausgeprägter laufen Resorptionsvorgänge ab. Dies erklärt sich durch den schnellen Abtransport der resorbierten Wirkstoffmoleküle durch das Blut. Zwischen Applikationsort und Blut bleibt so ein hohes Konzentrationsgefälle bestehen, welches die Resorption begünstigt. Auch erkrankte Hautstellen werden aufgrund von Entzündungsmechanismen besser durchblutet und nehmen so unter Umständen erhöhte Arzneistoffmengen auf.

Kontaktzeit der Substanz: Wird die Kontaktzeit des Arzneistoffs mit der Zellmembran am Resorptionsort verringert, kann dies die Arzneimittelwirkung negativ beeinflussen.

Leidet der Patient beispielsweise unter Erbrechen, so gelangt der Mageninhalt nicht in den Darm, den Hauptresorptionsort. Erbrochene Arzneimittel entfalten dementsprechend keine Wirkung. Auch im Falle einer Diarrhö ist die Kontaktzeit des Arzneistoffs durch die rasche Darmpassage möglicherweise so stark reduziert, dass Resorptionsvorgänge und Arzneimittelwirkungen nur in geringfügigem Ausmaß ablaufen können. Beispielhaft sei die ungenügende kontrazeptive Wirkung der Pille bei pathologischen Zuständen des Magen-Darm-Trakts genannt.

Oberfläche: Je größer die Membranoberfläche, desto mehr Raum steht den Arzneistoffmolekülen zur Anlagerung und Resorption zur Verfügung. Der Dünndarm weist eine Oberfläche von bis zu 200 m^2 auf und stellt damit den flächenmäßig größten Resorptionsort dar.

pH-Wert am Resorptionsort: Arzneistoffe liegen je nach ihrer chemischen Struktur entweder im sauren oder alkalischen pH-Bereich in ihrer resorptionsfähigen, lipidlöslichen Form vor. Im Magen-Darm-Trakt herrscht ein charakteristischer pH-Gradient. Dabei weist der Magen einen stark sauren, der Zwölffingerdarm ein schwach sauren und der Dünndarm, je nach Abschnitt, einen schwach alkalischen pH-Wert auf.

> **Merke**
>
> Liberations- und Absorptionsvorgänge entscheiden über:
>
> - Eine systemische oder lokale Wirkung (▸Kap. 2.1).
> - Die Absorptionsgeschwindigkeit des Arzneimittels.
>
> Ist eine schnelle und umfassende Resorption von peroral verabreichten Arzneimitteln erwünscht, sollten diese am besten nüchtern mit einem Glas Wasser eingenommen werden.

3.3 Distribution

Elisabeth Remplik

Unter **Distribution**, Verteilung, versteht man den Arzneistofftransport durch das Blut und die anschließende Aufnahme in Organe und Gewebe.

Dies geschieht durch ähnliche Vorgänge wie bei der Resorption. Das Blut setzt sich aus Zellen, z. B. roten und weißen Blutzellen, sowie einer Flüssigkeit, dem Blutplasma zusammen, welches primär als Transportmedium für gelöste (Arznei-)Stoffe dient. Neben Wasser, Gerinnungsfaktoren, Glucose und Elektrolyten enthält das Blutplasma auch Proteine wie Albumin (▸Kap. 11.3.2). Die Arzneistoffmenge im Blutplasma, der Plasmaspiegel, korreliert stark mit der pharmakologischen Wirkung. Um eine Aussage über die Wirkstärke eines Arzneimittels zu tätigen, werden Plasmaspiegel deshalb häufig als Messgröße herangezogen.

Nach der Arzneistoffaufnahme in die Blutbahn erfolgt die Verteilung im Körper in verschiedene Verteilungsräume, auch Kompartimente genannt. Unterschieden wird zwischen Extrazellular- und Intrazellularraum. Unter Extrazellularraum wird beispielsweise die Flüssigkeit in den Blutgefäßen verstanden, während der Intrazellularraum das Innere der Zellen charakterisiert.

In stark durchblutete Körperregionen, wie die Leber, gelangen größere Mengen Wirkstoff als in weniger stark durchblutete, wie das Knochengewebe. Dies erklärt, weshalb sich die systemische antibiotische Therapie eines infizierten Knochens oft schwierig gestaltet.

Arzneistoffeigenschaften, die die Verteilung beeinflussen, sind die Lipophilie, die Teilchengröße (▸Kap. 3.2.2) und die **Plasmaeiweißbindung**.

3.3.1 Plasmaeiweißbindung

Arzneistoffe besitzen eine gewisse Affinität, also Neigung, eine reversible Bindung mit Eiweißen im Blut einzugehen. Von der Gesamtarzneistoffmenge im Blut ist stets ein Teil an Proteine gebunden, während der verbleibende Anteil an Arzneistoff frei zirkuliert. Jeder Wirkstoff ist durch ein individuelles Eiweißbindungsverhältnis gekennzeichnet (○ Abb. 3.4).

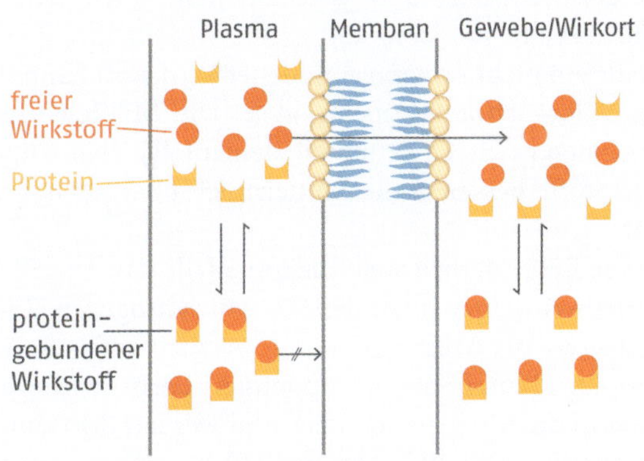

○ **Abb. 3.4** Eiweißbindung

Merke

Nur ein im Blut frei zirkulierender, nicht an Proteine gebundener Wirkstoff ist dazu fähig, in Gewebe und Organe zu gelangen und seine Wirkung zu entfalten.

Arzneistoffe, die ein hohes Maß an Proteinbindungen eingehen, zeigen eine verlängerte Wirkungsdauer oder einen verzögerten Wirkungseintritt. Verbrennungen, pathologische Zustände, aber auch Schwangerschaft, Alter und Unterernährung können die Eiweißbindung von Arzneistoffen und somit deren Wirkung beeinflussen.

3.3.2 Blut-Hirn-Schranke

Die Einheit aus Gehirn und Rückenmark wird als zentrales Nervensystem, kurz ZNS, bezeichnet. Der Liquor, eine das Gehirn und Rückenmark umgebende Flüssigkeit, schützt sie z. B. vor Erschütterungen. Die Hirnhaut trennt Gehirn und Liquor von der Peripherie ab.

Nicht alle Stoffe, die im Blut zirkulieren, sind in der Lage, die Hirnhaut zu überwinden. Dies stellt einen wichtigen Schutzmechanismus dar und wird als **Blut-Hirn-Schranke** oder auch Blut-Liquor-Schranke bezeichnet. Aufgrund der Eigenschaften der Hirnhaut sind nur besonders **lipophile Arzneistoffe** in der Lage sie zu passieren.

Durch eine Reihe von **Transportporteinen** wird nicht nur ein Transport in den Liquor, sondern auch, zum Schutz des Gehirns, einen **Auswärtstransport von Arzneistoffen aus dem Gehirn** gewährleistet.

Die Blut-Hirn-Schranke als Türöffner für besondere Therapieoptionen

Durch das (Un-)Vermögen eines Arzneistoffs, die Blut-Hirn-Schranke zu überwinden, ergeben sich individuelle Therapieoptionen.
Als Beispiel sei der Wirkstoff Loperamid genannt, welcher bei Durchfallerkrankungen eingesetzt wird. Seine Wirkung entfaltet er durch eine Herabsetzung der Darmbeweglichkeit. Das Loperamid-Wirkprofil ähnelt dem der Opioide (▸Kap. 7.3.3) und ist ebenfalls in der Lage, die Blut-Hirn-Schranke zu passieren.
Da der Arzneistoff jedoch durch Transportproteine umgehend wieder aus dem Gehirn ausgeschleust wird, kommen zentrale Effekte nicht zum Tragen. Eine Abhängigkeit wie bei ZNS-gängigen Opioiden ist demzufolge nicht zu befürchten.

3.3.3 Plazentaschranke

Der Austausch von Nährstoffen zwischen mütterlichem und fetalem Blut findet über die Plazenta statt. Die Annahme, dass diese das Ungeborene vor einer Vielzahl schädlicher Stoffe abschirmt, erwies sich jedoch als falsch. Bildlich gesprochen gleicht sie vielmehr einem Anker als einer Barriere. Wenn überhaupt blockiert die Plazentaschranke nur die Passage sehr großer Moleküle und ist folglich **für viele Arzneistoffe durchlässig**. Vergleichbar der Blut-Hirn-Schranke enthält sie Transportproteine, die für die Aufnahme von (Arznei-)Stoffen ins fetale Blut verantwortlich sind.

Problematisch ist die ungewollte Anreicherung von Arzneistoffen in der Plazenta, im Fruchtwasser und im Fetus.

Merke

Die **Plazentaschranke** ist für eine Vielzahl von Arzneistoffen durchlässig.

3.3.4 Blut-Milch-Schranke

Arzneistoffe, die im mütterlichen Blut zirkulieren, sind grundsätzlich in der Lage, in die Muttermilch überzugehen. Dabei laufen die bekannten Verteilungsmechanismen, Diffusion und gegebenenfalls auch aktiver Transport, ab.

Nur ein nicht proteingebundener Wirkstoff kann die Blut-Milch-Schranke überwinden. Die Milch verfügt über einen gewissen Fettanteil, demzufolge gehen lipophile Stoffe besser in die Muttermilch über als hydrophile.

Eine Besonderheit stellt die Ionenfalle dar. Das Blutplasma weist einen neutralen, die Milch hingegen einen geringeren pH-Wert auf. Einige Arzneistoffe, die im neutralen Blutplasma in lipophiler Form vorliegen, gehen in die Muttermilch über und werden dort durch den relativ sauren pH-Wert der Milch protoniert, woraus positiv geladene Wirkstoffteilchen resultieren. Der Arzneistoff erlangt dadurch verstärkt hydrophile Eigenschaften, was eine Rückdiffusion in das Blut verhindert. Er reichert sich folglich in der Muttermilch an, „sitzt also in der Falle".

Einige pflanzliche Inhaltsstoffe wie Morphin reagieren alkalisch, d. h. sie liegen im Blut in lipophiler Form vor und können dementsprechend leicht in die Muttermilch übergehen. Hier werden sie aufgrund des herrschenden pH-Wertes protoniert und reichern sich in der Muttermilch an.

Merke

Arzneistoffe gehen verstärkt in die Muttermilch über, wenn sie:

- lipophile Eigenschaften aufweisen,
- über eine geringe Proteinbindung verfügen,
- alkalisch reagieren.

3.3.5 Spezielle Verteilungsvorgänge bei peroraler Applikation

First-Pass-Effekt

Bei einer peroralen Applikation gelangt der Arzneistoff vom Darm in Blutgefäße, welche wiederum in die Pfortader und anschließend die Leber münden. Ein peroral verabreichter Wirkstoff passiert daher zuerst die Leber, bevor weitere Organe wie Herz, Lunge oder auch die Peripherie messbare Arzneistoffkonzentration aufweisen. Anschließend zirkuliert der Wirkstoff durch den Blutkreislauf und wird bei jeder Leberpassage nach und nach abgebaut. Die Leber als Entgiftungsorgan (▸Kap. 3.4) metabolisiert jedoch meist bereits bei der ersten Arzneistoffpassage Teile des Wirkstoffs und vermindert demzufolge seine Wirkstärke. Dies wird als First-Pass-Effekt bezeichnet, der so stark ausgeprägt sein kann, dass keine messbaren therapeutischen Arzneistoffspiegel im Blut erreicht werden (○ Abb. 3.5).

Dem First-Pass-Effekt entkommen

Das natürliche Estrogen Estradiol weist einen ausgeprägten First-Pass-Effekt auf, man spricht in diesem Zusammenhang auch von einer geringen peroralen Bioverfügbarkeit. Deshalb erfolgt die Applikation ausschließlich in Form wirkstoffhaltiger, transdermaler therapeutischer Systeme (▸Kap. 2.8.3). Da die Blutgefäße der Haut nicht direkt in die Leber münden, wird so eine systemische Wirkung ermöglicht. Das in einer Vielzahl von Kontrazeptiva eingesetzte, chemisch abgewandelte Ethinylestradiol ist peroral hingegen deutlich besser verfügbar.

Enterohepatischer Kreislauf

Besonders große, lipophile Arzneistoffe und solche, die bereits Biotransformationsprozesse in der Leber durchlaufen haben, gelangen auch in die Galle und werden über die Gallenflüssigkeit in den Darm sezerniert, wo eine erneute Arzneistoffresorption eintreten kann. Betroffene Arzneistoffe zeigen eine längere Verweildauer im Körper und sind, vor allem bei nicht sachgemäßer Dosierung, in der Lage zu kumulieren, also sich anzureichern.

3.4 Metabolisierung

Peter Killian

An Liberation, Absorption und Distribution (▸Kap. 3.1 bis ▸Kap. 3.3) schließt sich die Metabolisierung (Biotransformation) von Arzneistoffen, Fremdstoffen wie Alkohol, aber auch körpereigener Substanzen wie Hämoglobin an.

Der Begriff **Metabolisierung** beschreibt die **Umbau-** und **Abbauprozesse** eines Stoffs im Körper.

Die dabei entstehenden Stoffe werden als Metaboliten oder Umwandlungsprodukte bezeichnet. Die Metabolisierung findet in dafür spezialisierten Organen statt, wobei der Leber die größte Bedeutung zukommt. Daneben übernehmen aber auch der Darm, die Haut, die Lungen und die Nieren Aufgaben der Biotransformation.

Bestreben der Metabolisierung ist es, körperfremde sowie körpereigene Substanzen zum einen zu inaktivieren und zum anderen in eine Form zu überführen, die ausgeschieden werden kann. Die Elimination (▸Kap. 3.5) eines Stoffs erfolgt am effektivsten in einer wasserlöslichen Form über die Nieren und den Darm. Ein Ziel der Metabolisierung ist es demzufolge, Stoffe in eine gut wasserlösliche Form zu überführen.

Insbesondere für lipophile Wirkstoffe ist dies essenziell, um eine unerwünschte Anreicherung im Körper – vor allem im Fettgewebe – zu unterbinden. Es sind Fälle bekannt, bei denen Patienten durch die Rückverteilung

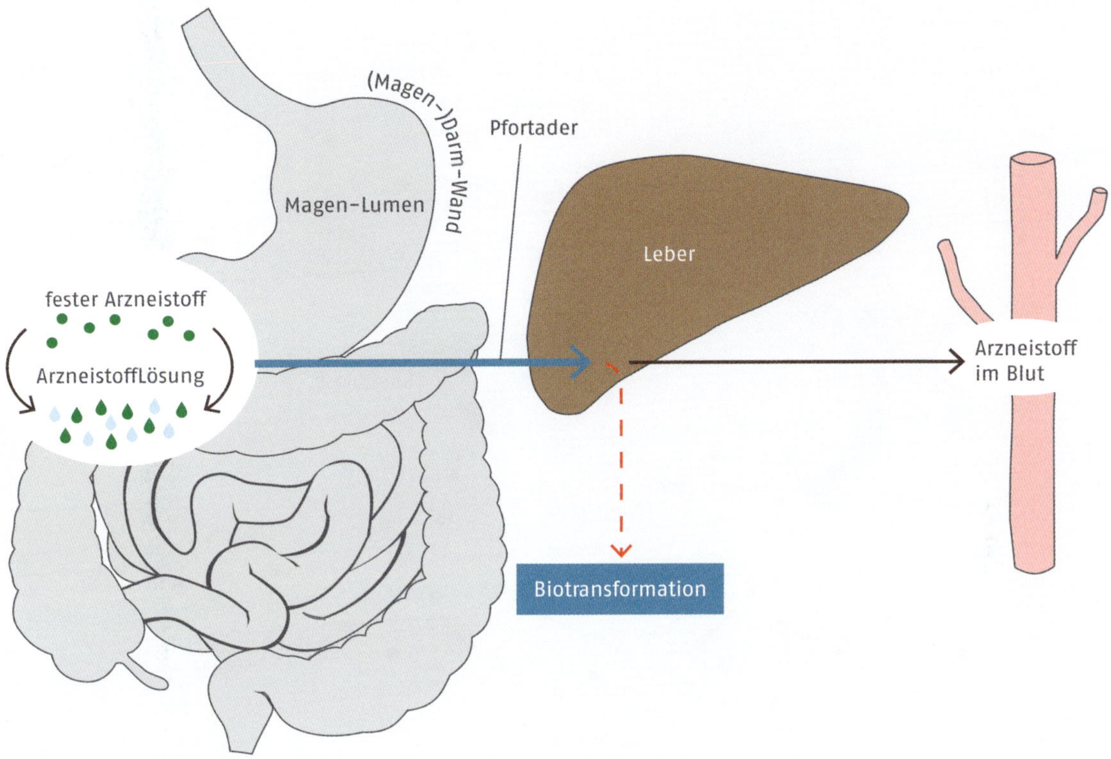

Abb. 3.5 First-Pass-Effekt. Arzneistoff gelangt in Verdauungstrakt → Magen-Darm-Wand → Pfortader → Leber → Blut. Bereits im Darm Biotransformation; in Leber Biotransformation

des im Fettgewebe gespeicherten Narkosemittels in den Blutkreislauf noch Tage nach der Anästhesie über Müdigkeit klagten. Daher werden besonders lipophile Substanzen unter Mithilfe eines umfassenden Enzymsystems in eine besser wasserlösliche und damit leichter über die Niere und den Darm ausscheidbare Form gebracht.

Neben der Erhöhung der Wasserlöslichkeit stellt auch die **Inaktivierung** von Stoffen einen zentralen Vorgang der Metabolisierung dar. Hierbei wird die Fremdsubstanz bzw. das Arzneimittel in eine Form gebracht, die keine oder nur noch eine abgeschwächte Wirkung aufweist. Man spricht auch von „Entgiftung".

Wie bereits in ▸Kap. 3.3.5 erläutert, gelangt ein Arzneistoff bei peroraler Applikation vom Darm zuerst in das Blut der Pfortader, die wiederum direkt in die Leber mündet. Die Leber als Entgiftungsorgan metabolisiert im Zuge der ersten Leberpassage bereits einen Teil des Arzneistoffs, bevor dieser überhaupt seinen eigentlichen Wirkungsort erreicht. Dies wird als First-Pass-Effekt bezeichnet (Abb. 3.5).

Des Weiteren existieren eine Reihe von Stoffen, die durch die Biotransformation entweder aktiviert oder gar zu toxischen Abbauprodukten verstoffwechselt werden. So wird beispielsweise das Antitussivum Codein (▸Kap. 12.4.2) zu Morphin metabolisiert (▸Kap. 7.3.3).

Merke

Als **Prodrugs** gelten Substanzen, die in ihrer ursprünglichen Form weitestgehend keine Wirkungen auf den Organismus entfalten. Erst durch die Aktivierung im Körper werden sie in ihre eigentliche Wirkungsform überführt. Dies eröffnet neue Möglichkeiten, um beispielsweise einen schlechten Geschmack, eine ungenügende Wasserlöslichkeit, eine mangelhafte Absorption oder einen hohen First-Pass-Effekt zu vermeiden. Beispiele sind:

- Das Antibiotikum Erythromycinethylsuccinat (Prodrug) – Erythromycin (Wirkform) zur Verbesserung des Geschmacks.
- Das Glucocorticoid Methylprednisolonhemisuccinat (Prodrug) – Methylprednisolon (Wirkform) zur Erhöhung der Wasserlöslichkeit.
- Das Antibiotikum Cefuroximaxetil (Prodrug) – Cefuroxim (Wirkform) zur Verbesserung der Absorption.

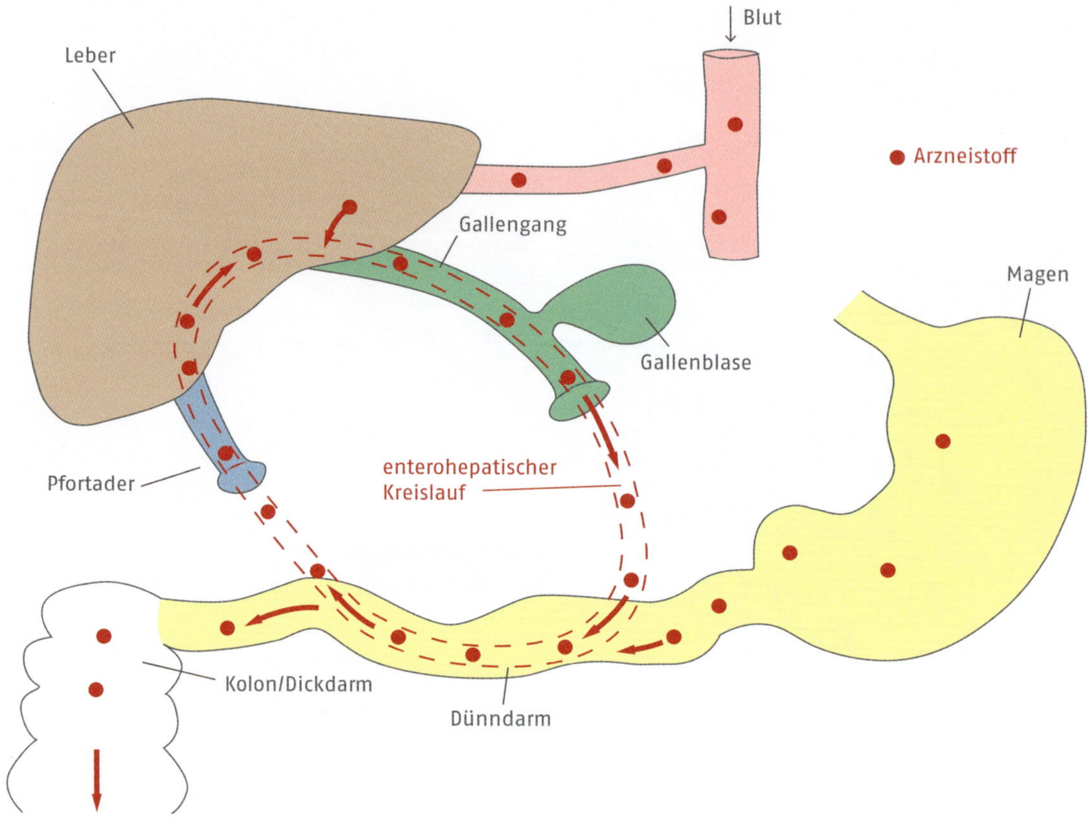

Abb. 3.6 Enterohepatischer Kreislauf

Partywissen

Entwicklung der Leber

Pflanzen bilden Stoffe zur Abwehr vor Fressfeinden sowie zur Anlockung von Insekten für die Bestäubung. Da Pflanzen schon immer als Nahrungsquelle für Mensch und Tier dienten, gelangen diese Stoffe seit eh und je durch die Nahrungsaufnahme in den Körper. So entstand im Laufe der Evolution ein System mit der Leber im Mittelpunkt, das es Mensch und Tier ermöglichte, Stoffe zu verdauen und zu entgiften.

Die Um- und Abbauprozesse eines Stoffs gliedern sich in zwei Schritte: Phase-I- und Phase-II-Reaktionen (Abb. 3.7), für deren erfolgreichen Ablauf eine Vielzahl von Enzymen benötigt werden.

Phase-I-Reaktionen: Diese dienen der Spaltung oder Umwandlung (Funktionalisierung) von Arzneistoffen. Ziel ist die Inaktivierung und die Erhöhung der Wasserlöslichkeit des Wirkstoffs, sowie das Generieren von Bindungsstellen für die Phase-II-Reaktionen.

Phase-II-Reaktionen: Sie gewährleisten die Koppelung (Konjugation) der Phase-I-Metaboliten mit wasserlöslichen Stoffen wie z. B. Glucuronsäure, Glutathion, Sulfat oder Aminosäuren. Dadurch erreicht der Arzneistoff eine gut wasserlösliche Form und kann über Niere und Darm ausgeschieden werden.

Definition

Enzyme sind Eiweiße, die biochemische Reaktionen erleichtern oder herbeiführen.
Sie unterstützen dabei die Umsetzung eines Substrates, werden selbst jedoch nicht verändert.
Beispielhaft sei die Cyclooxygenase genannt, die bei der Entstehung von Entzündungsmediatoren eine zentrale Rolle spielt (▶ Kap. 7.3.4).

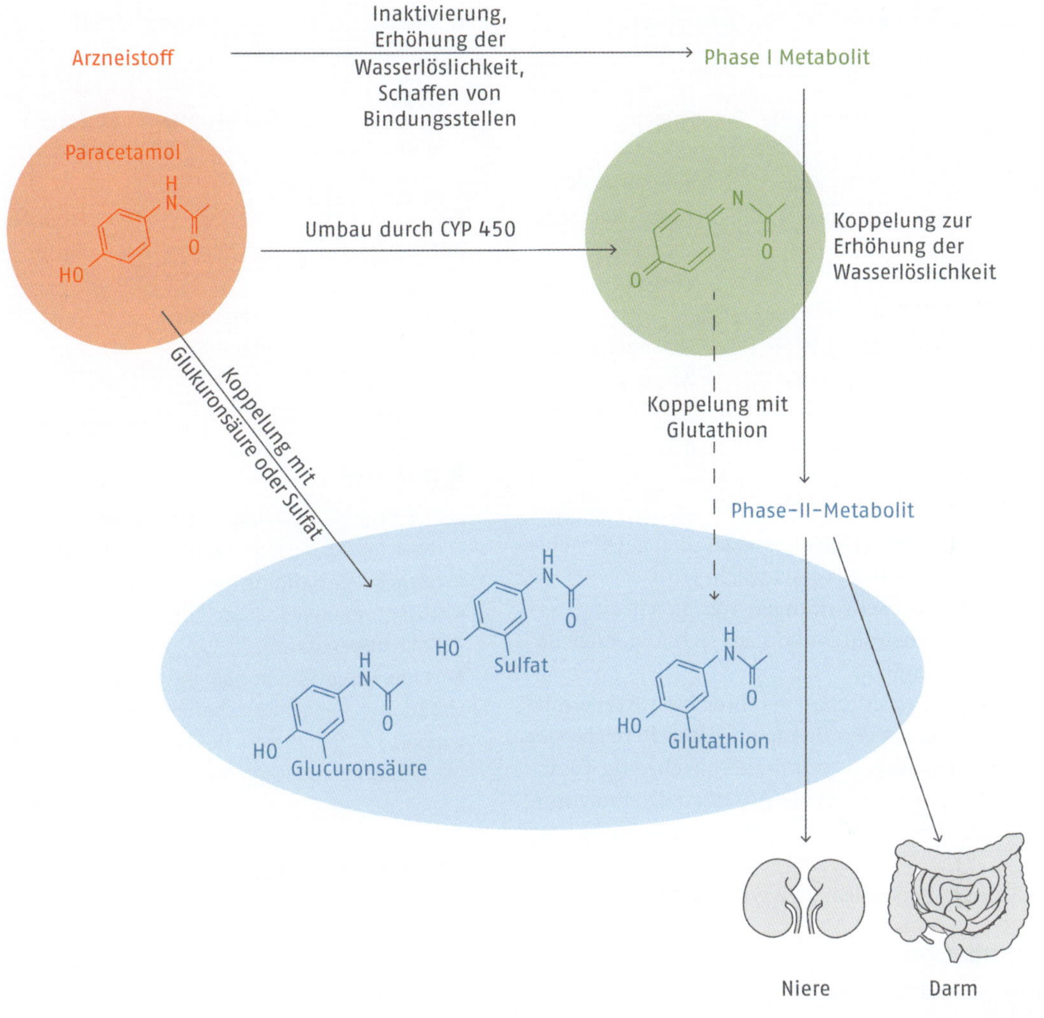

Abb. 3.7 Phase-I- und -II- Metabolismus. Überblick der Biotransformationsvorgänge am Beispiel des Analgetikums Paracetamol (▸Kap. 7.3.4). Paracetamol wird in der Leber direkt an der vorhandenen Bindungsstelle mit Glucuronsäure (Glucuronidierung) oder Sulfat (Sulfatierung) gekoppelt. Beides bewirkt eine Erhöhung der Wasserlöslichkeit. Daneben findet in der Leber ein Umbau des Wirkstoffs durch CYP 450 statt. Die daraus resultierenden Metaboliten des Paracetamols weisen jedoch toxische Eigenschaften auf. Durch Kopplung an das gut wasserlösliche Glutathion lassen sich die toxischen Metabolite jedoch inaktivieren und über die Niere ausscheiden. Daher ist bei der Einnahme von Paracetamol auf die Dosierung zu achten (nicht mehr als 4 g am Tag), um die Gluthationquellen nicht zu erschöpfen. Bei einer ausgeprägten Leberinsuffizienz sollte die Dosis reduziert werden, wodurch pathologische Folgen vermieden werden können.

Merke

Die Enzymfamilie **Cytochrom-P450-Enzyme (CYP)** übernimmt einen Großteil der Umwandlungen von Arzneistoffen, aber auch von Nahrungs- und Genussmitteln. Der **Unterfamilie CYP3A** kommt dabei die größte Bedeutung für die Metabolisierung von Arzneistoffen zu. Als bedeutsamster Vertreter ist das Enzym CYP3A4 (Familie 3, Unterfamilie A, 4. Enzym) zu nennen. Als weitere wichtige Vertreter gelten die Enzyme CYP1A2, CYP2C9, CYP2C19 und CYP2D6.

3.4.1 Arzneimittelwechselwirkungen

Enzyme, die die Biotransformation regulieren, können durch andere Stoffe beeinflusst werden. Möglich sind Anregung (**Induktion**) oder Abschwächung (**Inhibition**) der Enzymaktivität. Hierdurch besteht das Risiko von **Arzneimittelwechselwirkungen**.

Enzyminduktion

Eine Enzyminduktion zieht folgende Effekte nach sich:

- Die therapeutische Konzentration des Arzneistoffs wird aufgrund des beschleunigten Abbaus unter

Tab. 3.1 Beispiele für Enzyminduktoren und betroffene Arzneistoffe

Enzyminduktor	Arzneistoffe	Folgen
Einige Antikonvulsiva (z. B. Carbamazepin)	Orale Kontrazeptiva	Abnahme bis Verlust der kontrazeptiven Wirkung
Johanniskraut	Antidepressiva, orale Kontrazeptiva	Verringerte Wirkung oder Wirkungsverlust

Umständen nicht erreicht, sodass die gewünschte Arzneimittelwirkung abgeschwächt wird.

- Arzneimittelwechselwirkungen von gleichzeitig verabreichten Arzneimitteln können sich folgendermaßen manifestieren:
  - Blutspiegel des simultan verabreichten Arzneimittels sinken unter den therapeutischen Bereich oder
  - Gefahr der Überdosierung des gleichzeitig verabreichten Arzneimittels bei Absetzen des Enzyminduktors.

Tab. 3.1 nennt Beispiele für Enzyminduktoren.

Enzyminhibition

Eine Enzyminhibition kann folgende Auswirkungen mit sich bringen:

- Verlängerung der Wirkungsdauer des Arzneimittels infolge einer erhöhten Halbwertszeit,
- Steigerung der Arzneimittelwirkung, Gefahr von Überdosierungen und Nebenwirkungen.

Tab. 3.2 nennt Beispiele für Enzyminhibitoren.

3.5 Elimination

Peter Killian

Die **Elimination** beschreibt, wie und in welcher Form ein Arzneistoff und seine Metaboliten, aber auch Stoffwechselendprodukte wie z. B. Harnstoff aus dem Organismus ausgeschieden werden. Dadurch sinkt die Stoffkonzentration im Körper.

Tab. 3.2 Beispiele für Enzyminhibitoren und betroffene Arzneistoffe

Enzyminhibitor	Arzneistoffe	Folgen
Einige Antidepressiva	Phenprocoumon	Erhöhte Blutungsgefahr
Grapefruitsaft	Verapamil, Nifedipin	Verstärkte Wirkung

Merke

Als wichtigste Ausscheidungsorgane gelten:

- Niere (renale Ausscheidung mit dem Urin),
- Darm (Ausscheidung mit den Fäzes),
- Leber und Galle (billiäre Ausscheidung über die Galle in den Darm),

Auch die Lunge (pulmonal) und die Haut übernehmen Funktionen bei der Ausscheidung von Stoffen. Im Vergleich zu den Nieren, der Leber und dem Darm ist dies jedoch von untergeordneter Bedeutung.

3.5.1 Die Nieren als Ausscheidungsorgane

Die Nieren als Filter des durchströmenden Blutes stellen die wichtigsten Ausscheidungsorgane des Körpers dar. Drei Vorgänge beeinflussen Geschwindigkeit und Ausmaß der Ausscheidung:

- **Filtration des Blutes in den Nierenkörperchen**, fachsprachlich den Glomeruli:
  - Herausfiltern von lipophilen und hydrophilen Stoffen und Abgabe in den Primärharn.
  - Proteine können aufgrund ihrer Größe nicht gefiltert werden.
- **Rückresorption aus den Nierenkanälchen**, den Tubuli:
  - Passive Rückresorption von lipohilen Stoffen aus dem Harn.
  - Hydrophile Stoffe verbleiben im Harn.
- **Sekretion von Stoffen in die Nierenkanälchen**:
  - Aktive Absonderung von Stoffen in die Nierenkanälchen.

Die Nierenkanälchen münden über den Harnleiter in die Harnblase. Dort werden Harn und Abbauprodukte gesammelt und letztendlich ausgeschieden.

3.5.2 Darm, Leber, Lunge und Galle als Ausscheidungsorgane

Wie in ▸Kap. 3.3 beschrieben, gelangen Arzneistoffe über das Blut der Pfortader zur Metabolisierung in die Leber. Besonders große, lipophile Stoffe werden dabei über die Galle in den Darm ausgeschieden. Es besteht jedoch auch die Möglichkeit einer Rückresorption aus dem Darm (▸Kap. 3.3.5), was als **enterohepatischer Kreislauf** bezeichnet wird.

Neben der Elimination über die Galle findet bereits in den Zellen des Darms in geringem Ausmaß eine Biotransformation statt. Die dabei entstandenen Metaboliten werden im Anschluss wieder in das Darmlumen abgegeben und über den Stuhl ausgeschieden

Des Weiteren besteht die Möglichkeit der Stoffausscheidung über die Lunge. Beispielhaft seien hier Alkohol oder Inhalationsnarkotika genannt (▸Kap. 7.7.1).

3.6 Pharmakokinetische Parameter

Peter Killian

Die im Folgenden beschriebenen **pharmakokinetischen Parameter** dienen der Beobachtung von **Konzentrations-Zeit-Verläufen von Arzneistoffen** und ihren Metaboliten im Körper. Sie werden aus den leicht zugänglichen Körperflüssigkeiten Harn und Blut durch wiederholte Messungen bestimmt. Das Ergebnis zeigt den Verlauf der Arzneistoffkonzentration über die Zeit. Dies liefert wertvolle Aussagen über die Liberation, die Absorption, die Distribution, die Metabolisierung und die Elimination.

3.6.1 Blutspiegelkurven

Eine Blutspiegelkurve zeigt die Konzentration eines Arzneistoffs im Blut über einen bestimmten Zeitraum. Durch mehrfache Blutentnahme in gewissen Zeitabständen und Messung der Arzneistoffkonzentration werden Blutspiegelkurven gewonnen.

Merke

Die Blutspiegelkurve ist das Ergebnis von Liberation, Absorption, Distribution, Metabolisierung und Elimination.

Die Art der Applikation nimmt Einfluss auf den Kurvenverlauf (○Abb. 3.8). Anhand der Darstellung der Kurve einer peroralen Verabreichung wird dieser nachvollziehbar. Unmittelbar nach der Einnahme ist die Arzneistoffkonzentration im Blut noch minimal. Durch die Freisetzung des Wirkstoffs aus der Arzneiform sowie

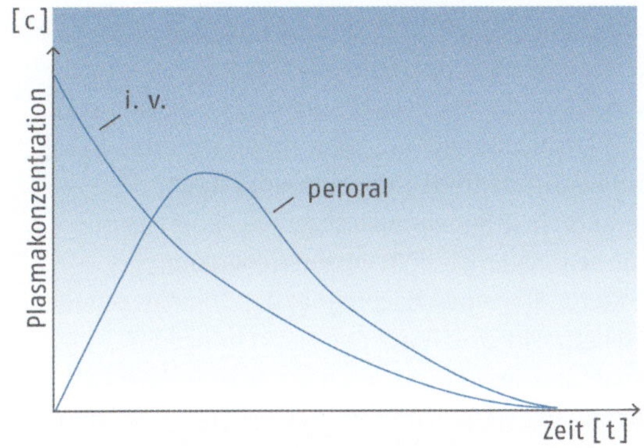

○ **Abb. 3.8** Blutspiegelkurven nach intravenöser oder peroraler Applikation

durch Absorption und Distribution steigt die Konzentration auf einen Höchstwert an. Metabolisierung und Elimination lassen die Konzentration schließlich wieder absinken. Im Gegensatz dazu ist bei intravenöser Applikation die Konzentration zu Beginn maximal und sinkt stetig aufgrund der Metabolisierungs- und Eliminationsprozesse.

3.6.2 Bioverfügbarkeit

Definition

Bioverfügbarkeit beschreibt das Ausmaß und die Geschwindigkeit, mit der ein Arzneistoff aus seiner Arzneiform freigesetzt, in den Körper aufgenommen und am Wirkungsort verfügbar ist.

Da die Bestimmung am Wirkort, beispielsweise in Organen wie Herz oder Lunge, selbst nicht möglich ist, wird die Bioverfügbarkeit durch Messungen im Blut ermittelt. Ein intravenös verabreichter Arzneistoff weist eine Bioverfügbarkeit von 100 % auf. Er ist sofort, ohne zeitliche Verzögerung durch Liberation, Absorption oder den First-Pass-Effekt im Blut verfügbar.

Definition

Bioäquivalenz

Enthalten zwei Arzneimittel identische Wirkstoffe und unterscheidet sich ihre Bioverfügbarkeit nur unwesentlich (≥ 80 % bis ≤ 125 %), gelten sie als **bioäquivalent**.

3

Da beispielsweise Tablettenhilfsstoffzusammensetzungen, je nach Hersteller, voneinander abweichen können und somit möglicherweise auch Liberation und Absorption der Arzneistoffe divergieren, wurde der Begriff der Bioäquivalenz eingeführt.
Verliert ein Originalpräparat seinen Patentschutz, können Generikahersteller ein Generikum (▸Kap. 1.3) – einen Nachahmer des Originals mit identischem Wirkstoff – auf den Markt bringen. Für die Zulassung des Generikums muss entsprechend die Bioäquivalenz zum Original nachgewiesen werden.

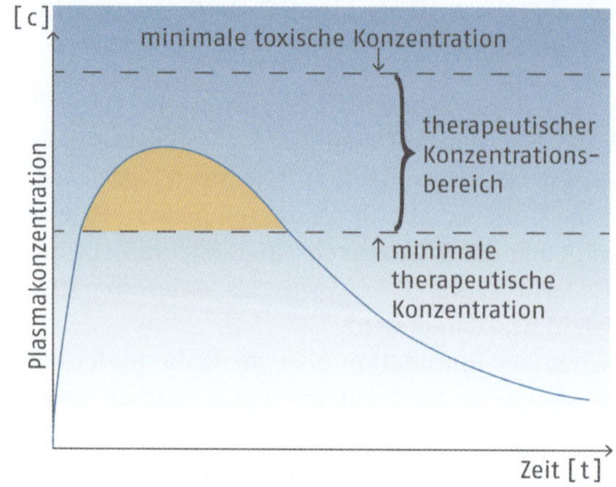

Abb. 3.9 Therapeutische Breite

3.6.3 Therapeutische Breite und Dosierung

Um im Körper einen therapeutischen Effekt zu entfalten, ist es vonnöten, dass eine bestimmte Arzneistoffkonzentration erreicht wird. Diese kleinste mögliche Wirkkonzentration wird als **minimale therapeutische Konzentration** bezeichnet. Darunter zeigt der Arzneistoff keine therapeutische Wirkung.

Jeder Arzneistoff weist des Weiteren auch eine **minimale toxische Konzentration** auf, ab der er potenziell schädliche Effekte entfaltet.

Definition

Therapeutische Breite bezeichnet den Bereich zwischen der minimalen therapeutischen und minimal toxischen Konzentration. Innerhalb dieser Grenzen erfolgt die Behandlung (Abb. 3.9).

Daraus geht hervor, dass die **Dosierung**, also die Menge an Arzneistoff, die verabreicht wird, von der therapeutischen Breite abhängig ist. Ist die Dosis des Arzneimittels zu gering, wird der therapeutische Bereich nicht erreicht. Ist die Dosis hingegen zu hoch, wird er überschritten. Insbesondere bei Arzneimittel mit einer geringen therapeutischen Breite ist daher auf eine genaue Dosierung zu achten.

3.6.4 Clearance und Plasmahalbwertszeit

Weitere wichtige Parameter zur Beschreibung der Pharmakokinetik eines Arzneistoffs stellen Clearance und Halbwertszeit (HWZ) dar.

Definition

Clearance bezeichnet das theoretische Blutplasmavolumen, das in einer definierten Zeitspanne von einem Arzneistoff „gereinigt" wird.

Mit Hilfe der Clearance lässt sich eine Aussage über die Funktionsfähigkeit von Niere oder Leber treffen. So beschreibt die Clearance, ähnlich wie bei einem Klärwerk zur Wasseraufbereitung, wie viel Flüssigkeit (Blut) innerhalb einer definierten Zeit durch das Organ von einem Arzneistoff „gereinigt" werden kann.

Definition

Plasmahalbwertszeit (HWZ) definiert die Zeit, in der sich die Konzentration des Arzneistoffs im Blutplasma um die Hälfte verringert.

Die Plasmahalbwertszeit stellt einen wichtigen Parameter bei der wiederholten Gabe von Arzneimitteln dar.

3.6.5 Wiederholte Gabe von Arzneimitteln

Bisher wurden ausschließlich die pharmakokinetischen Parameter einer einmaligen Arzneistoffgabe betrachtet. Viele Arzneimittel müssen jedoch über einen längeren Zeitraum angewandt werden. Daraus ergibt sich, dass sich die Prozesse von LADME stetig wiederholen. Eine kontinuierliche oder mehrmalige Arzneistoffapplikation zieht auch Auswirkungen auf die Blutspiegelkurven nach sich.

Arzneistoffe mit kurzen Halbwertszeiten, die zur Anwendung über einen längeren Zeitraum vorgesehen sind, müssen teilweise mehrmals täglich oder als langwirksame Arzneiform (in retardierter Form) verabreicht werden.

Aber auch bei Arzneistoffen mit längeren Halbwertszeiten ist das **Dosierungsintervall**, also der Zeitraum zwischen zwei Applikationen, für die Wirkung im Bereich der therapeutischen Breite von entscheidender Bedeutung.

Abb. 3.10 zeigt die Plasmaspiegelkurven nach ein- und mehrfacher Verabreichung eines Arzneistoffs mit korrekten Dosierungsintervallen. Nach anfänglicher Zunahme der Plasmakonzentration nach den ersten Arzneistoffdosen wird eine konstante Arzneistoffkonzentration im Blut mit Hilfe einer Erhaltungsdosis erreicht. Man spricht auch von einer **Steady-State-Plasmakonzentration**, welche durch eine wiederkehrende Wirkstoffeinnahme aufrecht erhalten wird.

Das Nichteinhalten des korrekten Dosierungsintervalls kann zu Über- oder Unterdosierungen führen. Durch die wiederholte Arzneistoffgabe in zu kurzen Dosierungsintervallen sind toxische Konzentrationen möglich. Man spricht von einer **Arzneistoff-Kumulation**. Werden Dosierungsintervalle hingegen zu lange gewählt, ist eine Unterdosierung unter den therapeutischen Bereich eine mögliche Folge (Abb. 3.11).

Merke

Bei **eingeschränkter Leber- oder Nierenfunktion** besteht ebenfalls das Risiko einer Arzneistoffkumulation, da Metabolisierung oder Elimination beeinträchtig sind. In diesen Fällen kann eine Reduktion der Dosierung und/oder des Dosierungsintervalls notwendig werden.

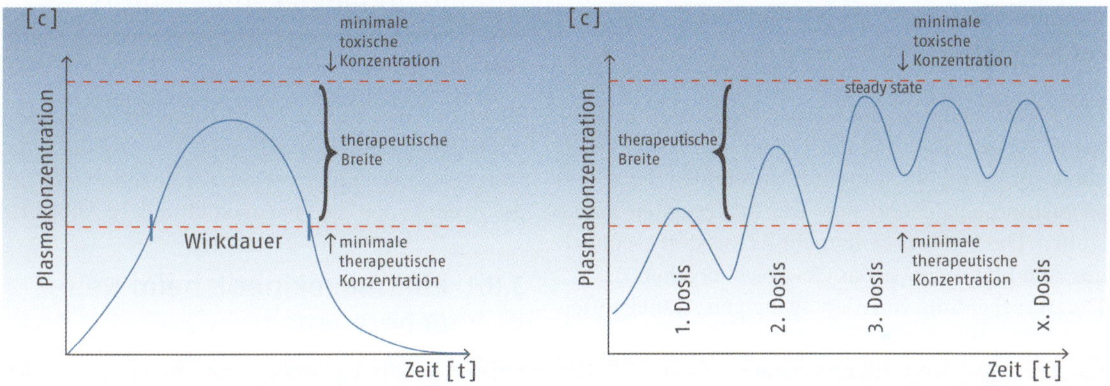

Abb. 3.10 Blutspiegelkurve nach einfacher (links) im Vergleich zu mehrfacher Gabe (rechts) **mit** Einhaltung des korrekten Dosierungsintervalls. Ab etwa der 2. oder 3. Gabe stellt sich ein konstanter Wirkspiegel, der Steady-State, ein.

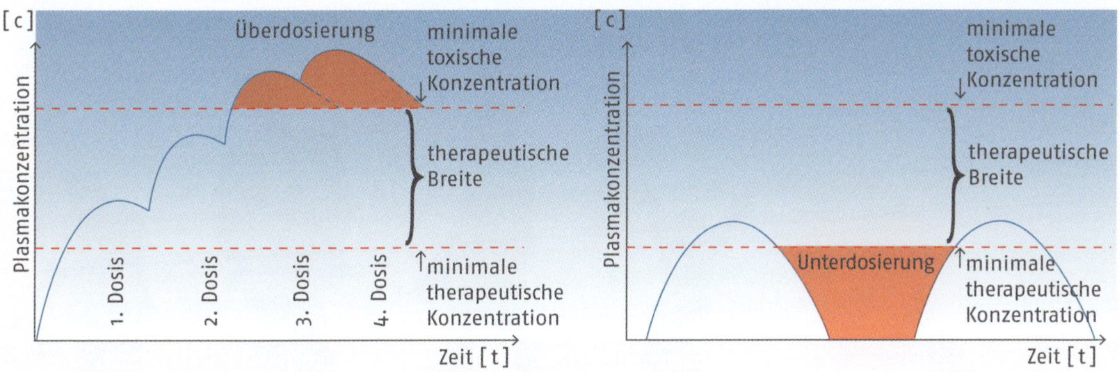

Abb. 3.11 Blutspiegelkurve nach mehrfacher Gabe **ohne** Einhaltung des Dosierungsintervalls. Links ist die Folge eine Überdosierung, rechts eine Unterdosierung.

3.7 Pharmakokinetische Besonderheiten in der Schwangerschaft

Elisabeth Remplik

Grundsätzlich stellt die Schwangerschaft einen physiologischen Vorgang dar. Hierbei unterliegt der weibliche Körper Veränderungen, die auch die Pharmakokinetik beeinflussen können:

- Da die Motilität, die Beweglichkeit des Gastrointestinaltrakts, in der Schwangerschaft herabgesetzt ist, verlängert sich die Kontaktzeit der Wirkstoffe im Darm und sie werden dementsprechend intensiver absorbiert. Eine in der Schwangerschaft vorliegende erhöhte Haut- und Lungendurchblutung kann die Resorption von inhalativ und transdermal angewandten Arzneistoffen verstärken.
- Am gravierendsten zu bewerten sind Veränderungen, die die Verteilungsräume der Schwangeren betreffen. Das Plasmavolumen, das Körperwasser und die Fettmasse steigen, während der Gehalt an Plasmaeiweiß abnimmt. So erhöht sich unter Umständen der Anteil an nichtproteingebundenen, frei vorliegenden Wirkstoffen. Das heißt, es kann mehr Arzneistoff als üblich aus dem Blutplasma in das Gewebe übergehen.
- Die Ausscheidung von nierengängigen Arzneistoffen ist tendenziell aufgrund einer gesteigerten Nierendurchblutung und Filtrationsrate erhöht. In der Summe ändert sich die Elimination über Galle, Darm und Niere jedoch kaum.

Fazit: Eine klinische Relevanz liegt bei den meisten Arzneistoffen nicht vor, eine Ausnahme stellen die Antiepileptika dar (▸ Kap. 7.11).

3.7.1 Pharmakokinetik der fetoplazentaren Einheit

Die Blut-Hirn-Schranke (▸ Kap. 3.3.2) ist beim Fetus noch nicht vollständig ausgereift, weshalb Arzneistoffe in der Lage sind, das ZNS des Ungeborenen zu schädigen. Der Fetus zeigt jedoch bereits ab dem 3. Monat eine Aktivität der Leberenzyme und ist folglich früh in der Lage, Arzneistoffe zu metabolisieren.

Nierengängige Arzneistoffe, die vom Fetus über den Urin ausgeschieden werden, können sich im Fruchtwasser anreichern.

3.8 Pharmakokinetische Veränderungen in Abhängigkeit des Alters

Elisabeth Remplik

Nicht nur das äußere Erscheinungsbild des Menschen unterliegt einem Wandel, auch die Organe sind Alterungsprozessen unterworfen. Somit ändert sich im Laufe des Lebens auch die Pharmakokinetik (○ Abb. 3.12).

3.8.1 Pharmakokinetik beim Neugeborenen

Bei Neugeborenen weisen die Organe noch nicht dieselbe Funktionsfähigkeit wie bei älteren Kindern und Erwachsenen auf. Dies wirkt sich auch auf pharmakokinetische Prozesse aus. Insbesondere bei Frühgeborenen kommt dies noch ausgeprägter zum Tragen.

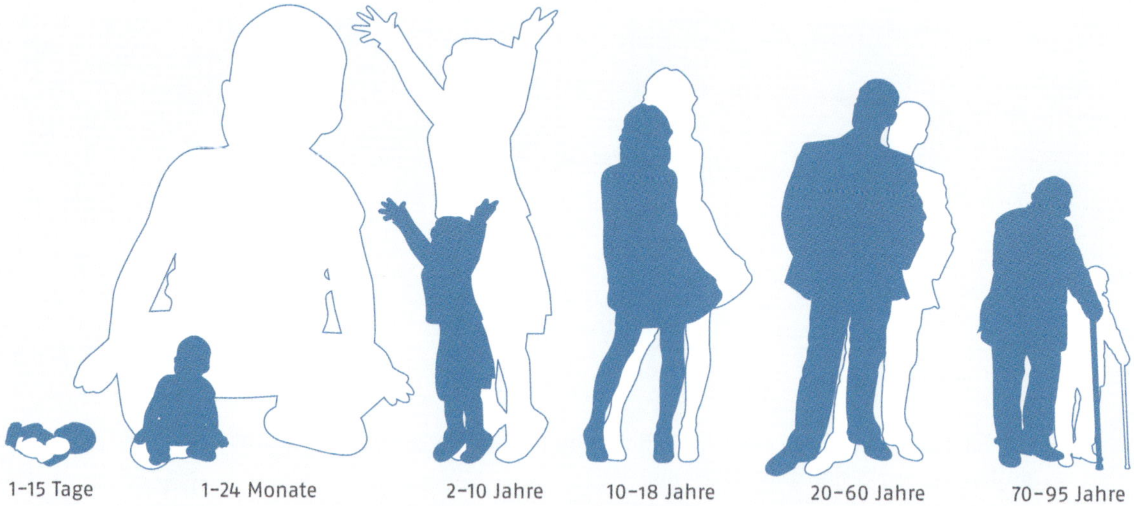

○ **Abb. 3.12** Veränderungen des Verhältnisses von Körpermasse (blau) zu Clearance (weiß) in Abhängigkeit vom Alter

Absorption

Die Schleimhaut des Gastrointestinaltrakts von Neugeborenen weist im Vergleich zu Erwachsenen eine erhöhte Durchlässigkeit auf, was dazu führt, dass unter Umständen auch größere Arzneistoffmoleküle resorbiert werden. Des Weiteren bewirkt eine eingeschränkte Magen-Darm-Motilität, dass erforderliche Wirkspiegel bei peroral applizierten Arzneistoffen erst verzögert erreicht werden.

Durch die vergleichsweise dünnere Haut ist eine erhöhte dermale Absorption kutan applizierter Arzneistoffe zu verzeichnen. Um folglich unerwünschte systemische Effekte zu vermeiden, sollten topisch aufgetragene Wirkstoffe mit Bedacht dosiert werden.

Distribution

Um die Plasmaproteinbindung konkurrieren beim Neugeborenen nicht nur Arzneistoffe, sondern auch Bilirubin. So können unter Umständen (z. B. bei einer Neugeborenengelbsucht) höhere Spiegel an freien, ungebundenen Wirkstoffen vorliegen und daraus resultierende Nebenwirkungen auftreten.

> **Fachgebietstransfer**
>
> **Bilirubin** bezeichnet einen gelbroten Farbstoff, der beim Abbau von Hämoglobin, dem roten Blutfarbstoff, anfällt. Wird der Metabolismus von Bilirubin z. B. durch einen pathologischen Zustand der Leber beeinträchtigt, kann eine Gelbfärbung der Haut und der Augen auftreten, was als Gelbsucht bezeichnet wird. Bilirubin fällt nach der Geburt durch den Abbau des fetalen Hämoglobins vermehrt an. Deshalb besteht analog die Möglichkeit einer Gelbfärbung von Haut und Augen bei Neugeborenen, der Neugeborenengelbsucht, welche in der Regel jedoch harmlos verläuft und üblicherweise nach circa 10 Tagen von selbst verschwindet.

Metabolisierung

Auch die Enzymsysteme der Leber sind beim Neugeborenen noch nicht vollständig ausgereift. Die Biotransformation läuft demzufolge in den ersten Wochen nach der Geburt langsamer oder über alternative Abbauwege ab. Dies betrifft nicht nur Arzneistoffe, sondern auch manche Konservierungsmittel wie z. B. Benzylalkohol.

Elimination

Die Nieren des Neugeborenen sind weniger leistungsfähig als die eines Erwachsenen, weshalb sich die Arzneistoff-Ausscheidungszeiten verlängern.

Bei **Frühgeborenen** kommen die pharmakokinetischen Besonderheiten der Neugeborenen noch ausgeprägter zum Tragen.

3.8.2 Pharmakokinetik bei Säuglingen und Kleinkindern ab dem 3. Monat

Die **Resorption** durch den Gastrointestinaltrakt nimmt bei Säuglingen und Kleinindern ab dem 3. Monat Schritt für Schritt ähnliche Ausmaße wie beim Erwachsenen an. Die Magen-Darm-Motilität ist nicht mehr verlangsamt und die Darmschleimhaut weniger durchlässig als noch beim Neugeborenen. Die Säuglingshaut ist jedoch nach wie vor ausgesprochen dünn und demzufolge erhöht resorptionsfähig.

Die größte Veränderung im Vergleich zum Neugeborenen findet sich im Bereich der **Metabolisierung**: Da die Leber im Verhältnis zur Gesamtkörpermasse bei Säuglingen und Kleinkindern größer ist als bei Erwachsenen, sind Kleinkinder in der Lage, Arzneistoffe verhältnismäßig gut abzubauen und auszuscheiden.

Auch die Nierenleistung, und damit die renale **Elimination**, nähert sich der von Erwachsenen an.

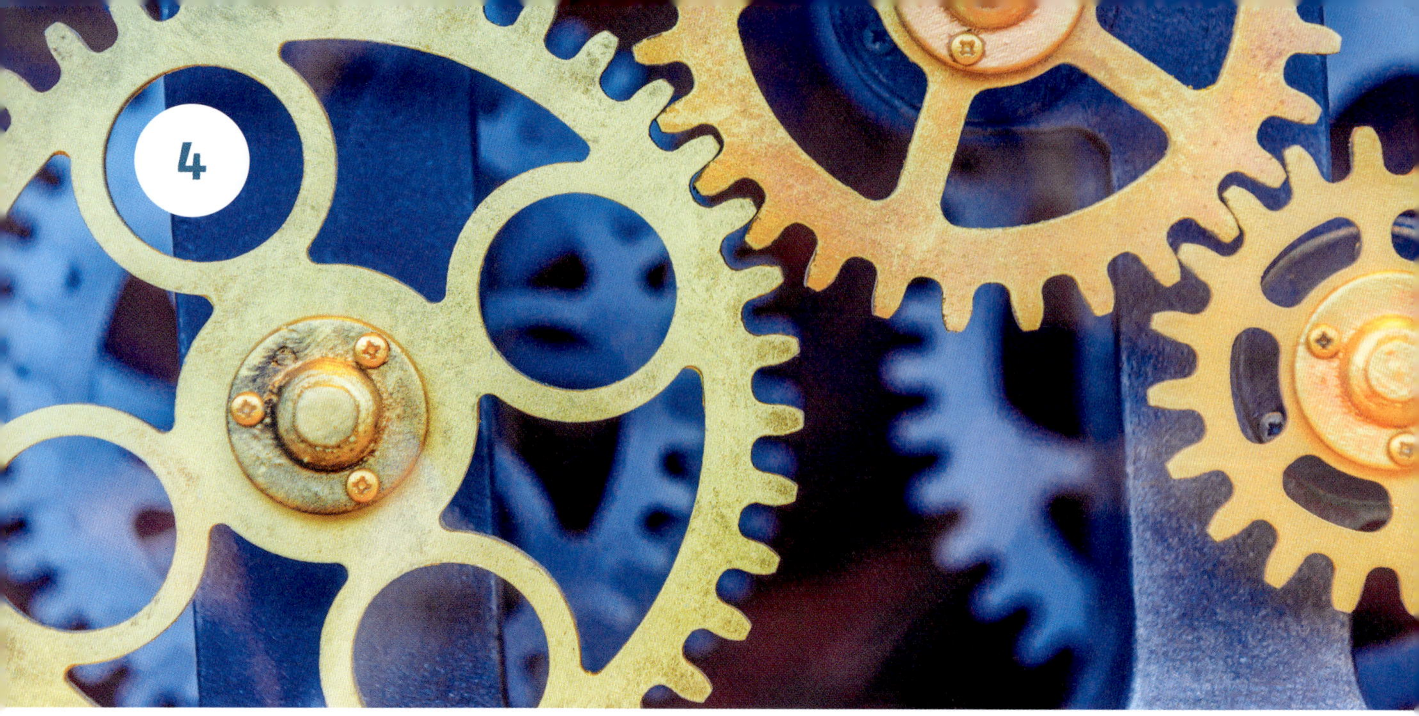

Pharmakodynamik

Annette Munck

Beim Besuch eines fremden Landes gelangt der Reisende an eine Vielzahl unterschiedlichster Orte. Zahlreiche davon werden ausschließlich im Vorbeifahren passiert, an manchen verweilt er jedoch länger, nimmt Kontakt mit der einheimischen Bevölkerung auf und hinterlässt seine Fußspuren.
Ähnlich verhält sich der Arzneistoff auf dem Weg durch den Organismus. Einige Areale wie die Speiseröhre werden verhältnismäßig schnell durchquert, andere Orte im Körper dienen dem Wirkstoff hingegen als Andockstelle und Angriffspunkt, in dessen Folge eine Reaktion ausgelöst wird, die Arzneimittelwirkung. Als Teildisziplin der Pharmakologie widmet sich die Pharmakodynamik den Effekten von Arzneistoffen auf den Organismus.

Definition

Pharmakodynamik beschreibt
- die Art und Weise, wie ein Arzneimittel im Körper wirkt sowie
- den Wirkmechanismus.

Die Pharmakodynamik stellt damit den Zusammenhang zwischen der chemischen Struktur und dem Wirkeffekt eines Arzneistoffs her. Darüber hinaus widmet sie sich der Frage, wie die individuell genetischen Unterschiede des menschlichen Organismus Arzneimittelwirkungen beeinflussen können.

Die **Angriffspunkte** der Arzneimittel sind vielfältig, lassen sich jedoch gruppieren in:
- **Rezeptorvermittelte Wirkungen**:
  - intrazelluläre Rezeptoren,
  - membranständige Rezeptoren,
  - spannungsabhängige Ionenkanäle,
  - ligandengesteuerte Ionenkanäle.
- **Weitere Angriffspunkte**:
  - Enzymhemmung,
  - Störung von Transportsystemen,
  - Störung der Biosynthese in Mikroorganismen.

4.1 Rezeptorvermittelte Wirkungen

Definition

Rezeptoren stellen biologisch aktive Strukturen im Organismus dar. Sie fungieren typischerweise als Andockstellen auf der Zelloberfläche. Wenn Botenstoffe (Liganden) den Rezeptor erreichen und binden, werden spezifische Signale und Effekte ausgelöst.
Genauer ausgedrückt sind Rezeptoren membranständige und intrazelluläre Proteine sowie Proteinkomplexe.
Liganden sind körpereigene Moleküle sowie Arzneistoffe, die in der Lage sind, an einen Rezeptor zu binden. Durch die Bindung eines spezifischen Liganden an den Rezeptor werden Effekte hervorgerufen.

Veranschaulichen lässt sich die Rezeptor-Ligandenbindung in Form des Auf- oder Zusperrens einer Tür. Ausschließlich mit dem richtigen Schlüssel, dem spezifischen Liganden, kann das Türschloss, der Rezeptor, geöffnet oder geschlossen werden. In Analogie wird der Rezeptor aktiviert oder blockiert, ein Effekt wird ausgelöst oder unterdrückt.

Unterschieden wird zwischen
- direkten Effekten, wie beispielsweise der Öffnung eines Ionenkanals (o Abb. 4.6) und
- indirekten Effekten, z. B. die rezeptorvermittelte Signaltransduktion (o Abb. 4.1).

Merke

Eine Vielzahl von Prozessen wie beispielsweise der Entzündungsverlauf erfolgt in streng kontrollierten Ablaufmustern. Definierte Signalwege ermöglichen diese Regulierung, sie werden als **Signaltransduktion** bezeichnet.
Bindet ein Ligand an seinen Rezeptor, löst dies eine Kaskade von Teilschritten innerhalb des Signalweges aus. Dies resultiert in einem beabsichtigten Effekt, wie beispielsweise einer Entzündungsreaktion als Folge der Aktivierung des Immunsystems im Infektionsfall.

Als weitere bedeutsame pharmakodynamische Begriffe gelten Affinität und intrinsische Aktivität.

Definition

Affinität beschreibt die Bindungsfähigkeit des Arzneistoffs an den Rezeptor und damit die Bindungsstärke.
Intrinsische Aktivität definiert die Fähigkeit eines Arzneistoffs, infolge der Rezeptorbindung einen Effekt auszuüben. Sie gilt als Maß für die Effektstärke.

Das Schlüssel-Schloss Gedankenspiel verdeutlicht: Ein rostiger Schlüssel lässt sich nur mühevoll in ein Türschloss einbringen. Die Affinität dieses Schlüssels ist folglich als minimal zu bewerten. Demgegenüber weist ein Schlüssel, welcher perfekt und ohne jeglichen Widerstand ins Schlüsselloch gleitet, eine hohe Affinität auf.

Anschaulicher wird der Begriff der intrinsischen Aktivität anhand eines kulinarischen Beispiels: Der Verzehr von 200 g Nudeln bewirkt im Vergleich zum Konsum von 200 g Gurke einen längerfristigen und intensiveren Sättigungseffekt.

4.1.1 Agonisten und Antagonisten

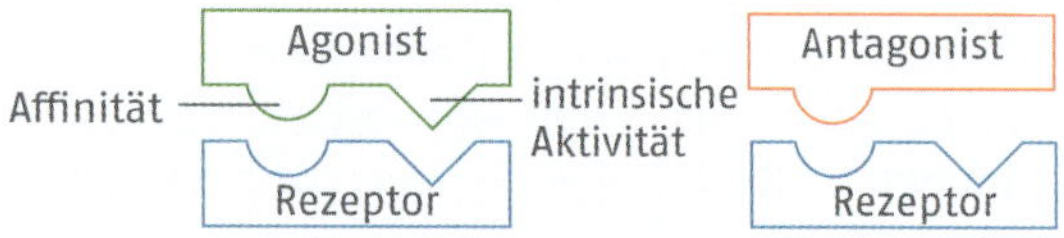

Abb. 4.1 Agonist und Antagonist

Definition

Agonisten gehen eine Rezeptorbindung ein und lösen eine Wirkung aus. Sie weisen Rezeptoraffinität sowie intrinsische Aktivität auf (Abb. 4.1).

Differenziert wird zwischen:

- **vollen Agonisten** (Abb. 4.1), welche eine hohe Wirkstärke besitzen, z. B. β_2- Sympathomimetika in der Asthmatherapie (Kap. 7.5.1) und

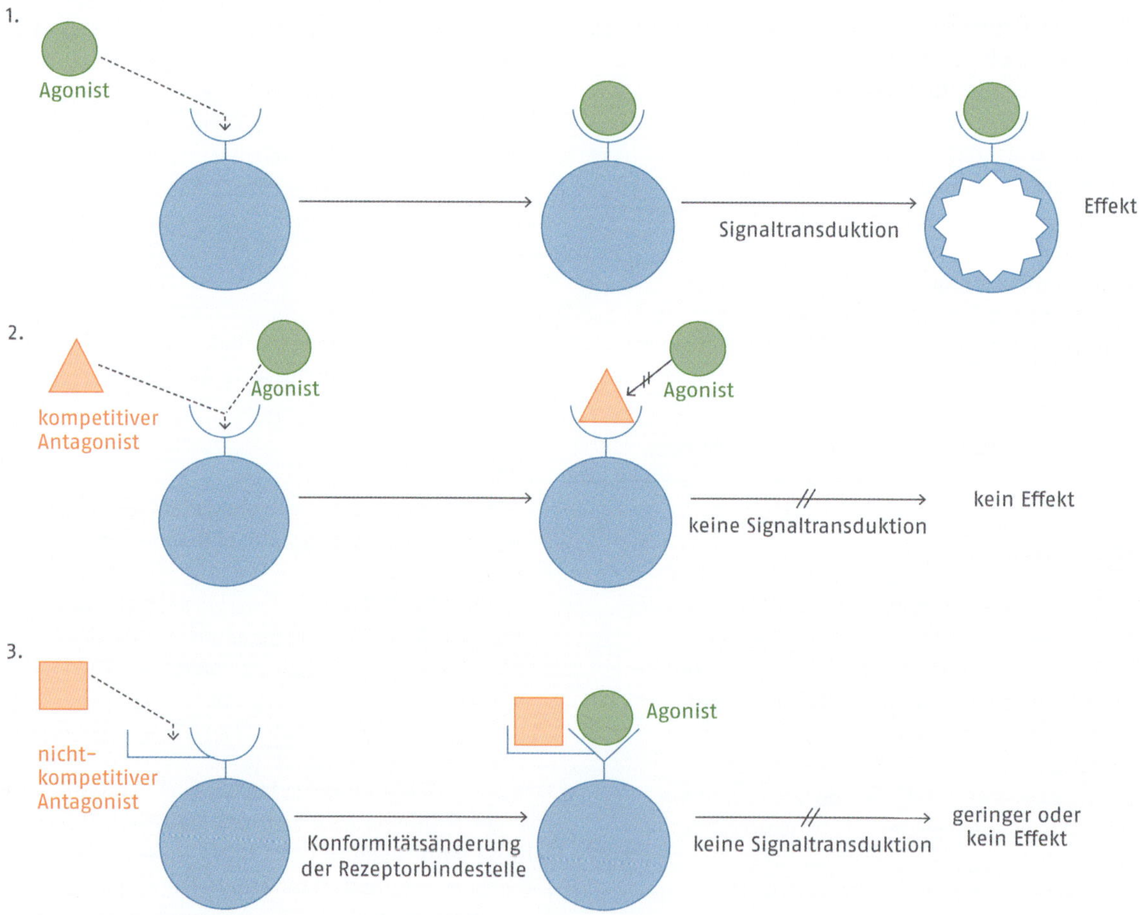

Abb. 4.2 Arzneistoff-Rezeptor-Wechselwirkung

1. Der Agonist dockt an die Rezeptorbindestelle an, die Signaltransduktion wird eingeleitet und ein Effekt ausgelöst.
2. Ein kompetitiver Antagonist und ein Agonist konkurrieren um eine Rezeptorbindestelle. Der kompetitive Antagonist verdrängt den Agonist und besetzt den Rezeptor. Die Signaltransduktion wird gehemmt. Es wird kein Effekt ausgelöst.
3. Ein nichtkompetitiver Antagonist bindet an eine Rezeptorbindestelle. Es kommt zur Konformationsänderung der Rezeptorbindestelle. Der Agonist passt nicht mehr exakt in die Rezeptorbindestelle. Ein geringer oder kein Effekt wird ausgelöst.

- **partiellen Agonisten**, die sowohl agonistische als auch antagonistische Eigenschaften innehaben. Ihr Wirkeffekt ist dem der vollen Agonisten unterlegen.

Definition

Antagonisten fungieren als Gegenspieler der Agonisten. Sie binden an einen Rezeptor und verhindern das Andocken eines Signalmoleküls. Der Signalweg, sowie dessen Wirkung wird abgeschwächt oder bleibt ganz aus. Antagonisten besitzen Affinität zum Rezeptor, zeigen jedoch keine intrinsische Aktivität (Abb. 4.1).

Unterschieden wird zwischen folgenden Antagonisten:

- **Kompetitive Antagonisten** (Abb. 4.2) verdrängen den Agonisten vom Rezeptor. Als Beispiel seien Antihistaminika (▸ Kap. 13.2) genannt. Im Falle einer allergischen Reaktion setzt der Körper den Botenstoff Histamin frei, welcher an Histaminrezeptoren bindet. Dies führt zum Auftreten typischer Symptomen wie Hautrötung und Juckreiz. Antihistaminika docken ebenfalls an den Histaminrezeptor an, ohne jedoch einen Effekt auszulösen. Durch die Besetzung des Rezeptors ist der Botenstoff Histamin selbst nicht mehr in der Lage, eine Bindung einzugehen. Die Histaminwirkung ist verringert oder bleibt ganz aus.
- **Nichtkompetitive Antagonisten** (Abb. 4.2) binden an eine Rezeptorbindestelle und modifizieren im Folgenden die Rezeptorstruktur. Der eigentliche Agonist kann zwar noch andocken, bewirkt jedoch nur noch einen minimalen oder gar keinen Effekt mehr. Ein Beispiel stellt das Injektionsnarkotikum Ketamin dar (▸ Kap. 7.7.1).
- **Selektive Agonisten und Antagonisten** binden an einen bestimmten Rezeptorsubtyp. Der Blutdrucksenker Metoprolol, ein selektiver β_1-Antagonist (▸ Kap. 10.4.2), erfasst ausschließlich den β_1-Rezeptorsubtyp, wohingegen weitere Subtypen wie der β_2-Rezeptorsubtyp in der Lunge unbeeinträchtigt bleiben.
- **Nichtselektive Agonisten und Antagonisten** binden an unterschiedliche Rezeptorsubtypen. Propranolol, ein nichtselektiver Blutdrucksenker, blockiert sowohl β_1- als auch β_2-Adrenozeptoren.

Antagonistische Effekte können entweder **reversibel** ausfallen, also umkehrbar, oder auch **irreversibel**, also dauerhaft. Viele Arzneistoffe bewirken reversible Effekte; sobald der Antagonist seine Rezeptorbindung auflöst, endet auch die Wirkung.

Durch eine irreversible Hemmung und die damit häufig verbundene Zerstörung der Zielstruktur verlängert sich mitunter die Wirkung eines Arzneistoffs, da diese vom Körper erst wieder neu hergestellt werden muss. Als Beispiel für eine irreversible Hemmung sei die Thrombozytenaggregationshemmung durch Acetylsalicylsäure und deren lang anhaltender Einfluss auf die Blutgerinnung aufgeführt (▸ Kap. 11.4.4).

4.1.2 Intrazelluläre Rezeptoren

Zur Gruppe der **intrazellulären** Rezeptoren (Abb. 4.3) zählen vor allem Hormonrezeptoren (▸ Kap. 8). Der Ligand, z.B. ein Schilddrüsenhormon, tritt in die Zelle ein, bindet an den intrazellulären Rezeptor und löst ein **Signalweg** aus.

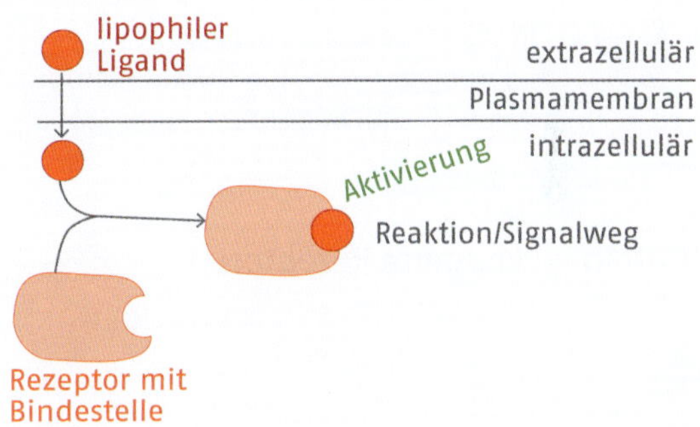

Abb. 4.3 Intrazellulärer Rezeptor

4.1.3 Membranständige Rezeptoren

Membranständige Rezeptoren (Abb. 4.4) durchziehen die Zellmembran und besitzen überwiegend auf deren Außenseite eine Ligandenbindestelle. Durch das Andocken des Liganden wird im Zellinneren eine Reaktion ausgelöst.

Zur Gruppe der membranständigen Rezeptoren gehören G-Protein-gekoppelte Rezeptoren, Ionenkanäle sowie enzymgekoppelte Signalwege (▸ Kap. 4.2.1).

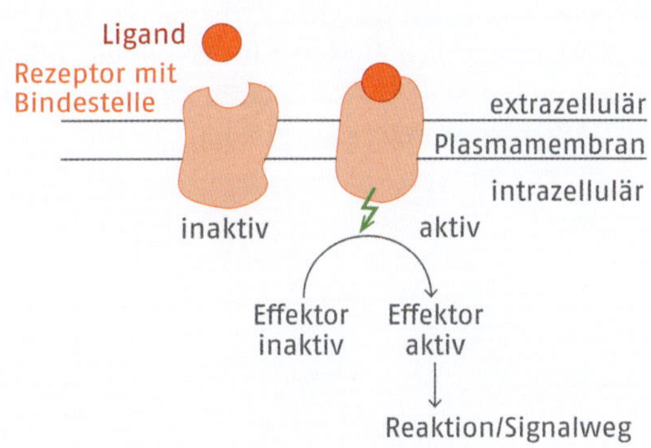

Abb. 4.4 Membranständiger Rezeptor

4

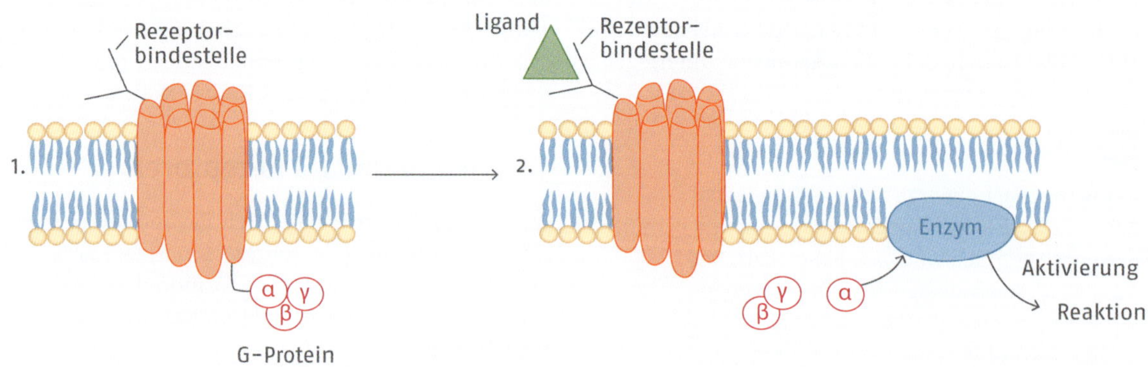

Abb. 4.5 Ein Ligand bindet an die Rezeptorbindestelle des G-Protein-gekoppelten Rezeptors. Dadurch kommt es zu einer Änderung der Rezeptorstruktur (Konformationsänderung). Die **α**-Untereinheit wird aktiviert, spaltet sich ab und wandert dann in Richtung eines Enzyms. Dieses wird aktiviert und es wird eine Reaktion ausgelöst.

G-Protein-gekoppelte Rezeptoren

Definition

G-Protein-gekoppelte Rezeptoren stellen die am häufigsten vorkommende Rezeptorklasse dar. Der Rezeptor selbst ist an ein Protein – das G-Protein – gebunden, welches sich aus einer **α-, β- und γ-Untereinheit** zusammensetzt (Abb. 4.5).

Die Aktivierung eines G-Proteins durchläuft mehrere Stufen (Abb. 4.5):

- **Rezeptorbindung** des Liganden,
- **Konformationsänderung,** also eine Änderung der Rezeptorstruktur,
- **Aktivierung des G-Proteins.** Die aktivierte α-Untereinheit spaltet sich ab und bewegt sich in Richtung eines Enzyms. Die Aktivierung dieses Enzyms löst in der Folge den eigentlichen Effekt aus.

G-Proteine zeigen sich für viele Zellvorgänge und Signalwege verantwortlich. Beispiele für G-Protein-gekoppelte Rezeptoren sind H_1-Rezeptoren (▸ Kap. 13) oder auch β_1-Adrenozeptoren (▸ Kap. 10.4.2).

Ionenkanäle

Definition

Ionenkanäle ziehen sich wie eine Röhre durch die Zellmembran. Sie dienen dazu, geladenen Teilchen, den Ionen, das Durchqueren der Zellmembran zu ermöglichen. Ionenkanäle können im geöffneten oder geschlossenen Zustand vorliegen. Der Ionenfluss dient der Signalweitergabe (Abb. 4.6).

Zu den für Zellvorgänge relevanten Vertretern gehören Kalium-, Calcium-, Natrium- und Chlorid-Ionen. Inner- und außerhalb der Zelle herrschen bestimmte Ionenkonzentrationen. Weichen diese vom Normalwert ab, ändert sich auch das Membranpotenzial. Dies wiederum zieht eine Öffnung oder einen Verschluss des Ionenkanals nach sich.

Der Ionenfluss ist abhängig von

- der Zahl geöffneter Kanäle,
- der Öffnungsdauer,
- der Ionenkonzentration auf beiden Seiten der Membran.

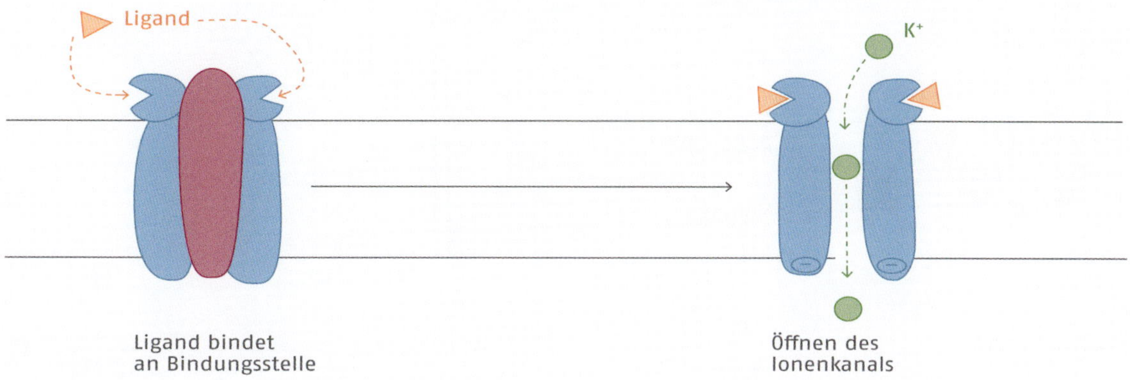

Abb. 4.6 Ligandengesteuerter Ionenkanal: Nach der Ligandenbindung öffnet sich der Ionenkanal und ein Ionenfluss kann stattfinden.

Differenziert wird in:

- **Spannungsabhängige Ionenkanäle**, bei denen das Öffnen und Schließen durch eine Änderung des Membranpotenzials erfolgt. Beispielhaft seien Lokalanästhetika genannt, welche den Natriumeinstrom in die Zelle hemmen und somit eine Signaltransduktion, in diesem Fall die Schmerzweiterleitung, unterdrücken (▸ Kap. 7.7.2).
- **Ligandengesteuerte Ionenkanäle** (Abb. 4.6). Die Bindung eines Botenstoffs an eine spezifische Rezeptorstruktur des Ionenkanals führt zu dessen Konformationsänderung und damit zur Öffnung oder Verschluss. Ein Beispiel hierfür sind Muskelrelaxanzien (▸ Kap. 7.8).

Merke

Das Membranpotenzial

Für die Funktion einer Zelle, aber auch für die Kommunikation der Zellen untereinander bedarf es an der Zellmembran eines elektrischen Potenzials (**Membranpotenzial**). Dieses muss durch die Zelle selbst aufrechterhalten werden. Hierzu existieren im wesentlichen zwei verschiedene Mechanismen:

1. Die Natrium-Kalium-ATPase: Das Zellinnere ist von einer Zellmembran umgeben, welche für viele Stoffe eine undurchlässige Barriere darstellt. Die Zelle ist jedoch auch auf den Austausch von Stoffen mit ihrer Umgebung angewiesen. Daher verfügt die Zellmembran über Proteine, die in der Lage sind, Stoffe ins Zellinnere oder aus der Zelle heraus zu befördern. Ein Beispiel ist die **Natrium-Kalium-ATPase**, kurz Na^+-K^+-ATPase, welche Natriumionen aus dem Zellinneren nach außen pumpt, während Kaliumionen von außen nach innen befördert werden. Die Zelle stellt somit aktiv ein Konzentrationsgefälle zwischen Zellinnerem und -äußerem her.
2. Ionenkanäle: Die Zellmembran ist des Weiteren von Proteinen durchzogen, welche selektiv Natrium- und Kaliumionen passieren lassen. Da im Zellinneren höhere Kaliumkonzentrationen herrschen als außen, strömt Kalium durch den Kaliumkanal nach außen. Umgekehrt verhält es sich bei Natrium.

Die Zelle ist in der Lage, eigenständig zu regulieren, welche Kanalart wie viele Ionen durchlässt. Im Ruhezustand passieren vor allem Kaliumionen die Membran.

Als Resultat der genannten Ionentransportvorgänge entsteht auf der Zellaußenseite ein Überschuss an positiver Ladung und über der Zellmembran baut sich eine elektrische Spannung auf: Das Membranpotenzial, oder auch Ruhepotenzial genannt. Dieses steuert die Aktivität der Zellmembranproteine und damit die Transportvorgänge.

Definition

Aktionspotenzial: Verantwortlich für die Reizweiterleitung (Abb. 4.7):

- In Nervenzellen dienen Aktionspotenziale dazu, einen Reiz aufzunehmen und dieses Signal an andere Nervenzelle weiterzuleiten.
- In Muskelzellen dienen Aktionspotenziale dazu, die Muskelkontraktion einzuleiten.

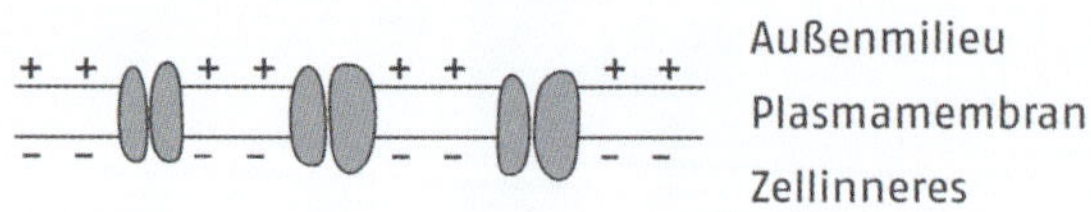

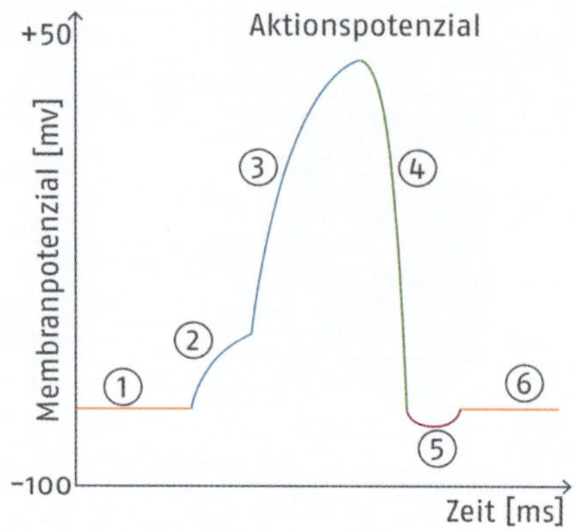

1. Ruhepotenzial

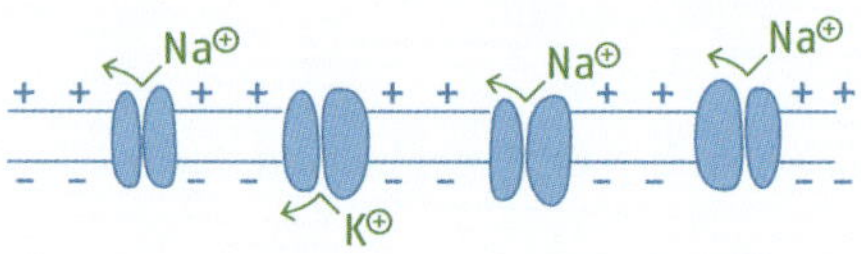

Die Natrium- und Kaliumkanäle sind geschlossen.

2. Unterschwellige Depolarisation

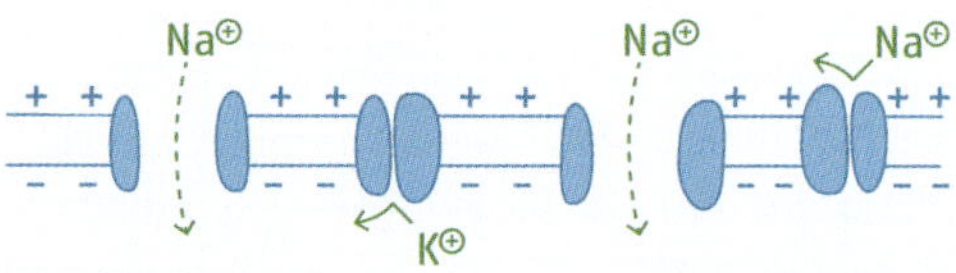

Ein Reiz öffnet einige Na^+-Kanäle. Sobald durch den Na^+-Einstrom das Schwellenpotenzial erreicht ist, öffnen sich neue Na^+- Kanäle → das Aktionspotenzial wird ausgelöst.

3. Depolarisation

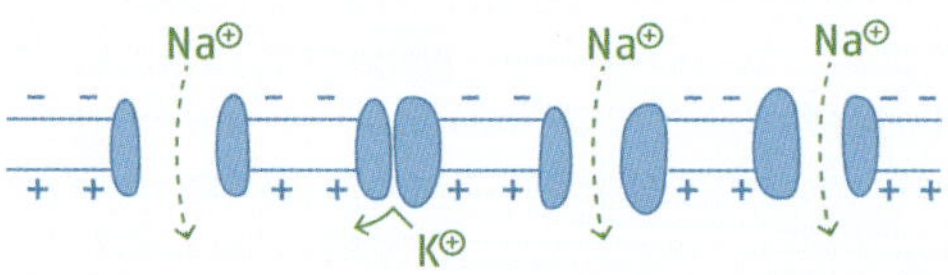

Alle Natriumkanäle sind geöffnet. Die K^+-Kanäle bleiben geschlossen. Natrium-Ionen strömen in die Zellen. Das Zellinnere wird positiv geladen.

4. Repolarisation

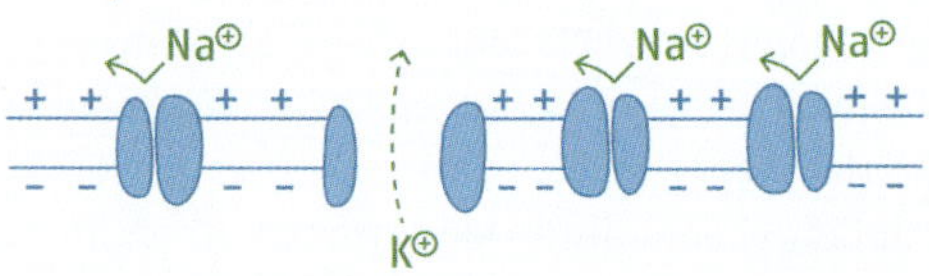

Nach ca. 1-2 ms schließen alle Na^+-Kanäle wieder und K^+-Kanäle öffnen sich. K^+ strömt aus der Zelle. Es kommt wieder zur Umkehr des Membranpotenzials.

5. Hyperpolarisation

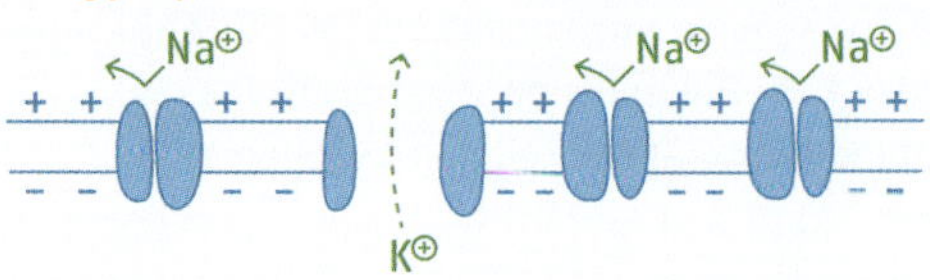

Die Natriumkanäle sind weiter geschlossen. Da die Kaliumkanäle stärker reagieren als Natriumkanäle, bleiben sie noch für kurze Zeit geöffnet, obwohl das Anfangspotenzial schon erreicht ist. Das führt zu einem stärker negativ geladenen Zellinneren.

6. Regeneration

Der Ruhezustand wird durch die Tätigkeit von energieverbrauchenden Natrium-Kalium-Pumpen wieder hergestellt.

Abb. 4.7 Auslösung des Aktionspotenzials

4.2 Weitere Wirkmechanismen

4.2.1 Enzymgekoppelte Rezeptoren

Bei enzymgekoppelten Rezeptoren handelt es sich um Transmembranproteine. Das an den Rezeptor gekoppelte Enzym löst infolge der Ligandenbindung spezifische Effekte im Zellinneren aus. Ein Beispiel sind Rezeptor-Proteinkinasen (▸ Kap. 17.6.3).

4.2.2 Hemmung von Enzymen

Arzneistoffe sind in der Lage, direkt an Enzyme zu binden und so deren Funktion zu hemmen. Acetylsalicylsäure dockt beispielsweise an das Enzym Cyclooxygenase an und unterdrückt dadurch deren Effekte (▸ Kap. 7.3.4).

4.2.3 Störung von Transportsystemen

Transportsysteme sind verantwortlich für die aktive Beförderung von Stoffen und können durch Arzneistoffe beeinflusst werden.

Ein Beispiel für die Störung eines Transportsystems sind Protonenpumpeninhibitoren, die unter anderem bei gastroösophagealer Refluxkrankheit eingesetzt werden können (▸ Kap. 14.2.1). So führt die Hemmung des Transports von Protonen aus der Zelle heraus und gleichzeitig von Kaliumionen in die Zelle hinein zu einer Reduktion der Magensäureproduktion.

4.2.4 Störung der Proteinbiosynthese

Die Proteinbiosynthese, die Neubildung von Proteinen, kennzeichnet eine essenzielle Aufgabe der Zellen, ohne die sie nicht funktionsfähig sind. Manipulationen ziehen folglich empfindliche Störungen im Zellkonstrukt nach sich.

Dies lässt sich durch Arzneistoffe wie bei einigen Vertretern der Antibiotika vorteilhaft nutzen. Sie stören die Proteinbiosynthese von Bakterien und machen sie auf diesem Wege unschädlich (▸ Kap. 15.3.2).

4.3 Genetisch bedingte Wirkunterschiede

Rezeptoren, Ionenkanäle, Enzyme und viele weitere Angriffspunkte für Arzneistoffe bestehen aus Eiweißen, deren Struktur in ihrem genetischen Bauplan, der DNS, verankert liegt. Wird dieser Bauplan modifiziert oder enthält er Fehler, resultiert dies in einem nicht voll funktionsfähigen Protein.

Eine gewünschte Arzneistoffwirkung wird nur erlangt, wenn die Zielstruktur, z. B. ein Rezeptor, intakt ist. Eine Abweichung kann zur Folge haben, dass der Arzneistoff keine oder eine geringere Anzahl möglicher Angriffspunkte findet. Die Wirkung ist somit abgeschwächt oder fehlt ganz.

Ein Beispiel für genetisch bedingte Wirkunterschiede ist der Arzneistoff Clopidogrel (▸ Kap. 11.4.4), welcher als Prodrug verabreicht und durch Enzyme aktiviert wird. Diese Enzyme sind jedoch nicht bei allen ethnischen Gruppen gleich ausgeprägt. Dadurch zeigt Clopidogrel bei Europäern häufig eine stärkere Wirkung als bei Asiaten.

4.4 Unerwünschte Arzneimittelwirkungen

Unerwünschte Arzneimittelwirkungen (Nebenwirkungen) treten beispielsweise auf, wenn der Ligand nichtselektiv an einen einzigen Rezeptor oder Rezeptorsubtyp bindet. Ein Beispiel sind die verschiedenen β-Rezeptoren und Subtypen, welche am Herzen (β_1), am Uterus (β_2) und in der Lunge (β_2) lokalisiert sind.

Fenoterol (▸ Kap. 12.1.2), ein β_2-Sympathomimetikum, wirkt an der Uterusmuskulatur und an der Lunge. Eine vollständige β_2-Rezeptorselektivität ist jedoch nicht gegeben, weshalb insbesondere in höheren Dosen eine β_1-sympathomimetische Wirkung am Herzen und eine damit verbundene Tachykardie nicht ausgeschlossen werden kann.

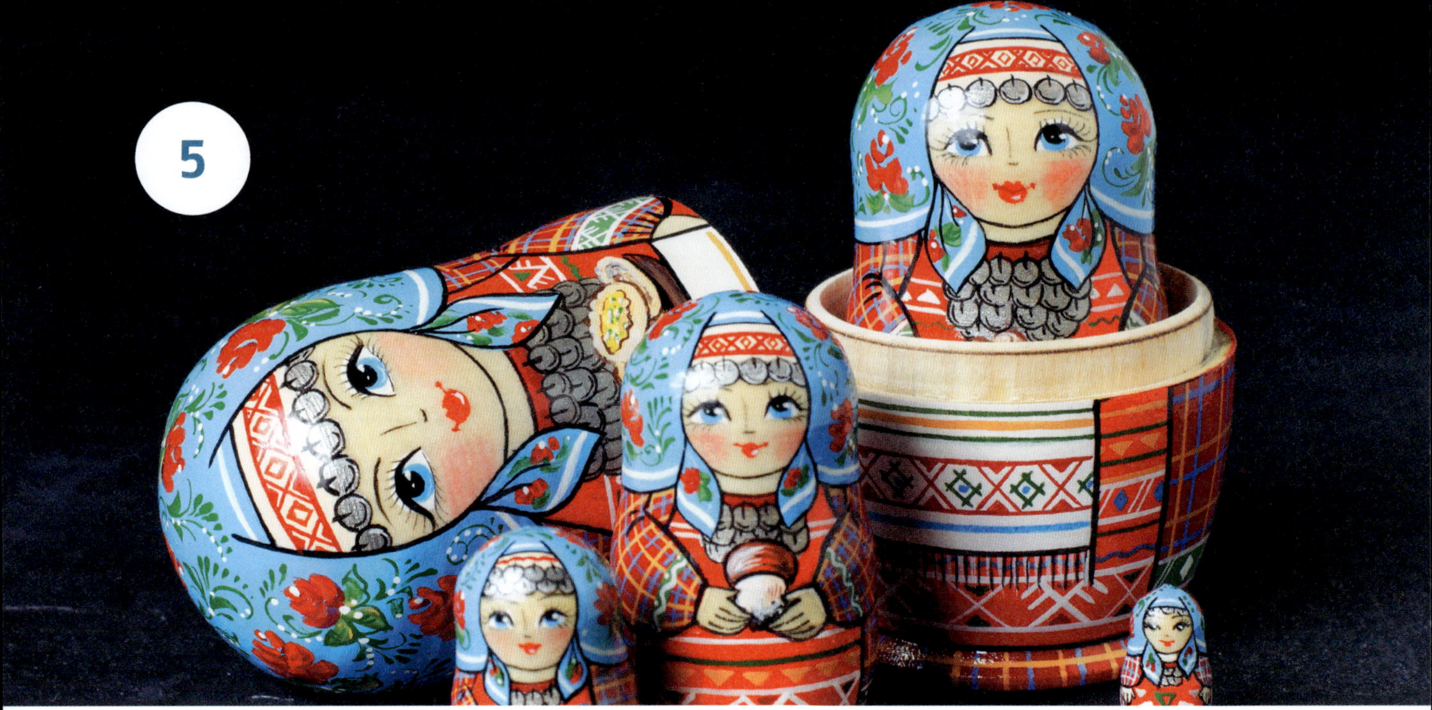

5

Arzneimittel in der Schwangerschaft

Elisabeth Remplik

Bis zu 90 % der Schwangeren setzen Arzneimittel ein. Nur ein Drittel davon ist ärztlich verordnet. Hebammen werden häufig bei Arzneimittelfragestellungen in der Schwangerschaft zurate gezogen und leisten so einen wichtigen Beitrag im Gesundheitswesen. Dabei ist ein fundiertes Wissen um Arzneistoffe unabdingbar.

„Arzneimittel in Schwangerschaft und Stillzeit“ werden gerne in einem Atemzug genannt. Schwangerschaft und Stillzeit überschneiden sich jedoch nur in seltenen Fällen, weshalb eine differenzierte Betrachtung vonnöten ist.

Nicht nur für das Ungeborene birgt eine Arzneimittelanwendung gewisse Risiken, auch die Schwangerschaft selbst kann beeinträchtigt werden, beispielsweise durch die wehenauslösenden oder -hemmenden Effekte einiger Wirkstoffe.

Unbehandelte Erkrankungen, die bereits vor der Schwangerschaft vorlagen, wie Asthma bronchiale, Schilddrüsenerkrankungen, Diabetes mellitus oder Epilepsie, belasten Mutter und Kind zusätzlich.

Aus diesem Grund ist der generelle Verzicht einer medikamentösen Therapie nicht zielführend. Vielmehr werden Behandlungsoptionen im Idealfall bereits bei der Schwangerschaftsplanung abgewogen oder angepasst.

Dies gilt auch für den Fall einer mütterlichen Erkrankung im Verlauf der Schwangerschaft wie z. B. Bluthochdruck (▸ Kap. 10.3), Gestationsdiabetes (▸ Kap. 8.2.2) oder Infektionen (▸ Kap. 15.3.3).

Ist eine medikamentöse Therapie erforderlich, gilt:

- Nutzen und Risiko sind individuell abzuwägen.
- Die Arzneistoffdosierung ist so niedrig wie therapeutisch vertretbar zu wählen.
- Eine Monotherapie, also Therapie mit nur einem Arzneistoff, ist anzustreben.

5.1 Gesundheitsschädliche Einflüsse von Arzneimitteln auf das Ungeborene

Arzneimittel können folgende gesundheitsschädliche Effekte auf das Ungeborene auslösen:

- Missbildungen in der Embryonalphase,
- gestörte Entwicklung des Fetus,
- Anpassungsstörungen beim Neugeborenen.

Die Ursachen angeborener Fehlbildungen sind vielfältig. Als Auslöser gelten:

- Erkrankungen der Mutter während der Schwangerschaft,
- Veränderungen des Erbguts, der Chromosomen,
- Mangel an Vitaminen und Spurenelementen,
- äußere Einflüsse z. B. durch Genuss- und Rauschgifte, Schadstoffe sowie Arzneimittel.

Von den zahlreichen zur Verfügung stehenden Arzneistoffen erwies sich nur ein geringer Prozentsatz als eindeutig embryo- oder fetotoxisch. Es ist jedoch anzumerken, dass nicht alle Wirkstoffe eingehend auf etwaige Toxizität in der Schwangerschaft untersucht werden. Mit einer Dunkelziffer an teratogenen Arzneistoffen ist dementsprechend zu rechnen. Dies ist nicht zuletzt dem ethischen Dilemma der Durchführung von Arzneimittelstudien in der Schwangerschaft geschuldet.

Die embryonale Empfindlichkeit gegenüber Arzneimitteln ist speziesabhängig. So herrscht ein gravierender Unterschied zwischen Maus und Mensch. Folglich liefern Studien, die an trächtigen Versuchstieren durchgeführt wurden erste Erkenntnisse; die gewonnenen Daten sind jedoch nicht eins zu eins auf den menschlichen Organismus übertragbar.

Definition

- **Embryotoxisch** Gesundheitsschädlich für das sich entwickelnde Kind durch Aufnahme körperfremder Stoffe über den Mutterleib während der Embryonalphase
- **Fetotoxisch** Für den Fetus schädlich und Fehl- oder Missbildungen hervorrufend
- **Teratogen** Äußere Einwirkungen, Fehl- oder Missbildungen hervorrufend
- **Mutagen** Erbgutverändernd durch irreversible Schädigung der DNS

Entscheidend für einen potenziell schädlichen Arzneimitteleffekt auf das Ungeborene ist auch der **Zeitpunkt** der Anwendung.

Vor der **Implantation** sowie in den ersten zwei Wochen der Schwangerschaft ist die Empfindlichkeit gegenüber Teratogenen als geringfügig zu bewerten. Embryonen, die in diesem Zeitraum irreparabel geschädigt werden, entwickeln sich nicht weiter und werden nach dem „Alles-oder-Nichts-Prinzip“ abgestoßen.

Im ersten Trimenon, insbesondere während der Organbildung, erreicht die teratogene Sensibilität ein Maximum. Organ- und Gliedmaßenentwicklung finden in unterschiedlichen Phasen der Schwangerschaft statt. Während sich Arme und Beine zwischen der vierten und achten Woche entfalten, dauert die Ausbildung des Zentralen Nervensystems über den gesamten Schwangerschaftszeitraum an (○ Abb. 5.1).

Auch die Arzneimitteldosierung spielt für die Embryo- und Fetotoxizität eine Rolle. Es ist kein teratogener Wirkstoff bekannt, dessen **Schwellendosis**, das heißt die Dosis, ab der es zu Missbildungen kommt, unter der therapeutischen Dosis liegt. Für das Auftreten von Fehlbildungen ausschlaggebend sind hohe Konzentrationsspitzen des Wirkstoffs oder eine Arzneimittelexposition des Embryos über einen längeren Zeitraum hinweg.

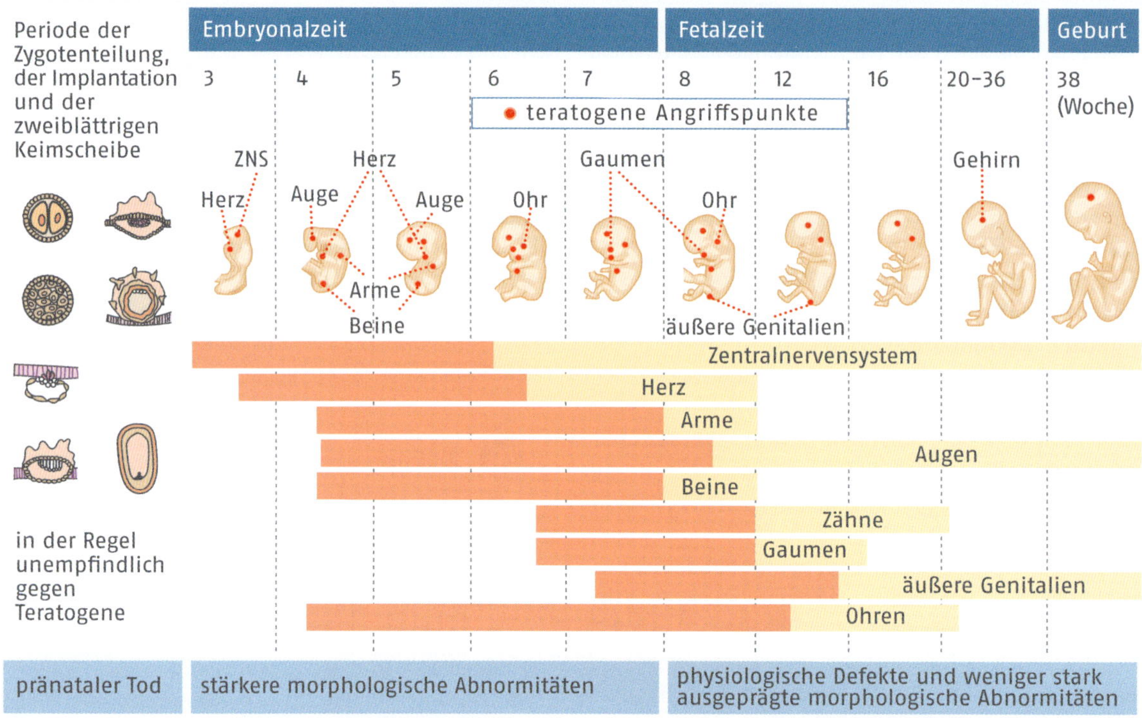

Abb. 5.1 Kritische Phasen der vorgeburtlichen Entwicklung beim Menschen. Rote Felder markieren Perioden hoher Gefährdung, gelbe Felder Perioden geringerer Empfindlichkeit gegenüber Teratogenen.

5.1.1 Arzneimittel und Anpassungsstörungen des Neugeboreren

Der unmittelbare Zeitraum nach der Geburt stellt das Neugeborene vor Herausforderungen. Es muss eigenständig atmen sowie Nahrung aufnehmen und verdauen.

Ist eine Anwendung von Arzneimitteln, die den Säugling bei der Entwicklung dieser Fähigkeiten beeinträchtigen können, unmittelbar vor der Geburt unausweichlich, sollten diese nur mit größter Vorsicht dosiert werden.

Dies trifft beispielsweise auf Opioide (▸Kap. 7.3.3) zu, die die Atmung des Säuglings negativ beeinflussen. Auch stark wirksame Sedativa und Tranquillanzien wie Benzodiazepine, die den Saugreflex des Säuglings stören oder Anpassungsstörungen wie das Floppy-Infant-Syndrom verursachen können, sind hier zu nennen.

5.2 Gesundheitsschädliche Einflüsse von Arzneimitteln auf den Schwangerschaftsverlauf

Zahlreiche Arzneimittel sind zwar nicht teratogen, können jedoch durchaus negative Auswirkungen auf den Schwangerschaftsverlauf haben.

Hierzu zählen:

- vorzeitig wehenauslösende Arzneistoffe,
- wehenhemmende Wirkstoffe, die in den letzten zwei Wochen der Schwangerschaft appliziert werden,
- unmittelbar vor der Geburt: Arzneimittel, die die Blutungsneigung erhöhen.

5.3 Klassifizierung von Arzneimitteln in Schwangerschaft und Stillzeit

Die Komplexität des Themas erschwert die Einschätzung, ob für eine Arzneimitteltherapie in der Schwangerschaft Nutzen und Risiko in einem vertretbaren Verhältnis stehen.

Gebrauchs- und Fachinformationen werden aus juristischen Gründen stets pauschal und zurückhaltend formuliert. „In der Schwangerschaft kontraindiziert" oder „Einsatz nur nach sorgfältiger Nutzen-Risiko-Abwägung" stellen gängige Formulierungen dar und erweisen sich bei der Risikoeinschätzung meist als wenig hilfreich. Tendenziell verunsichern sie die Patientinnen eher.

Hebammen, Apotheker und Ärzte sind folglich bei der Beurteilung, ob ein Arzneimittel in der Schwangerschaft eingesetzt werden kann, auf weiterführende Informationen angewiesen.

Deshalb wurden weltweit verschiedene Klassifizierungssysteme geschaffen:

- Klassifizierungssystem der **Food and Drug Administration** (FDA) in den USA:
  Die Kategorien A (geringes Risiko) bis D (hohes Risiko) und X (kontraindiziert) liefern abgestuft eine Risikoeinschätzung der Arzneimitteltherapie.
- Klassifizierungssystem der **Roten Liste** in Deutschland:
  Arzneimittel werden je nach Risiko beurteilt und in 11 verschiedene Gruppen eingeteilt.

Eine weitere gute Entscheidungshilfe stellt das Portal des Pharmakovigilanz- und Beratungszentrums für Embryonaltoxikologie am Institut für Klinische Pharmakologie und Toxikologie der Charité in Berlin, embryotox.de, dar. In dieser Datenbank werden für eine Vielzahl von Arzneistoffen detaillierte und wissenschaftlich fundiert Auskünfte über die Therapie in der Schwangerschaft und Stillzeit gegeben.

Im vorliegenden Werk werden Arzneistoffe anhand von Tabellen einem Bewertungssystem unterzogen. Ein **Ampelsystem** bietet dabei einen raschen Überblick.

Arzneimittel der Wahl für die angegebene Indikation.

Umfangreiche Erfahrungen in der Schwangerschaft und Stillzeit liegen für dieses Arzneimittel vor. Es ist kein nennenswertes embryotoxisches Potenzial erkennbar.

Nichtsdestotrotz sollte eine sorgfältige Indikationsprüfung erfolgen.

Arzneimittel, für die eine individuelle Nutzen-Risiko-Abwägung vor dem Gebrauch in der Schwangerschaft unbedingt erforderlich ist.

Mehr oder weniger umfangreiche Erfahrungen in der Schwangerschaft und Stillzeit lassen kein nennenswertes embryotoxisches Risiko erkennen. Arzneistoffe mit unzureichender Datenlage oder widersprüchliche Studienergebnissen werden ebenfalls hier gelistet.

Kontraindizierte Arzneimittel oder Arzneistoffe **mit gesicherter Teratogenität und/oder gravierender Fetotoxizität.**

Der Einsatz in der Schwangerschaft oder Stillzeit ist zwingend zu vermeiden.

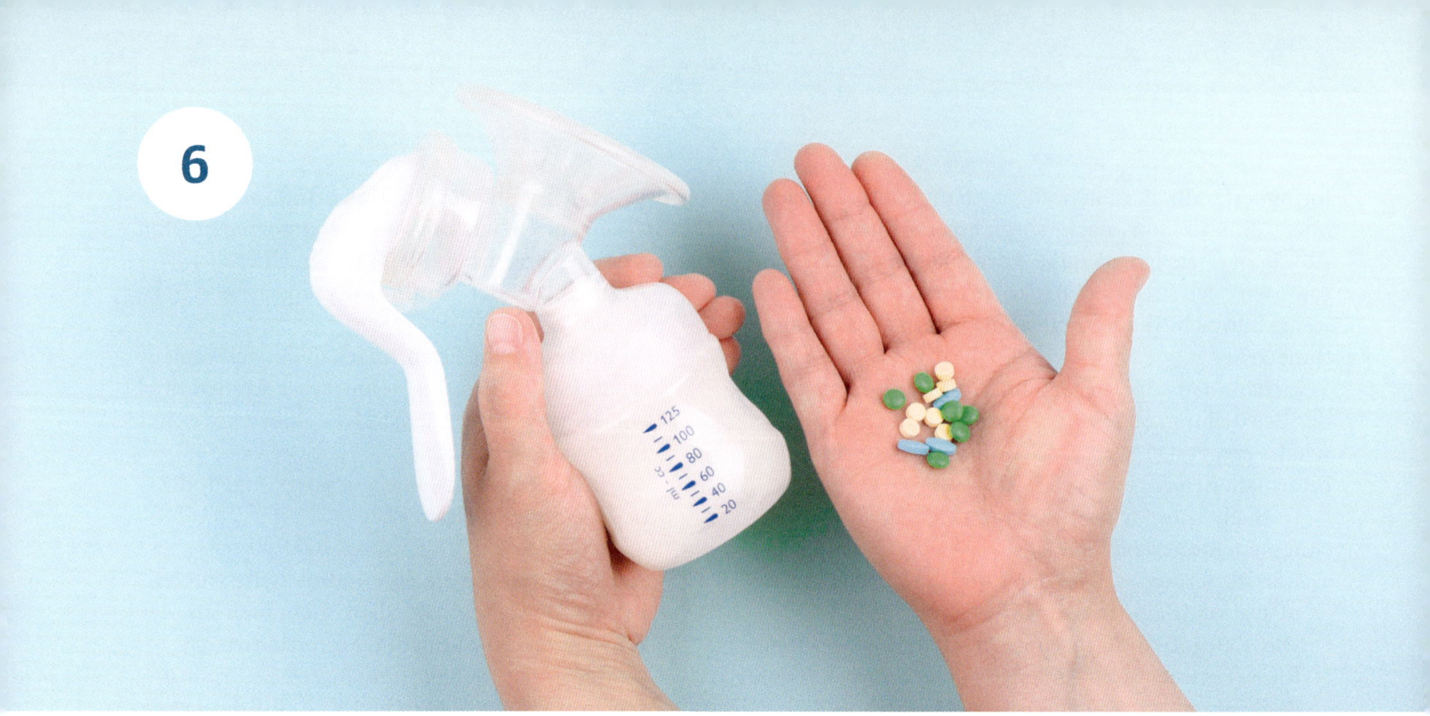

Arzneimittel in der Stillzeit

Elisabeth Remplik

Mit der Geburt endet die physische Verbindung des Kindes zur Mutter. Jedoch bleibt diese durch den Stillprozess auch weiterhin indirekt bestehen. Arzneimittel sind in der Lage, in die Muttermilch überzugehen und auf diesem Weg den Säugling zu erreichen.

Neben Arzneistoffen, die von der Mutter aktiv peroral eingenommen werden und in die Muttermilch übergehen können, sind auch lokal angewandte Wirkstoffe häufig problembehaftet, insbesondere wenn sie direkt auf die Brust oder Brustwarze aufgetragen werden.

Molekülgröße, Lipophilie, Säure-Basen-Eigenschaften und die Plasmaproteinbindung des Arzneimittels sind weitere Faktoren, die den möglichen Übergang in die Muttermilch bestimmen (▸ Kap. 3.3.4).

6.1 Milch/Plasma-Quotient

Einen Anhaltspunkt, welche Arzneistoffkonzentration sich in der Muttermilch anreichert, liefert der **Milch/Plasma-Quotient**, kurz M/P-Quotient.

$$\text{Milch/Plasma Quotient} = \frac{\text{Konzentration Arzneistoff in der Muttermilch}}{\text{Konzentration Arzneistoff im mütterlichem Plasma}}$$

Merke

- M/P-Quotient < 1: weniger Arzneistoff in der Muttermilch als im Plasma der Mutter
- M/P-Quotient > 1: Arzneistoff reichert sich in der Muttermilch an

Des Weiteren ist die Dosis des Arzneistoffs, die der Säugling durch eine Milchmahlzeit aufnimmt, relevant.

Die **relative Dosis** beschreibt den Anteil der gewichtsbezogenen Arzneimitteltagesdosis der Mutter, den ein vollgestillter Säugling (ca. 150 ml/kg/Tag) pro kg seines Körpergewichts in 24 Stunden mit der Milch erhält.

Anhand eines Rechenbeispiels soll dies veranschaulicht werden: Eine Mutter mit einem Körpergewicht von 50 kg nimmt pro Tag 1000 mg eines Arzneistoffes ein. Dies entspricht 20 mg/kg Körpergewicht. Ihr 5 kg schweres, gestilltes Baby nimmt mit der Muttermilch 10 mg Arzneistoff auf, also 2 mg/kg Körpergewicht. Dies resultiert in einer relativen Dosis von 10 %.

Mit Hilfe dieses Wertes lässt sich abschätzen, welche Auswirkungen die mütterliche Arzneistoffaufnahme auf den Säugling hat. Eine relative Dosis von 10 % und mehr wird dabei als theoretisch bedenkliche Grenze gesetzt.

Des Weiteren sollte nicht außer Acht gelassen werden, ob der Säugling voll gestillt wird oder nur noch kleinere Milchmahlzeiten zu sich nimmt. Durch geringere Milchmengen wird auch die aufgenommene Menge an Arzneistoff kleiner.

6.2 Veränderungen der Blut-Milch-Schranke während der Laktationsphase

Die Laktation beschreibt die Milchbildung in den weiblichen Brustdrüsen. **Die Blut-Milch-Schranke ist während der Laktationsphase Veränderungen unterworfen.** Das heißt, M/P-Quotient und relative Dosis stellen keine absoluten Werte dar.

So werden beispielsweise in den ersten Tagen nach der Geburt zum Aufbau des Immunsystems, dem Nestschutz, auch Antikörper über die Muttermilch an den Säugling übertragen, was eine erhöhte Durchlässigkeit der Blut-Milch-Schranke voraussetzt (▸ Kap. 3.3.4). Zudem ist die Arzneimittelempfindlichkeit des Säuglings in den ersten Wochen erhöht, was bei der Beurteilung über ein Fortführen des Stillprozesses bei einer Arzneistofftherapie der Mutter in Betracht gezogen werden muss.

Die Behandlung der Mutter sollte nach Möglichkeit stets so gewählt werden, dass der Stillprozess fortgesetzt werden kann. Ein abruptes Abstillen birgt Risiken für Mutter und Kind. Geschickt organisierte Applikationszeitpunkte oder eingelegte Stillpausen verhindern die Notwendigkeit des Abstillens.

6

6.3 Arzneimittel, die das Stillen beeinflussen

Einige Arzneimittel sind in der Lage, die Menge der gebildeten Muttermilch zu beeinflussen.

- Wirkstoffe, die die Wirkung des körpereigenen Botenstoffs Dopamin hemmen, regen die Milchproduktion an, z. B. Metoclopramid (▸ Kap. 7.3.5 ▸ Kap. 14.1.2).
- Arzneistoffe, die eine dopaminähnliche Wirkung innehaben, wie Bromocriptin, oder die Oxytocinausschüttung hemmen, wie beispielsweise Opioide (▸ Kap. 7.3.3) oder Estrogene (▸ Kap. 8.4.2), können die Menge der gebildeten Milch verringern.
- Nicht zuletzt drosseln ätherische Öle, wie Pfefferminzöl (▸ Kap. 19.4) oder bestimmte Heilpflanzen wie Salbei, die Milchproduktion.

Spezieller Teil C

C

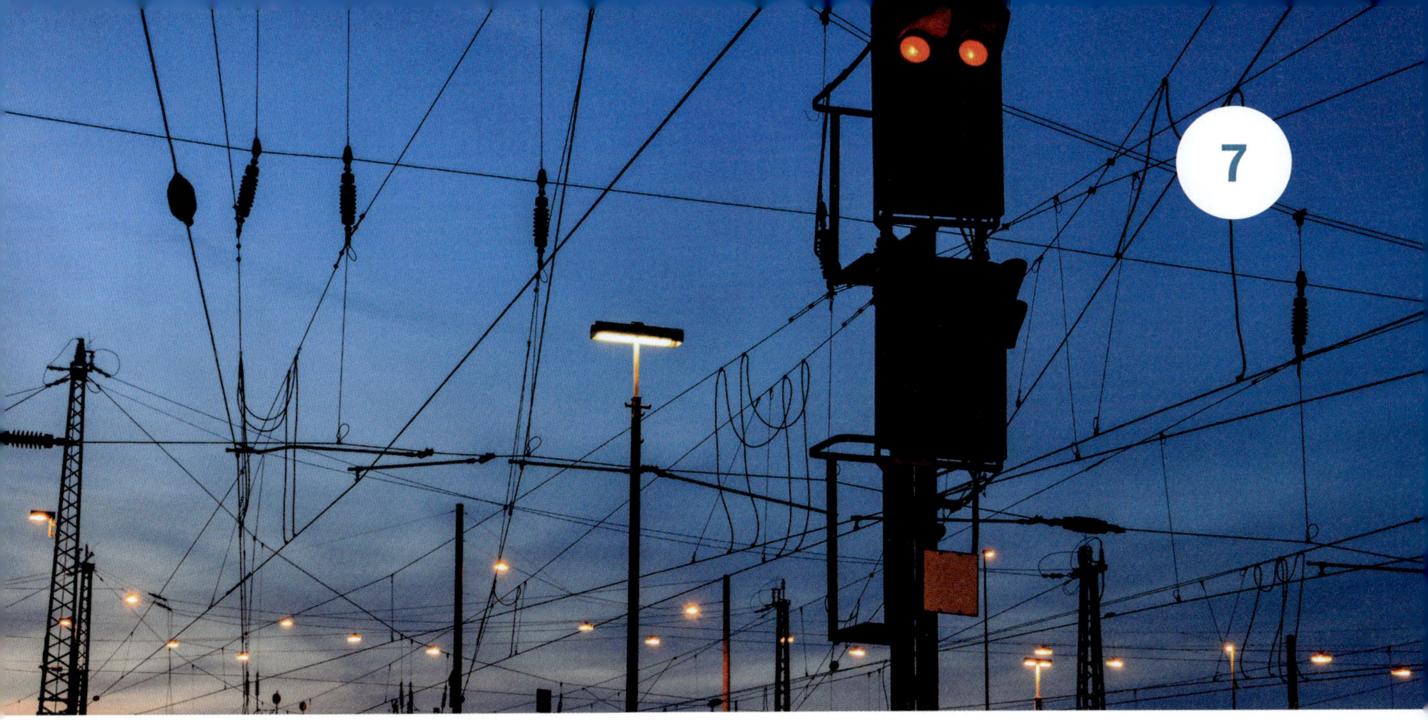

7

Nervensystem

Philipp Kircher, Elisabeth Remplik

Das Wunderwerk menschlicher Organismus rückt auch beim Thema Geburtsschmerz einmal mehr ins Rampenlicht. Der Körper setzt Endorphine frei, also schmerzlindernde Stoffe, welche der Mutter ein kontinuierliches Fortsetzen der Wehen ermöglichen. So bleibt sie trotz stärkster Schmerzen bei Bewusstsein. Doch was tun, wenn die Situation nicht mehr zu ertragen ist?
Im Jahre 1853 anästhesiert der Londoner Arzt John Snow die damalige Königin Victoria bei der Geburt ihres neunten Kindes mit dem seinerzeit umstrittenen Wirkstoff Chloroform. Snow wird damals als Vorreiter und Meister seines Faches gehandelt. Trotzdem gilt die in der Öffentlichkeit mit großem Aufsehen verbundene Behandlung als Novum, dem ein jahrzehntelanger Disput über die Bedeutung des Geburtsschmerzes vorausgeht. Durch das königliche Vorbild befeuert, verbreitet sich die neuartige Narkosetechnik von nun an rasant in der Geburtshilfe.

7.1 Grundlagen des Nervensystems

Philipp Kircher

Die Evolution erfordert ein effizientes **Steuerungssystem**, um einzelne Organfunktionen zunehmend höher entwickelter Lebewesen aufeinander abzustimmen. Dies steht dem menschlichen Organismus in Form des **Nervensystems** und des **hormonellen**, endokrinen **Systems** zur Verfügung.

Wurde der Neandertaler der „El Sidrón-Höhle" (▸Kap. 1.1.1) bei seinen Streifzügen durch die spanische Hochebene von Raubtieren überrascht, so war es überlebenswichtig, dass die Leistungsfähigkeit des Organismus schlagartig angehoben wurde, um eine erfolgreiche Flucht zu ermöglichen.

Zusammengefasst dient das Nervensystem:

- der Aufnahme von Reizen aus der Umwelt und dem Körper,
- der Umwandlung dieser Reize in Erregungen,
- deren Weiterleitung und Verarbeitung sowie
- der Koordination einer passenden Antwort auf den Reiz.

7.2 Anatomie des Nervensystems

Philipp Kircher

Das menschliche Nervensystem setzt sich aus zentralem und peripherem Nervensystem zusammen.

- Das **zentrale Nervensystem** (ZNS) umfasst Gehirn und Rückenmark.
- Das **periphere Nervensystem** besteht aus:
  - den Nervenbahnen zum ZNS hin, den afferenten, aufsteigenden Bahnen, und
  - den Nervenbahnen vom ZNS weg, den efferenten, absteigenden Bahnen.

Des Weiteren besteht die Möglichkeit, das Nervensystem entsprechend der Funktionalität in vegetatives und somatisches Nervensystem zu klassifizieren.

- Das **vegetative** Nervensystem (▸Kap. 7.4) agiert autonom und ist demzufolge **nicht willentlich beeinflussbar**. Seine Aufgaben umfassen in erster Linie die Kontrolle lebenswichtiger Organfunktionen. So reguliert es den Herzschlag, den Blutdruck, die Atmung, die Peristaltik des Magen-Darm-Trakts, die Schweiß-, Speichel- und Magen-Darmdrüsen, aber auch die Gallen- und Harnblase sowie die Uterusaktivität.
- Das **somatische** Nervensystem hingegen ist **willentlich beeinflussbar**. Es erfasst Reize aus der Umwelt und reagiert situationsgerecht. Berührung, Temperatur und Schmerz sind typische über das somatische Nervensystem vermittelte Empfindungen.

7.3 Schmerztherapie

Elisabeth Remplik

Schmerzen gelten als eine der häufigsten Ursachen für einen Arztbesuch. Sie stellen einen lebenswichtigen Sinn und ein Warnsignal des Körpers dar.

Definition

Schmerz Unangenehmes Sinnes- und Gefühlserlebnis, verknüpft mit potenzieller oder akuter Gewebsschädigung. Schmerzen sind primär jedoch nicht als Krankheitsbild zu verstehen, sondern als eine bewusste, sehr subjektive negative Empfindung, die auf eine Erkrankung hinweist.

- **Physiologische Schmerzen** sind Warnsignale, die durch schädigende, pathogene, äußere Einflüsse, **Noxen**, auf gesundes Gewebe ausgelöst werden. Dies können thermische, chemische oder mechanische Reize sein. Beispiele sind Hitzeeinwirkung, Verätzungen oder Nadelstiche.
- Von **pathophysiologischen Schmerzen** wird gesprochen, wenn diese im Rahmen von Gewebsschädigungen oder Entzündungen auftreten.

Aufgrund des Entstehungsortes lassen sich Schmerzen des Weiteren differenzieren in:

- **Somatische Schmerzen**, die von Haut, Gelenken, Knochen und Bindegewebe ausgehen.
- **Viszerale Schmerzen**, Schmerzen der Organe, die diffus auftreten und häufig schwer exakt zu lokalisieren sind.
- **Neuropathische Schmerzen**, die durch akute oder chronische Nervenschädigungen wie Quetschung, Kompression oder Durchtrennung, aber auch degenerative Nervenerkrankungen ausgelöst werden.

7.3.1 Schmerzentstehung und -wahrnehmung

Im Falle einer Gewebsschädigung setzt der Körper Botenstoffe frei. Sie vermitteln mithilfe von Schmerzrezeptoren, den Nozizeptoren, die Information „Schmerz" und leiten diese umgehend über die afferenten Nervenzellen in Richtung Rückenmark und Gehirn weiter.

Sensible Nervenbahnen leiten Empfindungen wie Druck, Berührung, Vibration, Temperatur und Schmerz weiter. Im Gehirn findet die **Schmerzwahrnehmung** statt. Der Schmerz wird bewusst erkannt, lokalisiert und bewertet. Auslösung, Weiterleitung und zentrale Verarbeitung der Schmerzimpulse werden als **Nozizeption** bezeichnet.

Als wichtigste Botenstoffe gelten Substanz P, Bradykinin und Prostaglandine. Nozizeptoren sind in fast allen Geweben und Organen, ausgenommen Gehirn und Leber, lokalisiert.

Im Falle des physiologischen Schmerzes löst die Erregung von Nozizeptoren erste Abwehrreflexe aus und bewahrt den Organismus so vor schwerwiegenderen Verletzungen. Reflexe finden bereits vor der eigentlichen Schmerzwahrnehmung statt, wie das Beispiel der heißen Herdplatte und das umgehende Wegziehen der mit der Platte in Kontakt getretenen Hand eindrucksvoll verdeutlicht.

Endogene, körpereigene Schmerzhemmung

Neben dem aufsteigenden schmerzvermittelnden System existiert ein weiteres, absteigendes, schmerzhemmendes System. Als wichtige **Botenstoffe dieses Systems** seien Noradrenalin sowie körpereigene Opioide, die **Endorphine,** genannt.

Letztere werden im Gehirn gebildet und binden an Opioidrezeptoren. Dies resultiert unter anderem in einer Schmerzlinderung und Euphorisierung.

Durch den Einfluss von Noradrenalin, einem Botenstoff, der insbesondere in Stresssituationen freigesetzt wird, steigen Blutdruck und Herzfrequenz. Der Organismus ist dadurch in der Lage, auf eine gefahrbringende Situation angemessen zu reagieren.

Das schmerzhemmende System verdeutlicht, weshalb bei akuten, teils schwerwiegenden Verletzungen, beispielsweise nach einem Unfall, vom Betroffenen Schmerzen zunächst kaum wahrgenommen werden und ein Entkommen aus der Gefahrensituation möglich ist. Erst nach Absinken der Noradrenalin- und Endorphinspiegel tritt die Schmerzempfindung ein.

Endorphine sind jedoch therapeutisch nicht nutzbar, da sie rasch abgebaut werden und nicht in der Lage sind, die Blut-Hirn-Schranke zu passieren.

7.3.2 Analgetika

Die Physiologie des Schmerzes offenbart die medikamentösen Möglichkeiten, um das Schmerzgeschehen und -empfinden zu mildern oder auszuschalten (○ Abb. 7.1):

- **Nichtopioide Analgetika** (▸ Kap. 7.3.4) verhindern, dass schmerzvermittelnde Botenstoffe gebildet werden. Nichtsteroidale Antiphlogistika oder auch Paracetamol gehören dieser Analgetikagruppe an.
- **Opioide Analgetika** (▸ Kap. 7.3.3) stimulieren Opioidrezeptoren, wodurch das endogene, schmerzhemmende System aktiviert wird.

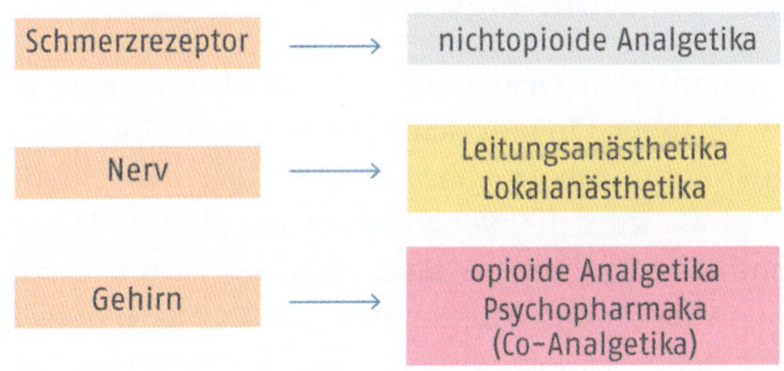

○ **Abb. 7.1** Möglichkeiten der Schmerztherapie

Definition

Analgetika unterdrücken die Schmerzempfindung, ohne jedoch dabei das Bewusstsein auszuschalten.

Fachgebietstransfer

Weitere schmerzlindernde Therapieoptionen:

- Durch Hemmung der nervalen Erregung mittels **Lokalanästhetika** (▸ Kap. 7.7.2) wird die Schmerzweiterleitung unterbunden.
- Bei chirurgischen Eingriffen kommen **Narkotika** (▸ Kap. 7.7.1) zum Einsatz.
- **Co-Analgetika** sind nicht primär für die Schmerztherapie vorgesehen. Sie ergänzen die Behandlung, ohne jedoch selbst eine analgetische Wirkung aufzuweisen. Antiepileptika und Antidepressiva (▸ Kap. 7.11, ▸ Kap. 7.10.2) sind in der Lage, Schmerzwahrnehmung und -bewertung positiv zu beeinflussen.

Um eine optimale Schmerztherapie zu gewährleisten, wurde von der Weltgesundheitsorganisation das **WHO-Stufenschema** entwickelt. Es dient als Leitfaden, welche Analgetika sich bei einer bestimmten Schmerzintensität als sinnvoll erweisen.

Merke

Werden Schmerzen unzureichend therapiert, leidet das psychische und körperliche Wohlbefinden des Menschen. Auch potenziell ungünstige Auswirkungen auf die Schwangerschaft sollten nicht außer Acht gelassen werden. Vor diesem Hintergrund sind **Schmerzen in der Schwangerschaft** therapierelevant und **sollten behandelt werden.**

7.3.3 Opioidanalgetika

Opioidanalgetika leiten sich vom natürlich vorkommenden Vertreter Opium, dem getrockneten Milchsaft des Schlafmohns, ab (Abb. 7.2). Als wirksame Hauptinhaltsstoffe wurden unter anderem Morphin und Codein identifiziert. Schon seit dem Altertum ist die Verwendung von Opium zu medizinischen Zwecken belegt. Auch heute nehmen Opioidanalgetika eine elementare Rolle im Behandlungsschema von stark ausgeprägten Schmerzen ein.

Partywissen

Morphin und die griechischen Götter

Morphin verdankt seinen Namen dem griechischen Gott der Träume: Morpheus. Er war der Sohn des Hypnos, dem Gott des Schlafes, weshalb Schlafmittel heute auch als Hypnotika (▸Kap. 7.9.2) bezeichnet werden.

Opioidwirkungen

Opioidanalgetika wirken als Opioidrezeptoragonisten. Sie entfalten ihre Effekte ähnlich der körpereigenen Endorphine im endogenen schmerzhemmenden System (▸Kap. 7.3.1).

Opioidrezeptoren sind an verschiedenen Stellen des Organismus lokalisiert, weisen jedoch insbesondere im ZNS eine hohe Dichte auf.

Eine Aktivierung von Opioidrezeptoren zieht eine Vielzahl von zentralen (Tab. 7.1) sowie peripheren (Tab. 7.2) Effekten im Organismus nach sich. Aus der Klasse der Opioidrezeptoren sei stellvertretend der **μ-Rezeptor** erwähnt, über den ein Großteil der Opioidwirkungen vermittelt wird.

Aus den verschiedenen Effekten ergeben sich die Indikationen der Opioidanalgetika:

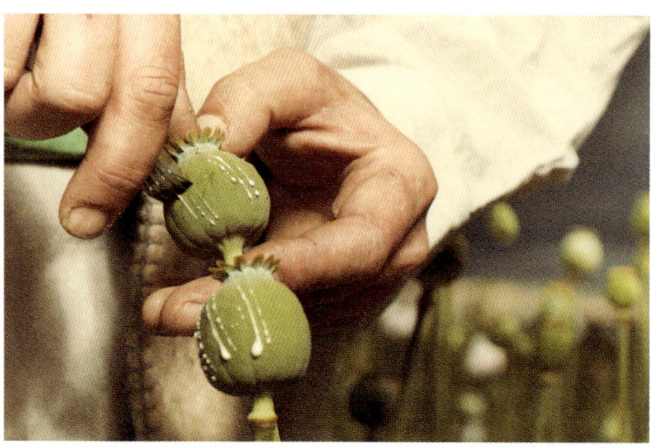

Abb. 7.2 Schlafmohn mit angeritzter unreifer Kapsel

Tab. 7.1 Zentrale Opioidwirkungen

Wirkung	Bedeutung/Effekt
Analgesie	Schmerzlindernd
Sedierung	Beruhigend
Euphorie	Stimmungsaufhellend
Dysphorie	Stimmungsdämpfend
Emesis	Löst Erbrechen aus
Atemdepression	Reduziert den Atemantrieb
Antitussiv	Hustenstillend
Anxiolytisch	Angstlösend
Miosis	Pupillenverengend
Antidiurese	Hemmt die Harnausscheidung
Rigidität	Starre der Skelettmuskulatur

Tab. 7.2 Periphere Opioidwirkungen

Wirkung	Bedeutung/Effekt
Analgesie	Lokal schmerzlindernd
Obstipation	Erhöhtes Risiko einer Verstopfung
Kontraktion der Gallenwege-Sphinkter	Risiko von Gallenkoliken
Tonus der Harnblasenmuskulatur und des Blasenschließmuskels steigt	Risiko eines Harnverhalts
Tonus der Blutgefäßmuskulatur sinkt	Orthostatische Effekte, plötzlicher Blutdruckabfall
Histaminfreisetzung	Hautrötungen hervorrufend und juckreizfördernd

- starke, chronische Schmerzen,
- Tumorschmerzen,
- OP-Schmerzen,
- Schmerzen in Zusammenhang mit einem Herzinfarkt,
- Geburtsschmerzen.

Opioidnebenwirkungen

Atemdepression

Der Einsatz der Opioide wird durch die Atemdepression, eine potenziell lebensbedrohliche Nebenwirkung, eingeschränkt.

Ein Erwachsener führt pro Minute ca. 16 bis 20 Atemzüge aus. Wird der Atemreiz durch die Opioidwirkung unterdrückt, verlangsamt sich die Atemfrequenz deutlich. Fällt sie unter 10 Atemzüge pro Minute, spricht man von einer Atemdepression. Die Atemzüge enthalten jedoch nicht zwangsweise weniger Volumen, weshalb der Patient keine akute Atemnot verspürt. Problematisch ist die Unterversorgung der Organe mit Sauerstoff, was im schlimmsten Fall in einem Erstickungstod resultieren kann.

Werden Opioide während der Geburt eingesetzt, besteht aufgrund der Plazentagängigkeit die Gefahr, dass der Atemreiz des Neugeborenen unterdrückt wird. Unter Umständen ist eine Intubation oder die Aufhebung der Opioidwirkung mittels Opioidantagonisten nötig.

Übelkeit und Erbrechen

Insbesondere zu Beginn einer Opioidtherapie treten häufig Übelkeit und Erbrechen auf, vor allem wenn durch i.v. Gabe rasch hohe Blutspiegel im Gehirn erreicht werden. Beim Einsatz von peroralen retardierten Opioiden fällt der Effekt hingegen geringfügiger aus.

Obstipation

Opioide schränken die Magen-Darm-Peristaltik ein. Um bei einer länger andauernden Therapie das Auftreten einer Obstipation zu unterbinden, bietet sich der Einsatz von Laxanzien, also Abführmitteln, an (▸ Kap. 14.4).

Harnverhalt

Der durch Opioide verursachte erhöhte Tonus (Muskelspannung) der Blasenmuskulatur und des Blasenschließmuskels kann möglicherweise in einer Überfüllung der Blase resultieren, was unter Umständen aufgrund der vorliegenden Analgesie nicht vom Patienten wahrgenommen wird.

Orthostatische Reaktionen

Aufgrund des geringeren Tonus der Gefäßmuskulatur versackt das Blut in den Beingefäßen. Beim Aufrichten aus liegender oder sitzender Position kann es deshalb zu einem plötzlichen Blutdruckabfall kommen. Aus diesem Grund sollten Patienten, die mit Opioiden behandelt werden, nach Möglichkeit beim Aufstehen unterstützt werden, um die Sturzgefahr zu reduzieren.

Urtikaria

Juckende Quaddeln und Hautrötungen, welche durch die opioidinduzierte Freisetzung von Histamin entstehen, kennzeichnen die Nesselsucht.

Toleranz und Abhängigkeit

Suchtauslösende Eigenschaften sowie Toleranzentwicklung stellen Herausforderungen der analgetischen Therapie mit Opioiden dar.

> **Definition**
>
> **Toleranz** bedeutet, dass nach wiederholter Arzneimittelgabe fortlaufend höhere Dosen nötig sind, um eine gleichbleibende Wirkung zu erzielen.
> **Abhängigkeit** definiert ein zwanghaftes Konsumbedürfnis.
> Bei einer **physischen Abhängigkeit** entstehen körperliche Entzugssymptome, sobald eine Substanz nicht mehr zugeführt wird. Eine **psychische Abhängigkeit** tritt in Verbindung mit einem unkontrollierbaren, fortlaufenden Konsumverlangen auf.
> Vor allem die euphorisierende Nebenwirkung im Zusammenspiel mit Abhängigkeit und Toleranz bergen eine Gefahr der **dauerhaften missbräuchlichen Opioidanwendung.** Deshalb fallen fast alle Opioidanalgetika unter das **Betäubungsmittelrecht** (▸ Kap. 1.4.3).
> **Bei bestimmungsgemäßem Gebrauch ist die Gefahr einer Suchterkrankung hingegen als gering zu bewerten.**

7

Opioidanalgetika in der Geburtshilfe

Geburtsschmerzen werden individuell ausgesprochen differenziert wahrgenommen. Hebammen sollten bereits im Vorfeld der Geburt über analgetische Möglichkeiten beraten. Da Geburtsschmerzen zu den stärksten Schmerzformen zählen, ist der Einsatz von Opioidanalgetika gerechtfertigt. ◘ Tab. 7.3 fasst die gängigsten in der Geburtshilfe angewandten Opioide zusammen.

Des Weiteren kommen Opioidnarkotika wie Fentanyl und Sufentanil sowie Opioidantagonisten zum Einsatz.

Meptazinol

Meptazinol wird bei mäßigen bis starken Schmerzen verschiedenster Ursachen angewandt. Seine analgetische Wirkung vermittelt es als partieller Agonist (▸ Kap. 4.1.1) am μ_1-Rezeptor. Zum μ_2-Rezeptor, welcher die Atemdepression bedingt, besteht hingegen nur eine geringe Affinität, was einen entscheidenden Vorteil gegenüber anderen Opioiden darstellt. Auch das Abhängigkeitspotenzial fällt deutlich geringfügiger aus, weshalb Meptazinol nicht als BtM geführt wird und weitere Opioide wie Pethidin zunehmend aus dem Kreißsaal verdrängt.

▫ Tab. 7.3 In der Geburtshilfe verwendete Opioide (Auswahl)

Substanz	Analgetische Stärke	Wirkdauer
Schwache Opioide		
Tramadol	0,1	2–4 h
Codein	0,1	2–4 h
Pethidin	0,2	2–4 h
Meptazinol	0,1	2 h
Starke Opioide		
Morphin	1	2–4 h
Piritramid	0,7	5–8 h
Oxycodon	2	4–6 h

Merke

Die Opioidanalgetikablutspiegel von Neugeborenen, deren Mütter während der Geburt Meptazinol erhalten, erreichen durch die Plazentapassage des Wirkstoffs ungefähr die Hälfte der mütterlichen Blutspiegel. Deshalb ist trotz der geringen atemdepressiven Wirkung von Meptazinol auf die Atmung der Säuglinge zu achten.

Pethidin

Pethidin galt lange als wichtigstes Analgetikum in der Geburtshilfe. Es verlängert weder den Geburtsvorgang noch die Wehenstärke und hat keinen Einfluss auf Nachblutungen sowie Rückbildungen der Gebärmutter im Wochenbett. Es wirkt als Vollagonist an µ-Rezeptoren.

Im Blut des Fetus wurden teilweise höhere Konzentrationen an Pethidin festgestellt als im mütterlichen Blut, da Feten und Neugeborene den Wirkstoff verzögert metabolisieren. Mögliche, länger anhaltende Nebenwirkungen wie Atemdepression und Adaptionsstörungen nach der Geburt sind folglich zu beachten.

Merke

Das Auftreten einer Atemdepression ist insbesondere vom Zeitintervall zwischen der Arzneistoffinjektion und der Entbindung abhängig. Erfolgt die Pethidin-Gabe drei bis fünf Stunden vor der Geburt, ist das Risiko am höchsten. Bei Anwendung unmittelbar vor der Geburt sind die Nebenwirkungen beim Säugling hingegen milder ausgeprägt.

Tramadol

Tramadol gehört zur Gruppe der schwachen Opioidanalgetika.

Neben dem µ-Rezeptor-Agonismus tritt auch eine Hemmung der Wiederaufnahme von Noradrenalin ein, sowie eine erhöhte Serotoninfreisetzung. Dieser Wirkmechanismus erklärt auch die anxiolytische Wirkung von Tramadol, welche jedoch nur bei einer längerfristigen Therapie zum Tragen kommt.

Als typische Nebenwirkungen gelten Schwindel und Übelkeit, was ebenfalls auf die verstärkte Serotoninfreisetzung zurückzuführen ist. Die Kontraktionsfähigkeit des Uterus wird nicht beeinflusst. Veränderungen der Atemfrequenz beim Neugeborenen nach einer perinatalen Gabe werden beobachtet, sind aber in der Regel nicht klinisch bedeutsam.

Piritramid

Piritramid wird häufig zur Therapie von postoperativen Schmerzen, auch nach einer Sectio, eingesetzt. Die analgetische Potenz als Vollagonist am µ-Rezeptor ist nur geringfügig schwächer als die des Morphins.

Es weist einen schnellen Wirkungseintritt und eine gute Steuerbarkeit auf. Zum Übergang in die Muttermilch liegen keine Daten vor. Einzelgaben von Piritramid erfordern keine Einschränkungen beim Stillen.

Oxycodon

Oxycodon wirkt doppelt so stark wie Morphin und wird demzufolge bei starken und sehr starken Schmerzen meist in Form von Retardtabletten eingesetzt. Es ist plazentagängig und erreicht beim Fetus ähnliche Blutspiegel wie bei der Mutter.

Einzelgaben sind zur Behandlung von Schmerzen in der Schwangerschaft möglich.

Stillen scheint bei Einzelgaben nach Sectio akzeptabel. Eine Dauermedikation mit Oxycodon ist hingegen weder in der Schwangerschaft noch in der Stillzeit angezeigt.

Codein

Codein wird als Analgetikum meist in Kombination mit Paracetamol eingesetzt. Eine weit verbreitete Rolle kommt ihm auch als Antitussivum (▸ Kap. 12.4.2) zu. Als Prodrug wird es in der Leber zu gewissen Teilen in Morphin, den aktiven Metaboliten, überführt.

Fentanyl und Sufentanil

Fentanyl und Sufentanil werden in der Geburtshilfe ausschließlich als **Opioidnarkotika** eingesetzt. Sie dienen sowohl zur Narkoseeinleitung als auch der Spinal- oder Periduralanästhesie (▸ Kap. 7.7.2). Aufgrund einer im Vergleich zu Morphin vielfach stärkeren Wirkung ist das atemdepressive Risiko stets zu beachten.

Fentanyl findet auch als Analgetikum bei starken chronischen Schmerzen Anwendung, wobei es in Form von transdermalen therapeutischen Systemen zum Einsatz kommt (▸ Kap. 2.8.3).

Opioidantagonisten

Opioidantagonisten verdrängen kompetitiv andere Opioide vom Rezeptor. Sie weisen jedoch selbst keine intrinsische Aktivität auf und zeigen demzufolge auch keine analgetische Wirkung. Sie werden in erster Linie als Antidot, also Gegengift, bei Opioidüberdosierung sowie zur Milderung der obstipierenden Wirkung bei dauerhafter Opioidtherapie eingesetzt.

Als wichtigster Vertreter gilt **Naloxon**, welches nach peroraler Aufnahme einem ausgeprägten First-Pass-Effekt unterliegt, wodurch keine ausreichend hohe Wirkspiegel erreicht werden können. Zur Antagonisierung von Opioidvergiftungen muss es deshalb i. v. oder i. m. appliziert werden.

Auch in der Geburtshilfe kommt Naloxon eine bedeutsame Rolle zu. Es wird zur Aufhebung einer Atemdepression und von zentralnervösen Dämpfungszuständen beim Neugeborenen, nach erfolgter Opioidbehandlung der Mutter, eingesetzt. Durch eine körpergewichtsadaptierte Dosierung ist Naloxon in der Lage, die Opioidwirkungen für ein bis vier Stunden zu antagonisieren. Überschreitet das eingesetzte Opioidanalgetikum die Wirkdauer des Naloxons, wird eine erneute Gabe nötig.

Opioidanalgetika in Schwangerschaft und Stillzeit

Opioidanalgetika zeigen keine teratogene oder embryotoxische Wirkung. In der Schwangerschaft birgt der Dauergebrauch von Opioiden therapeutisch wie missbräuchlich Risiken. In der Stillzeit ist eine kurzzeitige Gabe möglich, z. B. nach einer Sectio.

7.3.4 Nichtopioidanalgetika

Philipp Kircher

Nichtopioidanalgetika weisen im Gegensatz zu Opioidanalgetika eine fiebersenkende (**antipyretische**) sowie je nach Substanz antientzündliche (**antiphlogistische**) Wirkkomponente auf. Demgegenüber bleiben die psychotropen und sedierenden Eigenschaften der Opioide aus.

Der Begriff „schwache“ oder „kleine“ Analgetika gilt heute als veraltet. Ihre Wirksamkeit ist insbesondere bei Schmerzen, welche durch Entzündungen hervorgerufen werden, häufig der der Opioidanalgetika überlegen.

Nichtopioidanalgetika zeichnen sich durch ein **breites Wirkspektrum** aus und gehören dadurch zu den am meisten eingesetzten Arzneistoffen überhaupt. Als typische Indikationen gelten:

- entzündliche Gelenkerkrankungen wie Rheumatoide Arthritis,
- schmerzhafte Schwellungen,
- Entzündungen nach Verletzungen,
- Kopf-, Zahn-, Menstruations- und Halsschmerzen,
- Migräne und
- Fieber.

Sie nehmen eine wichtige Rolle in der **Selbstmedikation** zur Behandlung von Schmerzen, Entzündungen und Fieber ein. Entsprechend häufig stellen sich schwangere Frauen die Frage der Therapiesicherheit. Heute steht dank langjähriger Erfahrungswerte ein großer Pool an zuverlässigen Daten zur Verfügung, aus dem die Hebamme in der Beratung schöpfen kann.

Klassifizierung der Nichtopioidanalgetika

Die Einteilung der Nichtopioidanalgetika erfolgt in zwei Gruppen:

- **Nichtsteroidale Antiphlogistika**, auch als NSAID (**n**on-**s**teroidal **a**nti-**i**nflammatory **d**rugs) oder NSAR (Nichtsteroidale Antirheumatika) bezeichnet:
  - chemisch meist saure Verbindungen,
  - mit analgetischer, antipyretischer und antiphlogistischer Wirkung,
  - als bekannteste Vertreter sind **Acetylsalicylsäure**, **Diclofenac**, **Ibuprofen** und **Naproxen** zu nennen.
- **Nichtsaure Analgetika:**
  - mit analgetischer, antipyretischer, jedoch **ohne** antiphlogistische Wirkung,
  - relevante Beispiele stellen **Paracetamol** und **Metamizol** dar.

> **Fachgebietstransfer**
>
> **Steroidal vs nichtsteroidal**
>
> Die Bezeichnung „nichtsteroidale Antiphlogistika“ wurde geschaffen, um eine klare Abgrenzung gegenüber „steroidalen Antiphlogistika“, den Glucocorticoiden (▸ Kap. 8.1), zu definieren.

Nichtsteroidale Antiphlogistika (NSAID)

Wirkmechanismus

Der **Wirkmechanismus** der nichtsteroidalen Antiphlogistika beruht auf einer **Hemmung der Prostaglandinbiosynthese** (○ Abb. 7.3, ○ Abb. 7.4).

7

Prostaglandine vermitteln mannigfaltige Effekte (◻ Tab. 7.4). So spielen sie eine elementare Rolle bei der Entstehung von Schmerz, entzündlichen Reaktionen und Fieber. Freigesetzt werden sie nach einer Gewebsschädigung, beispielsweise einem Messerschnitt oder einem umgeknickten Knöchel, als Antwort auf die Ausschüttung von Entzündungs- und Schmerzmediatoren wie Bradykinin und Serotonin. In der Folge erweitern sich die Blutgefäße, was zu einem verstärktem Blutfluss führt. Abwehr- und Reparaturzellen gelangen in größerer Zahl und schneller zum Ort des Geschehens. Der angestiegene Blutfluss und die erhöhte Gefäßdurchlässigkeit äußern sich in Rötung und Schwellung, häufig verbunden mit einer lokalen Erwärmung, da der Organismus bei erhöhter Temperatur effizienter arbeitet.

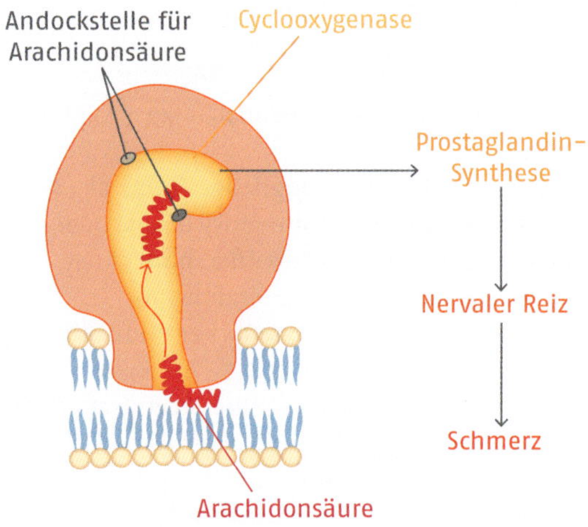

○ **Abb. 7.3** Cyclooxygenase-vermittelte Prostaglandinsynthese

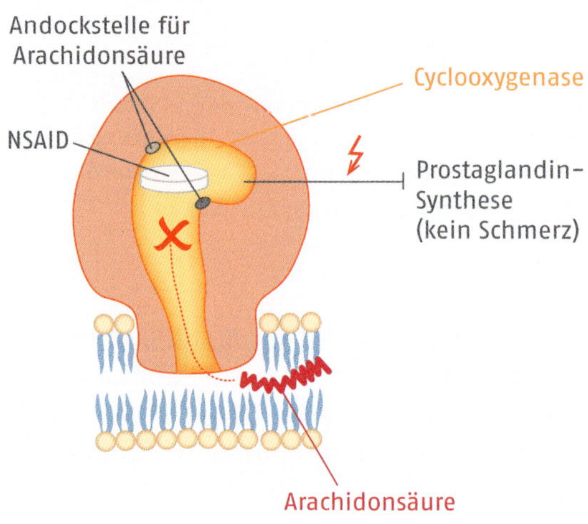

○ **Abb. 7.4** Hemmung der Cyclooxygenase durch NSAID

Die Synthese der Prostaglandine erfolgt unter anderem mit Hilfe des Enzyms **Cyclooxygenase** (COX). Als Ausgangsstoff dient Arachidonsäure, ein Bestandteil der Zellmembran, der bei Bedarf freigesetzt werden kann (○ Abb. 7.3).

Partywissen

Enzyme, Asiaten und das Oktoberfest

Enzyme wie die Cyclooxygenase **beschleunigen biochemische Reaktionen im Körper.** Beispielsweise spaltet das Enzym Amylase, welches in den Speicheldrüsen der Mundhöhle gebildet wird, Kohlenhydrate und leitet so die Verdauung bereits beim Kauvorgang ein.

In der menschlichen Enzymausstattung lassen sich ethnische Unterschiede feststellen. Vielen Asiaten fehlt oder mangelt es beispielsweise an einem wichtigen Enzym des **Alkohol(Ethanol)abbaus** (○ Abb. 7.5). Dieser wird durch zwei Enzyme vermittelt:

- In einem ersten Schritt baut das Enzym Alkoholdehydrogenase Alkohol zu giftigem Acetaldehyd ab.
- Die Acetaldehyddehydrogenase vermittelt in Schritt zwei die Verstoffwechselung zu ungiftiger Essigsäure, die abschließend in Wasser und Kohlendioxid abgebaut wird.
- Essenziell ist, dass Schritt eins und zwei mit annähernd gleicher Geschwindigkeit ablaufen. Fehlt dem Alkoholkonsumenten das Enzym Acetaldehyddehydrogenase oder arbeitet es nur mit angezogener Handbremse, so „überholt" der erste Schritt den zweiten. Unangenehme Folge: Das giftige Acetaldehyd sammelt sich im Körper an und verursacht die charakteristischen Nebenwirkungen Kopfschmerzen und Übelkeit.

Asiaten, bei denen die Aktivität der Acetaldehyddehydrogenase häufig verringert ist, können beim Besuch des Münchner Oktoberfests hiervon bekanntermaßen ein Lied singen.

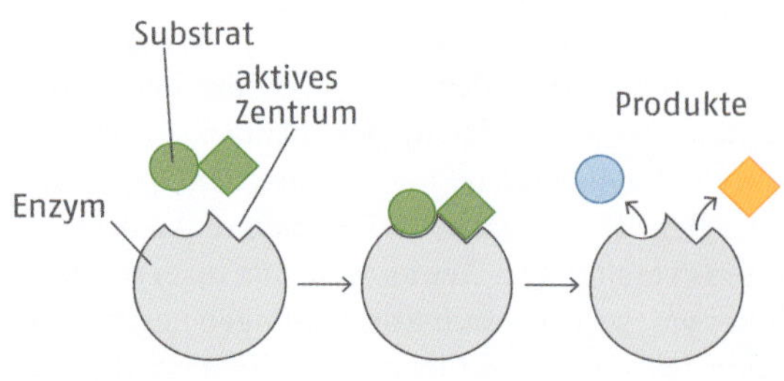

○ **Abb. 7.5** Enzymatische Reaktion

Merke

NSAID vermitteln ihre Wirkung durch eine **Blockade der Cyclooxygenase**, was eine **Reduktion der Prostaglandinbiosynthese** nach sich zieht (Abb. 7.4).

Praxistipp

Nüchtern oder nach dem Essen?

Die Königsfrage bei der Arzneimitteleinnahme lautet häufig: Einnahme nüchtern oder zum/nach dem Essen? Die Antwort ist nicht zu pauschalisieren sondern situativ zu wählen.
Im Falle der NSAID gilt:

- Eine Einnahme mit der Nahrung lindert magenreizende Effekte. Dieses Einnahmeverhalten empfiehlt sich insbesondere für Patienten mit einem empfindlichen Magen-Darm-Trakt.
- Magensaftresistente Darreichungsformen wie Diclofenac-Dragees sollten nach Möglichkeit nüchtern eingenommen werden, da der Speisebrei ihre Magenpassage deutlich verzögern kann.
- Besonders schnell wirken Brausetabletten und Direktgranulate.

Partywissen

Je saurer desto besser?

Nichtsteroidale Antiphlogistika sind bis auf wenige Ausnahmen aus chemischer Sicht saure Verbindungen. Seit langem hält sich hartnäckig die These, dass die sauren Eigenschaften dazu führen, dass sich die Arzneistoffe besonders gut in saurem, entzündetem Gewebe anreichern und wirken. Experimentell konnte dies jedoch nie bestätigt werden. Bewiesen ist jedoch, dass im entzündeten Gewebe ein hoher Proteingehalt herrscht. NSAID zeigen eine hohe Plasmaproteinbindung (▶ Kap. 3.3.1), was eine Anreicherung von proteingebundenem Arzneistoff im entzündeten Gewebe als naheliegende Hypothese erscheinen lässt. Offen bleibt jedoch die Frage, ob auch die Konzentration des proteinungebundenen und damit pharmakologisch aktiven Anteil des Arzneistoffs im sauren Gewebe erhöht ist.

Nebenwirkungen der NSAID

Tab. 7.4 verdeutlicht, weshalb Wirkung und Nebenwirkung der NSAID untrennbar miteinander verknüpft sind: Prostaglandine sind in fast allen Zellen des menschlichen Organismus lokalisiert. Dementspre-

Tab. 7.4 Prostaglandineffekte und deren Wirkorte

Wirkort	Prostaglandinwirkung	Wirkung der Prostaglandinhemmung
Schmerzrezeptoren	Sensibilisierung von Nozizeptoren und dadurch erhöhte Schmerzempfindlichkeit	Verringerte Sensibilisierung von Nozizeptoren und dadurch reduzierte Schmerzempfindlichkeit
Magen	Verminderung der Säureproduktion, Erhöhung der Magenschleimhautbildung	Erhöhung der Säureproduktion, Verminderung der Magenschleimhautbildung
Wärmeregulationszentrum im Gehirn	Erhöhung der Körpertemperatur	Fiebersenkend
Niere	Steigerung der Nierendurchblutung, Aufrechthalten der Nierenfiltrationsleistung, Erhöhung der Na^+-Ionen Ausscheidung	Verringerte Nierendurchblutung, Reduktion der Nierenfiltrationsleistung, Verminderung der Na^+-Ionen- und Wasserausscheidung, Blutdrucksteigerung
Darm	Verringerte Darmmotilität	Erhöhte Darmmotilität
Uterus	Steigerung des Tonus, kontraktionsfördernd	Reduktion des Tonus, kontraktionshemmend

chend breit gestreut treten durch NSAID verursachte unerwünschte Nebenwirkungen auf:

- gastrointestinale Störungen wie Durchfall, Übelkeit, Blutungen und Ulcera, also Magengeschwüre, sowie Reflux, ein gesteigerter Rückfluss der Magensäure in die Speiseröhre,
- Nierenfunktionsstörungen und Bluthochdruck, vermittelt durch Na^+-Ionen- und Wasserretention,
- Hemmung der Thrombozytenaggregation,
- kardiovaskuläre Komplikationen wie Herzinfarkt oder Schlaganfall,
- Auslösung eines Asthmaanfalls, insbesondere bei Asthmatikern sowie
- eine Hemmung der Uterusmotilität.

Insbesondere die Problematik der kardiovaskulären Komplikationen, welche nach heutigem Erkenntnisstand vermutlich dosis- und zeitabhängig auftreten, beschränkt den Einsatz der NSAID. Um bei einer längerfristigen notwendigen Gabe die gastrointestinalen Nebenwirkungen zu mildern, können zusätzlich Protonenpumpeninhibitoren angewandt werden (▸ Kap. 14.2.1).

Merke

Als Faustregel gilt: Anzuwenden ist die niedrigste wirksame Dosis über einen möglichst kurzen Zeitraum.

Interaktionen der NSAID

Glucocorticoide (▸ Kap. 8.1) sollten nicht gleichzeitig über einen längeren Zeitraum mit NSAID eingesetzt werden, da hierdurch das Risiko gastrointestinaler Komplikationen ansteigt. Hierfür verantwortlich zeichnet sich ein additiver Effekt, da sowohl Glucocorticoide als auch NSAID in der Lage sind, die Schleimhäute im Magen-Darm-Trakt zu schädigen.

Thrombozytenaggregationshemmer (▸ Kap. 11.4.4) zur Blutverdünnung wie niedrig dosierte Acetylsalicylsäure, kurz (Low-Dose-)ASS, erhöhen in Kombination mit NSAID ebenfalls das Risiko gastrointestinaler Blutungen.

Eine Erklärung der unzureichenden Thrombozytenaggregationshemmung bei gleichzeitiger Einnahme von ASS und Ibuprofen liefert die genauere Betrachtung des Wirkmechanismus beider Arzneistoffe. ASS inaktiviert die Cyclooxygenase (▸ Kap. 7.3.4) irreversibel, Ibuprofen und andere NSAID hingegen lediglich reversibel. Die benachbarte Lage der Bindestellen an der Cyclooxygenase resultiert in einer kompetitiven Wechselwirkung, das heißt beide Wirkstoffe konkurrieren um die Bindung. Wird Ibuprofen vor ASS eingenommen, kann die irreversible Inaktivierung der Cyclooxygenase durch ASS nicht mehr erfolgen, da die Bindestellen bereits besetzt sind. Die erwünschte Thrombozytenaggregationshemmung kann nicht mehr im vollen Umfang stattfinden.

Praxistipp

NSAID und Low-Dose-ASS

Ist eine simultane Therapie von NSAID und Low-Dose-ASS erforderlich, sollte zuerst der Blutverdünner gegeben werden und erst anschließend, mit mindestens sechs Stunden Abstand, das NSAID. So wird gewährleistet, dass ASS seine Wirkung ungehindert entfalten kann. Paracetamol und Diclofenac beeinflussen die ASS-Wirkung hingegen nicht.

NSAID reduzieren die blutdrucksenkende Wirkung einiger **Antihypertonika** (▸ Kap. 10.2).

NSAID und Schwangerschaft

NSAID werden im **1. und 2. Trimenon** in den empfohlenen Dosen gut vertragen und stehen in keiner Verbindung mit einem vermehrten Auftreten von Fehlbildungen.

Eine relative Kontraindikation für NSAID herrscht im **3. Trimenon**

- aufgrund der Gefahr eines vorzeitigen Verschlusses des Ductus arteriosus Botalli und
- wegen ihrer wehenhemmenden und blutungsfördernden Eigenschaften.

Frauen mit **Kinderwunsch** sollten NSAID meiden. In Tiermodellen zeigte sich eine Behinderung der Implantation.

Gegen die topische Anwendung gängiger Schmerzgele ist aus pharmazeutischer Sicht wenig einzuwenden, da die Resorptionsrate der Wirkstoffe als ausgesprochen gering anzusehen ist. Dennoch sollte auch hier mit Bedacht dosiert werden.

Ductus arteriosus Botalli

Beim Fetus wird die Lunge nicht belüftet. Sie befindet sich im gefalteten, inaktiven Zustand. Während der Schwangerschaft erfolgt die Versorgung mit Sauerstoff über das mütterliche Blut durch die Plazenta.

Setzt nach der Geburt die Atmung ein, verschließt sich beim Neugeboren eine Verbindung zwischen der Arteria pulmonalis und der Aorta, der sogenannte Ductus arteriosus Botalli, welcher zuvor durch Prostaglandine aufrecht gehalten wurde. Der Körperkreislauf ist nun mit dem Lungenkreislauf verbunden. Ein **verfrühter Verschluss** führt zu Komplikationen wie einer **pulmonalen Hypertonie**.

Dies erklärt die NSAID-Kontraindikation im 3. Trimenon. Durch eine Blockade der Prostaglandinsynthese wäre ein vorzeitiger Verschluss des Ductus arterioisus Botalli die ungewollte Folge.

Auf der anderen Seite finden NSAID wie Ibuprofen wiederum Anwendung, um einen bei der Geburt nicht geschlossenen Ductus arteriosus Botalli zu verschließen.

Acetylsalicylsäure (ASS)

Acetylsalicylsäure zeichnet sich durch eine dosisabhängige Wirkweise aus:

- In niedrigen, „low-dose"-Gaben von 100–300 mg hemmt es die Blutgerinnung, die Thrombozytenaggregation (▸ Kap. 11.4.4).
- In höheren Dosen ab 500 mg unterdrückt es zusätzlich die Prostaglandinsynthese.

Gastrointestinale Nebenwirkungen wie Sodbrennen und Magenblutungen sind bei Acetylsalicylsäure **besonders stark** ausgeprägt.

> **Merke**
>
> **Acetylsalicylsäure und Schwangerschaft**
>
> In zahlreichen Studien wurden keine teratogenen Effekte beim Menschen beobachtet. Antipyretisch, analgetisch sowie antiphlogistisch findet Acetylsalicylsäure bis Woche 28 als **Mittel der 2. Wahl** innerhalb der NSAID Anwendung. Es steht in der Empfehlungsabfolge somit hinter Paracetamol und Ibuprofen.
> Die Hemmung der Thrombozytenaggregation führt zu einem vermehrten Blutverlust bei der Geburt und potenziell verstärkten Nachblutungen. Ebenso besteht die Gefahr einer Reduktion der Uteruskontraktilität.
> Aus diesen Gründen sind Acetylsalicylsäure sowie alle anderen NSAID **im 3. Trimenon kontraindiziert.**
> Eine blutverdünnende **Niedrig-Dosis-Therapie**, welche beispielsweise zur Präeklampsie-Prophylaxe eingesetzt wird, **ist unproblematisch** und kann über die gesamte Schwangerschaft bis kurz vor der Geburt angewandt werden.

Erwähnenswert ist zudem das **Reye-Syndrom**, eine seltene, jedoch schwerwiegende Gehirn- und Leberschädigung, welche nach Gabe von ASS ausschließlich bei Kindern auftritt und eine Mortalität von >50 % aufweist. Hintergrund ist eine Störung der Energielieferanten in den Zellen, der Mitochondrien. Fieber, Erbrechen, Krämpfe und Hirnödeme gelten als typische Symptome. Folglich sollte Acetylsalicylsäure bei Kindern unter 12 Jahren nicht angewandt werden.

> **Fachgebietstransfer**
>
> **Gendermedizin**
>
> Viele Arzneistoffe, insbesondere Schmerz-, aber auch Schlafmittel wie Zolpidem zeigen geschlechtsspezifische Wirkunterschiede. Berücksichtigt werden diese in der Praxis jedoch nur wenig. So gilt als gesichert, dass die Bioverfügbarkeit von Acetylsalicylsäure bei Frauen höher ist als bei Männern. Überraschenderweise sind Nebenwirkungen wie gastrointestinale Beschwerden jedoch beim Mann stärker ausgeprägt. Dies weist auf geschlechtsspezifische pharmakologische Unterschiede hin.

Diclofenac

Diclofenac gilt als potenter Cyclooxygenase-Inhibitor und hat sich bei leichten bis mittelstarken Schmerzen und Entzündungen des Bewegungsapparates etabliert.

Es steht in festen peroralen Arzneiformen als retardierte oder unretardierte Variante zur Verfügung. Zäpfchen, Gele und transdermale Pflaster komplettieren das Sortiment. Insbesondere Gele erfreuen sich unter anderem zur Behandlung von Sportverletzungen jeglicher Art großer Beliebtheit.

Für die Anwendung von Diclofenac in der Schwangerschaft existieren keine Daten mit Hinweisen auf ein erhöhtes Fehlbildungsrisiko. Einige Studien assoziieren die Einnahme im 2. Trimenon mit einem niedrigen Geburtsgewicht. Beachtet werden muss die potenziell tokolytische Wirkung gegen Ende der Schwangerschaft, weshalb es im 3. Trimenon kontraindiziert ist.

In der Empfehlungshierarchie für Schwangere rangiert es daher gemeinsam mit Acetylsalicylsäure hinter Ibuprofen und Paracetamol.

Ibuprofen

Ibuprofen gilt als Analgetikum mit ausgesprochen breitem Indikationsspektrum. So findet es sich in vielen Leitlinien als Mittel der ersten Wahl. Repräsentativ sei die Empfehlung bei Zahn- und Halsschmerzen genannt.

In den letzten Jahren gewann Ibuprofen zunehmend an Bedeutung. Von allen gängigen NSAID weist es das **geringste Risiko** schwerer **gastrointestinaler Nebenwirkungen** auf. Die Hemmung der Blutgerinnung ist weniger stark ausgeprägt als bei Acetylsalicylsäure.

Auch in der Schwangerschaft ist die Anwendung im 1. und 2. Trimenon sicher. Es hat nach Paracetamol eine elementar wichtige Bedeutung als Analgetikum der **2. Wahl** inne. Insbesondere wenn eine entzündungshemmende Wirkkomponente erforderlich ist, gilt es unter den NSAID als Mittel der Wahl. Dies rechtfertigt jedoch keineswegs eine unkritische Anwendung.

Einige Studien assoziieren die Einnahme von Ibuprofen im 2. Trimenon mit einem niedrigen Geburtsgewicht sowie dem Auftreten von Asthma bronchiale. Auch tokolytische Effekte sind zu beachten.

Einige perorale Ibuprofenpräparate sind mit dem Zusatz „Lysinat" gekennzeichnet. Dahinter verbirgt sich die Aminosäure Lysin, die Ibuprofen bessere Löslichkeitseigenschaften vermittelt und so eine, wenn auch geringfügig, schnellere Wirkung hervorruft.

Der Vollständigkeit halber sei an dieser Stelle auch die Darreichungsform Injektionslösung genannt. Bei einem offenen Ductus arteriosus Botalli unterstützt Ibuprofen durch seine prostaglandinhemmende Wirkung den notwendigen Verschluss.

In der Stillzeit sollte Ibuprofen aus der Gruppe der NSAID bevorzugt werden und ist ebenso wie Paracetamol Analgetikum der Wahl.

Naproxen

Naproxen weist im Vergleich zu anderen NSAID eine etwas geringere Datenlage in der Schwangerschaft auf. Es gehört deshalb nicht zu den Mitteln der Wahl und sollte erst bei ausbleibendem Therapieerfolg mit Ibuprofen und Diclofenac eingesetzt werden.

Bewährt hat es sich, neben seinem Einsatz bei Entzündungen jeglicher Art, insbesondere auch bei **Menstruationsbeschwerden**.

Erwähnenswert sind zudem sein – im Vergleich zu anderen NSAIDs – geringeres kardiovaskuläres Risiko sowie seine lange Halbwertszeit.

Nichtsaure Analgetika

Paracetamol

Unglaublich aber wahr: Bis heute ist der Wirkmechanismus eines der wichtigsten und gängigsten Schmerzmittel nicht vollständig verstanden. Bekannt ist jedoch, dass Paracetamol die Blut-Hirn-Schranke passiert und **auf ZNS-Ebene** die **Prostaglandinsynthese hemmt**. Eine lokale Cyclooxygenase-Hemmung ist nicht gegeben, weshalb es keine antiphlogistische Wirkung zeigt. Auch typische NSAID-Nebenwirkungen wie gastrointestinale Komplikationen bleiben aus.

> **Merke**
>
> Insgesamt sticht Paracetamol durch seine gute Verträglichkeit positiv hervor. In der **Schwangerschaft** gilt es **in allen Stadien** als DAS Analgetikum der **1. Wahl.**

Paracetamol zeichnet sich des Weiteren durch seine gute antipyretische Wirkung aus. Der analgetische Effekt ist denen der NSAID geringfügig unterlegen.

Immer wieder tauchen kleinere, teils widersprüchliche Studien auf, die die Unbedenklichkeit von Paracetamol anzweifeln, ohne jedoch nennenswert am Status des Analgetikums als Mittel der Wahl zu rütteln. Beispielhaft sei eine Studie aus dem Jahre 2014 genannt, die einen Zusammenhang zwischen der mütterlichen Einnahme von Paracetamol und ADHS bei Kindern herzustellen versuchte, welcher sich im Nachhinein jedoch als unbegründet erwies.

Fazit: Auch wenn Paracetamol als sicher gilt, ist eine unkritische Anwendung, wie bei allen Analgetika, zu vermeiden.

> **Praxistipp**
>
> **Lebertoxizität**
>
> Stets ein gern gesehenes Thema der medialen Berichterstattung ist die potenziell lebensgefährliche, lebertoxische Nebenwirkung des Paracetamols. Bei genauerem Hinsehen kann diese jedoch entschärft werden.
> Paracetamol wird in der Leber metabolisiert (▶Kap. 3.4). Als Abbauprodukt entsteht, neben weiteren ungiftigen Spaltprodukten, auch N-Acetylchinonimin, eine lebertoxische Substanz. Diese wird jedoch umgehend durch das ebenfalls in der Leber gespeicherte Glutathion entgiftet. Erst immens große Dosen Paracetamol von über 10 g, entsprechend 20(!) Tabletten zu 500 mg, erschöpfen die Entgiftungskapazität der Leber und führen unbehandelt zu schweren, meist tödlichen Schäden.
> Vorsicht gilt dennoch bei Patienten mit eingeschränkter Leberfunktion oder Alkoholikern, hier können bereits Dosen ab 4 g problematisch werden. Dies entspricht jedoch immer noch 8 (!) Tabletten zu 500 mg.
> Interessant: Der als Hustenschleimlöser (▶Kap. 12.4.1) bekannte Arzneistoff Acetylcystein dient im Notfall als Glutathionquelle und fungiert somit als Antidot bei einer Paracetamolvergiftung.

Metamizol

Metamizol, auch als Novaminsulfon bezeichnet, bietet eine hohe analgetische und antipyretische Wirkung. Indiziert ist das verschreibungspflichte Arzneimittel bei akuten, starken Schmerzen beispielsweise nach Verletzungen, Operationen, Koliken und Tumoren.

Wie auch bei Paracetamol ist der Wirkmechanismus nach wie vor nicht vollständig aufgeklärt. Vorteilhaft ist, dass Metamizol eine zusätzliche **spasmolytische Wirkkomponente** mit sich bringt.

Auf die Verwendung sollte während der gesamten Schwangerschaft verzichtet werden. In Ausnahmefällen sind Einzeldosen im 1. und 2. Trimenon möglich.

Cave

Berüchtigt, gefürchtet und Kern nicht enden wollender Diskussionen: Die **Agranulozytose.** Die schwerste aller Metamizol-Nebenwirkungen belastet nach wie vor den Ruf des gut wirksamen Arzneistoffs. In vielen Ländern wie den USA, Japan, Indien, Großbritannien und Australien ist es deshalb nicht mehr zugelassen. In Deutschland rangiert es hingegen regelmäßig unter den Top 3 der am meisten verordneten Arzneistoffe.
Von einer Agranulozytose betroffene Patienten leiden unter einem starken Abfall der Leukozytenzahl, verbunden mit einer Schädigung des Knochenmarks. 25 % der Fälle verlaufen tödlich.
Kontrovers diskutiert wird seit jeher die Fallzahl. Angenommen wird ein Risiko von 1,1 Fällen pro 1 Million mit Metamizol behandelten Patienten. Jedoch variieren die Studienergebnisse stark. Befürworter kritisieren die negative Reputation des gut wirksamen Analgetikums und das trotz gehobener Verordnungszahlen ausbleibende Ansteigen der Agranulozytose-Fallzahlen.

Arzneistoffampel – nichtopioide Analgetika

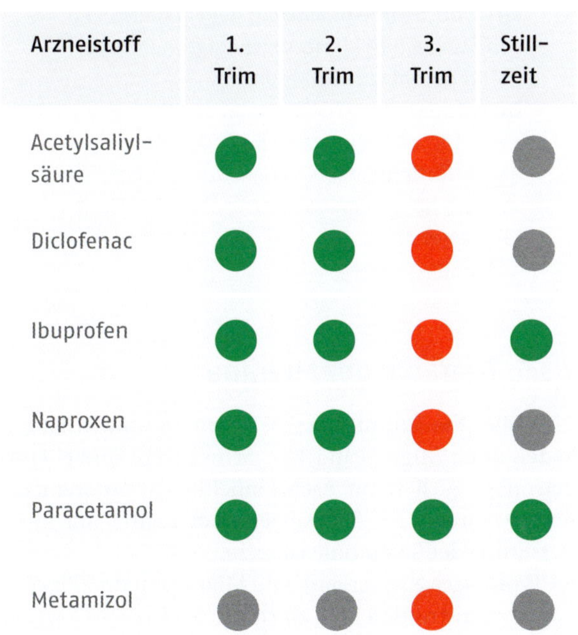

Analgetische Kombinationspräparate

Analgetikakombinationen mit **Koffein** drängen vermehrt auf den Arzneimittelmarkt. In den letzten Jahren wurden zunehmend Studien veröffentlicht, die den positiven, synergistischen Effekt der Kombination von Koffein mit Wirkstoffen wie Ibuprofen, Paracetamol und Acetylsalicylsäure zeigen konnten.

Beschrieben wird ein adjuvanter, also unterstützender Effekt, der Wirksamkeit und Wirkschnelligkeit der Einzelsubstanzen verbessern soll, bei gleichzeitig geringerer Schmerzmitteldosierung. In der **Schwangerschaft** sollten jedoch **Monopräparate bevorzugt** werden.

Die Mehrheit der schwangeren Frauen konsumiert mindestens eine Tasse Kaffee pro Tag. Autorenmeinungen bezüglich der Unbedenklichkeit gehen hier auseinander. Lange galt ein Koffeingenuss von bis zu 300 mg/Tag als akzeptabel, neue Erkenntnisse empfehlen, bei einer geplanten Schwangerschaft ganz auf Kaffee zu verzichten. 100 ml Kaffee enthalten beispielsweise 100 mg Koffein.

Auch wenn Koffein plazentagängig ist und die Atem- und Herzfrequenz des Fetus erhöhen kann, sind dauerhaft negative Folgen nicht zu erwarten. Dies soll keineswegs zu unkritischem Kaffeekonsum inspirieren, jedoch lassen sich so Unsicherheit und Sorge einer Schwangeren nach möglicherweise versehentlicher Einnahme eines analgetischen Kombinationspräparats mit Koffein entschärfen.

Da Koffein in die Muttermilch übergeht, sollten stillende Mütter ihren Konsum einschränken. Neugeborene benötigen zur Koffeinmetabolisierung mehr als drei Tage. Unruhe, Bauchschmerzen und Blähungen stellen mögliche Folgen dar.

7

Partywissen

Kaffee, ein Muntermacher mit heilenden Kräften?

Studien betonen immer wieder die schützenden Effekte des „brauen Goldes" auf das kardiovaskuläre System. Doch was steckt wirklich dahinter und ist vielleicht sogar die Zubereitungsmethode entscheidend für die therapeutische Wirkung?
Norwegische Forscher gingen der Frage nach und analysierten rückwirkend die Trinkgewohnheiten von ca. 500 000 Kaffeekonsumenten.
Resultat: Die Mortalität lag unter den Kaffeefans niedriger als bei den Verweigerern. Für Verblüffung sorgte zudem die Erkenntnis, dass das Risiko für kardiovaskuläre Todesfälle in der Gruppe der Filterkaffeetrinker geringer ausfiel als in der, die Ihren Kaffee ungefiltert genossen.
Hintergrund: Zwei Inhaltsstoffe des Kaffees erhöhen nachweislich die Cholesterolwerte – sie sind jedoch auch ein gefundenes Fressen für jeden Kaffeefilter. Darüber hinaus enthält Kaffee verschiedene Antioxidantien, die antithrombotische Effekte mit sich bringen.
Unbeantwortet blieb leider die Frage, ob der Kaffee mit Milch und Zucker getrunken wurde.

Analgetische Phytotherapeutika

Die Studienlage der Phytopharmaka in der Schwangerschaft ist als unzureichend einzuordnen. Eine Verharmlosung pflanzlicher Präparate ist demzufolge kritisch zu bewerten. Gut untersuchte chemische Wirkstoffe sind vorzuziehen.

Zusammenfassend sind schmerz- und entzündungshemmende Phytopharmaka wie **Beinwellwurzel**, **Teufelskralle**, **Kurkumin**, **Boswellia (Weihrauch)** oder **Bromelain-Enzympräparate** aus der Ananas nicht zu empfehlen.

Praxistipp

Thermotherapie und Wärmepflaster

Wärmepflaster werden häufig in der Selbstmedikation zur Therapie von Muskel-, Gelenk-, Kreuz- sowie Regelschmerzen eingesetzt. Auch bei chronischen Schmerzen stellen sie aufgrund der guten Verträglichkeit eine Behandlungsoption dar. Der Wirkmechanismus ist darauf zurückzuführen, dass sich das menschliche Gehirn – vereinfacht ausgedrückt – schwer tut, Schmerz und Wärme gleichzeitig zu verarbeiten.

Unter Thermotherapie versteht man eine gezielte, zeitlich begrenzte, lokale Temperaturerhöhung oberflächlicher und tiefer gelegener Gewebe.
Dieser Effekt lässt sich beispielsweise durch **Capsaicin**, einem Pflanzeninhaltsstoff, der in verschiedenen Paprikaarten wie Cayenne-Pfeffer oder Chili vorkommt und dem synthetischen Analogon **Nonivamid** hervorrufen. Beide Wirkstoffe erweitern Blutgefäße in der Haut und sind in Salben oder Pflastern enthalten.
Die wärmeabgebenden Pflaster ohne pharmakologische Effekte in der Haut basieren auf einer exothermen chemischen Reaktion zwischen enthaltenem Eisenpulver und Luftsauerstoff.

In der Schwangerschaft gilt:

- Capsaicin erreicht bei äußerer Anwendung über den Blutkreislauf den kindlichen Organismus und wird als Geschmacksreiz wahrgenommen. Die Geschmacksknospen bilden sich im fünften Schwangerschaftsmonat aus.
- Natürliches Capsaicin in der Dosiermenge eines Wärmepflasters ist für das Ungeborene ungefährlich und kommt dem Effekt einer scharfen Speise gleich.
- Wirkstofffreie Wärmepflaster mit Eisenpulver dürfen angewandt werden.
- Generell sollte vor Anwendung eines Wärmepflasters jedoch Rücksprache mit dem Arzt erfolgen.
- Von Nonivamid-Pflastern ist aufgrund mangelhafter Datenlage abzuraten.
- Zu beachten ist, dass die durch den Wärmereiz gesteigerte Durchblutung im Beckenbereich **wehenfördernd** wirken kann. Vorsicht ist insbesondere bei einer Anwendung über längere Zeiträume geboten.

7.3.5 Therapie der Migräne

25 % aller Frauen im Alter zwischen 18 und 50 Jahren leiden unter Migräneattacken. Schwangere sind ebenso betroffen, auch wenn nach einheitlicher Autorenmeinung während der Schwangerschaft häufig mit einer Besserung der Symptome zu rechnen ist.

Typischerweise verläuft eine Migräne in drei Phasen:

1. Vasokonstriktion im Gehirn,
2. Vasodilatation im Gehirn,
3. erhöhte Gefäßpermeabilität.

Als **Ursache** gelten **Veränderungen des serotonergen Systems** sowie inflammatorische Prozesse, welche durch Trigger wie Stress, Schlafmangel, Alkohol oder Reizüberflutung ausgelöst werden.

Die Folge sind charakteristische Symptome wie starker, pulsierender, stechender, häufig halbseitiger Kopfschmerz, Übelkeit, Erbrechen sowie Licht- und Lärmempfindlichkeit.

Migräne ist nicht mit einem negativen Schwangerschaftsverlauf oder erhöhten Fehlbildungsraten assoziiert, sie stellt jedoch ein Risiko für kardiovaskuläre Erkrankungen dar und ist deshalb auch in der Schwangerschaft therapiebedürftig.

Bei **leichten Attacken** eignen sich zur Analgesie in erster Linie **Paracetamol** und **Ibuprofen** (▸ Kap. 7.3.4).

Zur unterstützenden antiemetischen Behandlung stellt **Metoclopramid** (▸ Kap. 14.1.6) eine wirksame Therapieoption da. Zusätzlich zur Linderung von Übelkeit und Erbrechen begünstigt es durch Beschleunigung der Magenpassage die Resorption simultan eingesetzter Analgetika positiv.

Versagen die herkömmlichen Therapieoptionen, können **bei schwereren Anfällen Triptane** kurzfristig hinzugezogen werden. Als in der Schwangerschaft am besten untersucht gilt **Sumatriptan**.

Es entfaltet seine Wirkung als selektiver Agonist am Serotonin-Rezeptor 5-HT_1. Die Ursache der Schmerzentwicklung liegt in einer rapiden Vasodilatation in Hirngefäßen. Sumatriptan wirkt dem durch seine gefäßverengende, vasokonstrikitve Wirkung entgegen. Ein ungewohntes, jedoch ungefährliches Engegefühl im Brust- und Halsbereich ist möglich. Teratogene Zusammenhänge konnten nicht festgestellt werden.

Zur **Migräneprophylaxe** eignen sich insbesondere der Betablocker Metoprolol (▸ Kap. 10.4.2) und Amitriptylin (▸ Kap.7.10.2).

7.4 Das vegetative Nervensystem

Philipp Kircher

Neben dem somatischen, willentlich beeinflussbaren, Nervensystem (▸ Kap. 7.2) reguliert das **vegetative Nervensystem** die nicht willkürlich beeinflussbaren Funktionen der inneren Organe. Dies umfasst:

- das **Herz-Kreislauf-System**, insbesondere Herzleistung, Blutdruck und Gefäßdynamik,
- die **Atmung**, explizit Atemfrequenz sowie Aktivität der Bronchialmuskulatur,
- die Peristaltik, also die fortlaufende Muskeltätigkeit des **Magen-Darm-Trakts,**
- den durch Dauerkontraktionen ausgelösten Spannungszustand (Tonus) der glatten Muskulatur z. B. von **Uterus** oder **Harnblase** und
- die Sekretion von **Schweiß-**, **Speichel-** sowie **Magen-Darmdrüsen.**

Das vegetative Nervensystem agiert in Form zweier Teilsysteme: **Sympathikus** und **Parasympathikus**.

7.4.1 Sympathikus und Parasympathikus

Der Neandertaler aus der nordspanischen „El Sidrón"-Höhle (▸ Kap. 1.1.1) litt nicht nur unter Zahnschmerzen, vermutlich musste er sich in aller Regelmäßigkeit gegen Angreifer wie Säbelzahntiger und Co. zur Wehr setzen oder die Flucht ergreifen – „fight or flight". Ein Unterfangen, welches ohne ein funktionierendes sympathisches Nervensystem unmöglich gewesen wäre.

Vereinfacht ausgedrückt führt eine Aktivierung des **Sympathikus** zu einer **Leistungssteigerung**. Herz, Kreislauf und Atmung werden aktiviert.

Die Erregung des **Parasympathikus** als Gegenspieler leitet eine **regenerative Phase** ein, in der die Erholung in den Vordergrund rückt. Herzleistung und Atmung werden gedrosselt und die Verdauung mit dem Ziel, die Energiereserven des Körpers wieder aufzufüllen, läuft verstärkt ab.

Für die **Erregungsübertragung** ausgehend vom Gehirn entlang der Nervenbahnen bis hin zu den Organen sind Botenstoffe, die **Neurotransmitter,** verantwortlich. Sie stellen die Kommunikation zwischen Neuronen, den Nervenzellen, sicher.

Sympathische Effekte werden durch den Botenstoff **Noradrenalin** vermittelt, parasympathische Effekte durch **Acetylcholin** (○ Abb. 7.6).

Noradrenalin dockt an adrenerge α- oder **β-Rezeptoren** an, während Acetylcholin seine Wirkung über muskarine **M-Rezeptoren** entfaltet.

□ Tab. 7.5 skizziert die Effekte einer Aktivierung des vegetativen Nervensystems.

Yin und Yang, Sympathikus und Parasympathikus

Yin und Yang entstammen der chinesischen Philosophie. Sie symbolisieren einander entgegengesetzte und dennoch eng miteinander verknüpfte Kräfte oder Prinzipien, welche sich nicht bekämpfen, sondern ergänzen. Das weiße Yang steht für hell, hart, heiß, aktiv und männlich. Sein Gegenüber, das schwarze Yin, repräsentiert die Eigenschaften dunkel, weich, kalt, ruhig und weiblich.
Nur wenn Himmel und Erde, Tag und Nacht, Aktivitäts- und Ruhephasen im Einklang stehen, können nach der chinesischen Philosophie Yin und Yang im Gleichgewicht sein und die Lebensenergie Qi frei fließen.
Auch Sympathikus und Parasympathikus üben in der Regel eine entgegengesetzte Wirkung auf die Organe aus. Doch auch hier gilt: Erst das **wohlkoordinierte Zusammenspiel und Gleichgewicht der beiden Gegenspieler** ermöglicht einen funktions- und lebensfähigen Organismus.

7

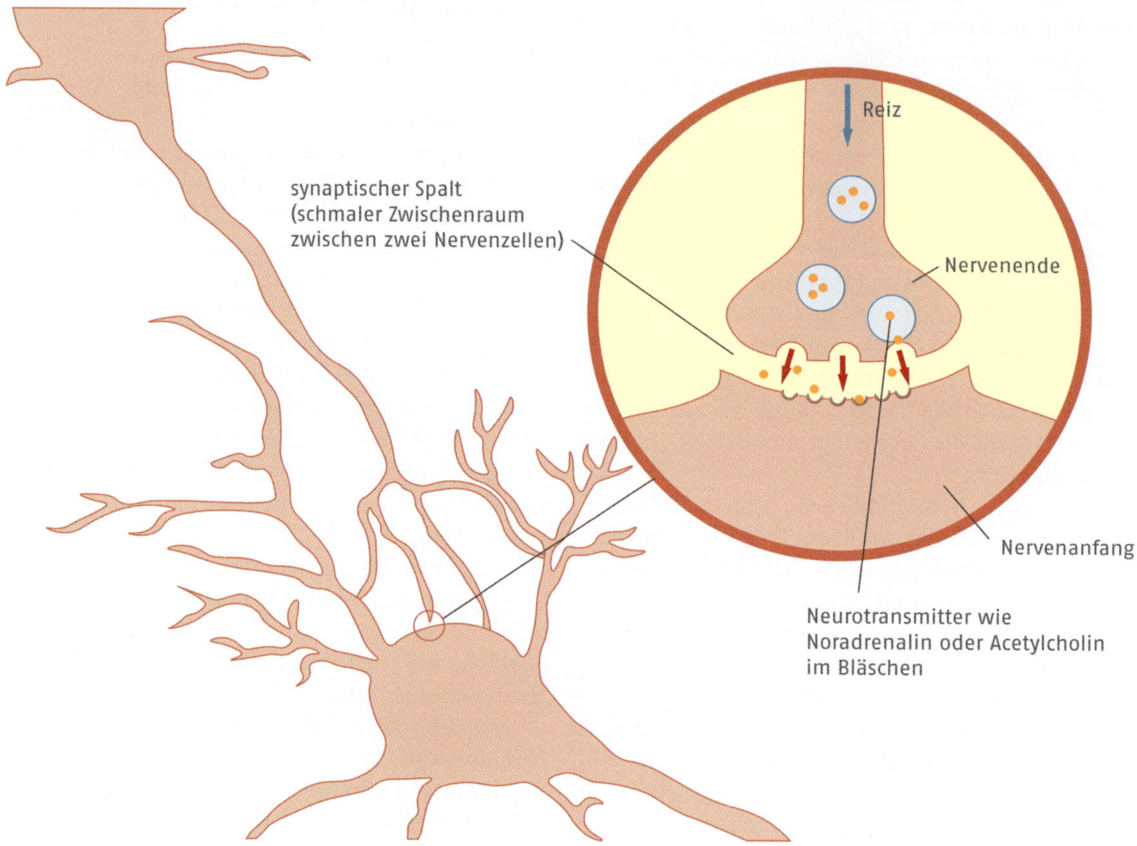

Abb. 7.6 Erregungsübertragung an der Synapse

Definition

Vasokonstriktion Gefäßverengung durch Kontraktion der glatten Muskulatur der Blutgefäße
Vasodilatation Gefäßerweiterung durch Erschlaffung der glatten Muskulatur der Blutgefäße
Tonus Spannungszustand der Muskulatur durch dauerhafte (glatte Muskulatur) oder abwechselnde (Skelettmuskulatur) Kontraktionen
Atonie Fehlender Tonus

7.5 Sympathikus beeinflussende Arzneimittel

Philipp Kircher

Die Vielseitigkeit des vegetativen Nervensystems prädestiniert es als potenziellen Angriffspunkt für Arzneimittel. Organfunktionen lassen sich dadurch gezielt beeinflussen.

Am Sympathikus angreifende Arzneimittel finden insbesondere in der **Therapie kardiovaskulärer Erkrankungen,** bei der **Behandlung von Beschwerden der Atemwege** sowie zur **Tokolyse** Anwendung.

Beispielhaft seien genannt:

- Ein Blutdrucksenker aus der Gruppe der β-Sympatholytika entlastet das Herz durch eine dämpfende Wirkung auf dessen Aktivität.
- Asthmamedikamente der β_2-Sympathomimetika-Klasse erweitern die Atemwege und der Patient bekommt besser Luft.

Definition

Mimetika binden an den gleichen Rezeptor wie körpereigene Stoffe und ahmen deren Effekte nach.
Lytika besetzen Rezeptoren und verhindern die Anbindung endogener Stoffe, wodurch deren Wirkung unterdrückt wird.

■ Tab. 7.5 Sympathische und parasympathische Effekte an vegetativen Organen und deren Rezeptoren

Organ	Sympathikus-Aktivierung, Rezeptor	Parasympathikus-Aktivierung
Herz		
Frequenz	Erhöhung, β_1	Abnahme
Schlagkraft	Erhöhung, β_1	Abnahme
Atemwege		
Bronchialmuskulatur	Dilatation, β_2	Kontraktion
Magen-Darm-Trakt		
Peristaltik	Abnahme, α_2, β_2	Zunahme
Drüsen		
Speichel, Verdauung	Abnahme, α_1, β_1	Zunahme
Uterus		
Aktivität	Erschlaffung, β_2; Kontraktion, α_1	–
Blutgefäße		
Herz	Vasokonstriktion, α_1; Vasodilatation, β_2	–
Skelettmuskel	Vasokonstriktion, α_1; Vasodilatation, β_2	–
Haut, Schleimhaut	Vasokonstriktion, α_1	–
Gehirn	Vasokonstriktion, α_1	–
Stoffwechsel		
Leber	Glykogenolyse, Gluconeogenese, β_2	–
Fettzellen	Lipolyse, β_2	–
Skelettmuskel	Glykogenolyse, β_2	–
Harnblase		
Sphinkter	Kontraktion, α_1	Erschlaffung
Muskulatur	–	Kontraktion
Auge		
Pupille	Erweiterung (Mydriasis), α_1	Zusammenziehen (Miosis)

7

7.5.1 Sympathomimetika

Arzneistoffe, die eine Erregung des Sympathikus nachahmen, werden als **Sympathomimetika** bezeichnet.

Anhand ihres Wirkmechanismus lassen sich unterscheiden:

- **Direkte Sympathomimetika**, die analog zu Noradrenalin und Adrenalin adrenerge Rezeptoren aktivieren. Abhängig von ihrer Selektivität zu den Rezeptortypen werden sie in α- oder β-Sympathomimetika untergliedert.
- **Indirekte Sympathomimetika**, welche die Wiederaufnahme von Noradrenalin aus dem synaptischen Spalt unterdrücken und so dessen Wirkdauer verlängern.

Direkte Sympathomimetika

α-Sympathomimetika aktivieren in erster Linie α-Rezeptoren der Blutgefäße und vermitteln so **vasokonstriktive** Effekte. Ihr Einsatz ist lokal sowie systemisch möglich.

Als typische, in Form von Nasensprays **lokal** eingesetzte Vertreter der α_1-Sympathomimetika gelten **Oxymetazolin** und **Xylometazolin**. Sie bewirken durch ihre gefäßverengenden und damit schleimhautabschwellenden Effekte eine Linderung nasaler Erkältungsbeschwerden. Rhinitis und Sinusitis, also Entzündungen der Nasenschleimhaut oder Nasennebenhöhlen, lassen sich dadurch effektiv therapieren.

Merke

Das Nasenspray: Fakten und Mythen

Abhängigkeit

- Eine Anwendungsdauer von mehr als 7 Tagen sollte vermieden werden, da dies zu Gewöhnungseffekten und Schleimhautschäden führen kann.

In der **Schwangerschaft**

- Der Einsatz von lokalen α_1-Sympathomimetika in der Schwangerschaft ist möglich, sollte jedoch nur in niedriger Konzentration erfolgen.

Bei **Säuglingen**

- Auch für Säuglinge gilt: Die Anwendung lokaler α_1-Sympathomimetika ist eine Therapieoption, sollte jedoch ausschließlich in geringer Konzentration erfolgen.
- Tropfpräparate sind Sprays vorzuziehen, da bei Letzteren erhöhte Mengen des Wirkstoffs absorbiert werden und folglich ungewollte systemische Effekte wie Herzrasen auftreten können.

Phenylephrin findet in einigen Erkältungspräparaten Anwendung zur Schleimhautabschwellung, meist in Kombination mit schmerz- und fiebersenkenden Mitteln wie Paracetamol. Über die Schleimhautabschwellung hinausgehende systemische Effekte, wie eine Herz-Kreislauf-Stimulation, vermitteln eine vorübergehende Linderung erkältungsbedingter Schwächesymptome. Sie sind aus therapeutischer Sicht jedoch kritisch in Frage zu stellen. Dies gilt insbesondere für Schwangerschaft und Stillzeit.

Noradrenalin und **Adrenalin** stimulieren sowohl α- als auch β-adrenerge Rezeptoren. Sie eignen sich folglich durch eine systemische, **ausgeprägte vasokonstriktive Wirkung** zur Blutdrucksteigerung in Notfallsituationen.

Noradrenalin ist bei Schock mit Verlust des Gefäßtonus indiziert. Adrenalin wird bei kardiopulmonaler Reanimation, ausgeprägten anaphylaktischen Reaktionen sowie zur Gefäßverengung bei chirurgischen Eingriffen und als vasokonstriktorischer Zusatz zur Lokalanästhesie verwendet (▸ Kap. 7.7.2).

Cave

Notfalltherapie bei Wespenstich und Nussallergie

Eine weitere bedeutsame Rolle kommt Adrenalin in der Therapie des **anaphylaktischen Schocks**, der schwersten Ausprägung einer allergischen Reaktion, zu. Die Symptome sind hierbei nicht etwa wie bei Heuschnupfen lokal begrenzt, sondern betreffen den gesamten Organismus, insbesondere das respiratorische und das Herz-Kreislauf-System. Eine Sauerstoffunterversorgung sowie eine Fehlverteilung des Blutes bis zum Herzversagen stellen mögliche lebensbedrohliche Folgen dar. Adrenalin aktiviert α- und β-Rezeptoren, die die Herzfrequenz erhöhen, sowie durch eine Gefäßverengung der Durchblutungsstörung entgegenwirken. Im Notfall wird der Wirkstoff mithilfe einer intramuskulären Pen-Gabe appliziert. Die Anwendung in Schwangerschaft und Stillzeit erwies sich als sicher.

Cave

Noradrenalin und Bradykardie

Erstaunlicherweise wird nach Gabe von Noradrenalin häufig eine Bradykardie, also ein verlangsamter Herzschlag, festgestellt. Dieser zunächst überraschende Befund lässt sich dadurch erklären, dass die durch Noradrenalin ausgelöste Blutdruckerhöhung reflektorisch über Druckrezeptoren in den Gefäßen eine parasympathische Gegenregulation nach sich zieht.
Wird dieser Mechanismus wiederum durch Gabe eines Parasympatholytikums ausgeschaltet, steigen Herzfrequenz und Herzzeitvolumen wie erwartet wieder an.

Etilefrin, ein synthetisches Noradrenalinderivat, erhöht ebenfalls den Widerstand der peripheren Gefäße. Es kann bei Hypotonie, Kreislaufstörungen sowie Schwindel in der Schwangerschaft eingesetzt werden.

β-Sympathomimetika aktivieren β-Rezeptoren. Die pharmakologische Wirkung kann je nach Rezeptorsubtyp stark variieren (◘ Tab. 7.5).

Typische Indikationsfelder sind Asthma bronchiale (▸ Kap. 12.1) sowie die Tokolyse (▸ Kap. 9.2).

Indirekte Sympathomimetika

Eine Hemmung der Wiederaufnahme von Noradrenalin aus dem synaptischen Spalt führt zu einer erhöhten Konzentration des Botenstoffs an den Rezeptoren.

Pseudoephedrin und **Ephedrin** als Vertreter dieser Klasse werden analog Phenylephrin in Erkältungspräparaten zur Schleimhautabschwellung angewandt.

Amphetamine wie Methylphenidat werden vor allem zur Therapie von Aufmerksamkeits-Defizit-Hyperaktivitäts-Störungen (ADHS) bei Kindern und Jugendlichen sowie bei exzessiver Tagesschläfrigkeit, der Narkolepsie, eingesetzt.

ADHS gehört zur Gruppe der Verhaltens- und emotionalen Störungen mit Beginn in der Kindheit und Jugend. Symptome sind Konzentrationsschwäche, Impulsivität und starke körperliche Unruhe, die Hyperaktivität.

Partywissen

LSD – Licht am Ende des Tunnels?

Neben Amphetaminen werden auch Psychedelika, also halluzinogen wirkende Substanzen wie Lysergsäurediethylamid (LSD), die in höheren Dosen einen Rauschzustand auslösen können, als Drogen missbraucht. Sie kämpfen seit Jahrzenten mit einem desaströsen Ruf. Zu Recht, wie man meinen mag. In den letzten Jahren scheint sich das Blatt langsam zu wenden, denn klinische Studien bringen vermehrt heilsame Wirkungen von psychedelisch wirkenden Stoffen ans Tageslicht. LSD bindet mit hoher Affinität an Serotonin-Rezeptoren, wodurch auch die psychedelische Wirkung vermittelt wird. Wird die Substanz an mehreren aufeinanderfolgenden Tagen konsumiert, entwickelt der Anwender, analog anderen Drogen, eine Toleranz gegenüber der Wirkung. Dies ist auf eine Verringerung der Rezeptordichte und die damit verbundene Reduktion der Signalwirkung zurückzuführen. Interessant: Psychedelika verändern die Konnektivität des Gehirns, also den Mechanismus, nach dem bestimmte Gehirnregionen miteinander kommunizieren. Besteht hier ein potenzieller therapeutischer Angriffspunkt, indem der Patient eine verbesserte Bindung zu seinen Emotionen erhält?

Ein „typisches" psychedelisches Erlebnis beinhaltet optische Halluzinationen, bei geschlossenen und offenen Augen, intensive Farbwahrnehmungen und erhöhte Geräuschempfindlichkeit.

Erste, vielversprechende therapeutische Ergebnisse konnten in Studien zur **Behandlung von Alkoholismus** und **schweren Depressionen** erzielt werden, der Rest ist (noch) Zukunftsmusik.

Trotz alledem darf die Substanz keineswegs verherrlicht werden und stellt auch in Zukunft, wenn überhaupt, allenfalls eine Therapieoption in Ausnahmefällen dar.

7.5.2 Zentral angreifende α-Sympathomimetika

Die **zentral angreifenden α-Sympathomimetika** werden auch als Antisympathotonika bezeichnet. Sie **verringern die Sympathikusaktivität durch Erregung von α_2-Rezeptoren**. In der Therapie der Schwangerschaftshypertonie von großer Relevanz ist **α-Methyldopa** (▸ Kap. 10.4.1).

7.5.3 Sympatholytika

Arzneistoffe, die eine Erregung des Sympathikus hemmen, werden als **Sympatholytika** bezeichnet. Zum Teil findet man auch den Begriff des „Blockers", z. B.: Blutdrucksenkende Betablocker.

α- und β-Sympatholytika wirken unter anderem **blutdrucksenkend** (▸ Kap. 10).

7.6 Parasympathikus beeinflussende Arzneimittel

Elisabeth Remplik

Der Parasympathikus als Gegenspieler des Sympathikus vermittelt Ruhe- und Erholungsphasen.

Effekte am Erfolgsorgan werden durch den Botenstoff **Acetylcholin** nach Bindung an **Muskarinrezeptoren**, kurz M-Rezeptoren, ausgelöst. Parasympathische Effekte werden deshalb als cholinerg bezeichnet. Auch die Arzneistoffgruppen der Cholinergika und Anticholinergika leiten sich hiervon ab. Gebräuchlich sind des Weiteren die Begriffe Parasympathomimetika und Parasympatholytika.

Parasympathomimetika, also Arzneistoffe, die den Parasympathikus aktivieren, werden unter anderem zur Behandlung des Glaukoms (Grünen Star), einer Augenerkrankung, sowie der Alzheimerdemenz und fehlender

Blasen- und Darmtätigkeit, z. B. nach einem operativen Eingriff, eingesetzt.

Eine Parasympathikushemmung kann durch **Parasympatholytika** herbeigeführt werden. So lassen sich beispielsweise die verengte Bronchialmuskulatur erweitern oder Magen-Darm-Spasmen lösen.

7.6.1 Parasympathomimetika

Zwei Mechanismen lassen sich zur medikamentösen Erregung des Parasympathikus nutzen:

- Die direkte Aktivierung der Muskarinrezeptoren durch Rezeptoragonisten, auch **direkte Parasympathomimetika** genannt. Präparate zur Behandlung des Glaukoms oder bei postoperativer Blasen- und Darmatonie werden jedoch nur noch selten eingesetzt.
- Die Hemmung des Enzyms Acetylcholinesterase, welches für den Abbau von Acetylcholin verantwortlich ist, mit Acetylcholinesterasehemmern. Sie werden auch als **indirekte Parasympathomimetika** bezeichnet.

Indirekte Parasympathomimetika

Neostigmin wird zur Aufhebung der Wirkung von Muskelrelaxanzien (▸ Kap. 7.8) und bei Myasthenia gravis eingesetzt. Eine Therapie der Myasthenia gravis kann auch in der Schwangerschaft durchgeführt werden, wobei jedoch **Pyridostigmin** als zu präferierender Wirkstoff gilt.

Therapieversuche einer Alzheimerdemenz werden mit **Rivastigmin, Galantamin** und **Donepezil** unternommen.

Fachgebietstransfer

Neurologische Erkrankungen

Hinter **Myasthenia gravis** verbirgt sich eine Autoimmunerkrankung, bei der das Immunsystem Antikörper gegen Acetylcholinrezeptoren bildet. Ein Untergang der Rezeptoren sowie eine belastungsabhängige Muskelschwäche sind die Folgen.

Die **Alzheimerdemenz** ist gekennzeichnet durch eine Abnahme der Hirnleistung, wodurch auch das Sozialverhalten massiv beeinträchtigt wird. Durch Veränderungen im Gehirn kommt es zu einer Zerstörung cholinerger Nervenzellen.

Acetylcholinesterasehemmer sind in der Lage, die cholinerge Erregungsübertragung zu verbessern und dadurch Krankheitssymptome zu lindern. Die medikamentöse Therapie der Demenz ist jedoch begrenzt. Beim Auftreten erster Symptome ist bereits ein großer Teil der Nervenzellen irreversibel zerstört.

7.6.2 Parasympatholytika

Arzneistoffe, die parasympathische Effekte aufheben, werden als **Parasympatholytika** bezeichnet. Da sie durch einen kompetitiven Antagonismus am Muskarinrezeptor die Acetylcholinwirkung unterbinden, nennt man sie auch **Anticholinergika** oder **Muskarinrezptor-Antagonisten.**

Atropin, ein Pflanzeninhaltsstoff der Tollkirsche, gilt als bekanntester Vertreter (**o** Abb. 7.7).

Partywissen

Atropa belladonna

Da die Verwechselungsgefahr zwischen der Tollkirsche und essbaren Beeren hoch ist, kommt es nicht selten zu schweren Vergiftungen, die sich in Gesichtsrötung, trockenen Schleimhäuten, erhöhter Pulsfrequenz, stark erweiterten Pupillen, Hyperthermie und Halluzinationen äußern. Für Kinder kann bereits der Konsum von wenigen Beeren fatale Folgen nach sich ziehen, was sich in Form von Bewusstlosigkeit, Krampfanfällen und zentraler Atemlähmung äußert.

Der lateinische Name Atropa belladonna leitet sich von der griechischen Göttin Atropa ab. Der Zusatz „belladonna", was so viel bedeutet wie „schöne Frau", soll daher rühren, dass die pupillenerweiternde Wirkung des Atropins von Frauen im alten Rom genutzt wurde, um ein anmutigeres Erscheinungsbild zu bieten. Ob dies stets zielführend war, bleibt jedoch zu bezweifeln: Die Weitstellung der Pupillen wirkt sich negativ auf das Sehvermögen aus und beeinträchtigt somit das Urteilsvermögen bei der Partnerwahl.

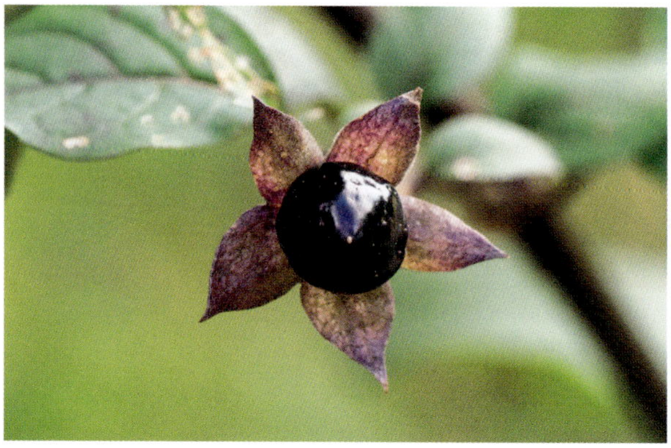

o Abb. 7.7 Reife Tollkirsche

Fachgebietstransfer

Atropa belladonna und die Homöopathie

In homöopathischen Zubereitungen (▸Kap. 19.1) findet Atropa belladonna Anwendung bei Erkrankungen, deren Symptome einer Vergiftung mit der Tollkirsche ähneln. Hierzu gehören:

- erwärmte, gerötete Haut,
- starrende glänzende Augen, teilweise mit erweiterten Pupillen,
- Erregungszustände, unruhiger Schlaf,
- Mundtrockenheit sowie
- Fieber.

Anwendungsgebiete der Parasympatholytika

Als Indikationen der Parasympatholytika kommen in Frage:

- Spasmen der glatten Muskulatur:
  - der weiblichen Genitalien,
  - der Harnwege,
  - des Magen-Darm-Trakt und der Gallengänge,
- Asthma bronchiale und COPD (▸Kap. 12),
- bradykarde Herzrhythmusstörungen und
- Untersuchung des Augenhintergrunds.

Ausgewählte Parasympatholytika

Atropin wird als Notfallpräparat i.v. bei bradykarden Herzrhythmusstörungen eingesetzt. In der Augenheilkunde nutzt man es als Mydriatikum zur Vorbereitung von Augenuntersuchungen. Die Pupillenerweiterung ermöglicht eine leichtere Begutachtung des Augenhintergrunds.

Atropin ist plazentagängig. Eine Anwendung in der Schwangerschaft kann sowohl bei der Mutter als auch beim Fetus tachykarde, herzfrequenzsteigernde Symptome auslösen.

Butylscopolamin, eine halbsynthetisch gewonnene Substanz aus dem Pflanzeninhaltsstoff Scopolamin (aus der Engelstrompete), wird zur Behandlung von Spasmen **der glatten Muskulatur** im Magen-Darm-Bereich, der Harn- und Gallenwege und der weiblichen Geschlechtsorgane eingesetzt. Da Spasmen, beispielsweise bei der Menstruation, oft mit starken Schmerzen einhergehen, wird Butylscopolamin auch in Kombination mit Paracetamol angeboten. Eine eigenständige analgetische Wirkung weist es jedoch nicht auf.

Eine Passage der Blut-Hirn-Schranke ist aufgrund der chemischen Struktur des Butylscopolamins nicht möglich, weshalb es keine zentralen Effekte zeigt.

Bei strenger Indikationsstellung gilt es als **Spasmolytikum der Wahl in der Schwangerschaft und während der Geburt.**

In der Stillzeit ist ein Übergang in die Muttermilch möglich. Intravenöse Einzelgaben, eine perorale oder rektale Therapie erscheinen für den gestillten Säugling jedoch verträglich.

Nicht angewandt werden darf es bei Harnverhalt sowie kardialen Vorerkrankungen. Die tachykarde Wirkung von β-Sympathomimetika (▸Kap. 7.5.1) wie Fenoterol kann verstärkt werden.

Arzneistoff	1. Trim	2. Trim	3. Trim	Stillzeit
Butylscopolamin	●	●	●	●

Nebenwirkungen der Parasympatholytika

Durch die Funktionsreduktion der Speichel- und Schleimdrüsen (▫Tab. 7.5) tritt bei der Therapie mit Parasympatholytika häufig eine **Mundtrockenheit** auf, welche nicht risikobehaftet ist. Oftmals kommt es zu einer **Steigerung der Herzfrequenz und Schwindel**, gelegentlich auch zu Übelkeit.

7.7 Anästhetika

Elisabeth Remplik

Im Altertum und Mittelalter bargen operative Eingriffe für den Patienten ein hohes gesundheitliches Risiko. Nicht zuletzt stärkste Schmerzen und die daraus resultierenden reflexartigen Abwehrreaktionen des Behandelten limitierten die Eingriffsmöglichkeiten. Aus diesem Grund begab man sich schon früh auf die Suche nach Methoden, um Operationen für Patienten und Chirurgen erträglicher und somit auch risikoärmer zu gestalten.

Definition

Anästhetika bewirken eine reversible Verminderung oder Ausschaltung der Schmerzempfindung und dienen unter anderem der Narkose bei operativen Eingriffen. Sie umfassen verschiedene Substanzen, wie Narkotika und Lokalanästhetika, mit unterschiedlichen Wirkungsspektren und -mechanismen.

7

7.7.1 Narkotika

Die Klasse der Narkotika bezeichnet Substanzen, die **reversible lähmende Wirkungen** auf das zentrale Nervensystem ausüben:

- Ausschaltung der Schmerzempfindung, die **Analgesie**,
- Ausschaltung des Bewusstseins, die **Hypnose**,
- Hemmung der Abwehrreflexe, die **Areflexie**,
- Herabsetzen des Muskeltonus, die **Muskelrelaxation** und
- Ausschaltung der Erinnerung, die **Amnesie.**

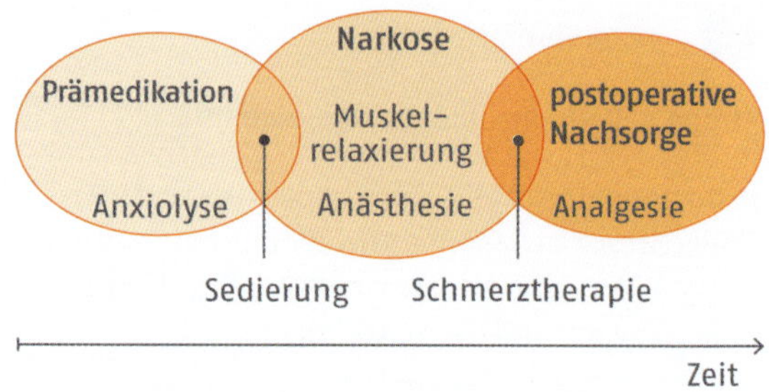

Abb. 7.8 Anästhesiologisches Gesamtkonzept einer Narkose

Die Ansprüche an ein ideales Narkotikum sind vielfältig. Es sollte gute analgetische und narkotische Effekte aufweisen, ohne dabei unnötig das Herz-Kreislauf-System zu beeinträchtigen. Des Weiteren sind eine große therapeutische Breite (▸Kap. 3.6.3) sowie eine gute Steuerbarkeit durch rasches An- und Abfluten bei inhalativen Gasen oder kurze Halbwertszeiten der Injektionsnarkotika wünschenswert.

Keines der ursprünglich zur Verfügung stehenden Narkosemittel war in der Lage, alle Anforderungen an ein ideales Narkotikum zu erfüllen.

Im 19. Jahrhundert wurden insbesondere Inhalativa wie Ether oder Chloroform eingesetzt. Um ausreichende narkotische Effekte zu erreichen, waren jedoch hohe Dosierungen nötig, behaftet mit erheblichen Nebenwirkungen auf Stoffwechsel, Leberfunktion und das Herz-Kreislaufsystem.

Heute werden **Kombinationsnarkosen** mit verschiedenen Arzneistoffen wie Injektions- oder Inhalationsnarkotika, Muskelrelaxanzien (▸Kap. 7.8) und Opioidnarkotika durchgeführt. Das Narkoserisiko ist durch die synergistischen Wirkungen seither deutlich geringer ausgeprägt und die Verträglichkeit erheblich verbessert.

Das anästhesiologische Gesamtkonzept gliedert sich in drei Teile (Abb. 7.8):

- Prämedikation,
- Narkose und
- postoperative Nachsorge.

Prämedikation

Zur Vorbereitung des Patienten auf einen bevorstehenden operativen Eingriff werden zur Stressminimierung prämedikative Arzneimittel angewandt. Zum Einsatz kommen Benzodiazepine (▸Kap. 7.9.2), vor allem das kurzwirksame **Midazolam**, um psychische Erregung und Angst zu lösen. Opioide (▸Kap. 7.3.3) dienen der Analgesie und Sedierung. Antihistaminika (▸Kap. 7.9.2, ▸Kap. 13.2, ▸Kap. 14.1) senken Brechreiz und Schockgefahr.

Injektionsnarkotika

Injektionsnarkotika dienen in erster Linie der Narkoseeinleitung. Vorteilhaft ist der schnelle Wirkungseintritt, bei dem der Patient innerhalb von Sekunden das Bewusstsein verliert. Nachteilig ist die schlechte Steuerbarkeit, da nach intravenöser Gabe auf die Wirkung kein Einfluss mehr genommen werden kann.

Propofol

Propofol dient insbesondere bei **Kurzzeitnarkosen** oder im intensivmedizinischen Bereich zur Sedierung beatmeter Patienten. Es weist keine analgetische Wirkkomponente auf. Typische Nebenwirkungen sind Blutdruckabfall, Bradykardie und Atemdepression. Bei einer kurzzeitigen Anwendung gilt Propofol als **Mittel der Wahl** bei Narkosen in der Schwangerschaft, zur Sectio und in der Stillzeit.

Partywissen

Michaels Milch

Michael Jackson bettelte regelmäßig um seine „Milch". Missbräuchlich ließ sich der „King of Pop" zum Einschlafen Propofol injizieren. Da der Wirkstoff ausschließlich in Fett löslich ist, wird er als Emulsion eingesetzt (▸Kap. 2.2). Jackson bezeichnete dieses Gemisch aufgrund der weißen Farbe als seine „Milch". Letztendlich kostete ihn der Arzneimittelmissbrauch das Leben.

Thiopental

Auch **Thiopental** wird aufgrund des raschen Wirkeintrittes zur **Narkoseeinleitung** genutzt. Wie Propofol bringt es keine analgetische Wirkung. Thiopental gilt neben Propofol als **Mittel der Wahl** bei Narkosen in der Schwangerschaft, zur Sectio und in der Stillzeit.

Ketamin

Ketamin zeigt im Gegensatz zu Propofol und Thiopental eine gute analgetische Wirkung. Zusätzlich sind die kreislaufaktivierenden Effekte des Wirkstoffes positiv hervorzuheben. Nachteilig ist das Auftreten von Albträumen in der Aufwachphase. Ketamin ist aufgrund seiner wehenauslösenden Eigenschaften und der blutdrucksteigernden Wirkung **in der Schwangerschaft nicht geeignet**.

Inhalationsnarkotika

Inhalationsnarkotika zeichnen sich durch eine gute Steuerbarkeit der Narkose aus. Die Wirkstoffe fluten schnell an und ab. Nach Beendigung der Zufuhr des Narkotikums erwacht der Patient rasch wieder aus der Betäubung.

Sie dienen in erster Linie der **Narkoseaufrechterhaltung** nach erfolgter Einleitung durch ein Injektionsnarkotikum. Während des Anflutens werden konzentrationsabhängig mehrere Narkosestadien durchlaufen:

- **Analgesiestadium:** Die Schmerzempfindung ist herabgesetzt und das Bewusstsein getrübt.
- **Exzitationsstadium:** Unregelmäßige Atmung, erhöhte Reflexe und Herzfrequenz kennzeichnen dieses Stadium, weshalb es möglichst rasch durchlaufen werden sollte.
- **Toleranzstadium:** Groß-, Mittelhirn und Rückenmark sind ausgeschaltet, der Tonus der quergestreiften Muskulatur herabgesetzt und Reflexe abgeschwächt bis erloschen. In diesem Stadium findet der eigentliche Eingriff statt.
- **Asphyxiestadium:** Der Kreislauf bricht zusammen und die Atmung setzt aus. Ohne das Ergreifen von Gegenmaßnahmen tritt binnen Minuten der Tod des Patienten ein. Dieses Stadium sollte demzufolge strikt vermieden werden.

Beim Erwachen durchläuft der Patient die einzelnen Stadien in umgekehrter Reihenfolge.

Als gängigste Inhalationsnarkotika gelten auch in Schwangerschaft und Geburtshilfe **Desfluran, Isofluran** und **Sevofluran.** Bisweilen wird auch **Lachgas** eingesetzt.

Zu beachten ist die **relaxierende Wirkung auf die Uterusmuskulatur**, die in höherer Konzentration bei Sectioentbindungen zu einer Atonie der Gebärmutter und deshalb zu höheren Blutverlusten führen kann.

Bei Inhalationsnarkotika, die umgehend wieder abfluten, normalisiert sich der Uterustonus nach Beendigung der Operation. Atemdepressive Effekte beim Neugeborenen sind jedoch nicht auszuschließen.

Lachgas gilt als eines der ältesten Narkosemittel überhaupt. Sein Ursprung geht auf das Jahr 1844 zurück, wo es auf Jahrmärkten zur Zahnextraktion eingesetzt wurde. Damals ein öffentliches Ereignis zur Belustigung der Bevölkerung, da die Inhalation Euphorie und Schluckauf nach sich zieht, was dem Wirkstoff auch seinen Namen verlieh.

In der Geburtshilfe erfährt es aktuell eine kleine Renaissance und wird wieder vermehrt angewandt.

Der Wirkmechanismus beruht auf einer Hemmung des exzitatorischen, aktivierenden Neurotransmitters Glutamat, welcher sich nicht nur für die Übertragung von Schmerz, sondern auch für Merk- und Lernprozesse verantwortlich zeigt.

Eingesetzt wird es in der Geburtshilfe ausschließlich als 50:50 Gemisch mit Sauerstoff. Vorteilhaft sind die kontrollierte, selbstständige Dosierung durch die Patientin über die Atmungsfrequenz und -tiefe, die schnelle, jedoch kurze Wirkung sowie das Nichtbeeinflussen der Uteruskontraktion.

Interessant: Auch Alkohol bindet am Glutamat-Rezeptor und beschleunigt so bei Konsum größerer Mengen den Verlust des Erinnerungsvermögens.

7.7.2 Lokalanästhetika

Nicht bei allen operativen und diagnostischen Eingriffen ist eine Vollnarkose vonnöten. In einigen Fällen existiert mit der Lokalanästhesie eine sinnvolle Alternative, um Belastung und Risiken für die Patienten gering zu halten.

> **Definition**
>
> **Lokalanästhetika** betäuben lokal und zeitlich begrenzt das Schmerzempfinden. Sie heben reversibel und örtlich das Leitungsvermögen der sensiblen Nervenfasern auf, ohne dabei das Bewusstsein auszuschalten.

Der Wirkungsmechanismus der Lokalanästhetika beruht auf der reversiblen Blockade spannungsabhängiger Natriumionenkanäle (▸Kap. 4) an den freien Nervenendigungen der sensiblen Nervenfasern. Die Erregung wird in der Folge nicht mehr weitergeleitet und die Information „Schmerz" sowie weitere Impulse wie Berührungs- oder Temperaturreize gelangen nicht zum Gehirn.

Die Wirkung wird durch drei Faktoren beeinflusst:

- Art und Durchmesser der Nervenfaser (○ Abb. 7.9): Je dicker die Nervenfaser ausgebildet ist, desto unempfindlicher reagiert sie.
- Dosierung: Erst bei höherer Dosierung wird neben der Schmerzempfindung auch die Übertragung von Druck und Motorik beeinträchtigt.
- pH-Wert des behandelten Gewebes: Eine Anwendung in entzündetem, leicht saurem Gewebe führt zu einer Wirkminderung.

> **Partywissen**
>
> **„Cocain! All around my brain"**
>
> So lautete ein Songtext aus den 1970er-Jahren. Der Refrain beschreibt die suchtauslösende Wirkung des Pflanzeninhaltsstoffs Kokain, welcher aus Kokablättern gewonnen wird. Angeblich war es auch einst Teil der Rezeptur des gleichnamigen Erfrischungsgetränkes, das ein Apotheker als Arznei zur Behandlung verschiedenster Leiden entwickelte.
> Weitere Berühmtheit erlangte Kokain als erstes eingesetztes Lokalanästhetikum.

7

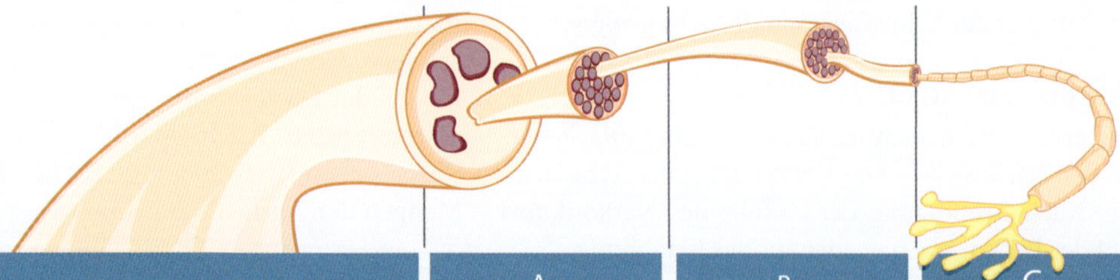

Faser-Typ	A (α	β	γ	δ)	B	C
Durchmesser (µm)	15	10	5	2	2	< 1
Blockade / Beeinträchtigung	Motorik	Berührung Druck		Schmerz		
Empfindlichkeit gegen Lokalanästhetika	+				+++	++++

Abb. 7.9 Nervenfasern und deren Empfindlichkeit für Lokalanästhetika

Lokalanästhetika werden nach ihren Anwendungsarten klassifiziert:

- **Oberflächenanästhesie**: Hierbei wird der Wirkstoff direkt auf Wundflächen oder Schleimhäute aufgebracht. Er erreicht so umgehend die sensiblen Nervenenden des adressierten Gewebes. Ein Beispiel sind Lutschpastillen zur Behandlung von Halsschmerzen.
- **Infiltrationsanästhesie:** Durch Injektion ins Gewebe werden kleinere Nervenstämme blockiert, was in einer örtlich begrenzten Hemmung der Schmerzweiterleitung resultiert, z. B. zur lokalen Betäubung bei der Naht eines Dammschnittes.
- **Leitungsanästhesie:** Hierbei werden Nervenbahnen gezielt umspritzt, um eine Schmerzweiterleitung zu unterbinden. Sonderformen stellen Spinal- oder Periduralanästhesie dar, die auch in der Geburtshilfe eingesetzt werden.

Spinal- und Periduralanästhesie

Definition

Spinalanästhesie Form der Lokalanästhesie mit Punktion des Liquorraums. (Abb. 7.10).
Periduralanästhesie (PDA) Lokalanästhesie mit Punktion des Periduralraums (Abb. 7.10).

Durch die **Spinalanästhesie** lässt sich eine Schmerzausschaltung in der unteren Körperhälfte hervorrufen. Injiziert wird in den Liquor cerebrospinalis.

Durch Verwendung von **hyperbaren Zubereitungen**, die durch die Mischung von Lokalanästhetika und Glucoselösung erreicht werden, lässt sich das Ausbreitungsgebiet des Arzneistoffs steuern. Ist die Dichte der Lösung höher als die des Liquors, sinken sie bei der sitzenden Patientin nach unten und betäuben nur die dort gelegenen Nerven. Folglich werden lediglich Anal-, Damm- und Genitalbereich anästhesiert.

Bei der **Periduralanästhesie**, kurz PDA, oder auch Epiduralanästhesie, wird die harte Rückenmarkshaut, die Dura mater, hingegen nicht durchstochen. Der Wirkstoff gelangt ausschließlich in den Epiduralraum und muss durch die Dura mater hindurch in den Liquor resorbiert werden. Dies erklärt, weshalb die Wirkung der PDA zeitverzögert eintritt und höhere Dosierungen als bei der Spinalanästhesie vonnöten sind.

Nebenwirkungen der Lokalanästhetika

Zu hohe Blutspiegel, z. B. falls Lokalanästhetika versehentlich direkt in die Blutbahn gelangen oder die Dosierung zu hoch gewählt wurde, führen zu erheblichen kardialen und zentralnervösen Beeinträchtigungen wie Herzrhythmusstörungen und im Extremfall zur Atemlähmung.

Cave

Die Hebamme hat aufgrund der Gefahr von schwerwiegenden Nebenwirkungen bei einer PDA den Anästhesisten zu informieren, wenn:

- Schmerzen oder Müdigkeit stark zunehmen,
- die Atmung auffallend tief und langsamer wird,
- die Herzfrequenz rapide abfällt,
- der Blutdruck massiv sinkt,
- Übelkeit, Verwirrtheit oder ein metallischer Geschmack auftreten.

Da die meisten Lokalanästhetika unerwünschterweise gefäßerweiternd wirken, werden sie oft mit gefäßverengenden Zusätzen wie Adrenalin verabreicht. Die Vorteile sind eine verlängerte Wirkdauer durch einen verlangsamten Abtransport des Lokalanästhetikums mit dem

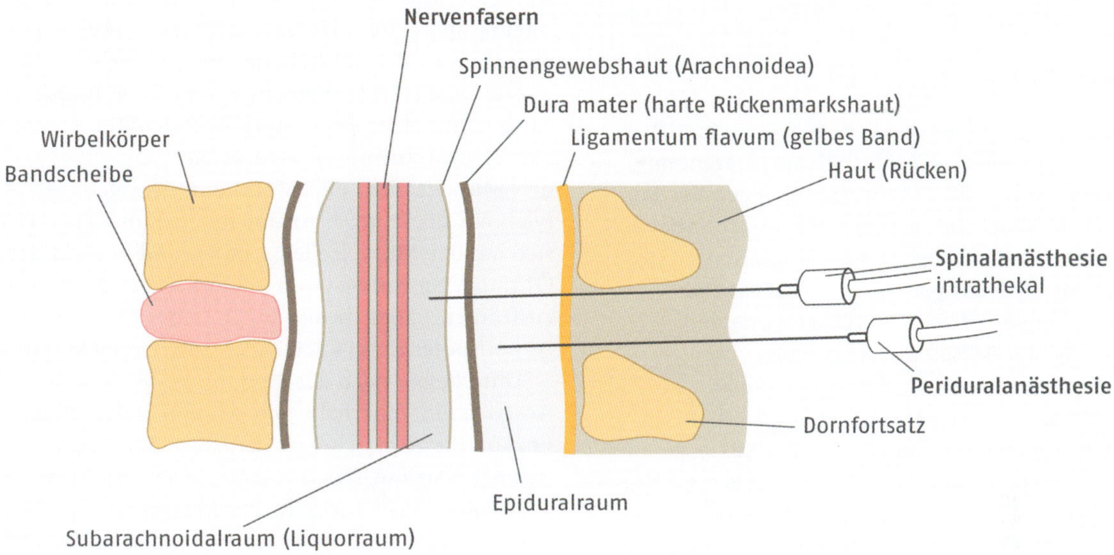

Abb. 7.10 Lokalisation der Spinalanästhesie versus Periduralanästhesie

Blut, geringere Mengen an Blut im Gewebe des Eingriffs sowie reduzierte systemische Nebenwirkungen. Beispielhaft sei hier die Lokalanästhesie beim Zahnarzt genannt.

Anwendungsgebiete der Lokalanästhetika

Lidocain wird als Oberflächen-, Leitungs- und Infiltrationsanästhetikum eingesetzt.

In der Geburtshilfe dient es zur Damminfiltration bei einem Dammschnitt, der Episiotomie, und bei der Naht des Dammes. Um schwerwiegende unerwünschte Wirkungen zu verhindern, muss vor der Injektion gesichert sein, dass nicht in ein Blutgefäß injiziert wird.

Lidocain ist schnell wirksam und bedarf keines Zusatzes von Adrenalin. Bei Dammschnitten ist aufgrund der kurzen Wirkdauer häufig eine zweite Injektion vonnöten.

Lidocain-Ampullen 1 % bis zu 10 ml sind für Hebammen aus der Verschreibungspflicht entlassen (▸ Kap. 1.4.2).

Als Oberflächenanästhetikum, z. B. in Form eines Gels zur Behandlung von Zahnfleischläsionen oder als Zäpfchen bei Hämorrhoiden, sollte es in Schwangerschaft und Stillzeit nur nach Risikoabwägung eingesetzt werden. Lidocainhaltige Gele können, unter genauer Beachtung der Dosierung, auch bei Kleinkindern mit Zahnungsbeschwerden eingesetzt werden.

Ropivacain gilt in Schwangerschaft und Stillzeit als eines der Mittel der Wahl. Es wird bei einer PDA in Kombination mit Sufentanil, einem Opioidnarkotikum (▸ Kap. 7.3.3), eingesetzt.

Bupivacain ist insbesondere bei Spinalanästhesien Mittel der Wahl.

Ariticain gilt als Mittel der Wahl bei zahnärztlichen Behandlungen mit und ohne Adrenalinzusatz.

Benzocain findet heute noch breite Anwendung in der Oberflächenanästhesie, z. B. in Form von Lutschpastillen bei Halsschmerzen. In Schwangerschaft und Stillzeit liegen zu Benzocain nur begrenzte Erfahrungen vor, wenn auch keine Hinweise auf eine Teratogenität existieren.

Arzneistoff	1. Trim	2. Trim	3. Trim	Stillzeit
Benzocain	● [grau]	● [grau]	● [grau]	● [grau]
Bupivacain	● [grün]	● [grün]	● [grün]	● [grün]
Ropivacain	● [grün]	● [grün]	● [grün]	● [grün]
Articain	● [grün]	● [grün]	● [grün]	● [grün]
Lidocain	● [grün]	● [grün]	● [grün]	● [grün]

7.8 Muskelrelaxanzien

Elisabeth Remplik

Muskelrelaxanzien senken den Tonus der Skelettmuskulatur. Dadurch erschlafft die Muskulatur und willkürliche Bewegungen wie das Heben des Arms sind nicht mehr möglich.

In der Anästhesie und Intensivmedizin spielen Muskelrelaxanzien eine tragende Rolle, um unerwünschte Reflexe des Patienten bei operativen Eingriffen zu unterbinden.

Partywissen

Auf der Jagd

Mit einem gezielten Schuss aus dem Blasrohr trifft der kolumbianische Jäger im tiefsten Amazonasurwald ein sich im Baum versteckendes Beutetier. Die zuvor mit Curare-Gift getränkte Pfeilspitze entfaltet ihre Wirkung im Blut und nach nur wenigen Sekunden fällt das getroffene Tier gelähmt vom Baum. Curare bewirkt eine muskelrelaxierende Wirkung, die die Muskulatur des Opfers zum Erschlaffen bringt. Auch die Atemmuskulatur ist betroffen, was zu einem raschen Tod führt. Interessanterweise kann das erbeutete Tier gefahrenlos verzehrt werden. Curare ist nur geringfügig lipophil, wird demzufolge nach peroraler Aufnahme nicht über den Magen-Darm-Trakt resorbiert und kann so auch nicht in die Muskulatur gelangen.

7.8.1 Periphere Muskelrelaxanzien

Die motorische Endplatte stellt den Ort der Erregungsübertragung zwischen Nerv und Muskel dar. Peripher wirkende Muskelrelaxanzien blockieren die Reizübertragung an der motorischen Endplatte, was eine reversible Lähmung der Muskulatur nach sich zieht.

Die relaxierende Wirkung auf die Skelettmuskulatur ist eng mit dem Botenstoff **Acetylcholin** verknüpft. Der Neurotransmitter wird in Nervenendigungen an den Muskelzellen, den Motoneuronen, gebildet. Acetylcholin dockt am Natrium-Ionen-Kanal an, welcher sich auf der Muskelzelle befindet, und bewirkt dessen Öffnung. Natrium ist nun in der Lage, in die Zelle einzuströmen. Dies resultiert in einer Änderung des Aktionspotenzials (▸ Kap. 4.1.3), der **Depolarisation**.

Unmittelbar nach der Bindung an den Rezeptor wird Acetylcholin innerhalb von Millisekunden durch ein Enzym, die **Acetylcholinesterase**, inaktiviert, wodurch sich der Natrium-Ionen-Kanal wieder verschließt. Natrium kann nicht mehr in die Muskelzelle eindringen und es kommt zur **Repolarisation**, einem Wiederaufbau der elektrischen Spannung, und somit zur **Muskelkontraktion** (○ Abb. 7.11).

Um die Skelettmuskulatur medikamentös zu entspannen, werden **periphere Muskelrelaxanzien** eingesetzt. Man unterscheidet in:

- nichtdepolarisierende Muskelrelaxanzien und
- depolarisierende Muskelrelaxanzien.

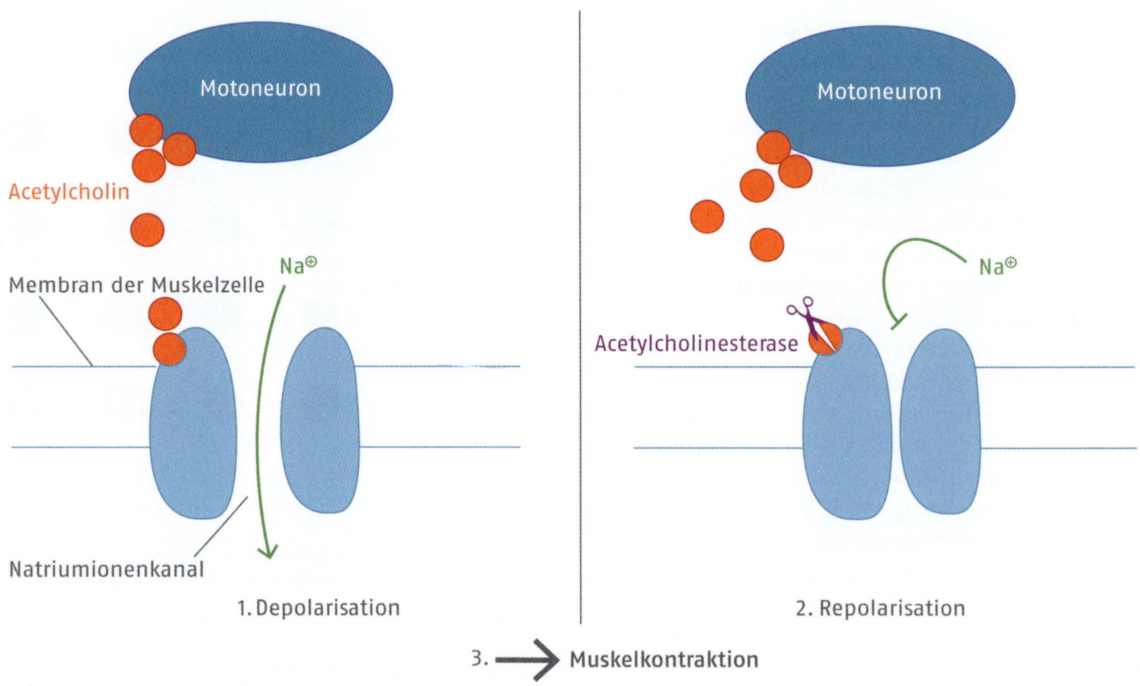

○ **Abb. 7.11** Erregungsüberleitung zwischen Nervenendigung und Muskelfaser durch Acetylcholin

Nichtdepolarisierende Muskelrelaxanzien

Nichtdepolarisierende Muskelrelaxanzien verdrängen Acetylcholin vom Rezeptor und verhindern dessen Wirkung. Die Arzneistoffe selbst verfügen über keine intrinsische Aktivität (▸Kap. 4). Eine Depolarisation bleibt aus und die Muskelkontraktion kann nicht ablaufen (○ Abb. 7.12).

Arzneistoffe wie **Mivacurium, Atracurium, Vecuronium** und **Rocuronium** werden zur Muskelrelaxation bei operativen Eingriffen eingesetzt. Sowohl Skelett- als auch Atemmuskulatur erschlaffen, weshalb stets eine Beatmung des Patienten gewährleistet sein muss. Vor der Anwendung bedarf es der ausreichenden Anästhesie und Analgesie, um zu vermeiden, dass der Eingriff bei vollem Bewusstsein wahrgenommen wird, ohne dass der Patient aufgrund der Lähmung selbstständig in der Lage ist, sich bemerkbar zu machen.

Bei unvermeidbaren Eingriffen während der Schwangerschaft dürfen nichtdepolarisierende Muskelrelaxanzien eingesetzt werden. Der Arzneistoffübergang durch die Plazenta ist gering.

Nach Abklingen der Wirkung ist Stillen möglich. Aufgrund der geringfügigen Lipophilie gehen die Arzneimittel kaum in die Muttermilch über. Zudem scheint eine minimale Wirkstoffaufnahme des Säuglings über die Muttermilch unproblematisch, da oral keine Muskelrelaxation erzielt werden kann.

Zur Aufhebung der lähmenden Wirkung finden indirekte Parasympathomimetika wie Neostigmin (▸Kap. 7.6.1) Anwendung. Durch die steigende Acetylcholinkonzentration werden infolge nichtdepolarisierenden Muskelrelaxanzien wieder vom Rezeptor verdrängt.

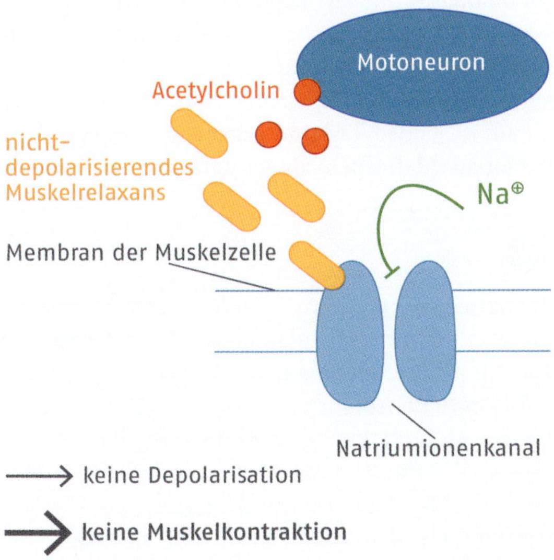

○ **Abb. 7.12** Wirkungsmechanismus der nichtdepolarisierenden Muskelrelaxanzien

Depolarisierende Muskelrelaxanzien

Depolarisierende Muskelrelaxanzien fungieren als Agonisten am Acetylcholinrezeptor und führen, wie Acetylcholin selbst, zu einer Depolarisation. Die Arzneistoffe werden durch die Acetylcholinesterase jedoch langsamer als Acetylcholin abgebaut. Eine anhaltende Depolarisation sowie eine ausbleibende Repolarisation sind die Folgen. Dies resultiert in einer Muskelerschlaffung (○ Abb. 7.13), da eine erneute Aktivierung nicht möglich ist.

Suxamethoniumchlorid wird zur kurzzeitigen Muskelrelaxation eingesetzt, beispielsweise für das Einführen eines Beatmungsschlauches. Da es in der Schwangerschaft in geringerem Ausmaß metabolisiert wird und eine den Uterustonus stimulierende Wirkkomponente mit sich bringt, sollte es nur bei entsprechender Indikation zur Kurzzeitnarkose angewandt werden.

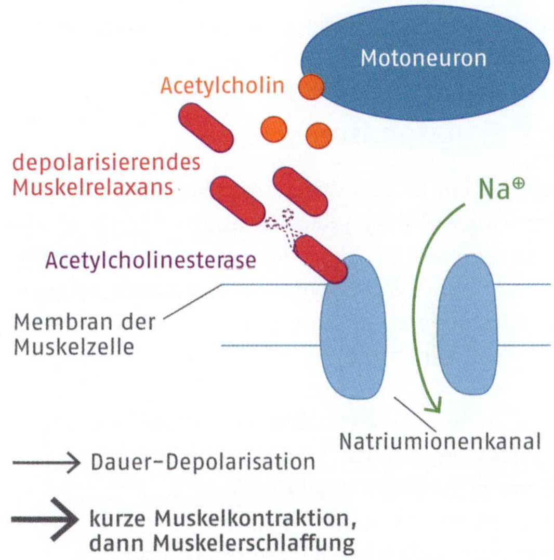

○ **Abb. 7.13** Wirkungsmechanismus der depolarisierenden Muskelrelaxanzien

Partywissen

Schönheit aus vergifteten Wurstkonserven?

Botulinumtoxin, ein Stoffwechselprodukt des Bakteriums Clostridium botulinum, gehört der Gruppe der peripheren Muskelrelaxanzien an. Therapeutischen Nutzen zeigt es bei Schiefhals, Lidkrampf, Migräne oder übermäßigem Schwitzen.
Botulinumtoxin gilt jedoch auch als tödliches Gift. Bereits im Nanogrammbereich setzt eine Atemlähmung ein. Der Name leitet sich vom lateinischen Begriff für Wurst, botulus, ab. Früher waren verfallene Wurstkonserven immer wieder die Ursache für Vergiftungen.

7

Bekannt geworden ist es als „Botox" nicht zuletzt aufgrund seines Einsatzes zur Faltenglättung durch die Lähmung der Stirn- und Gesichtsmuskulatur.

7.9 Therapie von Schlafstörungen

Philipp Kircher

Contergan® (▸Kap. 1.2, ▸Kap. 1.4), welches Ende der 1950er-Jahre als sicheres Schlafmittel in der Schwangerschaft auf den Markt gelangte, ist für seine gravierenden Nebenwirkungen weltweit bekannt. Heute sind jedoch verschiedene chemische Wirkstoffe verfügbar, die bei Einhaltung entsprechender Vorsichtsmaßnahmen auch in der Schwangerschaft sicher eingesetzt werden können.

7.9.1 Schlafphasen

Schlaf ist ein lebensnotwendiger Vorgang, bei dem in nahezu allen Organen Regenerationsvorgänge ablaufen. Unterteilt wird in Einschlafphase, Leichtschlafphase, Tiefschlaf und REM-Schlaf. Wir schlafen folglich in einem festgelegten Rhythmus. Ob wir erholt aufwachen oder nicht, hängt insbesondere von der Architektur des Schlafes ab.

Die **orthodoxe** bzw. **Non-REM-Phase** nimmt circa 75 % des Gesamtschlafes ein und gliedert sich in:

- Einschlafstadium (Stadium I),
- Leichtschlaf (Stadium II) sowie
- zwei Tiefschlafphasen (Stadium III und IV).

Ein niedriger Blutdruck, eine abgesenkte Herzfrequenz, sowie eine eingeschränkte Hirnaktivität kennzeichnen diese Etappen der körperlichen Erholung.

Die **paradoxe/REM-Phase** unterbricht den orthodoxen Schlaf mehrfach für durchschnittlich 20 Minuten. Sie verdankt ihren Namen den schnellen Augenbewegungen (**R**apid **E**ye **M**ovements), welche für diesen Schlafabschnitt charakteristisch sind.

Während der REM-Phase steigt die Gehirnaktivität und wir träumen. Zudem sind Herzfrequenz und Blutdruck erhöht. Paradoxerweise ähnelt diese Periode dem Wachzustand, der Schlafende ist jedoch nur schwer zu wecken. Auf eine Störung des REM-Schlafs reagiert der Organismus besonders empfindlich, beispielsweise mit Abgeschlagenheit am folgenden Tag.

Die exakten Abläufe des Einschlafprozesses im Gehirn sind bis heute nicht vollständig geklärt. Fakt ist jedoch, dass dem inhibitorischen Neurotransmitter GABA, Gamma-Aminobuttersäure (▸Kap. 7.10.4) eine tragende Rolle bei Induktion und Aufrechterhaltung des Schlafs zukommt.

Partywissen

Albert Einstein, die Schlafmütze

Hartnäckig hält sich das Gerücht, dass nur sieben bis acht Stunden Schlaf volle Lebensqualität garantieren. Wahr ist, dass der individuelle Bedarf genetisch bedingt stark differiert. So fühlte sich Napoleon bereits nach vier Stunden fit, während Albert Einstein zwölf Stunden zu schlummern pflegte.

7.9.2 Schlafmittel

Schlafstörungen gehören zu den am verbreitetsten gesundheitlichen Beschwerden in Deutschland. 24 Stunden Schlafentzug schadet dem Organismus ebenso sehr wie ein Promille Alkohol (Ethanol). Häufige Insomnien, also Ein- und Durchschlafstörungen, die zu keinem oder einem nicht erholsamen Schlaf führen, sind therapiebedürftig. Unbehandelt steigt – neben der reduzierten Lebensqualität – auf Dauer auch das Risiko, an möglichen Folgeerkrankungen wie Herz-Kreislauf-Erkrankungen oder Depressionen zu erkranken.

Auch Schwangere leiden aufgrund von erhöhtem Harndrang, Sodbrennen, Wadenkrämpfen und dem wachsenden Bauch häufig unter Schlaflosigkeit.

Grundsätzlich gilt: Vor Beginn einer Pharmakotherapie sollten **schlafhygienische Maßnahmen** wie beispielsweise Entspannungstechniken ausgeschöpft werden. Ist die Gabe eines Schlafmittels nötig, sind kurz wirksame, **schlafanstoßende Mittel** zu präferieren. Ihr Abhängigkeitspotenzial sowie die Problematik eines möglichen Hangovers am folgenden Tag sind gegenüber den **langwirksamen Durchschlafmitteln** als geringfügiger zu bewerten.

Cave

Ein perfektes Schlafmittel existiert nicht. Das hochkomplexe natürliche Schlafmuster lässt sich medikamentös nicht nachahmen und wird bei langfristigem Arzneimittelmissbrauch nachhaltig gestört. Aus diesem Grund **sollten Schlafmittel stets nur kurzfristig angewandt werden.**

Das Risiko der **Toleranzentwicklung**, also dem Verlust der Wirksamkeit bei längerem Gebrauch, muss zudem beachtet werden.

Als Schlafmittel oder Hypnotika werden Substanzen verschiedener Arzneimittelgruppen eingesetzt.

H_1-Antihistaminika

Neben seiner Rolle als Mediator von Allergien reguliert der Botenstoff Histamin auch den Schlaf-Wach-Rhythmus. Besetzt er im ZNS den Histamin-Rezeptor, ist an Schlaf kaum mehr zu denken. Klassische **H_1-Antihistaminika** verdrängen den Botenstoff von seinem Rezeptor, heben dessen Effekt auf und entfalten so ihre sedierende Wirkung.

In der Schwangerschaft und Stillzeit existiert ein hoher Erfahrungsumfang mit **Doxylamin** und **Diphenhydramin**. Bei kurzfristiger Behandlung und strenger Indikationsstellung sind beide Wirkstoffe **Mittel der Wahl** zur Therapie von Schlafstörungen.

Aufgrund einer möglichen kontraktionsfördernden Wirkung auf den Uterus wird jedoch von der Anwendung im dritten Trimenon abgeraten. Anticholinerge Nebenwirkungen (▸Kap. 7.6.2) wie Obstipation und Mundtrockenheit sind zu beachten.

Arzneistoff	1. Trim	2. Trim	3. Trim	Still-zeit
Doxylamin	🟢	🟢	🔴	🟢
Diphenhydramin	🟢	🟢	🔴	🟢

Merke

Als Faustregel für **Schlafmittel** gilt: Die **Einnahmedauer** sollte drei aufeinanderfolgende Tage nicht überschreiten!

Praxistipp

Das Dilemma der Gebrauchsinformation

Gebrauchsinformationen entsprechender Antihistaminika warnen vor einer Selbstmedikation in der Schwangerschaft. Die Problematik ist der Tatsache geschuldet, dass die Herstellerempfehlung zur Anwendung in der Schwangerschaft oft nicht die wissenschaftliche, pharmakologische Risikobeurteilung widerspiegelt, sondern dem juristischen Haftungsausschluss dient.
Gefahrenhinweise wie „... dürfen während Schwangerschaft und Stillzeit nicht eingenommen werden" und „Anwendung nur nach strenger Nutzen-Risiko-Abwägung" können durch die Hebamme mit Fingerspitzengefühl und Hinweis auf die großen Erfahrungswerte entschärft werden.

Phytotherapeutika

Als pflanzliche Schlafmittel werden Extrakte aus Baldrianwurzel, Hopfenzapfen, Melissenblättern und Passionsblumenkraut eingesetzt.

Entgegen der häufig geäußerten Annahme gehören Phytopharmaka wie **Baldrianwurzel** nicht zu den Mitteln der Wahl in der Schwangerschaft, da überzeugende klinische Studiendaten fehlen. Doxylamin und Diphenhydramin stellen besser erprobte Alternativen dar.

Die sedierende Wirkung der Baldrianwurzel ist wohl auf eine geringfügig erhöhte Freisetzung des inhibitorischen Neurotransmitters GABA zurückzuführen.

Da keine Hinweise auf teratogene Effekte vorliegen, ist der Einsatz bei Unruhezuständen und nervös bedingten Einschlafstörungen akzeptabel. Klar ist jedoch auch, dass die Effektstärke **auf Placeboniveau** (▸Kap. 1.3.1) anzusiedeln ist. Bei der Auswahl des Präparats sollte auf eine nichtalkoholische Zubereitung geachtet werden.

Beruhigende Tees mit den genannten Inhaltsstoffen stellen eine weitere, wenn auch nur schwach wirksame Therapieoption dar.

Partywissen

Süße Schlaflosigkeit

Über 50 000 postmenopausale Frauen gaben in Fragebögen Auskunft über ihre Ernährungsgewohnheiten. Insbesondere Frauen, deren Essgewohnheit einen hohen glykämischen Index aufwies, die also abends Weißbrot, Kartoffeln, Süßigkeiten, aber auch bestimmte Früchte zu sich nahmen, zeigten ein erhöhtes Risiko, unter Schlaflosigkeit zu leiden. Woran liegt's? Lebensmittel mit einem hohen glykämischen Index lassen den Blutzuckerspiegel besonders stark nach oben schnellen. Infolgedessen wird Insulin ausgeschüttet, welches für die Glucoseaufnahme in die Zelle sorgt (▸Kap. 8.2). Dies zieht jedoch auch die Freisetzung von Stresshormonen nach sich, welche uns wiederum den Schlaf rauben.

Benzodiazepine

Benzodiazepine (▸Kap. 7.10.4) verstärken die hemmende Funktion des Neurotransmitters GABA, indem sie dessen Affinität zum Rezeptor erhöhen.

Ausschließlich bei ausgeprägten Schlafstörungen, verursacht durch Angst-, Panik-, oder Erregungszustände, und nach exakter Prüfung der Indikation, also in Ausnahmesituationen, sowie nach Ausschöpfung anderer Therapieoptionen (H_1-Antihistaminika, sedierende Antidepressiva, niedrigpotente klassische Neuroleptika), ist der kurzfristige Einsatz in der Schwangerschaft möglich. Die ärztlich verschriebenen Mengen sind jedoch heute aufgrund der verbundenen Risiken rückläufig.

Z-Substanzen

Zolpidem und **Zopiclon** fungieren als Agonisten an der Benzodiazepin-Bindungsstelle und vermitteln so ihre schlaffördernde Wirkung. Ihre muskelentspannende und antikonvulsive, also antiepileptische, Wirkung sowie das Suchtpotenzial sind geringer ausgeprägt als bei den Benzodiazepinen.

In ihrer Wirksamkeit gleichen die Z-Substanzen den klassischen Benzodiazepinen. Ihre Halbwertszeit ist kürzer ausgeprägt, was das Risiko von Hangover-Effekten mildert.

Vorliegende epidemiologische Daten zeigen keine teratogenen Effekte, jedoch muss mit Anpassungsstörungen des Neugeborenen bei Anwendung im 3. Trimenon gerechnet werden. Eine kurzfristige, punktuelle Gabe bei eindeutiger Indikation gilt in der Schwangerschaft als akzeptabel, wobei das am besten untersuchte Zolpidem, auch aufgrund der etwas kürzeren Wirkdauer, zu präferieren ist. Beide Arzneistoffe gelten folglich nicht als Mittel der Wahl.

Arzneistoff	1. Trim	2. Trim	3. Trim	Still-zeit
Zolpidem	●	●	●	●
Zopiclon	●	●	●	●

Sedierende Antidepressiva

Tritt eine depressive Begleitsymptomatik auf, kann die schlafanstoßende Wirkung einiger Antidepressiva genutzt werden. Diese werden in zunehmendem Ausmaß eingesetzt, da sich vor allem nächtliche Wachperioden gut adressieren lassen. Die Anwendung erfolgt in geringerer Dosierung als bei antidepressiver Indikation.

Fachgebietstransfer

Amitriptylin, ein „Multitalent" erster Güte?

Amitriptylin (▸Kap. 7.10.2) hemmt die Wiederaufnahme der Neurotransmitter Noradrenalin und Serotonin aus dem synaptischen Spalt. Des Weiteren besitzt es anthistaminerge, antiadrenerge sowie anticholinerge Eigenschaften. Das breite Wirkspektrum rechtfertigt einen Einsatz als Antidepressivum, bei neuropathischen Schmerzen, zur Migräneprophylaxe sowie als Schlafmittel. Für die sedierende Wirkung zeichnet sich die antihistaminerge Wirkkomponente verantwortlich.

Als Alternative ist **Mirtazapin** zu nennen, für das, wie für Amitriptylin, keine Hinweise auf ein erhöhtes Fehlbildungsrisiko vorliegen. Für beide Arzneistoffe gilt: Bei Einnahme bis zur Geburt sind Anpassungsstörungen möglich.

Sowohl Amitriptylin als auch Mirtazapin gelten nicht als Mittel der Wahl.

Arzneistoff	1. Trim	2. Trim	3. Trim	Still-zeit
Amitriptylin	●	●	●	●
Mirtazapin	●	●	●	●

Niedrigpotente klassische Neuroleptika

Die H_1-antihistaminerge, sedierende Wirkung einiger Neuroleptika (▸Kap. 7.10.3) wird für den Einsatz als Schlafmittel genutzt.

Als Reservemittel stehen **Quetiapin** und **Promethazin** zur Verfügung. Anpassungsstörungen bei Einnahme bis zur Geburt sind möglich, Hinweise auf ein erhöhtes Fehlbildungsrisiko liegen hingegen nicht vor.

Merke

- **Prinzipiell sollten Schwangere Schlafmittel meiden.**
- Ausschließlich bei bestimmungsgemäßem, kurzfristigem Gebrauch führen kurzwirksame, schlafanstoßende Mittel zu keiner Abhängigkeit.
- Ist eine medikamentöse Therapie unausweichlich, gelten ältere Antihistaminika als Mittel der Wahl.

7.10 Psychopharmaka

Philipp Kircher

Wenn schaurige Phantasiekrieger in endlos langen Reihen durchs Gemüt ziehen, die Gedanken von grauem Nebel durchzogen sind und lähmende Schlaflosigkeit die Nächte endlos erscheinen lässt, haben sie ihren Auftritt: Antidepressiva und Neuroleptika, die **Psychopharmaka**.

Psychosen beschreiben Gemüts- und Geisteserkrankungen, die zu einem Wandel des gesamten Erlebens führen. Anschauliches Beispiel: Ein alter Kühlschrank brummt vehement vor sich hin. Nach einem kurzen Moment deklariert das menschliche Gehirn das Geräusch als von unbedeutender Relevanz, es wird folglich nicht mehr bewusst erlebt und wahrgenommen.

Nicht so bei einem Schizophrenie-Patienten, dem, infolge eines Überschusses des Neurotransmitters Dopamin im Gehirn, eine korrekte Bewertung von Alltagssituationen oft schwer fällt. Reizüberflutung und Realitätsverlust sind mögliche Folgen. Im vorliegenden „Kühlschrank-Fall" empfindet der Patient das Brummen beispielsweise als bedrohlich.

Das menschliche Gehirn reguliert die Psyche durch ein hochkomplexes Zusammenspiel verschiedener Neurotransmitter. Diese Botenstoffe schlagen, bildlich gesprochen, Brücken zwischen Nervenzellen im Gehirn und ermöglichen so eine Übertragung von Signalen, welche in Empfindungen wie beispielsweise Zufriedenheit resultieren.

Gerät das fragile Neurotransmitter-Gleichgewicht aus den Fugen, gehören psychische Erkrankungen zu den möglichen Folgen. **Psychopharmaka gleichen das gestörte Botenstoff-Gleichgewicht teilweise wieder aus.**

Merke

Glück hat viele Gesichter. Einmal ist es nur ein kurzer Augenblick der Hochstimmung, ein andermal die längerfristige, stille Variante der Zufriedenheit. Doch welchen Einfluss haben **Neurotransmitter** auf Gefühle im Gehirn?

- **Serotonin** vermittelt das Gefühl der Gelassenheit, Ausgeglichenheit, inneren Ruhe und Zufriedenheit. Des Weiteren dämpft es Angst, Aggressivität, Kummer und Sorgen.
- **Noradrenalin** regt an und aktiviert. Es verstärkt Wach- und Aufmerksamkeit sowie Reaktions- und Leistungsbereitschaft.
- **Dopamin** motiviert. Es wird freigesetzt, wenn ein Ereignis verspricht, angenehm oder lustvoll zu werden, was dazu bewegt, die Tätigkeit auch wirklich auszuführen.

7.10.1 Depressionen

Merke

Unter Depression versteht man eine **psychische Verstimmung, welche den Lebensumständen nicht unbedingt entspricht** und demnach nicht begründbar ist. Gekennzeichnet wird sie durch gedrückte Stimmung, Hoffnungslosigkeit, Interessenverlust, Angst, Niedergeschlagenheit, Schlafstörungen, Schuldgefühle, Suizidgedanken, verminderte Konzentration und ein reduziertes Selbstvertrauen sowie insbesondere einen eingeschränkten Antrieb.

Trauer hingegen stellt eine **angemessene psychische Reaktion auf ein Erlebnis** dar, wie z. B. der Tod eines Mitmenschen.

Schätzungsweise 18 % aller Schwangeren und Mütter leiden in den ersten Monaten post partum an einer depressiven Symptomatik. Dazu gehören neben den oben genannten Symptomen zwiespältige Gefühle gegenüber dem eigenen Kind.

In vielen Fällen überspielen Betroffene ihre Beschwerden, um das eigene Umfeld nicht zu belasten. Depressionen gelten jedoch als therapiebedürftige Erkrankung. Viele Frauen fühlen sich erleichtert, wenn sie erfahren, dass sie mit ihrem Leiden nicht alleine sind, und stehen im Folgenden einer Pharmakotherapie offener gegenüber.

Praxistipp

Postpartales Stimmungstief vs postpartale Depression

Ausgelöst durch einen starken Estrogenabfall nach der Geburt und psychosoziale Veränderungen, wie die Umstellung auf die Rolle als Mutter, sowie Veränderung der partnerschaftlichen Beziehung zum Mann, leiden bis zu 70 % der Mütter unter „Baby Blues" oder den „Heultagen".

In der Regel klingen die Symptome rasch ab. Halten sie jedoch über einen Zeitraum von zwei Wochen konstant an, besteht der Verdacht einer therapiebedürftigen **postpartalen Wochenbettdepression.** Diese kann bis zu einem Jahr nach der Geburt auftreten.

Interessant: Auch Väter sind von postpartalen Depressionen nicht ausgenommen.

Bei Nichtbehandlung einer Depression während der Schwangerschaft sind Risiken wie Frühgeburt und ein vermindertes Geburtsgewicht möglich. Eine **Therapie** mit in der Schwangerschaft geeigneten Antidepressiva gilt als **sicher**, wenn die Patientin die Einnahme strikt befolgt.

Ähnlich wie beim Einsatz anderer in der Schwangerschaft vermeintlich bedenklicher Wirkstoffe, ist der Patientin durch geschickte Kommunikation die Angst vor der Einnahme zu nehmen. So kann eine möglichst hohe Compliance und folglich eine optimale antidepressive Arzneimittelwirkung gewährleistet werden. Gerade die Lektüre der häufig kritisch verfassten Gebrauchsanweisung erschwert dies jedoch zusätzlich. Insbesondere Ängste vor geistigen Fehlbildungen des

Kindes durch Antidepressiva sind unbegründet und sollten, auch durch das positive Einwirken seitens der Hebamme, entschärft werden.

Bei einer geplanten Schwangerschaft muss das Absetzen der antidepressiven Medikation einer gut eingestellten Patientin genauestens durchdacht werden. Potenzielle Rückfälle der Schwangeren bergen häufig mehr Risiken für das Kind als eine niedrig dosierte Pharmakotherapie. Neben der medikamentösen Therapie ist eine engmaschige psychotherapeutische Begleitung der Patientin erforderlich.

Die Grenze zwischen Stimmungsschwankungen, den normalen körperlichen Beschwerden in der Schwangerschaft und depressiven Zuständen ist fließend und erschwert die Diagnostik. In diese sollten unbedingt auch Ursachen einbezogen werden, die einer depressiven Symptomatik ähneln. Hierbei sind vor allem Schlafmangel, eine Schilddrüsenunterfunktion sowie eine Anämie zu nennen, welche sich ebenfalls negativ auf Stimmung und Antrieb auswirken.

7.10.2 Antidepressiva

Antidepressiva wirken je nach Substanz stimmungsaufhellend, dämpfend oder antriebssteigernd. Ihr Einsatz erfolgt bei Depressionen, Angst- und Panikattacken sowie Phobien und Essstörungen.

Als Erklärungsansatz für eine Depression sind in erster Linie **verminderte Spiegel der beiden Neurotransmitter Serotonin und Noradrenalin** zu nennen. Dies äußert sich in einer verminderten Konzentration der Botenstoffe im synaptischen Spalt, dem Zwischenraum zwischen zwei Nervenzellen. Das Serotonin- oder Noradrenalin-Signal wird so nicht oder nur unzureichend übertragen. Die entsprechende Empfindung wie beispielsweise Zufriedenheit bleibt aus.

Das **Wirkprinzip** der gängigsten in der Schwangerschaft geeigneten Antidepressiva beruht auf einer **Hemmung der Wiederaufnahme** von **Noradrenalin und/oder Serotonin** aus dem synaptischen Spalt. Als Folge sind die Neurotransmitter in der Lage, ihre aktivierenden Effekte länger und intensiver zu entfalten.

Cave

- Eine antidepressive Therapie ist immer mit einem **verzögerten Wirkungseintritt** von etwa **zwei bis vier Wochen** verbunden, was unbedingt kommuniziert werden muss, um einen vorzeitigen Therapieabbruch zu vermeiden!
- **Nebenwirkungen** wie Kopfschmerzen und Übelkeit treten hingegen sofort ohne entsprechende Latenz auf, gehen jedoch im Verlauf von wenigen Wochen zurück.
- Eine antidepressive Therapie dauert für gewöhnlich sechs bis zwölf Monate und wird **schrittweise auf- und abdosiert.**
- Zu **Therapiebeginn** besteht ein **erhöhtes Suizidrisiko.** Hintergrund ist die antriebssteigernde Wirkung des Antidepressivums, die in der Regel noch vor den stimmungsaufhellenden Effekten einsetzt. Das Risiko, bereits bestehende Suizidgedanken in die Tat umzusetzen, ist somit erhöht.

In der Schwangerschaft und Stillzeit relevante Arzneimittelgruppen zur Behandlung depressiver Symptome sind:

- **NSRI** (**n**on-**s**elective **r**euptake **i**nhibior) hemmen nichtselektiv die Wiederaufnahme von Serotonin, Nordardenalin und weiteren Neurotransmittern aus dem synaptischen Spalt (▫ Tab. 7.6).
- **SSRI** (**s**elective **s**erotonin **r**euptake **i**nhibitor) hemmen selektiv die Wiederaufnahme von Serotonin aus dem synaptischen Spalt und gelten als **Mittel der Wahl in der Schwangerschaft**.
- **SSNRI** (**s**elective **s**erotonin/**n**oradrenalin **r**euptake **i**nhibitor) hemmen selektiv die Wiederaufnahme von Serotonin **und** Noradrenalin aus dem synaptischen Spalt.

Amitriptylin

Amitriptylin, ein klassischer NSRI, gilt heute als das **wirksamste Antidepressivum**. SSRI hingegen sind weniger potent, jedoch besser verträglich.

In der Schwangerschaft genießt Amitriptylin den Ruf des **am besten untersuchten Wirkstoffs seiner Klasse** und zeigt keine Hinweise auf Embryotoxizität. Anpassungsstörungen des Neugeborenen bei Gabe gegen Ende der Schwangerschaft sind zu beachten. Soweit klinisch vertretbar, kann deshalb mit der Patientin eine Reduktion oder auch das vorübergehende Absetzen des Antidepressivums vor der Geburt vereinbart werden.

Merke

Anpassungsstörungen

Unter Anpassungsstörungen versteht man einen Symptomkomplex, der beim Neugeborenen innerhalb der ersten Tage auftritt und aus neurologischen, gastrointestinalen und respiratorischen Problemen bis hin zu Krampfanfällen besteht.

Tab. 7.6 Rezeptorvermittelte Amitriptylin-Nebenwirkungen

Rezeptor	Nebenwirkung
Histaminerg, H_1	Sedierend, appetitsteigernd
Serotonerg, 5-HT_{2C}	Gewichtszunahme
Noradrenerg, α_1	Blutdrucksenkend, orthostatische Störungen, Reflextachykardie
Muskarinerg, M_1	Mundtrockenheit, Obstipation

Neben der antidepressiven Wirkung weist Amitriptylin durch seine **Vielzahl an Rezeptorblockaden** ein breites Nebenwirkungsspektrum auf (Tab. 7.6).

Fachgebietstransfer

Eine echte Evolution

Nicht mehr Depressionen, sondern der neuropathische Schmerz ist gegenwertig die große Bühne des Amitriptylins, wo es als **Co-Analgetikum** auftritt. Dabei geht es insbesondere um die Verstärkung der schmerzhemmenden, **noradrenergen Wirkung** des Arzneistoffs.
Hierbei sind geringere Dosierungen als bei einer antidepressiven Therapie in der Regel ausreichend. Die prophylaktische Wirkung des Amitriptylins bei Migräneattacken rundet das positive Gesamtpaket ab.

Partywissen

Die Sache mit den toten Flamingos

An einer Schweizer Klinik für Psychotherapie beschloss der Klinikdirektor, im Innenhofgarten des Patientenwohngebäudes ein Gehege mit Flamingos zu errichten. Wenige Tage nach der Einweihung wurden die drei Flamingos vom Tierpfleger tot aufgefunden. Was war geschehen? Die Obduktionen der toten Tiere brachte schließlich des Rätsels Lösung ans Tageslicht. Patienten hatten aus Angst vor den Nebenwirkungen der Psychopharmaka, wie Gewichtszunahme und sexueller Funktionsstörung, die Einnahme verwehrt und die Tabletten stattdessen aus dem Fenster geworfen. Die bunten Pillen wiederum zogen die Vögel an, welche schlussendlich traurigerweise an einer Überdosis verstarben.
Ein ausgesprochen tragisches Beispiel für eine mangelhafte Arzneimitteltherapietreue.

Citalopram

Citalopram, ein SSRI, ist in der Schwangerschaft ausgesprochen gut untersucht, Hinweise auf eine erhöhte Fehlbildungsrate sind nicht gegeben. Dies macht es neben Amitriptylin zum **Mittel der Wahl in der Schwangerschaft**, insbesondere bei milderen Krankheitsformen.

Positiv hervorzuheben ist des Weiteren die **ausbleibende Sedierung** und das geringere Ausmaß an vegetativen Nebenwirkungen wie Mundtrockenheit, Obstipation und Blutdruckabfall.

Zur Behandlung der postpartalen Depression werden präferiert SSRI eingesetzt. Citalopram gilt in der Stillzeit als akzeptabel, wird jedoch auch vom Säugling aufgenommen. Auf Zeichen von Unruhe und Bewusstseinstrübungen sind zu achten

Sertralin

Ein weiterer, in der Schwangerschaft mit hohen Erfahrungswerten versehener Vertreter der SSRI ist **Sertralin.** Wie auch für Amitriptylin und Citalopram gilt, dass Fehlbildungen nicht zu erwarten sind, weshalb es eine nennenswerte Therapieoption in der Schwangerschaft darstellt. Aufgrund der serotonergen Wirkung ist jedoch mit Anpassungsstörungen zu rechnen.

Für eine Anwendung in der Stillzeit besteht, aufgrund des geringfügigen Übergangs in die Muttermilch, keine Einschränkung, weshalb es als **Mittel der Wahl in der Stillzeit** eingestuft wird.

7

Johanniskraut

Als Phytopharmakon zur Therapie von nervöser Unruhe, Angstzuständen sowie milden und mittelschweren depressiven Formen erfreut sich **Johanniskraut,** auch in der Selbstmedikation, nach wie vor großer Beliebtheit. Die Studienlage ist jedoch seit jeher umstritten. Diskutiert wird eine nichtselektive Serotonin- und Noradrenalin-Wiederaufnahmehemmung.

Unbedingt zu beachten ist das **hohe Interaktionspotenzial** als CYP-3A4-Induktor (▸ Kap. 3.4.1) mit einer Großzahl anderer Medikamente. Eine Wirkungsabschwächung ist beispielsweise bei oralen Kontrazeptiva zu erwarten, wenn diese gleichzeitig eingenommen werden.

Zusammenfassend lässt sich festhalten, dass eine Johanniskrautbehandlung in der Schwangerschaft akzeptabel ist, wenn Wechselwirkungen mit weiteren Arzneimitteln ausgeschlossen werden können. Bei schwereren Verlaufsformen sind die gut untersuchten chemischen Alternativen vorzuziehen.

Partywissen

Zukunftsmusik

Anfang 2019 hat die US-amerikanische Arzneimittelbehörde den Wirkstoff Brexanolon zur Behandlung der postpartalen Depression zugelassen. Studien konnten zeigen, dass mit Voranschreiten der Schwangerschaft die Konzentration von Progesteron und seinem Metaboliten, also seinem Abbauprodukt, Allopregnanolon stetig ansteigen, um dann bei der Geburt abrupt abzufallen. Dieser Prozess scheint für die Entstehung der postpartalen Depression relevant zu sein. Der Progesteron-Metabolit reguliert dabei die Aktivität des $GABA_A$-Rezeptors, ähnlich den Benzodiazepinen (▶Kap. 7.9.2).
Die Lösung: Brexanolon, ein synthetischer Progesteron-Metabolit, welcher über 60 Stunden als Dauerinfusion nach der Entbindung appliziert wird. Die Wirkung tritt rasch ein und hält mindestens sieben Tage an.
Bei aller Euphorie dürfen unerwünschte Arzneimittelwirkungen wie eine exzessive Sedierung sowie plötzlicher Bewusstseinsverlust nicht unerwähnt bleiben. In Deutschland ist Stand Februar 2021 noch keine Zulassung erfolgt.

Merke

- Antidepressiva gleichen Neurotransmitterstörungen von Noradrenalin und Serotonin aus.
- Die genannten chemischen Antidepressiva sind in der Schwangerschaft gut untersucht und ohne erhöhtes Fehlbildungsrisiko.
- Anpassungsstörungen beim Neugeborenen sind bei Gabe gegen Schwangerschaftsende zu beachten.

7.10.3 Neuroleptika

Schizophrenie gilt als Persönlichkeitsstörung mit Veränderungen im Bereich des Wahrnehmens, des Denkens, des Fühlens und der Beziehung zur Umwelt. Ursache dafür ist eine **Überaktivität des dopaminergen Systems**. Der Dopaminüberschuss stört die Fähigkeit der Bewertung des Erlebten. Halluzination, Wahn, Reizbarkeit, aber auch Gleichgültigkeit und eine Persönlichkeitsveränderung sind typische Symptome.

Alle konventionellen Neuroleptika teilen sich einen gemeinsamen Wirkmechanismus: Die hochpotente **Blockade des D_2-Dopamin-Rezeptors**, bis heute immer noch das Kernelement einer antipsychotischen Wirkung. Ergänzend, zumeist jedoch weniger stark ausgeprägt, wird zudem der $5\text{-}HT_{2A}$-Serotonin-Rezeptor antagonisiert. Durch dieses duale Wirkprinzip lassen sich die klinischen Symptome der Schizophrenie wie Halluzinationen und Wahn dämpfen. Die Wirkung fällt also in erster Linie antipsychotisch und antriebsmindernd aus.

Allerdings bedingt die D_2-Rezeptorhemmung eine Verschlechterung von Symptomen wie Störung des Denkens, Depressivität, Reizbarkeit und Persönlichkeitsspaltung. Getrost kann in diesem Zusammenhang von der therapeutischen „Achillesferse" gesprochen werden.

Die Pharmakotherapie muss also zwingend in ein psychotherapeutisch-psychosoziales Gesamtkonzept eingebettet werden, Wirkung und Nebenwirkungen sind fortlaufend zu evaluieren.

Trotz teilweise massiver Nebenwirkungen wird das Nutzen-Risiko-Verhältnis der Therapie als überwiegend positiv bewertet. Bei 50 % der Patienten kann durch eine Behandlung eine starke Besserung der Symptomatik erzielt werden.

Da das Wochenbett eine besonders empfindliche Phase für Rückfälle in eine vor der Schwangerschaft bestehende Erkrankung darstellt, sollte frühzeitig eine prophylaktische Strategie entwickelt werden. Diese betrifft vor allem eine Reizabschirmung. Auch kann vorübergehend die Dosis des Antipsychotikums erhöht werden.

Dirty Drugs

Dirty Drugs bezeichnen im pharmakologischen Sprachgebrauch Wirkstoffe, welche an eine Vielzahl unterschiedlicher Rezeptoren binden. Dies führt in der Folge nicht selten zu einer Fülle unerwünschter Arzneimittelwirkungen (▶Kap. 4.4). Eine hohe Selektivität gilt deshalb als eines der wichtigsten Kriterien moderner Wirkstoffentwicklung.
Neuroleptika beschränken sich in der Regel nicht auf die Blockade des D_2-Rezeptors. Auch der H_1-Histaminrezeptor, der α_1-adrenerge Rezeptor und der muskarinerge M_1-Rezeptor sind mögliche Angriffspunkte.

Haloperidol

Haloperidol gilt als **hochpotentes Neuroleptikum**. Der Einsatz erfolgt vor allem in psychiatrischen Notsituationen. Die Erfahrungen in der Schwangerschaft sind umfangreich. Hinweise auf ein erhöhtes Fehlbildungsrisiko sind nicht bekannt.

Promethazin

Graue Haare und dennoch unermüdlich im Einsatz: Das 1945 eingeführte **Promethazin** gilt als Prototyp und Wegbereiter für folgende Neuroleptikagenerationen. Innerhalb von wenigen Jahren nach seiner Zulassung leerten sich die Betten der psychiatrischen Anstalten und die Insassen erhielten die davor noch undenkbare Gelegenheit, wieder am sozialen Gesellschaftsleben teilzunehmen.

Promethazin gilt als schwaches, **niederpotentes Neuroleptikum**.

Der Einsatz in der **Schwangerschaft bei starken Unruhe- und Erregungszuständen** ist gut untersucht, ein erhöhtes Fehlbildungsrisiko konnte nicht nachgewiesen werden.

Sollten alle anderen Therapieoptionen erfolglos ausgeschöpft worden sein, findet es aufgrund seiner Wirkung am D_2-Dopamin- und H_1-Histaminrezeptor **in der Schwangerschaft auch als Antiemetikum** Anwendung.

Quetiapin

Quetiapin gilt als **mittelstarkes Neuroleptikum**. Ein angehobenes Fehlbildungsrisiko konnte nicht gefunden werden. Gewichtszunahme und erhöhte Blutzuckerwerte sind möglich, weshalb ein Gestationsdiabetes im Vorfeld der Therapie ausgeschlossen werden sollte.

7.10.4 Tranquillanzien

Tranquillanzien lösen Angst- und Spannungszustände, ihre wichtigsten Vertreter sind die **Benzodiazepine** (▸ Kap. 7.9.2). Ihr **Wirkungsspektrum** ist:

- **sedierend**, beruhigend,
- **anxiolytisch**, angstlösend,
- **hypnotisch**, schlafördernd,
- **antikonvulsiv**, antiepileptisch (▸ Kap. 7.11),
- **muskelrelaxierend**, muskelentspannend (▸ Kap. 7.8) sowie
- **amnestisch**, erinnerungslöschend.

Gamma-Aminobuttersäure **(GABA)** stellt den **bedeutendsten hemmenden Neurotransmitter** unseres Nervensystems dar.

Benzodiazepine binden am GABA-Rezeptor. Dies führt zu einer Veränderung der Struktur des Rezeptors. Die Bindeaffinität für den endogenen Liganden GABA ist erhöht und die Erregbarkeit der Nervenzelle nimmt ab.

Merke

Anschaulich ausgedrückt wirken **Benzodiazepine** als „Bremskraftverstärker" ähnlich der ausgefahrenen Landeklappen eines Flugzeugs im Landeanflug. Das Flugzeug reduziert sanft seine Geschwindigkeit, ohne abrupt abzustoppen (○ Abb. 7.14).

7

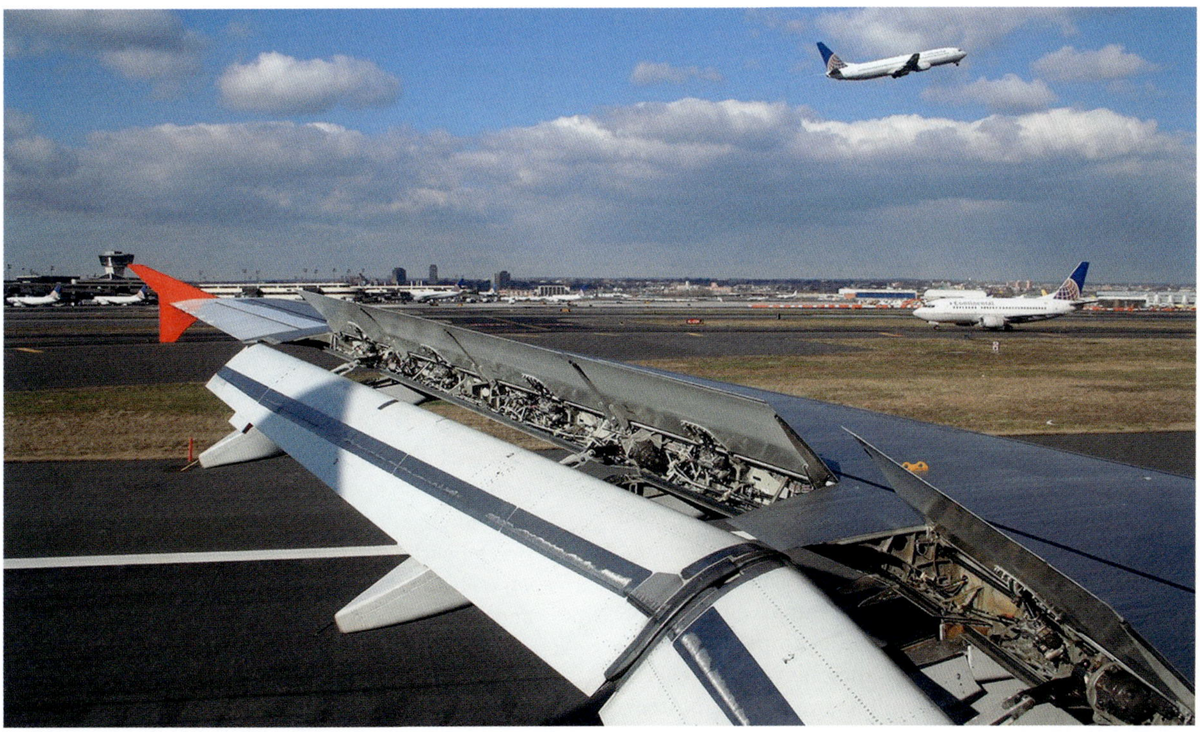

○ **Abb. 7.14** Benzodiazepine als „Bremskraftverstärker"

Tab. 7.7 Einteilung von Benzodiazepinen

Wirkstoff	Indikation	Profil
Midazolam	Sedierung vor diagnostischen und chirurgischen Eingriffen Krampfanfälle bei Säuglingen	Kurzwirksam
Alprazolam	Angst-, Panikzustände	Mittellangwirksam
Lorazepam	Angst-, Panikzustände Spannungs-, Erregungszustände Schlafstörungen	Mittellangwirksam
Diazepam	Angst-, Panikzustände Spannungs-, Erregungszustände Sedierung vor diagnostischen und chirurgischen Eingriffen Status epilepticus	Langwirksam

Die Einteilung der Benzodiazepine erfolgt je nach Länge ihrer Halbwertszeit (HWZ) in kurz (HWZ < 6 h), mittellang (HWZ 6–24 h) und lang wirksam (HWZ > 24 h) (Tab. 7.7). Aufgrund einer verminderten Clearance (▸ Kap. 3.6.4) ist die HWZ beim Neugeborenen erheblich verlängert und deshalb mit dem Risiko unerwünschter Arzneimittelwirkungen verbunden.

Fehlbildungsrisiko

Die Anwendung von Benzodiazepinen in der Schwangerschaft wird seit jeher kontrovers diskutiert und vorliegende Studien zeigen häufig ein widersprüchliches Bild. Anzumerken ist jedoch auch, dass bei einigen Studien Alkohol- bzw. Drogenmissbrauch der Mütter das Ergebnis verfälschte.

Benzodiazepine sind in der Schwangerschaft gut untersucht, die meisten Erfahrungen liegen zu **Diazepam** vor. Ein Zusammenhang zwischen einer Diazepam-Exposition im 1. Trimenon und dem Auftreten einer Lippenspalte wurde in mehreren Studien widerlegt.

Eine langfristige Anwendung sollte immer kritisch geprüft werden. Gesichert ist, dass bei regelmäßiger Einnahme oder dem Gebrauch hoher Dosen mit schwerwiegenden Symptomen beim Neugeborenen zu rechnen ist.

Besonders erwähnenswert ist hierbei das **Floppy-Infant-Syndrom,** gekennzeichnet durch einen abgesenkten Muskeltonus, Lethargie, Temperaturregulationsstörungen sowie Trinkschwäche. Des Weiteren sind Entzugserscheinungen mit Krampfanfällen, Atemdepression, Sedierung und Hypotonie, aber auch Wachstumsstörungen mögliche Folgen beim Säugling.

Benzodiazepinabhängigkeit

Aufgrund der raschen Toleranzentwicklung sind Benzodiazepine eng mit einer Abhängigkeitsproblematik verknüpft. Vor allem das weibliche Geschlecht ist betroffen, schätzungsweise 1,5 % aller Frauen im gebärfähigen Alter. Ausdrücklich abzuraten ist von einem abrupten Absetzen. Dies kann zu schweren Entzugssymptomen wie Krampfanfällen, Angstzuständen und Schlafstörungen führen. Vielmehr ist eine individuelle Schritt-für-Schritt-Reduktion der Dosis zu empfehlen.

Merke

- Bei strenger Kontrolle sind Benzodiazepine – möglichst kurzwirksam und niedrig dosiert – **Mittel der Wahl** zur Behandlung akuter Angstsymptomatik in der Schwangerschaft.
- Aufgrund der muskelrelaxierenden und sedierenden Effekte ist eine erhöhte **Sturzgefahr** zu beachten.
- Auf den Konsum von **Alkohol** sollte unter der Einnahme von Benzodiazepinen streng verzichtet werden. Überdosierung sowie Atemdepression sind mögliche, kritische Folgen.
- Vor dem Einsatz von Benzodiazepinen sollten andere medikamentöse **Alternativen ausgeschöpft** werden.

7.11 Antiepileptika

Philipp Kircher

Bei der **Epilepsie** handelt es sich um eine Hirnerkrankung, welche durch **anfallsartige, zeitlich begrenzte, unkontrollierte Aktivität von Nervenzellen** gekennzeichnet ist. Das sensible Gleichgewicht zwischen exzitatorischen, also erregenden, (z. B. Glutamat) und inhibitorischen, hemmenden, (z. B. GABA) Neurotransmittern ist gestört (○ Abb. 7.15).

Der epileptische Anfall gleicht – anschaulich ausgedrückt – einem Blitz, welcher den Patienten ohne Ankündigung trifft. Eine Gruppe von Nervenzellen entlädt sich als Folge einer starken Reizung schlagartig, wobei große Mengen exzitatorischer Neurotransmitter freigesetzt werden.

Ein breit gefächertes Spektrum an Symptomen wie Verkrampfungen, Muskelzuckungen, Zungenbiss, erhöhte Sturzgefahr, ruckartige Bewegungen von Kopf und Augen sowie Gedächtnis- und Bewusstseinsstörungen sind die Folge.

Als mögliche Ursachen für eine Epilepsie gelten Vererbung, sowie Hirntraumen und -tumore. Epileptische Anfälle können durch Schlafentzug, Stress aber auch durch sensorische Reize wie flackerndes Licht oder akustische Irritationen wie eine zuschlagende Tür ausgelöst werden.

Im Alten Testament wurde die Epilepsie als Strafe Gottes betitelt und zu Zeiten des Nationalsozialismus galten Epilepsiepatienten als nicht lebenswert. Heute ist es dank der modernen Antiepileptika gut möglich, die Erkrankung in Schach zu halten.

Partywissen

Herkules?!

Der mächtige Herkules, ein Epileptiker? Als „Beweis" wird gerne auf eine Stelle im antiken Drama „Der Wahnsinn des Herkules" verwiesen, die da lautet: „Und alles schaut hin auf den verstummenden, ganz verwandelten Mann, der die rotgeäderten Augen rollt. Aus dem Bart troff Schaum. Er entblößt seinen Leib und ringt und ficht mit der Luft."
Der erste dokumentierte epileptische Anfall? Die Antwort auf diese Frage wird wohl für immer offen bleiben.

Definition

Status epilepticus lange andauernder epileptischer Anfall oder eine Serie von Anfällen. Das Intervall zwischen den einzelnen Anfällen ist dabei so kurz, dass die normale Bewusstseinslage nicht wieder erreicht wird.
Die Therapie erfolgt mit Benzodiazepinen (□ Tab. 7.7).

Schätzungen zufolge leidet etwa jede 200. Schwangere an Epilepsie. Auch wenn mittlerweile ein umfangreicher Erfahrungsschatz vorliegt, herrscht nach wie vor eine große Verunsicherung bei den Betroffenen bezüglich Therapie und potenzieller Schädigung des Kindes.

Festzuhalten ist, dass die Diagnose **Epilepsie heute kein Hindernis mehr für eine Schwangerschaft** dar-

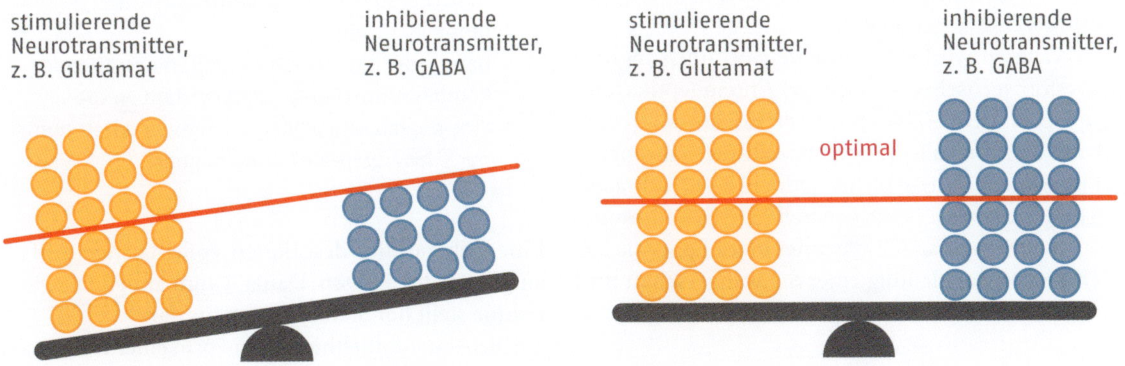

○ **Abb. 7.15** Neurotransmittergleichgewicht Epilepsie. Links: Entgleisung bei Auftreten eines epileptischen Anfalls. Rechts: Ausgewogenheit in gesundem Zustand.

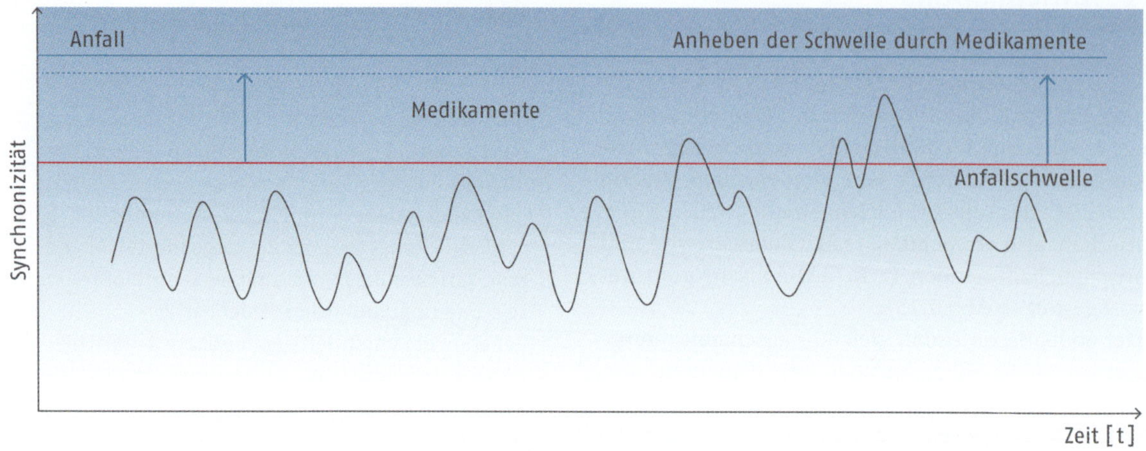

Abb. 7.16 Medikamentöses Anheben der Anfallsschwelle

stellt. Die Chance auf ein gesundes Kind für Frauen mit Epilepsie liegt bei ca. 90 %. Fakt ist jedoch auch, dass das Risiko für schwerwiegende Fehlbildungen durch einige klassische Antiepileptika wie Valproinsäure um das Zwei- bis Dreifache erhöht wird. Bekannte, durch diese Antiepileptika hervorgerufene Missbildungen sind eine Lippen-Kiefer-Gaumen-Spalte, kardiovaskuläre Fehlbildungen, Wachstums- und Entwicklungsverzögerungen sowie Anomalitäten der Extremitäten.

Tierexperimente konnten zeigen, dass der zugrundeliegende Mechanismus der antiepileptikaassoziierten Entwicklungsstörungen unter anderem auf eine apoptotische Neurodegeneration (= Zelltod bzw. Funktionsverlust von Nervenzellen) des sich entwickelnden Gehirns beruht. Hierbei spielt auch die Dosierung des Arzneistoffs eine tragende Rolle.

Des Weiteren wird eine negative Beeinflussung des Folsäurestoffwechsels durch einige Antiepileptika diskutiert. Der Nachweis eines positiven Effekts durch eine verstärkte Folsäuresubstitution speziell für schwangere Epileptikerinnen wurde bisher jedoch nicht erbracht. Nichtsdestotrotz wird heute generell eine Folsäuresubstitution von 800 µg/Tag für alle unter einer Epilepsie leidenden Frauen bei Planung einer Schwangerschaft und im 1. Trimenon empfohlen.

Merke

- Epileptikerinnen sollten Ihre Arzneimitteltherapie während der Schwangerschaft nicht überstürzt absetzen. Durch Anfälle verursachte Stürze können Mutter und Kind gefährden. Auch eine Sauerstoffunterversorgung des Fetus während des Anfalls birgt Risiken.
- Einige Antiepileptika wirken hochgradig teratogen.
- Demzufolge gilt: Keine Behandlung mit Antiepileptika ohne zwingenden Grund! Weist die Patientin seit längerer Zeit eine Anfallsfreiheit auf, kann ein Absetzen der Arzneimitteltherapie während der Schwangerschaft in Erwägung gezogen werden.
- Risiken lassen sich durch Auswahl der richtigen Medikation deutlich senken. Es stehen für die Schwangerschaft geeignete Therapieoptionen zur Verfügung, hierbei ist eine sorgfältig ausgewählte, niedrig dosierte Monotherapie einer Kombinationstherapie aus mehreren Wirkstoffen unbedingt vorzuziehen.
- Bereits bei Kinderwunsch sollten bestehende Kombinationstherapien umgestellt werden.
- Eine engmaschige Überwachung und Betreuung der Schwangeren ist unabdingbar.

Eine Behandlung des akuten epileptischen Anfalls ist aufgrund der kurzen Dauer kaum möglich. Die Ausnahme stellt der Status epilepticus dar.

Die Arzneimitteltherapie in Form einer Dauermedikation mit Antiepileptika dient demzufolge immer der Vermeidung neuer epileptischer Anfälle, also einer **Prophylaxe**. Eine Heilung ist hierdurch jedoch nicht möglich.

Ziel ist es, die Krampfschwelle der Patienten so zu erhöhen, dass Krämpfe nur noch in Ausnahmefällen oder idealerweise gar nicht mehr auftreten (Abb. 7.16).

Dies lässt sich beispielsweise durch eine Blockade der Freisetzung exzitatorischer, sprich „erregender" Neurotransmitter wie Glutamat erreichen.

Gleichzeitig gilt jedoch auch die Prämisse, die Patienten nur marginal in ihrem Alltag einzuschränken. Eine möglichst geringfügige Sedierung, normale nervale Erregbarkeit sowie gute Verträglichkeit sind das Ziel.

7.11.1 Lamotrigin und Levetiracetam

Als **Mittel der Wahl** in der Schwangerschaft werden heute vor allem **Lamotrigin**, aber auch **Levetiracetam** angesehen.

Für **Lamotrigin** liegen umfassende Erfahrungswerte vor. Es zeigt keine Teratogenität, unter allen Antiepileptika wird Lamotrigin die beste embryonale Verträglichkeit zugeschrieben. Es blockiert die Freisetzung exzitatorischer Neurotransmitter (Glutamat) und erhöht so die Krampfschwelle.

7.11.2 Valproinsäure, Carbamazepin und Topiramat

Valproinsäure gilt als hochgradig **teratogen**, multiple Fehlbildungen sind mögliche Folgen. Das Risiko einer Spina bifida ist um den Faktor 20 erhöht. Nach Möglichkeit sollten Mädchen, die unter Epilepsie leiden und mit Valproinsäure behandelt werden, bereits in der Pubertät auf nichtteratogene Arzneimittel umgestellt werden.

Auch die Antiepileptika **Carbamapezin** und **Topiramat** gelten als teratogen.

Eine **erweiterte vorgeburtliche Diagnostik** beinhaltet die Konzentrationsbestimmung des Antiepileptikums im mütterlichen Blut sowie eine etwaige Anpassung der Dosierung. Häufig kommt es während der Schwangerschaft zu einem Absinken der Antiepileptikaspiegel, die im Wochenbett jedoch wieder ansteigen. Als Gründe sind eine gesteigerte Clearance (▸Kap. 3.6.4) sowie verstärkte Arzneistoffeiweißbindung (▸Kap. 3.3.1) während der Schwangerschaft zu nennen. Dies betrifft vor allem die in der Schwangerschaft tolerierten Wirkstoffe Lamotrigin und Levetiracetam.

Arzneistoff	1. Trim	2. Trim	3. Trim	Stillzeit
Lamotrigin	🟢	🟢	🟢	🟢
Levetiracetam	🟢	🟢	🟢	🟢
Valproinsäure	🔴	🔴	🔴	⚫
Carbamazepin	🔴	🔴	🔴	⚫
Topiramat	🔴	🔴	🔴	⚫

Cave

Viele Antiepileptika bergen Interaktionsrisiken. Einige Arzneistoffe dieser Klasse wirken als Enzyminduktoren (▸Kap. 3.4.1). So wird beispielsweise die kontrazeptive Wirkung der Pille herabgesetzt. Alternative kontrazeptive Maßnahmen für Epilepsiepatientinnen sind demzufolge zur Vermeidung ungewollter Schwangerschaften erforderlich. Eine in der Literatur gelegentlich empfohlene Dosisverdopplung ist nicht zielführend und sollte nur bei Unverträglichkeit bzw. nach dem Ausschöpfen anderer kontrazeptiver Maßnahmen in Erwägung gezogen werden. Besonders „kniffelig" hierbei: Auch die Pille selbst gilt als Enzyminduktor und reduziert ihrerseits die Wirksamkeit einiger Antiepileptika. Die Krampfbereitschaft ist folglich erhöht.

Fachgebietstransfer

Vitamin K und Antiepileptika

Vitamin K ist an der Blutgerinnung und Knochenmineralisation beteiligt. Chlorophyllhaltige Lebensmittel wie Blattgemüse weisen beispielsweise hohe Konzentrationen des Vitamins auf. Der tägliche Bedarf lässt sich bei Gesunden problemlos über die Nahrung decken.

Neu- und insbesondere Frühgeborene weisen hingegen einen Vitamin-K-Mangel auf, da das Vitamin schlecht plazentagängig ist und auch die Muttermilch nur geringe Mengen davon enthält. Aus diesem Grund ist eine Vitamin-K-Substitution unmittelbar nach der Geburt angezeigt.

Einige Antiepileptika senken den Vitamin-K-Spiegel durch Enzyminduktion zusätzlich. Vitamin K gilt jedoch für eine funktionierende Blutgerinnung durch die Bildung von Gerinnungsfaktoren als unverzichtbar. Um folglich neonatale Blutungen zu vermeiden, scheint eine Vitamin-K-Substitution für alle Mütter, die mit Antiepileptika therapiert wurden, sinnvoll. Die Wirksamkeit dieses Vorgehens wird jedoch von einigen Autoren immer noch in Frage gestellt.

7

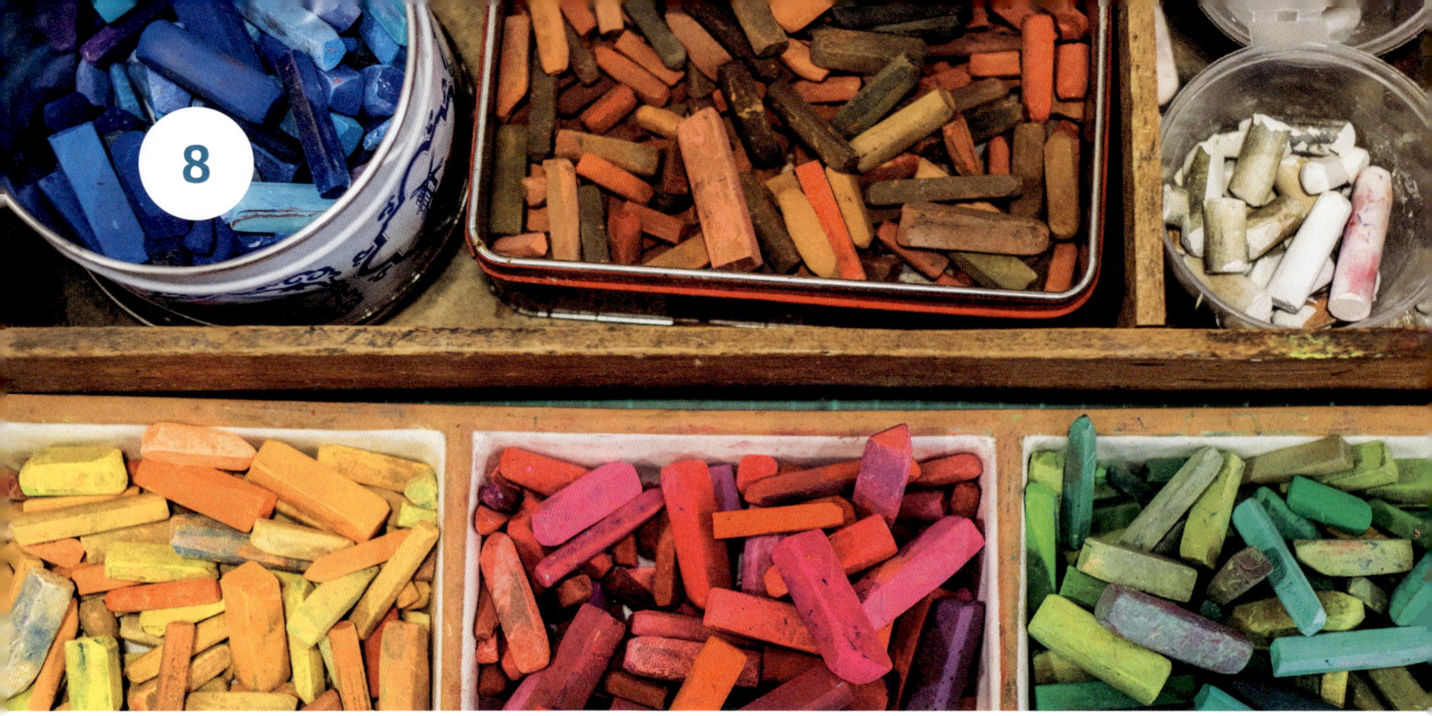

8 Arzneimittel zur Behandlung endokriner und Stoffwechselerkrankungen

Philipp Kircher, Elisabeth Remplik

Präriewühlmäuse leben monogam, beide Eltern kümmern sich um die Aufzucht ihrer Jungen. Unter Artgenossen herrscht ein empathisches Verhalten, welches sich beispielsweise durch gegenseitige Fellpflege äußert. Die nah verwandten Wiesenwühlmäuse hingegen zeigen dieses Verhalten nicht. Sie paaren sich mit verschiedenen Partnern und nur ein Elternteil zieht die Jungen groß.
Als Forscher jedoch den Rezeptor für das Hormon Oxytocin im Gehirn der Präriewühlmäuse blockierten, war es mit dem fürsorglichen Verhalten der Nager vorbei und die Mäuse fingen an, sich untereinander zu paaren.
Beim Menschen hilft das Hormon Müttern und Neugeborenen, eine Bindung zueinander aufzubauen. Durch die Zuwendung der Mutter, etwa beim Stillen, steigt der Oxytocinspiegel des Babys, es wendet sich verstärkt der Mutter zu, was wiederum deren Hormonausschüttung anhebt.

8.1 Nebennierenhormon Cortisol

Philipp Kircher

Klein aber oho, eine zweifelsohne treffliche Bezeichnung für die **Nebennieren**. Gerade einmal 4 g bringt jedes der beiden Organe auf die Waage. Unterschätzen darf man die Anhängsel der Niere jedoch keineswegs, bei genauerer Betrachtung entpuppen sie sich als lebenswichtige Hormonfabrik.

Die Nebennieren setzen sich zusammen aus dem Nebennierenmark im Inneren und der umhüllenden, äußeren **Nebennierenrinde**, der Produktionsstätte des Hormons Cortisol.

Cortisol, auch **Hydrocortison** genannt, bezeichnet die **physiologische, aktive Form** des Hormons. Es wird aus der Vorstufe Cholesterol, einem Steroid, in der Nebennierenrinde synthetisiert. Folglich wird Cortisol den **Steroidhormonen** zugeordnet. Der Name Steroide leitet sich von ihrem gemeinsamen, chemischen Grundgerüst ab.

- Die Gruppe der Steroidhormone umfasst neben den Sexualhormonen der Keimdrüsen auch die **Corticosteroide** der Nebennierenrinde. Diese setzen sich wiederum aus dem Mineralcorticoid Aldosteron sowie dem **Glucocorticoid** Cortisol zusammen („Gluco"corticoid, da es unter anderem auch den Blutglucosespiegel anhebt).
- **Cortison** stellt die **inaktivierte Form** des Cortisols dar. Bei peroraler oder intravenöser Aufnahme als Arzneistoff wird synthetisches Cortison in der Leber zu Cortisol umgewandelt, welches dann die eigentliche, gewünschte pharmazeutische Wirkung entfaltet.
- **Therapeutisch** angewandte Glucocorticoide sind chemisch veränderte Varianten des physiologischen Cortisols.
- **Umgangssprachlich** werden Glucocorticoide, also Arzneistoffe mit Cortisolwirkung, häufig als „Cortison" bezeichnet. Wird von „Cortisonnebenwirkungen" gesprochen, bezieht sich dies ebenfalls auf die unerwünschten Arzneimittelwirkungen der therapeutisch eingesetzten Glucocorticoide.

8.1.1 Wirkspektrum der Glucocorticoide

Das Stresshormon Cortisol weist ein breites regulatorisches Spektrum auf. Es **steuert den Kohlenhydrat-, Fett-, und Eiweißstoffwechsel** und gewährleistet dadurch, im Zusammenspiel mit dem Mineralocorticoid Aldosteron, die Aufrechterhaltung des biologischen Gleichgewichts, der Homöostase (◘ Tab. 8.1).

Cortisol aktiviert katabole, also abbauende Stoffwechselvorgänge, stellt dem Körper auf diesem Wege energiereiche Substanzen zu Verfügung und befähigt ihn, angemessen auf Belastung zu reagieren sowie Stresssituationen erfolgreich zu bewältigen.

◘ **Tab. 8.1** Physiologische Cortisoleffekte

Wirkort	Aufgabe
Zuckerstoffwechsel	Gluconeogenese, Bereitstellen von Energie durch Glucoseneubildung in der Leber
Fettstoffwechsel	Lipolyse, Bereitstellen von Energie aus Fettreserven
Muskulatur	Proteinolyse, Bereitstellen von Energie aus Eiweiß
Herz-Kreislauf	Regulation des Blutdrucks durch Retention von Na^+-Ionen und Sekretion von K^+-Ionen
Immunsystem	Regulation der Immunantwort, Immunsuppression
Knochen	Verminderung der Ca^{2+}-Resorption, Erhöhung der Ca^{2+}-Ausscheidung

8.1.2 Circadianer Rhythmus

Die Cortisolausschüttung unterliegt **tageszeitlichen Schwankungen** (○ Abb. 8.1). In den frühen Morgenstunden zwischen sechs und neun Uhr erreicht sie den Höchststand und fällt anschließend auf ein niedrigeres Level ab. Dieser Kreislauf wird als **circadianer Rhythmus** bezeichnet.

Therapeutische Glucocorticoide sollten, entsprechend des Maximums der circadianen Ausschüttung, in einer einmaligen, morgendlichen Einnahme verabreicht werden. Der Hypothalamus, ein wichtiges Steuerorgan der Hormonproduktion im Gehirn, registriert und reguliert kontinuierlich die Glucocorticoidblutspiegel. Tritt beispielsweise eine Belastungssituation ein, passt er die Glucorticoidfreisetzung entsprechend an. Erfolgt die Arzneimitteleinnahme in den Morgenstunden, so wird geringfügiger in den Regelkreis der natürlichen Cortisolsekretion eingegriffen und eine Funktionsstörung der Nebennierenrinden vermieden.

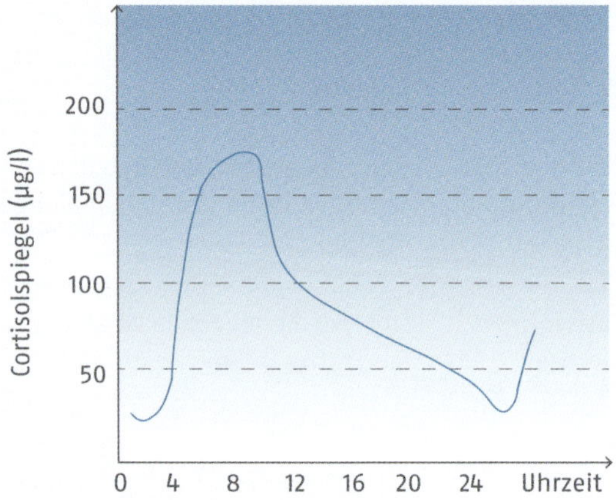

Abb. 8.1 Abhängigkeit der Cortisolplasmaspiegel von der Tageszeit

Tab. 8.2 Relative Wirkstärken der Glucocorticoide im Vergleich zum körpereigenen Cortisol

Wirkstoff	Relative glucocorticoide Wirkstärke
Cortisol / Hydrocortison	1
Prednison	4
Prednisolon	4
Methylprednisolon	5
Triamcinolon	5
Dexamethason	30
Betamethason	30

8.1.3 Glucocorticoide als Arzneimittel

„Kenntnisreich und mit Gefühl angewandt, kann die Therapie mit Cortison eine segenreiche und lebens(qualität)rettende Maßnahme bei völlig verschiedenen Krankheiten sein".

Dieses Zitat, welches 1950 im Rahmen der Nobelpreisverleihung anlässlich der Entdeckung der Nebennierenrindenhormone geäußert wurde, gilt noch heute, auch wenn die Therapienebenwirkungen mittlerweile vermehrt Beachtung finden.

Im übertragenen Sinne gleichen therapeutische Cortisone einem Taschenmesser: Vielseitig einsetzbar und in der ein oder anderen kritischen Situation kaum zu ersetzen (Abb. 8.2).

Therapeutisch eingesetzte Glucocorticoide zeichnen sich durch ihre

- **antientzündliche,**
- **antiallergische** und
- **immunsuppressive** Wirkung aus.

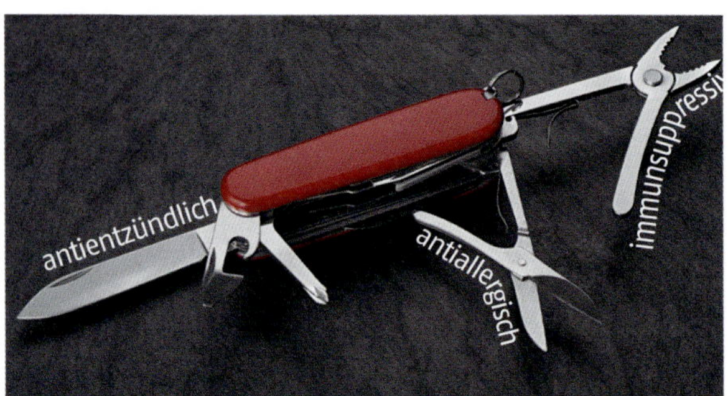

Abb. 8.2 Vielseitige Cortisonwirkungen

So erklärt sich das breit gefächerte Einsatzgebiet dieser Arzneistoffe, z. B. bei:

- Hauterkrankungen wie Ekzemen oder Neurodermitis (▸ Kap. 18.2.1),
- rheumatischen Erkrankungen wie Rheumatoider Arthritis (▸ Kap. 16.1.2),
- allergischen Reaktionen wie allergischer Rhinitis (▸ Kap. 13), Insektenstichen, anaphylaktischem Schock, Urtikaria,
- Asthma bronchiale (▸ Kap. 12.1),
- chronisch-entzündliche Darmerkrankungen,
- supportiv bei malignen Tumoren,
- schweren Schockzuständen,
- Transplantationen sowie
- drohender **Frühgeburt** zur **Induktion der Lungenreifung** (▸ Kap. 8.1.4).

Nach und nach gelang es, durch synthetische Variation des physiologischen Cortisons Verbindungen mit unterschiedlicher Wirkstärke zu generieren (Tab. 8.2).

Merke

Ausschleichen

Wird Cortison therapeutisch angewandt, registriert der mit dem Zwischenhirn verknüpfte Regelkreis ausreichend vorhandenes Cortisol und fährt die körpereigene Produktion herunter. Erhält der Regelkreis diese Botschaft über einen längeren Zeitraum, bilden sich die Nebennieren zurück, da sie nicht mehr benötigt werden.

Ist eine Glucocorticoidtherapie über einen andauernden Zeitrahmen (> 1 Woche) nötig, empfiehlt es sich deshalb, die Dosis nach Krankheitsbesserung schrittweise zu reduzieren. Nur so wird der Regelkreis in die Lage versetzt, die Cortisolsynthese nach dem Ausbleiben der externen Glucocorticoidzufuhr wieder korrekt zu justieren.

8.1.4 Glucocorticoide in der Schwangerschaft

Eine Behandlung mit systemischen oder topischen Glucocorticoiden ist bei entsprechender Indikation auch **in der Schwangerschaft vertretbar** beziehungsweise fortzuführen.

Für **Prednisolon** und dessen Prodrug **Prednison** liegt der größte Pool an positiven Daten zur Anwendung in der Schwangerschaft und Stillzeit vor. Dementsprechend gelten sie als Mittel der Wahl für die oben genannten Indikationen (▸ Kap. 8.1.3). In der Plazenta werden beide Glucocorticoide enzymatisch inaktiviert, so dass nur vergleichsweise wenig Wirkstoff den Fetus erreicht.

In Betracht gezogen werden muss, insbesondere bei systemischer Langzeittherapie, ein potenziell erhöhtes Risiko für die Ausprägung einer **Wachstumsverzögerung**.

Arzneistoff	1. Trim	2. Trim	3. Trim	Stillzeit
Prednisolon	●	●	●	●
Prednison	●	●	●	●

Induktion der Lungenreifung

Betamethason gilt als Standardbehandlung, **Dexamethason** als Alternative zur Induktion der Lungenreifung **bei drohender Frühgeburt**.

Zwei Wirkmechanismen der Glucocorticoide vermitteln die Induktion der Lungenreifung:

- Die Differenzierung, also die Entwicklung der Pneumozyten erfolgt beschleunigt. Vor der 23. Schwangerschaftswoche sind noch keine Alveolen vorhanden, eine Therapie ist dementsprechend nicht sinnvoll.
- Vermehrte Bildung von Surfactant, welches die Alveolen vor dem Kollaps schützt.

Die Therapie erhöht nachweislich die Überlebensrate des Frühgeborenen, zudem treten mögliche Hirnblutungen seltener auf. Beide Arzneistoffe werden in der Plazenta, im Gegensatz zu Cortisol und Prednisolon, nicht inaktiviert. Vergleiche zwischen Betamethason und Dexamethason führten zu dem Ergebnis, dass Betamethason eine größere Wirksamkeit bezüglich der Lungenreifeinduktion als Dexamethason hat und die neurophysiologische Entwicklung des Fetus weniger beeinträchtigt.

Empfohlen wird aktuell eine zweimalige Gabe von Betamethason im Abstand von 24 Stunden bei Schwangeren mit drohender Frühgeburt zwischen der 24. und 34. Schwangerschaftswoche.

Arzneistoff*	1. Trim	2. Trim	3. Trim	Stillzeit
Betamethason	●	●	●	●
Dexamethason	●	●	●	●

* Gilt nur zur Induktion der Lungenreife

8.1.5 Nebenwirkungen

Ein erhöhter Cortisolspiegel ist dauerhaft schädlich. Dies tritt vor allem dann auf, wenn der Patient **längere Zeit hochdosierte Cortisolpräparate** einsetzt. Durch eine kurzfristige Gabe selbst relativ hoher Einmaldosen werden in den meisten Fällen keine schweren Nebenwirkungen hervorgerufen.

Unerwünschte Glucocorticoidwirkungen sind teilweise äußerlich erkennbar. So etwa Fettumlagerungen mit der Folge eines Vollmondgesichtes, einer Stammfettsucht oder eines Stiernackens, was als **Cushing-Syndrom** bezeichnet wird. Als weitere typische Nebenwirkungen sind eine diabetische Stoffwechsellage (erhöhte Glucosespiegel), Hypertonie, eine erhöhte Infektanfälligkeit sowie Muskelschwäche und Osteoporose zu nennen. Nach längerer äußerlicher Anwendung kann eine Hautatrophie auftreten.

Ist eine langfristige Anwendung unvermeidlich, wird daher die kleinstmögliche noch wirksame Dosierung gewählt.

Partywissen

Die Sache mit dem Lakritz

Unter Lakritz versteht man den eingedickten Saft der echten Süßholzwurzel. Übertreiben Lakritzfans den Konsum, kann dies zu unerwünschten Nebeneffekten führen: Hypokaliämie, Kopfschmerzen,

Ödeme, Schwindelanfälle sowie Herzrhythmusstörungen können auftreten.
Als mögliche Ursache wird angenommen, dass der Lakritzinhaltsstoff Glycyrrhizin das cortisolabbauende Enzym 11β-Hydroxysteroid-Dehydrogenase hemmt. Ein „Pseudo-Cortison-Exzess" ist die Folge.
Entwarnend darf angemerkt werden: Die zugeführten Mengen an Lakritz müssen ausgesprochen groß sein und über einen längeren Zeitraum zugeführt werden.
Vorsicht ist dennoch bei der Kombination von Lakritz mit einigen Arzneimitteln, wie Herzglykosiden und Diuretika, geboten.

8.2 Pankreashormone

Elisabeth Remplik

Die Bauchspeicheldrüse, auch Pankreas genannt, ist im Oberbauch lokalisiert und synthetisiert sowohl Hormone als auch Verdauungsenzyme. Sie setzt sich aus zwei Teilen zusammen:

- **Endokrines Pankreasgewebe**, welches Hormone in die Blutbahn abgibt. Hierzu zählen das von den Langerhans'schen Inseln gebildete Insulin und Glucagon.
- **Exokrines Pankreasgewebe**, das Pankreassaft in den Dünndarm freisetzt, damit die enzymatische Spaltung von Eiweißen, Kohlenhydraten und Fetten erfolgen kann.

Insulin, das **blutzuckersenkende Hormon,** wird in den B-Zellen der Bauchspeicheldrüse gebildet und fördert die Aufnahme und Verwertung von Glucose durch Leber-, Fett- und Muskelzellen. Dies geschieht durch die insulinvermittelte, erhöhte Glucosedurchlässigkeit der Zellen.

Glucagon, der physiologische Gegenspieler des Insulins, wird in den A-Zellen synthetisiert. Seine Ausschüttung bewirkt bei Bedarf die **Neubildung von Glucose** in der Leber.

Insulin und Glucagon regulieren den Blutzuckerspiegel und beeinflussen damit einen entscheidenden Energielieferanten des Körpers.

In Abhängigkeit von der Nahrungsaufnahme steigt und fällt der Wert des Blutzuckers. Vor dem Essen, in nüchternem Zustand, ist der Blutzucker niedrig. Im Anschluss an eine Mahlzeit steigt der Blutzuckerspiegel deutlich an, fällt jedoch durch das Einwirken von Insulin rasch wieder ab.

Sinkt die Blutzuckerkonzentration unter den Normbereich, wird mithilfe Glucagon Glucose aus der Leber freigesetzt.

Bei einer diabetogenen Stoffwechsellage gerät dieses fein abgestimmte Gleichgewicht aus den Fugen.

8.2.1 Diabetes mellitus

Definition

Diabetes mellitus Chronische Störung des Glucosestoffwechsels mit einem erhöhten Blutzuckerspiegel, der Hyperglykämie.

Die Bezeichnung Diabetes mellitus, übersetzt „honigsüßer Durchfluss", stammt aus einer Zeit, in der Urinuntersuchungen zur Diagnosestellung noch organoleptisch, also mithilfe des Geruchs- und Geschmackssinns durchgeführt wurden. Im Falle eines ausgeprägten Diabetes mellitus stoßen die Nieren in ihrer Filtrationsleistung für Zucker durch den hohen Glucoseanteil im Blut an ihre Grenzen. Zucker gelangt infolge in den Urin und verleiht ihm einen süßlichen Geschmack.

Erhöhte Blutzuckerspiegel sind auf einen **relativen oder absoluten Insulinmangel** zurückzuführen. Die im Blut zirkulierende Glucose wird infolgedessen nur in unzureichender Menge in die Zellen aufgenommen.

Unterschieden wird zwischen:

- **Typ-1-Diabetes:** Autoimmunerkrankung, bei der ein absoluter Insulinmangel vorliegt. Die B-Zellen der Bauchspeicheldrüse werden durch das eigene Immunsystem zerstört und sind nicht mehr in der Lage, Insulin zu produzieren.
- **Typ-2-Diabetes:** Insulinsekretionsstörung, also eine verminderte Insulinproduktion, gepaart mit einer Insulinresistenz. Bei Letzterer ist die Insulinwirkung gestört, weshalb größere Mengen Insulin zur Glucoseaufnahme vonnöten sind. Man spricht von einem relativen Insulinmangel. Typ-2-Diabetes tritt meist bei genetischer Veranlagung im fortgeschrittenen Alter auf und ist eng mit Überernährung und körperlicher Inaktivität verknüpft.
- **Typ-3-Diabetes:** umfasst mehrere Sonderformen, beispielsweise durch Glucocorticoide induzierter Diabetes.
- **Typ-4-Diabetes:** Gestationsdiabetes, ein erstmalig in der Schwangerschaft auftretender Diabetes.

Als mögliche **Spätfolgen** eines Diabetes und gehäuft auftretender hyperglykämischer Zustände gelten:

- Mikroangiopathie: Veränderung kleiner Gefäße, z. B. Netzhaut- und Nierenschäden.
- Makroangiopathie: Veränderungen größerer Gefäße, z. B. Schlaganfall und koronare Herzkrankheit.
- Neuropathie: Schädigung von Nervenfasern.

Langzeitkontrolle durch den HbA_{1c}-Wert

In Abhängigkeit des Blutglucosespiegels bindet Glucose fest an den roten Blutfarbstoff Hämoglobin. Die Verbindung bleibt bis zum Abbau des Hämoglobins bestehen. Der Anteil des „gezuckerten" Hämoglobins wird als HbA_{1c}-Wert bezeichnet. Die Angabe erfolgt in % oder mmol/mol Hb.

Die Bestimmung des HbA_{1c}-Wertes erlaubt eine Beurteilung über die mittleren Blutzuckerspiegel der vergangenen 8–12 Wochen.

HbA_{1c}-Werte von über 6,5–7 % oder 48–53 mmol/mol Hb deuten darauf hin, dass erhöhte Blutzuckerspiegel vorliegen.

Für die Schwangerschaft gilt: Je höher der HbA_{1c}-Wert, desto höher liegt die Rate an Fehlbildungen. Ein exakter Grenzwert lässt sich jedoch nicht definieren.

8.2.2 Schwangerschaft und Diabetes mellitus

Diabetes mellitus tritt in der Schwangerschaft mit einer Häufigkeit von ca. 5 % auf. Es muss stets differenziert werden, ob es sich um eine vorerkrankte Diabetikerin vom Typ 1 oder 2 handelt, oder ob sich infolge der Schwangerschaft ein **Gestationsdiabetes** entwickelt.

Die physiologischen Stoffwechselveränderungen in der Schwangerschaft nehmen Einfluss auf den Blutzuckerstoffwechsel. Im ersten Trimenon sinken Blutzuckerspiegel und Insulinbedarf durch das in der Frühschwangerschaft gebildete Hormon hCG (humanes Choriongonadotropin). Im 2. und 3. Trimenon steigt der Insulinbedarf, unter anderem durch erhöhte Cortisolspiegel, hingegen an.

Ein unbehandelter oder schlecht eingestellter Diabetes birgt in der Schwangerschaft ein hohes Komplikationsrisiko. Eine **diabetische Fetopathie**, die sich in multiplen Fehlbildungen äußert, ist möglich. Zudem droht ein erhöhtes **Abortrisiko** und Neugeborene weisen häufig ein **hohes Geburtsgewicht** auf. Eine Schwangerschaft mit Diabetes mellitus jeglicher Ursache gilt als **Risikoschwangerschaft** und muss überwacht werden.

Aufgrund der starken Schwankungen des Insulinbedarfs ist eine medikamentöse Therapie in der Schwangerschaft **ausschließlich mit Insulin** möglich.

Gestationsdiabetes

Durch den erhöhten Insulinbedarf im 2. und 3. Trimenon (o Abb. 8.3) tritt ein Gestationsdiabetes meist erst in diesem Zeitraum auf. Nach der Geburt sinkt

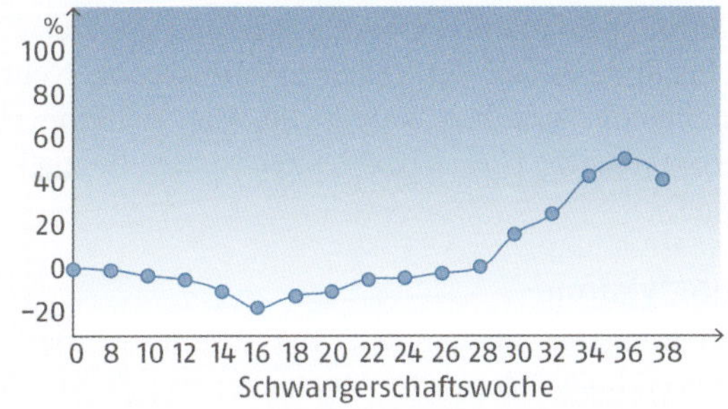

o **Abb. 8.3** Insulinbedarf in der Schwangerschaft bei stoffwechselgesunden Frauen

der Bedarf wieder auf normale Werte und in der Regel stellt sich post partum eine physiologische Stoffwechsellage ein. Nichtsdestotrotz sei erwähnt, dass das Risiko für die Entwicklung eines Typ-2-Diabetes in der Folge erhöht ist.

Merke

Ein Großteil der Patientinnen mit Gestationsdiabetes lässt sich durch diätetische Maßnahmen, also Ernährungsumstellung und körperliche Aktivität, ausreichend behandeln.

Ein Gestationsdiabetes stellt die dritthäufigste Ursache eines intrauterinen Fruchttodes dar.

Als Warnzeichen gelten:

- ein bereits in vorherigen Schwangerschaften aufgetretener Gestationsdiabetes,
- vorhergegangene Aborte,
- familiärer Diabetes,
- fetale Makrosomie,
- exzessive Gewichtszunahme in der Schwangerschaft,
- rezidivierende Harnwegsinfekte und
- Soorinfektionen.

Zur Diagnose eignet sich der **orale Glucosetoleranztest (oGTT)**. Ein frühes Screening ist essenziell für eine komplikationsfreie Schwangerschaft.

8.2.3 Therapie des Diabetes mellitus

Aufgrund des Unvermögens zur Insulineigenproduktion bei Typ-1-Diabetes besteht die einzige Therapieoption in der lebenslangen Substitution von Insulin.

Basiert die diabetogene Stoffwechsellage, wie bei einem Typ-2-Diabetes, auf einem relativen Insulinmangel, kann die medikamentöse Therapie mit oralen Antidiabetika eingeleitet werden. Hierbei gilt es einerseits, die Insulinproduktion zu verbessern, und andererseits, die Insulinresistenz der Zellen herabzusetzen. Neuere Antidiabetika erhöhen zudem die Ausscheidung von Glucose über die Nieren und senken so den Blutzuckerspiegel.

Hypoglykämie

Auch wenn das primäre Ziel der Insulintherapie ein annähernd physiologischer Blutzuckerspiegels ist, birgt eine Behandlung Herausforderungen. Wird z. B. zu viel Insulin gespritzt, droht eine **Hypoglykämie**, eine zu geringe Blutglucosekonzentration von unter 50 mg/dl entsprechend 2,8 mmol/l.

Die Hypoglykämie äußert sich durch Unruhe, Angstgefühl, Zittern und Schwitzen. Insulinpflichtige Diabetiker sollten in der Lage sein, die Warnsymptome einzuschätzen, um dem Unterzucker rasch mit Traubenzucker oder anderen schnell verfügbaren Kohlenhydraten entgegen zu wirken.

Insulin

Insulin, ein Protein, wird durch die Magensäure zerstört, was eine perorale Anwendung unmöglich macht. Daher wird es bevorzugt durch subkutane Injektionen, zumeist in das Unterbauchgewebe appliziert.

Praxistipp

Umgang mit Insulin

Heute werden Insuline häufig in Pens angeboten, also in vorbefüllten Injektionsgeräten, was die subkutane Injektion erleichtert.
Bis zum Anbruch sollten sie hingegen z. B. im Gemüsefach des Kühlschranks deponiert werden. Eine versehentliche Lagerung unterhalb des Gefrierpunktes, aber auch große Hitze oder längere, intensive Sonneneinstrahlung können Insuline inaktivieren und sollten folglich vermieden werden.

Anhand ihrer pharmakokinetischen Eigenschaften werden Insuline in schnell-, intermediär- und langwirksame Insuline sowie Insulinanaloga unterteilt.

Schnellwirksame Insuline

Der Wirkeintritt schnellwirksamer Insuline wie **Humaninsulin** erfolgt nach ca. 15–30 Minuten, das Wirkmaximum ist nach 1–3 Stunden erreicht, die Wirkdauer beträgt 5–8 Stunden. Ein Spritz-Ess-Abstand muss eingehalten werden.

Humaninsulin gilt unter allen Insulinen als **Mittel der Wahl** in der Schwangerschaft.

Arzneistoff	1. Trim	2. Trim	3. Trim	Stillzeit
Humaninsulin	●	●	●	●

Eine bessere Steuerbarkeit des Blutzuckerspiegels lässt sich im Vergleich zu Humaninsulin durch **Insulinanaloga** erzielen. Mithilfe gentechnischer Methoden konnte die Reihenfolge der Proteinbausteine (Aminosäuresequenz) des menschlichen Insulins verändert und so die Pharmakokinetik beeinflusst werden.

So werden schnellwirksame Insulinanaloga wie **Insulin lispro**, **Insulin aspart** oder **Insulin glulisin** erheblich schneller aus dem Unterbauchgewebe resorbiert als Humaninsuline und entfalten ihre volle Wirkung bereits nach 5–15 Minuten. Die Wirkdauer beträgt 2–3 Stunden. Die Applikation erfolgt unmittelbar vor dem Essen, der Spritz-Ess-Abstand entfällt.

Die Datenlage zur Anwendung in der Schwangerschaft ist jedoch, im Vergleich zu Humaninsulin, geringer.

Verzögerungsinsuline

Um eine andauernde Grundversorgung mit Insulin zu gewährleisten, werden intermediär- und langwirksame Präparate, auch Basal-, Depot-, oder Verzögerungsinsuline genannt, eingesetzt. Diese Gruppe umfasst **Insulin detemir**, **Insulin glargin** und Humaninsulin gebunden an Protamin (**NPH-Insulin**, neutrales Protamin Hagedorn). Sie werden langsam aus dem Unterbauchgewebe resorbiert, woraus sich eine verlängerte Wirkdauer von bis zu 24 Stunden ergibt.

Eine Kombination von NPH-Insulin mit schnellwirksamen Insulinen ermöglicht eine dynamische Versorgung des Diabetikers im Rahmen der konventionellen oder intensivierten Insulintherapie.

Falls nötig und falls Humaninsulin keine Therapieoption darstellt, können **Insulinanaloga in der Schwangerschaft** angewandt werden.

Formen der Insulintherapie

Konventionelle Insulintherapie

Bei der konventionellen Insulintherapie wird zweimal täglich ca. 30 Minuten vor dem Essen eine Kombination aus Human- und Verzögerungsinsulin gespritzt. Die Einhaltung der vorgegebenen Spritz-Ess-Abstände und des an die Insulinmenge angepassten Diätplans erfordern ein hohes Maß an Disziplin. Heute wird diese Therapieart daher nur noch selten eingesetzt.

Intensivierte Insulintherapie

Die intensivierte Insulintherapie setzt sich zusammen aus der ein- bis zweimal täglichen Injektion eines langwirksamen Verzögerungsinsulins, wodurch der Grundbedarf gedeckt wird. Zusätzliches Spritzen eines schnell wirkenden Insulins vor jeder Mahlzeit ergänzt die Insulinzufuhr situativ. Dafür führt der Patient mehrmals täglich Blutzuckermessungen durch. Im Vergleich zur konventionellen Therapie liegt der Vorteil in einem frei wählbaren Zeitpunkt der Nahrungsaufnahme.

Insulinpumpentherapie

Die Therapie mittels Insulinpumpe stellt eine Sonderform der intensivierten Behandlung dar. Durch eine tragbare Infusionspumpe wird kontinuierlich Insulin injiziert. Zusätzliche Dosen können bei Nahrungsaufnahme abgerufen werden.

Spezielle Hinweise für die Insulintherapie in der Schwangerschaft, während und nach der Geburt

Aufgrund des dynamischen Insulinbedarfs in der Schwangerschaft stellt **Insulin** die einzig sinnvolle medikamentöse Diabetes-mellitus-Therapie dar. Hier gilt **Humaninsulin** als **Mittel der Wahl**. Gute weltweite Erfahrungen zeigen keine embryotoxischen Eigenschaften. Vor einer Schwangerschaft mit oralen Antidiabetika behandelte Patientinnen sind auf Humaninsulin umzustellen.

> **Praxistipp**
>
> **Vor und nach der Geburt**
>
> - In der Regel muss die applizierte Insulinmenge vor der Entbindung reduziert werden, da sonst während und nach der Geburt Hypoglykämien drohen. Diese können die Wehentätigkeit hemmen.
> - Liegt ein Gestationsdiabetes vor, sollte Insulin unmittelbar nach der Geburt abgesetzt werden. Nach der Geburt sinkt der Insulinbedarf in der Regel merklich.
> - Stillen wird bei Diabetikerinnen grundsätzlich empfohlen. Auch während der Stillzeit ist Insulin Mittel der Wahl.
> - Neugeborene von Diabetikerinnen neigen zu Hypoglykämien, was durch die Gabe von Glucose ausgeglichen werden kann.

8.2.4 Weitere Antidiabetika

Durch verschiedene Wirkmechanismen, wie die verbesserte Glucoseverstoffwechselung der Zellen, das Anregen der noch aktiven B-Zellen zur Insulinproduktion oder die vermehrte Glucoseausscheidung über die Nieren, kann ein Diabetes vom Typ 2 mit zumeist oralen Antidiabetika behandelt werden. Diese sind jedoch **in der Schwangerschaft nicht angezeigt**.

Metformin hemmt die Glucoseneubildung in der Leber und stimuliert die Glucoseaufnahme in die Zellen. In ausgewählten Einzelfällen kann es in der Schwangerschaft bei übergewichtigen Typ-2-Diabetikerinnen eingesetzt werden. Eine Anwendung in der Stillzeit ist möglich.

8.3 Schilddrüsenhormone

Philipp Kircher

Iod und Schilddrüse: Ein schlagkräftiges Duo, welches viele Körperfunktionen im Alltag beeinflusst und darüber hinaus eine entscheidende Rolle bei der Entwicklung des Ungeborenen einnimmt.

Iod stellt einen zentralen Baustein für die Bildung der Schilddrüsenhormone dar. Diese wiederum regulieren einerseits den Energiehaushalt, so erhöhen sie Herzfrequenz, Blutdruck und Körpertemperatur, andererseits fördern sie Körper- (z. B. Knochen) und Organwachstum (z. B. Gehirn).

Da der menschliche Organismus nicht in der Lage ist, Iod selbstständig zu produzieren, muss es regelmäßig mit der Nahrung aufgenommen werden.

> **Partywissen**
>
> **Iod und der Reaktorunfall**
>
> Bei einem radioaktiven Unfall wird unteranderem radioaktives Iod freigesetzt. Problematisch: Der menschliche Organismus ist nicht in der Lage, radioaktives Iod von „normalem" Iod zu unterscheiden. Die Aufnahme zieht schwere Zellschäden nach sich, zudem steigt das Risiko, an Schilddrüsenkrebs zu erkranken, drastisch an.
> Der Trick: Die Iodaufnahmekapazität der Schilddrüse ist begrenzt. Eine Speicherung von radioaktivem Iod-Isotop lässt sich durch die Einnahme größerer Mengen nichtkontaminierten Iods in Tablettenform verhindern. Das anschließend gegebenenfalls aufgenommene radioaktive Iod wird wieder ausgeschieden.

Bei den Schilddrüsenhormonen wird zwischen **Liothyronin** = **Triiodthyronin** = T_3 und **Levothyroxin** = **L-Thyroxin** = T_4 unterschieden.

T_3 repräsentiert die biologisch aktive Form. Es ist schnell wirksam, hat jedoch auf Grund der kurzen Halbwertszeit nur eine begrenzte Wirkdauer.

T_4 lässt sich als Vorstufe oder auch „Hormondepot" bezeichnen, welches bei Bedarf vom Organismus in T_3 umgewandelt wird.

Bekannte Erkrankungen der Schilddrüse sind eine Unter- (Hypothyreose) oder Überfunktion (Hyperthyreose).

8.3.1 Schilddrüsenhormone und Schwangerschaft

Aufgrund des wachsenden Fetus steigt in der Schwangerschaft der mütterliche Bedarf an Iod und Schilddrüsenhormonen an. Frauen mit gesunder Schilddrüse gleichen den erhöhten Bedarf meist problemlos aus. Ab dem 2. Trimenon nimmt die fetale Schilddrüse ihre Funktion auf.

Eine exakte Zufuhr der nötigen Menge Iod von ca. 250 µg pro Tag durch z. B. jodiertes Speisesalz oder Seefisch erscheint schwierig. Aus diesem Grund sollte während der gesamten Schwangerschaft Iod täglich in Form von Tabletten substituiert werden – auch bei schilddrüsengesunden Frauen.

8.3.2 Therapie der Hypothyreose

Bei einer Hypothyreose ist die Schilddrüsenfunktion eingeschränkt. Folglich wird eine zu geringe Anzahl an Hormonen gebildet.

Durch einen verlangsamten Stoffwechsel werden typische Symptome wie Müdigkeit, trockene Haut, niedrige Herzfrequenz, Obstipation sowie Gewichtszunahme und Kältegefühl hervorgerufen.

Ursachen sind häufig Autoimmunerkrankungen – das Immunsystem greift körpereigenes, gesundes Schilddrüsengewebe an – oder auch Iodmangel. Der Organismus versucht, durch eine Vergrößerung der Schilddrüse (Struma, Kropf) gegenzusteuern, und so das noch vorhandene Iod intensiver für die Hormonproduktion einzusetzen.

Merke

Kretinismus

Bleibt eine Hypothyreose bei der werdenden Mutter unentdeckt, besteht die Gefahr, dass die mütterliche Schilddrüse das in der Schwangerschaft zugeführte Iod für sich beansprucht. Dies wiederum führt zu einem Mangel beim Fetus, der in schwerwiegenden, irreversiblen Entwicklungsstörungen wie verzögertem geistigem und körperlichem Wachstum resultieren kann. Man spricht von einem Kretinismus, der heute durch die Prophylaxe mit Iod jedoch ausgesprochen selten geworden ist.

Levothyroxin (L-Thyroxin/T_4)

Die tägliche Einnahme von **Levothyroxin (L-Thyroxin/T_4)** ersetzt körpereigene Schilddrüsenhormone und hat sich, auch in der Schwangerschaft und Stillzeit, als **Mittel der Wahl** etabliert. Gegenüber der Einnahme von T_3 bietet es den Vorteil einer längeren Halbwertszeit, wodurch sich einfacher gleichmäßige Blutspiegel erzielen lassen. Der Körper „entscheidet", wie viel T_4 er in die Wirkform T_3 überführt.

Eine bekannte Schilddrüsenunterfunktion muss auch während der Schwangerschaft zwingend weiter behandelt werden, da ansonsten Komplikationen wie Abort, Plazentaablösung, aber auch irreversible Entwicklungsstörungen mit verzögertem körperlichem und geistigem Wachstum beim Neugeborenen drohen. Bei einer gut eingestellten mütterlicher Schilddrüsenfunktion konnten dagegen keine negativen Auswirkungen auf das ungeborene Kind nachgewiesen werden. Im Idealfall wird eine Schilddrüsenunterfunktion frühzeitig diagnostiziert und kann so optimal behandelt werden.

Bei einer bekannten Schilddrüsenunterfunktion sollte die Dosis zu Beginn der Schwangerschaft gesteigert werden. Eine weitere Dosisanpassung ist im 2. Trimenon nötig, sobald die fetale Schilddrüse ihre Funktion aufnimmt.

Arzneistoff	1. Trim	2. Trim	3. Trim	Still-zeit
Levothyroxin	●	●	●	●

Praxistipp

Vor dem Essen!

Schilddrüsenhormone sollten morgens direkt nach dem Aufstehen, mindestens 30 min vor dem Frühstück, eingenommen werden. Nahrungsbestandteile beeinflussen die Aufnahme der Hormone und so deren Bioverfügbarkeit negativ.

8.3.3 Therapie der Hyperthyreose

Eine Schilddrüsenüberfunktion bewirkt eine übermäßige starke Aktivierung von Stoffwechselvorgängen und äußert sich häufig in vermehrtem Schwitzen, Herzklopfen, Unruhe, Gewichtsabnahme und Reizbarkeit.

Thyreostatika

Auch in der Schwangerschaft gilt als Behandlungziel, die Überproduktion der Schilddrüsenhormone durch Gabe von **Thyreostatika** zu drosseln und so Entwicklungsstörungen und Frühgeburten zu vermeiden.

Propylthiouracil ist in der Schwangerschaft anderen Thyreostatika vorzuziehen. Es blockiert den Einbau von Iod in die Vorstufe der Schilddrüsenhormone. Eine selten auftretende Lebertoxizität ist zu beachten.

Als Alternativen sind **Carbimazol** und **Thiamazol** zu nennen, welche die Aufnahme von Iod in die Schilddrüse unterdrücken. Sie sollten gerade bei einer schon vor der Schwangerschaft auf diese Wirkstoffe eingestellten Patientin in Betracht gezogen werden.

8.4 Sexualhormone

Elisabeth Remplik

Die Entwicklung des hormonellen Verhütungsmittels, der Pille, prägte die Industrienationen nach dem zweiten Weltkrieg entscheidend. Erstmals konnten Frauen ungewollte Schwangerschaften verhindern, indem sie regelmäßig ein Hormonpräparat einnahmen. Bis zum großen Durchbruch als Kontrazeptivum kam die Pille allerdings zuerst nur bei verheirateten Frauen mit mehreren Kindern und ausschließlich gegen Menstruationsbeschwerden zum Einsatz. Die empfängnisverhütende Wirkung tauchte in der Gebrauchsinformation lediglich als Nebenwirkung auf.

8.4.1 Bildung und Regulation der Sexualhormone

Bildung

In den Keimdrüsen, den Gonaden, werden die Keimzellen für die Fortpflanzung sowie die Sexualhormone synthetisiert. Die weiblichen Keimdrüsen werden als Eierstöcke, Ovarien, bezeichnet, die männlichen als Hoden oder Testes. Die Synthese der Sexualhormone verläuft über einen mehrstufigen, fein regulierten Prozess.

Im Hypothalamus wird das **Gonadotropin-Releasing-Hormon (GnRH)** gebildet und in Intervallen freigesetzt. In der Hirnanhangdrüse (Hypophyse), genauer im Hypophysenvorderlappen, stimuliert GnRH die Bildung und Sekretion der **Gonadotropine**. Hierzu gehören

- das **Follikel-stimulierende Hormon (FSH)**,
- das **Luteinisierende Hormon (LH)** und
- das **humane Choriongonadotropin (hCG)**.

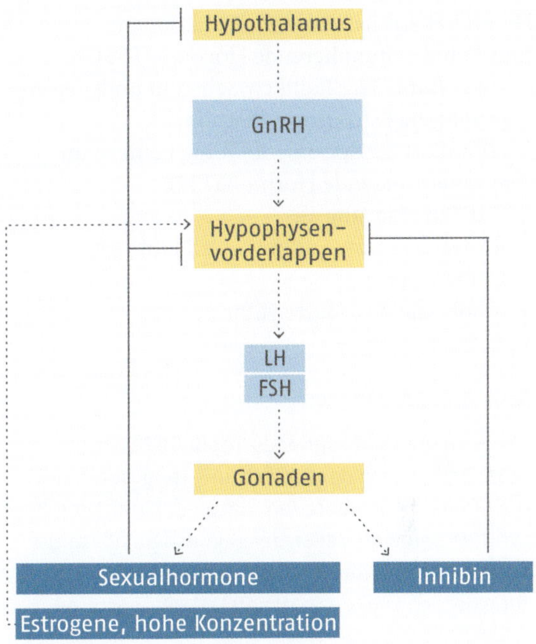

Abb. 8.4 Regelkreis der Bildung von Sexualhormonen

FSH und LH regen, sobald sezerniert, die Ovarien zur Bildung **weiblicher Sexualhormone** an. Diese umfassen **Estrogene** wie Estradiol, Estron und Estriol sowie das natürliche **Gestagen** Progesteron.

In den Hoden vermitteln Gonadotropine die Synthese **männlicher Geschlechtshormone**, wie z. B. **Testosteron**.

Regulation

Die Synthese der Sexualhormone ist streng reguliert. Testosteron, Progesteron sowie eine niedrige Estrogenkonzentrationen im Blut hemmen die Sekretion von GnRH, was als **negative Rückkopplung** bezeichnet wird. So werden dauerhaft erhöhte Hormonspiegel vermieden.

Das in Ovarien und Hoden gebildete Inhibin verstärkt diese Effekte zusätzlich. Auch der heranreifende Follikel sezerniert Inhibin. So wird verhindert, dass mehrere Follikel gleichzeitig zum Eisprung gelangen.

Hohe Estrogenkonzentrationen erhöhen hingegen die FSH-Sekretion im Sinne einer **positiven Rückkopplung**. Die daraus resultierenden hohen LH-Spiegel lösen im menstruellen Zyklus die Ovulation aus (Abb. 8.4).

8

Funktionen der Gonadotropine

FSH und LH erfüllen folgende Funktionen:

- Das Follikel-stimulierende Hormon (FSH)
  - steigert im Ovar Follikelwachstum und -reifung,
  - erhöht die Estrogenproduktion,
  - stimuliert die Spermienbildung beim Mann.
- Das Luteinisierende Hormon (LH):
  - löst den Eisprung aus,
  - fördert die Umwandlung des Follikelrestes in den Gelbkörper,
  - erhöht die Androgensynthese.

Schwangerschaftstest

Das **Humane Choriongonadotropin (hCG)** wird unmittelbar nach der Befruchtung freigesetzt, um die Nidation vorzubereiten. Nach der Einnistung synthetisieren die Zellen der zukünftigen Plazenta weiterhin hCG, woraufhin der Gelbkörper zur Erhaltung der Schwangerschaft verstärkt Progesteron bildet.

In den ersten Wochen der Schwangerschaft steigt die hCG-Konzentration im Blut stetig an und verdoppelt sich ca. alle zwei Tage. Das Maximum wird zwischen der achten und zehnten Schwangerschaftswoche erreicht.

Da hCG über den Urin ausgeschieden wird, eignet sich dessen Bestimmung zur **Früherkennung einer Schwangerschaft.** Bereits 14 Tage nach der Befruchtung liegen im Urin ausreichende Mengen an hCG vor, um eine Schwangerschaft nachzuweisen.

Therapeutischer Einsatz von GnRH und Gonadotropinen

Gonadotropin-Releasing-Hormon (GnRH)

Ein GnRH-Mangel sowie **Fertilitationsstörungen der Frau** stellen Indikationsgebiete des Gonadotropin-Releasing Hormons dar.

Da GnRH nicht peroral resorbiert wird, ist eine Therapie ausschließlich in Form einer pulsatilen i. v. oder s. c. Applikation über Infusionspumpen möglich.

Hodenhochstand im Kindesalter

Ein bei Jungen diagnostizierter Hodenhochstand kann ab dem 12. Lebensmonat mittels GnRH, meist durch eine nasale, vierwöchige Therapie in Form eines Nasensprays, behandelt werden.

8.4.2 Weibliche Sexualhormone

Weibliche Sexualhormone prägen die Geschlechtsmerkmale der Frau und sind für die Regulation der Reproduktion verantwortlich. Unterschieden wird zwischen **Estrogenen** und **Gestagenen**.

Estrogene

Estrogene werden in den Zellen der Ovarien unter Einfluss von FSH, LH sowie des Enzyms Aromatase gebildet.

◘ Tab. 8.3 fasst die Estrogenwirkungen zusammen.

Therapie

Aufgrund des hohen First-Pass-Effekts (▸Kap. 3.3.5) sind **natürliche Estrogene** peroral kaum bioverfügbar. Deshalb werden sie in Form transdermaler therapeutischer Systeme oder kutan als Gele angewandt.

Synthetische Estrogene lassen sich hingegen peroral applizieren. In Kombination mit Gestagenen stellen die **Kontrazeption** (▸Kap. 8.4.3) sowie die **Hormonersatz-**

◘ **Tab. 8.3** Estrogenwirkungen

Organ	Effekt
Geschlechtsorgane	Wachstum der weiblichen Sexualorgane, Aufbau der Uterusschleimhaut, Abnahme der Viskosität des Zervikalschleims
Knochen	Einbau von Calcium in den Knochen, Steigerung des Knochenwachstums, Epiphysenschluss (Wachstumsfugenschluss) in der Pubertät
Haut	Abnahme der Talgproduktion
Vaginalschleimhaut	Feuchthalten der Schleimhäute
Blut	Förderung der Blutgerinnung
Sonstige	Ausbildung sekundärer Geschlechtsmerkmale wie Brust und Behaarung, Weibliches Fettverteilungsmuster, Brustdrüsenwachstum, Wasser- und Natriumretention aufgrund der mineralocorticoiden Eigenschaften der Estrogene

therapie im Klimakterium wichtige Einsatzgebiete der Hormontherapie dar.

Weitere Indikationsfelder sind:

- Uterushypoplasie,
- Ovulationshemmung,
- Osteoporoseprophylaxe,
- Scheidentrockenheit im Klimakterium,
- abnormes Größenwachstum bei Mädchen.

Nebenwirkungen der Estrogene

Zu den Nebenwirkungen von Estrogen zählen:

- ein erhöhtes Thromboembolierisiko aufgrund der blutgerinnungsfördernden Wirkung mit einem erhöhten Schlaganfall-, Herzinfarkt- und Lungenembolierisiko,
- Spannungsgefühl in den Brüsten,
- Gewichtszunahme,
- Übelkeit,
- Ödembildung,
- Bluthochdruck und
- Hyperpigmentierung der Haut.

> **Fachgebietstransfer**
>
> **Wechseljahre und Hormonersatztherapie**
>
> Mit dem Klimakterium, den Wechseljahren, endet die fruchtbare Zeit im Leben einer Frau.
> Die Estrogensekretion sinkt dabei auf bis zu ein Zehntel im Vergleich zu einer Frau im gebärfähigen Alter. Diese erheblichen Veränderungen des Hormonhaushalts können ein breites Spektrum an Beschwerden wie Hitzewallungen, vermehrtes Schwitzen, depressive Verstimmungen, Osteoporose und Tachykardien nach sich ziehen.
> Durch den therapeutischen Einsatz von Estrogenen besteht die Möglichkeit der Symptombesserung. Die **Hormonersatztherapie** wird jedoch kontrovers diskutiert, da große Studien mitunter **deutliche Risiken** wie kardiovaskuläre Komplikationen, Lungenembolien oder das Auftreten von Mammakarzinomen zeigen. Deshalb sollte eine Hormonersatztherapie nur bei deutlicher Symptomatik und unter einer **sorgfältigen Nutzen-Risiko-Abwägung** erfolgen.

Kontraindikationen

Nicht eingesetzt werden sollen Estrogene bei thromboembolischen Ereignissen in der Vorgeschichte, hormonabhängigen Tumoren des Uterus und der Brust sowie in Schwangerschaft und Stillzeit. Auch bei Diabetes mellitus, hypertonischen Erkrankungen sowie der Endometriose sind Estrogene nach Möglichkeit zu meiden.

Wechselwirkungen

Einige Antiepileptika, wie Carbamazepin oder Johanniskraut, sind in der Lage, die therapeutische Wirkung der Estrogene zu reduzieren oder gar aufzuheben.

> **Cave**
>
> **Antibiotika und die Pille**
>
> Die These, dass Antibiotika die Wirkung der Pille herabsetzen, ist umstritten. Fest steht jedoch: Estrogene durchlaufen den enterohepatischen Kreislauf (▸Kap. 3.3.5).
> Infolge einer Behandlung mit Antibiotika sind Störungen der Darmflora möglich. Dies beeinträchtigt den enterohepatischen Kreislauf und der Metabolismus der in der Pille enthaltenen Estrogene wird möglicherweise beschleunigt. Bei niedrig dosierten peroral angewandten Kontrazeptiva kann dies in einer Abschwächung der Verhütungssicherheit resultieren. Tritt als Nebenwirkung einer Antibiotikatherapie eine Diarrhö auf, ist die Wirksamkeit der Pille nicht mehr gesichert, da wegen der verkürzten Darmpassage nicht genügend Wirkstoff aufgenommen werden kann.

Antiestrogene

Antiestrogene heben die Wirkung der Estrogene auf. So nivelliert **Clomifen** die negativen Feedbackeffekte der Estrogene am Hypothalamus. Dies bewirkt eine vermehrte Freisetzung von GnRH und somit auch erhöhte FSH- und LH-Spiegel, infolge derer der **Eisprung ausgelöst** wird. Clomifen findet bei Frauen mit **unerfülltem Kinderwunsch** aufgrund funktioneller Sterilität Einsatz. Als Nebenwirkungen sind Hitzewallungen und Kopfschmerzen zu nennen. Auch Mehrlingsschwangerschaften sind möglich.

Estrogene sind in der Lage, das Krebswachstum zu fördern, insbesondere bei **Brust- und Uterustumoren** (▸Kap. 17). Durch Arzneistoffe, die eine Estrogenwirkung am Tumor verhindern, lässt sich das Wachstum der entarteten Zellen einschränken. Dies gelingt durch **Selektive Estrogen-Rezeptor-Modulatoren** wie **Tamoxifen**, die an den Tumorzellen eine estrogenantagonistische Wirkung entfalten. An anderen Organen, wie z. B. Knochen, übt Tamoxifen hingegen eine estrogenagonistische Wirkung aus, wodurch sich das Osteoporoserisiko senken lässt.

Eine Eindämmung des Tumorwachstums gelingt außerdem mit **Aromatasehemmern** wie z. B. **Letrozol**, die die Estrogensynthese unterdrücken.

Gestagene

Progesteron, das einzige natürlich vorkommende Gestagen, wird insbesondere im Gelbkörper und während

Tab. 8.4 Gestagenwirkungen

Organ	Effekte
Geschlechtsorgane	Hemmung des estrogenbedingten Aufbaus der Uterusschleimhaut, Stimulation der Entwicklung des sekretorischen Endometriums, Erhöhung der Viskosität des Zervikalschleims, Unterdrückung der LH-Ausschüttung und der Ovulation, Erhaltung der Schwangerschaft, Hemmung der Uteruskontraktilität und Menstruation
Knochen	Verstärkung der estrogenen Effekte auf das Skelettsystem
Sonstige	Erhöhung der Atemfrequenz der Schwangeren zur besseren Sauerstoffversorgung des Embryos, Förderung der Drüsenbildung in der Brust, Erhöhung der Körpertemperatur um ca. 0,5 °C

Tab. 8.5 Wirkprofile ausgewählter Gestagene

Gestagen	androgen	antiandrogen
Levonorgestrel	+	–
Norethisteron	+	–
Gestoden	+	–
Norgestimat	(+)	–
Drospirenon	–	+
Chlormadinon	–	+
Dienogest	–	+
Nomegestrol	–	(+)
Norelgestromin	(+)	–
Cyproteronacetat	–	+

+ Wirkung vorhanden, (+) evtl. schwache Wirkung, – keine Wirkung

der Schwangerschaft von der Plazenta gebildet. Aufgrund des hohen First-Pass-Effekts ist es peroral nur geringfügig wirksam.

Tab. 8.4 fasst die Gestagenwirkungen zusammen.

Synthetische gestagene Arzneistoffe zeigen neben den in Tab. 8.4 aufgeführten Eigenschaften zusätzliche substanzspezifische Effekte. Diese sind zum Teil **androgen**, den männlichen Geschlechtshormonen ähnlich, zum Teil **antiandrogen**, die Wirkung der männlichen Geschlechtshormone aufhebend.

Androgen wirkende Gestagene können folglich zu einer „Vermännlichung“ führen, was sich in Form von unreiner Haut, Akne sowie verstärktem Haarwuchs im Gesicht äußert. Antiandrogene hingegen wirken sich positiv auf das Hautbild aus.

Bei der Auswahl des passenden Gestagens, sollte das jeweilige Wirkprofil beachtet werden. Tab. 8.5 fasst verschiedene Gestagene und ihre andro- oder antiandrogene Wirkung zusammen.

Therapie

Aufgrund des Einflusses auf Endometrium und Eierstöcke werden Gestagene eingesetzt zur:

- Kontrazeption (auch in Kombination mit Estrogenen),
- Hormonersatztherapie in den Wechseljahren,
- Linderung der Dysmenorrhö, also der schmerzhaften Regelblutung,
- Behandlung der Endometriose.

Nebenwirkungen

Als Nebenwirkungen der Gestagene sind zu nennen:

- depressive Verstimmungen, insbesondere zu Therapiebeginn,
- Libidoverlust,
- Kopfschmerzen und/oder Migräne,
- Übelkeit und/oder Erbrechen,
- Spannungsgefühl in der Brust und
- Gewichtszunahme.

Kontraindikationen

Gestagene sind in der Schwangerschaft kontraindiziert. Androgene Gestagene können zu einer Maskulinisierung des weiblichen Fetus führen, antiandrogene Gestagene zu einer Feminisierung des männlichen Fetus. Schwere Leberschäden und thromboembolische Erkrankungen stellen ebenfalls Gegenanzeigen für eine Therapie mit Gestagenen dar.

Antigestagene

Antigestagene hemmen die Entwicklung der Uterusschleimhaut. **Mifepriston** gilt als einziges zur Verfügung stehendes Antigestagen. Die Einnahme in der Schwangerschaft resultiert innerhalb weniger Stunden in einer Degeneration der Uterusschleimhaut und der Plazentafunktion. Aus diesem Grund wird Mifepriston als Abortivum in der Frühschwangerschaft eingesetzt und auch als „**Abtreibungspille**“ bezeichnet.

Da Schwangerschaftsabbrüche in Deutschland nur unter bestimmten Voraussetzungen strafbefreit sind, darf Mifepriston ausschließlich nach Erfüllung strenger Auflagen angewandt werden.

Strukturverwandt mit Mifepriston ist **Ulipristalacetat**, ein partieller Antagonist, der sowohl agonistische als auch antagonistische Wirkungen am Gestagenrezeptor zeigt. Ulipristalacetat unterdrückt oder verzögert die Ovulation, weshalb es sich zur **Notfallkontrazeption**, also als **„Pille danach“** (▸ Kap. 8.4.3), eignet.

8.4.3 Hormonelle Kontrazeption

Der weibliche Zyklus wird in komplexer Weise durch die Geschlechtshormone und die Gonadotropine, LH und FSH, reguliert. **Hormonelle Kontrazeptiva hemmen die Ausschüttung von Gonadotropinen**. Aufgrund des dadurch fehlenden LH-Gipfels im Zyklus kommt es nicht zur Ovulation. Des Weiteren werden die **Gegebenheiten am Uterus** so **verändert**, dass eine Schwangerschaft verhindert wird.

Aufgrund der hohen Zuverlässigkeit stellt die hormonelle Kontrazeption die gängigste Methode der Empfängnisverhütung dar.

Eingesetzte Arzneimittel enthalten entweder ausschließlich **Gestagen** oder eine **Kombination aus Estrogen und Gestagen**.

Die Applikation erfolgt meist peroral. Ferner sind transdermale, intrauterine, intravaginale oder intramuskulär zu applizierende Arzneiformen verfügbar.

Definition

Pearl-Index Gibt die Anzahl der Schwangerschaften an, die eintreten, wenn 100 empfängnisfähige Frauen ein Jahr lang eine Verhütungsmethode korrekt anwenden. Je niedriger der Wert, desto sicherer ist die entsprechende kontrazeptive Methode zu bewerten.
Der Pearl-Index der Pille liegt zwischen 0,1 und 0,9.

Reine Gestagenpräparate

Bei Gestagenmonopräparaten beruht die kontrazeptive Wirkung in erster Linie auf einer **Viskositätserhöhung des Zervikalschleimes**. Spermien sind folglich nicht mehr in der Lage, die Eizelle zur Befruchtung zu erreichen.

Perorale Formen, auch „**Minipillen**“ genannt, sind in ihrer kontrazeptiven Sicherheit den Kombinationspräparaten aus Estrogen und Gestagen unterlegen. Sie werden täglich ohne Einnahmepause eingenommen. Der **exakte Einnahmezeitpunkt** trägt entscheidend zur erfolgreichen Verhütung bei. Während bei **Levonorgestrel**-haltigen Präparaten kein sicherer Empfängnisschutz mehr besteht, sobald die Einnahme den üblichen Applikationszeitpunkt um mehr als 3 Stunden überschreitet, erlaubt **Desogestrel** ein größeres Zeitfenster von bis zu 12 Stunden.

Bei anderen Applikationsformen wie der **3-Monats-Spritze, subkutanen Implantaten oder intrauterinen Systemen** (IUS, „Hormonspiralen“), die in den Uterus eingesetzt werden, ist die kontrazeptive Sicherheit nicht von der Einnahmetreue abhängig.

Estrogen-Gestagen-Kombinationen

Die Kombination aus Estrogen und Gestagen stellt eine ausgesprochen wirkungsvolle Methode der Schwangerschaftsverhütung dar. Dies beruht auf drei sich ergänzende Wirkmechanismen:

- Senkung der Gonadotropinausschüttung (FSH und LH), woraus eine **Ovulationshemmung** resultiert.
- Estrogenbedingte **Beeinträchtigung des Endometriumaufbaus**.
- Gestagenbedingte **Viskositätserhöhung des Zervikalschleims**.

Orale Kombinationspräparate

Einphasenpräparate werden 21 Tage in einer fixen Kombination aus meist Ethinylestradiol und einem Gestagen eingenommen, gefolgt von einer siebentägigen Einnahmepause, in der eine Abbruchblutung ähnlich der Menstruation erfolgt. In den letzten Jahren haben sich **Mikropillen** durchgesetzt, die eine niedrige Estrogendosis von < 50 µg Ethinylestradiol enthalten.

Bei **Langzeitzykluspräparaten** ist die bei den Einphasenpräparaten übliche Einnahmepause nicht nötig. Die Pille kann dauerhaft eingenommen werden und die von vielen Frauen als störend empfundene Abbruchblutung bleibt aus.

Bei **Stufenpräparaten** wird in zwei bis vier Stufen die Estrogen- und Gestagendosierung variiert, um die natürlichen Hormonschwankungen so gut wie möglich zu imitieren und die Verträglichkeit zu verbessern.

Weitere kombinierte hormonelle Kontrazeptiva

Auch **transdermale therapeutische Systeme** (TTS) (▸ Kap. 2.8.3) eignen sich zur Empfängnisverhütung. Eine konstante Menge **Ethinylestradiol** und **Norelgestromin** wird kontinuierlich durch die Haut aufgenommen. Nach 21 (3×7) Behandlungstagen folgt eine Applikationspause von sieben Tagen, in denen die Abbruchblutung einsetzt. Um die Wirksamkeit zu

8

gewährleisten, muss das korrekte Aufkleben der TTS beachtet werden und ein Pflasterwechsel alle sieben Tage erfolgen.

Eine weitere Option stellt ein mit **Ethinylestradiol** und **Etonogestrel** beladener **Vaginalring** dar, der eingeführt und für 21 Tage in der Vagina belassen wird. Dieser gibt kontinuierlich konstante Mengen an Wirkstoff frei. Die Position des flexiblen Rings ist nicht für die empfängnisverhütende Wirkung entscheidend.

Nebenwirkungen der Pille

Werden Estrogene und Gestagene kombiniert, können unabhängig von der Applikationsart die genannten Nebenwirkungen (▸ Kap. 8.4.2) beider Hormongruppen auftreten.

Ganz schön gefährlich?

Das Risiko thromboembolischer Ereignisse steigt durch die Einnahme von Estrogenen an. Androgene Gestagene sind in der Lage, die Gefahr einer Thromboembolie geringfügig zu kompensieren, wohingegen Präparate mit antiandrogenen Gestagenen es im Vergleich eher erhöhen.
Als weitere Risikofaktoren für thromboembolische Ereignisse sind Übergewicht, Rauchen, ein Alter > 35 Jahre und Migräne zu nennen.
Demgegenüber steht die positive Wirkung der antiandrogenen Gestagene auf das Hautbild bei Akne. **Unter Abschätzung aller Risiken sollte individuell für jede Frau die richtige Pille ausgewählt werden** (◘ Tab. 8.6).

Überblick über die hormonellen Kontrazeptiva

◘ **Tab. 8.6** Überblick über die verschiedenen hormonellen Kontrazeptiva

Methode	Pearl-Index	Eigenschaften
Reine Gestagenpräparate		
Minipille mit Levonorgestrel	1,1–4,1	Anwendung in der Stillzeit möglich
Minipille mit Desogestrel	0,4	
Hormonspirale	0,16	Geringe Gestagendosis Verhütungsmethode für drei oder fünf Jahre, kaum Menstruationsblutungen
Subkutanes Hormonimplantat	0,1	Konzeptionsschutz für drei Jahre
3-Monats-Spritze	0,9	Konzeptionsschutz über drei Monate, Ausbleiben der Menstruation
Estrogen-Gestagen Kombinationen		
Mikropille	0,1–0,9	Gute Zyklusstabilität
Langzeitzykluspräparat	0,8	Weniger Abbruchblutungen
Stufenpräparate	0,1–0,9	Hormongabe ahmt natürlichen Zyklus nach
Hormon-TTS	0,9	Einmal wöchentliche Anwendung
Vaginalring	0,7	Einmal monatliche Anwendung

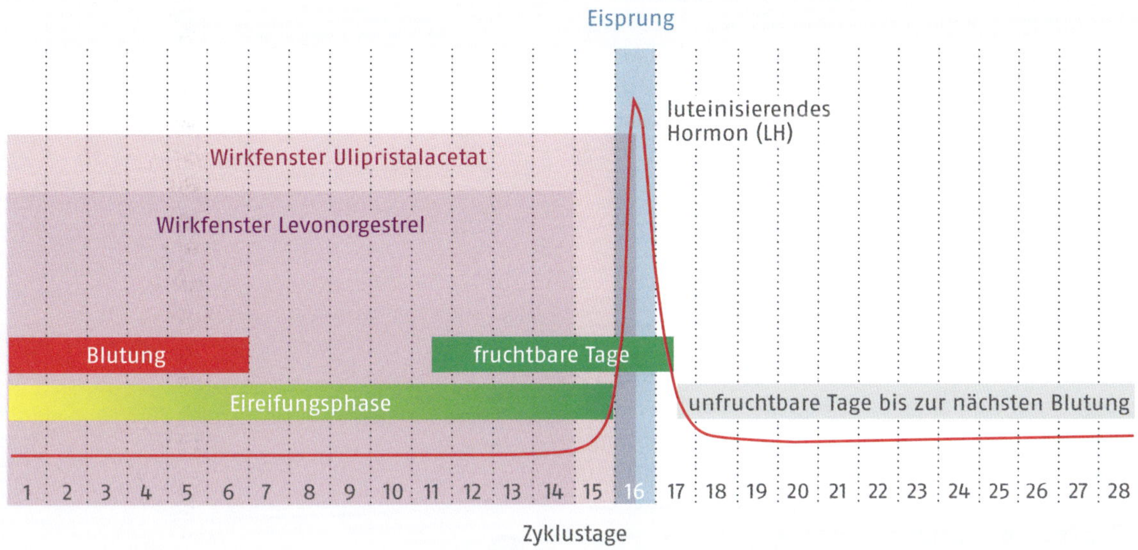

Abb. 8.5 Einnahmesicherheit der Notfallkontrazeptiva

Notfallkontrazeptiva – „Pille danach"

Ziel einer **Notfallkontrazeption** ist es, die empfängnisfähigen Tage soweit hinauszuzögern, dass es nicht zur Befruchtung der Eizelle kommt.

Levonorgestrel oder **Ulipristalacetat** (▸Kap. 8.4.2) sind in der Lage, durch eine temporäre Hormonspiegelerhöhung den Eisprung zu verzögern. Die Hypophyse schüttet weniger FSH und LH aus, ohne deren Konzentrationspeak der Eisprung nicht stattfinden kann. Ist der Eisprung bereits erfolgt, zeigen die Arzneistoffe keine Wirkung. Auch eine bereits bestehende Schwangerschaft wird nicht beeinflusst.

Durch die Einnahme von Levonorgestrel lässt sich eine Schwangerschaft bis zu 72 Stunden nach dem Geschlechtsverkehr und vor erfolgtem Eisprung unterdrücken. Im Anschluss an die Anwendung von Levonorgestrel sollten orale Kontrazeptiva weiter eingenommen werden.

Ulipristalacetat wirkt bis kurz vor dem Eisprung, auch nach bereits eingesetztem LH-Peak (Abb. 8.5). Das empfohlene Einnahmezeitfenster beträgt bis zu 120 Stunden nach dem ungeschützten Geschlechtsverkehr. Nach Anwendung von Ulipristalacetat ist eine Einnahmepause anderer hormoneller Kontrazeptiva von fünf Tagen nötig.

Bei einigen Frauen setzt nach der Anwendung von Notfallkontrazeptiva die Menstruation verspätetet ein. In diesem Fall sollte ein Schwangerschaftstest durchgeführt und ein Arzt aufgesucht werden.

Praxistipp

Wichtiges zur „Pille danach"

- Die „Pille danach" sollte so früh wie möglich nach der Verhütungspanne eingenommen werden.
- Ist der Eisprung bereits erfolgt, zeigen Notfallkontrazeptiva keine Wirkung.
- Sie bietet keinen antikonzeptionellen Schutz für den Rest des Zyklus.
- Laut aktueller Datenlage erweist sich Ulipristalacetat als die wirkungsvollere Substanz.
- In der Stillzeit ist Levonorgestrel zu bevorzugen, wobei eine achtstündige Stillpause einzuhalten ist.
- Notfallkontrazeptiva sind keine dauerhafte Verhütungsmethode.
- Die „Pille danach" schützt nicht vor sexuell übertragbaren Erkrankungen.

Hormonelle Verhütung nach der Geburt

Die **Stillzeit** stellt nur unter sehr streng eingehaltenen Stillintervallen einen **moderaten Empfängnisschutz** dar, sodass trotz Stillen eine Kontrazeption nötig ist.

Mit der hormonellen Empfängnisverhütung sollte erst dann begonnen werden, wenn die weiblichen Geschlechtsorgane ausreichend zurückgebildet und regeneriert sind.

In der Stillzeit können **Gestagenmonopräparate** eingesetzt werden. Kombinierte hormonelle Kontrazeptiva werden, aufgrund eines erhöhten Thromboembolierisikos durch das Estrogen, nicht empfohlen. Sowohl Estrogen als auch Gestagen sind in der Lage, die Milchmenge zu reduzieren.

8.5 Arzneimittel, die die Laktation beeinflussen

Elisabeth Remplik

Die Regulation der Laktation erfolgt hormonell. Bereits während der Schwangerschaft wird die Milchbildung vorbereitet, jedoch durch hohe Estrogen- und Progesteronspiegel noch unterdrückt. Fallen diese ab, findet ca. drei Tage nach der Entbindung der Milcheinschuss statt.

Das Hormon Prolaktin regt die Milchbildung der Brustdrüsen an, der Milchspendereflex wird durch Oxytocin ausgelöst (Abb. 8.6). Steigt die Milchbildungsmenge an, hemmt der Neurotransmitter **Dopamin** durch eine negative Rückkopplung wiederum die Prolaktinsynthese (Abb. 8.7).

8.5.1 Medikamentöses Abstillen

Unterschieden wird zwischen primären und sekundärem Abstillen.

Beim **primären Abstillen** wird die Milchproduktion unmittelbar nach der Geburt gehemmt und der Milcheinschuss unterbleibt. Mütterliche Erkrankungen, die ein reguläres Stillen verhindern (z. B. HIV-Infektion), oder auch der Wunsch des Nichtstillens erfordern einen medikamentösen Eingriff.

Sekundäres Abstillen beschreibt den Wunsch des mütterlichen Abstillens, nachdem bereits gestillt wurde.

Dopaminagonisten bewirken, analog dem physiologischen Dopamin, eine Reduktion der Milchproduktion (Abb. 8.8).

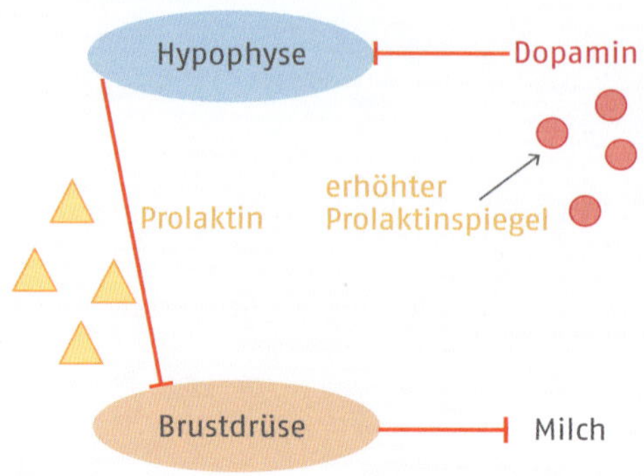

Abb. 8.7 Negative Rückkopplung durch Dopamin

Praxistipp

Abstillen

Ein medikamentöses sekundäres Abstillen ist in der Regel nicht notwendig. Maßnahmen wie eine Reduktion der Flüssigkeitszufuhr oder Verlängern der Stillintervalle mindern die Milchbildung. Unterstützend wirken Tees oder ätherische Öle wie Pfefferminz und Salbei. Diese sollten jedoch vom Säugling nicht eingeatmet werden, zur Vermeidung des Kratschmer-Reflexes mit der Gefahr eines reflektorischen Atemstillstandes.

Cave

Kratschmer-Reflex

Ätherische Öle, insbesondere menthol- oder campherhaltige Zubereitungen, können beim Säugling starke Reizungen der Atemwege und sogar Atemstillstand hervorrufen.

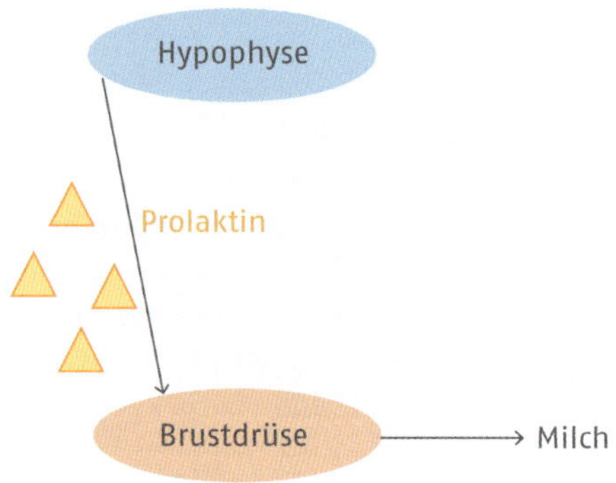

Abb. 8.6 Hormonelle Steuerung der Laktation

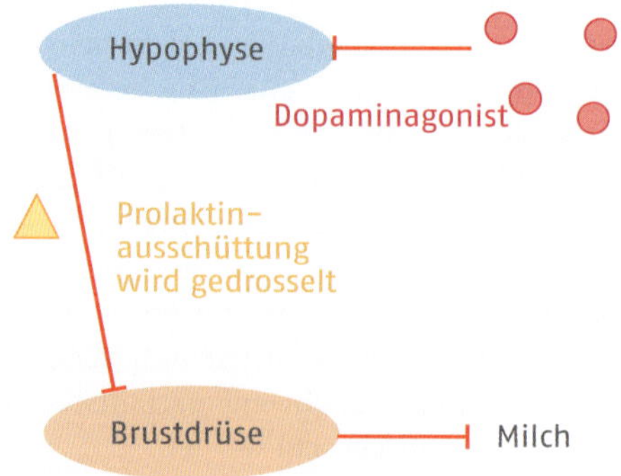

Abb. 8.8 Wirkungsweise der Dopaminagonisten

Cabergolin

Cabergolin wird zum **primären Abstillen** eingesetzt und gilt als **Mittel der Wahl**. Es wirkt sowohl als Dopaminagonist als auch als Prolaktinhemmer.

Als Nebenwirkungen treten Schwindel, Kopfschmerzen, Blutdruckabfall und auch depressive Verstimmungen auf. Nicht angewandt werden sollte es bei Herz-, Leber- sowie psychotischen Erkrankungen und Wochenbettpsychosen in der Vorgeschichte.

Die Gabe erfolgt einmalig, innerhalb von 24 Stunden nach der Geburt.

Metergolin

Metergolin ist als Dopaminagonist und Prolaktinhemmer sowohl für ein **primäres als auch sekundäres Abstillen** indiziert.

Nebenwirkungen und Kontraindikationen verhalten sich analog Cabergolin.

Die Therapie wird schrittweise von einer einmaligen Dosis am ersten Tag bis zu einer dreimaligen Dosierung ab dem dritten Tag erhöht.

Beim primären Abstillen beträgt die Behandlungsdauer insgesamt sieben bis zehn Tage, beim sekundären Abstillen bis drei Tage nach Ausbleiben des Milchflusses.

Bromocriptin

Bromocriptin, ein Dopaminagonist, findet Anwendung zum **Abstillen aus medizinischen Gründen** wie einer Totgeburt sowie zur Behandlung eines **postpartalen Milchstaus**.

Nach einschleichendem Therapiebeginn am ersten Tag erfolgt die Dosierung zweimal täglich über 14 Tage hinweg. In Ausnahmefällen kann bei postpartalem Milchstau eine Einzeldosis verabreicht werden, wobei das Stillen nicht unterbrochen werden muss.

> **Fachgebietstransfer**
>
> **Parkinson**
>
> Symptome des Morbus Parkinson, wie eine Störung der Bewegungsabläufe, werden durch einen Dopaminmangel hervorgerufen. Der Dopaminagonist Bromocriptin ist in der Lage, diese teilweise auszugleichen.

Infolge einer Therapie mit Prolaktinhemmern sollte im weiteren Verlauf nicht gestillt werden. Es liegen zwar keine Berichte über schädliche Auswirkungen auf den Säugling vor, jedoch fördert ein weiteres Anlegen die Milchproduktion wieder und erschwert das Abstillen. In der Schwangerschaft sollte nichtmedikamentös abgestillt werden.

Unerwünschte arzneimittelinduzierte Laktationshemmung

Diuretika fördern die Wasserausscheidung, wodurch weniger Flüssigkeit für die Milchproduktion zur Verfügung steht.

Opioide hemmen die Oxytocinausschüttung und damit die Milchproduktion.

Als weitere laktationshemmende Arzneistoffe gelten **Estrogene**, **Gestagene** sowie **Secalealkaloide** wie Methylergometrin.

8.5.2 Arzneimittel zur Förderung der Milchproduktion

Während die Milchbildung über die Hormone Prolaktin und Dopamin reguliert wird, ist der Milchspendereflex abhängig vom Hormon **Oxytocin**.

Bei schmerzhaftem Milchstau und unzureichendem Milchspendereflex gilt Oxytocin in Form eines Nasensprays als medikamentöse Therapieoption. Zwei bis drei Minuten vor dem Stillen wird ein Sprühstoß appliziert. Als Nebenwirkung werden vor allem Schmerzen im Unterleib aufgrund der Uteruskontraktion genannt.

Oxytocin zur nasalen Anwendung ist in Deutschland nicht im Handel verfügbar, kann jedoch bei Bedarf importiert werden.

> **Fachgebietstransfer**
>
> **Rechtskunde zu Importarzneimitteln**
>
> Arzneimittel dürfen in Deutschland ausschließlich importiert werden, wenn:
> - eine ärztliche Verordnung vorliegt,
> - kein vergleichbares Arzneimittel auf dem deutschen Markt erhältlich ist.

> **Praxistipp**
>
> **Steigerung der Milchmenge**
>
> In der Regel ist die gebildete Milchmenge ausreichend. Durch gesteigerte Flüssigkeitszufuhr, z. B. in Form von Anis-, Fenchel- und Melissentee oder mit alkoholfreiem Malzbier, lässt sich eine merkliche Steigerung der Milchmenge erzielen.

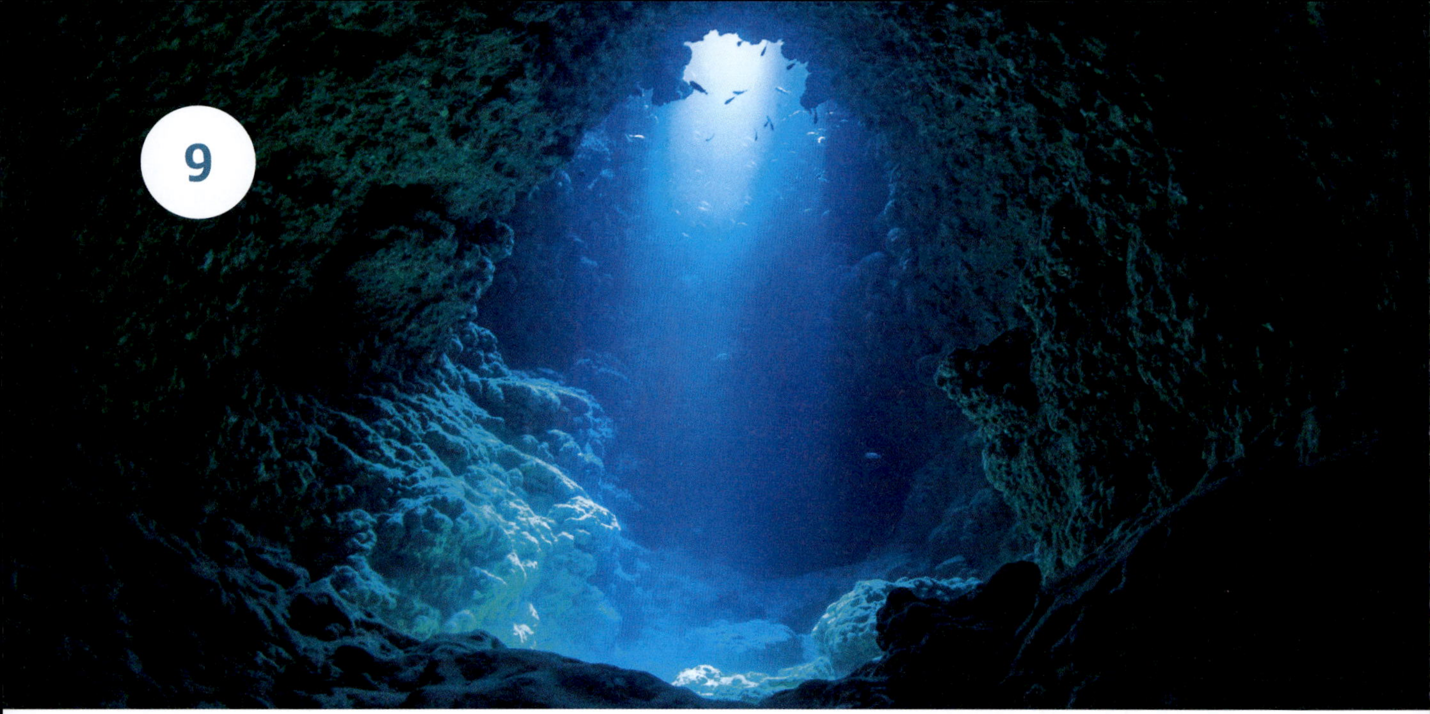

9

Uteruswirksame Arzneimittel

Elisabeth Remplik

In einem Orchester ist es unabdingbar, dass jeder Musiker sein Instrument perfekt beherrscht. Nur so erklingt beim großen Konzert das Stück in Harmonie.
Das Wehengeschehen und die Geburt ähneln einem Musikstück, welches vom Organismus meisterhaft dargeboten wird. Das harmonische Zusammenspiel hormoneller, nervaler, mechanischer, biochemischer und psychischer Einflüsse gewährleistet den Geburtsvorgang, der mit dem Schlussakkord, der Geburt des Kindes, vollendet wird.

9.1 Physiologie der Uterusmuskulatur und der Wehen

9.1.1 Der Uterus

Der Uterus als elementares weibliches Geschlechtsorgan setzt sich größtenteils aus **glatter Muskulatur**, dem Myometrium, zusammen und nimmt im Laufe der Schwangerschaft stark an Masse zu.

Myometriumzellen weisen ein **hochkontraktiles Potenzial** auf, das im Gegensatz zur Skelettmuskulatur nicht durch Verkürzung, sondern eine Verstärkung der Muskelspannung, also durch Tonisierung, erlangt wird.

Die nervale Uterusstimulation erfolgt durch das **vegetative Nervensystem** (▸Kap. 7.4), wobei medikamentös nur auf die sympathischen Wirkungen Einfluss genommen wird. Parasympathische Signalwege spielen in der Arzneimitteltherapie hingegen keine Rolle.

Tab. 9.1 Nervale und hormonelle Einflüsse auf den Uterus

Angriffspunkt/Hormon	Auswirkung am Uterus
Vegetatives Nervensystem	
β_2-Rezeptor	Erschlaffung
α_1-Rezeptor	Kontraktion
Hormonsystem	
Prostaglandine	Muttermunderöffnung und Kontraktion
Oxytocin	Kontraktion

9.1.2 Die Wehe

Wehenkontraktionen werden **nerval** und **hormonell** reguliert. Es wird zwischen folgenden **Wehentypen** unterschieden:

- **Schwangerschaftswehen** bereiten die Muskulatur auf die bevorstehende Geburt vor und treten in der Regel als schmerzlose Kontraktionen auf. Der Muttermund öffnet sich nicht. Wehen, die den Muttermund wirklich öffnen, müssen gehemmt werden.
- **Senkwehen** stellen sich drei bis vier Wochen vor der Geburt ein. Sie senken den Uterusfundus und den Kopf des Kindes in den Beckeneingang.
- **Eröffnungswehen** öffnen den Muttermund. Entscheidend ist die Erschlaffung des unteren Uterinsegments, welches sich aufgrund des geringen Tonus der muttermundnahen Muskeln öffnet und den Durchtritt des Kindes ermöglicht. Eröffnungswehen werden durch **Prostaglandine** reguliert.
- **Austreibungs- und Presswehen** bezeichnen kräftige, durch **Oxytocin** gesteuerte Kontraktionen. Aufsteigende Reflexbahnen aktivieren zusätzlich das motorische Zentrum und regen so die Bauchmuskulatur zur Unterstützung der Wehen an.
- **Nachgeburts- und Nachwehen** gebären die Plazenta und ziehen den Uterus nach der Geburt wieder zusammen. Die Gebärmutterhöhle entleert sich und die Blutung wird durch die Kontraktion gestillt.

Die vegetativen und hormonellen Wirkungen am Uterus sind in Tab. 9.1 zusammengefasst.

9.1.3 Arzneimittel zur Beeinflussung der Wehentätigkeit

In der Geburtshilfe kommt Arzneimitteln, die in der Lage sind, das Wehengeschehen zu beeinflussen, eine maßgebliche Bedeutung zu (Tab. 9.2).

Tab. 9.2 Medikamentöse Therapieoptionen zur Regulation der Uterusaktivität

Wirkprinzip/Hormon	Effekt	Arzneistoff
β_2-Sympathomimetika	Uteruserschlaffung	Fenoterol
α_1-Sympathomimetika	Uteruskontraktion	Methylergometrin
Prostaglandine	Zervixerweichung und Uteruskontraktion	Dinoproston, Sulproston, Misoprostol
Oxytocinrezeptor-Agonisten	Uteruskontraktionen	Oxytocin, Carbetocin
Oxytocinrezeptor-Antagonisten	Uteruserschlaffung	Atosiban

9

Pathologische Uteruszustände in der Schwangerschaft und während der Geburt werden durch:

- **wehenhemmende** Arzneistoffe, **Tokolytika,** oder
- **wehenstimulierende** Wirkstoffe behandelt.

9.2 Tokolytika

Als Tokolytika werden Arzneimittel bezeichnet, die in der Lage sind Wehen zu hemmen. Dies wird durch:

- β_2-sympathomimetisch oder
- oxytocinantagonistisch

wirkende Arzneistoffe erreicht.

Eine tokolytische Therapie verfolgt das Ziel, eine **Frühgeburt zu verzögern**, um durch Corticosteriode (▸Kap. 8.1) die benötigte **Lungenreife des Fetus zu erreichen**.

9.2.1 β_2-Sympathomimetika

Fenoterol

Die Erregung des Sympathikus an den β_2-Rezeptoren der Gebärmutter führt zu einer Erschlaffung der Uterusmuskulatur.

Das kurzwirksame β_2-Sympathomimetikum Fenoterol wird daher zur **Hemmung vorzeitiger Wehen** genutzt. Die uterusrelaxierende Eigenschaft findet auch bei der äußeren Wendung des Fetus aus der Beckenendlage Einsatz.

Fenoterol wird in der Geburtshilfe ausschließlich intravenös und in einer geeigneten Trägerlösung wie Ringer- oder physiologischer Kochsalzlösung appliziert. Idealerweise wird die Infusionsgeschwindigkeit mithilfe automatischer Pumpen Schritt für Schritt bis zur einsetzenden Wirksamkeit erhöht.

Fachgebietstransfer

Fenoterol in der Asthmatherapie

Als β_2-Sympathomimetikum entfaltet Fenoterol nicht nur uterusrelaxierende, sondern auch bronchodilatierende Effekte, weshalb es inhalativ bei akuten, asthmatischen, Atembeschwerden eingesetzt wird. Die Inhalation zur Tokolyse stellt hingegen einen Off-Label-Gebrauch dar.

Nebenwirkungen

Da keine 100%ige β_2-Rezeptor-Selektivität gegeben ist, sind auch **kardiale** β_1-sympathomimetische Effekte zu erwarten, die sich häufig in Form einer Tachykardie, einer erhöhten Herzfrequenz, äußern. Durch Gabe eines β_1-selektiven Rezeptorantagonisten (β_1-Blocker, z. B. Metoprolol) lässt sich die unerwünschte Arzneimittelwirkung abschwächen oder unterdrücken.

Eine seltene, jedoch schwerwiegende Nebenwirkung stellt die Flüssigkeitsansammlung in der Lunge, das **Lungenödem**, dar. Das Risiko ist insbesondere bei Mehrlingsschwangerschaften, maternaler Infektion und Präeklampsie erhöht.

Auch wird im Zusammenhang mit Fenoterol oft über Unruhe, Blutdruckabfall, Kopfschmerzen, Übelkeit und Erbrechen berichtet.

Kontraindikationen

Vor der 22. Schwangerschaftswoche, bei einem Vena-cava-Kompressionssyndrom, bei Herzerkrankungen, Hypokaliämie und entgleistem Diabetes mellitus sollte Fenoterol nicht eingesetzt werden.

Merke

Monitoring der Fenoteroltherapie

- Eine Blutdruck- und Herzfrequenzkontrolle, auch beim Fetus, ist elementar. Die mütterliche Herzfrequenz sollte 120 Schläge pro Minute nicht überschreiten.
- Der Flüssigkeitshaushalt sollte überwacht werden und die Zufuhr während der Tokolyse mit Fenoterol 2000 ml pro Tag nicht überschreiten.
- Glucosespiegel im Normbereich sind aufgrund der blutzuckersteigernden, sympathomimetischen Effekte anzustreben.
- Auch Kaliumspiegel benötigen eine kontinuierliche Überwachung.

Hebammen ist es gestattet, Fenoterol zur Überbrückung einer Notsituation einzusetzen. Aufgrund des hohen Überwachungsaufwands ist es aber nicht mehr Mittel der Wahl. Werden β_2-Sympathomimetika wie Clenbuterol oder Salbutamol als Wehenhemmer eingesetzt, stellt dies einen Off-Label-Gebrauch dar.

9.2.2 Oxytocinantagonist

Atosiban

Atosiban, ein **Oxytocinantagonist,** konkurriert mit Oxytocin um die Rezeptorbindung. Die Oxytocinwirkung wird dadurch aufgehoben und vorzeitige **Wehen gehemmt.**

Das Therapieschema umfasst eine initiale i. v. Bolusapplikation, gefolgt von einer dreistündigen Dauertropfinfusion mit erhöhter Infusionsrate. So werden rasch ausreichende Wirkspiegel erlangt. Anschließend wird die Tokolyse über insgesamt 48 Stunden mit reduzierter Infusionsgeschwindigkeit fortgeführt.

Atosiban gilt als **Tokolytikum mit der besten Verträglichkeit** für Mutter und Kind, da insbesondere kardiovaskuläre Nebenwirkungen ausbleiben, was seinen Status als **Mittel der Wahl** rechtfertigt. Dennoch können postpartale Blutungen durch die Uterusrelaxation auftreten.

9.2.3 Weitere Möglichkeiten der Tokolyse

Der Calciumkanalbocker **Nifedipin** findet, neben dem Einsatz als Blutdrucksenker, auch als Tokolytikum bei moderater Wehentätigkeit Anwendung. Eine Zulassung für diese Indikation besitzt der Arzneistoff jedoch nicht.

Das NSAID **Indometacin** hemmt die Prostaglandinsynthese, was ebenfalls eine Wehenhemmung nach sich zieht. Aufgrund der durch den Arzneistoff vermittelten reduzierten Nierenleistung sinkt die Urinausscheidung des Fetus und damit auch die Fruchtwassermenge. Wie bei allen NSAID stellt der vorzeitige Verschluss des Ductus arteriosus Botalli ein Risiko dar. Auch Indometacin hat keine Zulassung zur Tokolyse inne.

In den Leitlinien wird die hochdosierte, intravenöse Gabe von **Magnesium** zur Wehenhemmung aufgrund fragwürdiger Effizienz nicht mehr empfohlen. Mittels peroraler Einnahme lässt sich kein wehenhemmender Effekt erzielen, lediglich eine muskelkrampflösende (bei Wadenkrämpfen) und eine abführende Wirkung sind beschrieben.

9.3 Wehenfördernde Arzneimittel

Wehenfördernde Arzneimittel stellen seit jeher eine unverzichtbare und oft lebensrettende Maßnahme dar, um den Geburtsvorgang zu beschleunigen oder Nachgeburtsblutungen entgegenzuwirken. Entsprechend ergeben sich als mögliche Indikationen:

- Geburtseinleitung,
- Wehenstimulierung sowie
- Prävention und Therapie von Nachgeburtsblutungen bei Uterusatonie.

Ausgenutzt werden die wehenfördernden Eigenschaften der **Prostaglandine**, des **Oxytocins** und **Oxytocinagonisten**, sowie der **Mutterkornalkaloide**.

9.3.1 Prostaglandine

Anders als zunächst angenommen kommen Prostaglandine, welche ursprünglich in der männlichen Samenflüssigkeit entdeckt wurden, nicht ausschließlich in der Prostata, sondern in allen Geweben vor. Sie zeichnen sich durch ein vielfältiges Aufgabenspektrum im Organismus aus (◘ Tab. 7.4).

In der Geburtshilfe wird die **zervixerweichende** und **uteruskontrahierende** Wirkung von natürlichem Prostaglandin PGE_2, auch als **Dinoproston** bezeichnet, und den synthetischen Varianten, **Sulproston** und **Misoprostol** genutzt.

Prostaglandine werden eingesetzt:

- zur Geburtseinleitung,
- bei postpartaler Uterusatonie,
- zur Abortauslösung in der Frühschwangerschaft sowie
- zur Zervixerweichung bei einer Ausräumung der Uterusschleimhaut.

Sie dürfen ausschließlich in Kliniken eingesetzt werden, die über die Möglichkeit einer operativen Entbindung verfügen. Situationen, die gegen eine vaginale Geburt sprechen, wie ein **vernarbter Uterus** und **Mehrlingsschwangerschaften**, stellen eine **Kontraindikation** dar.

Bei der Therapie mit Prostaglandinen können Nebenwirkungen wie uterine Überstimulation, Fieber und Rückenschmerzen sowie gastrointestinale Nebenwirkungen auftreten. Bei Sulproston sind zusätzlich Blutdruckabfall und Bronchospasmen möglich.

> **Cave**
>
> Sulproston und Misoprostol zeigen **teratogene** und **fetotoxische** Eigenschaften, weshalb sie ausschließlich unmittelbar vor oder nach der Geburt bzw. zur Beendigung einer Schwangerschaft gegeben werden dürfen.

Eine Anwendung in der Stillzeit ist grundsätzlich nicht vorgesehen. Nach einer Applikation zur Geburtseinleitung darf gestillt werden.

Dinoproston

Dinoproston wird je nach Dosierung zur Zervixerweichung oder Geburtseinleitung eingesetzt. Die Applikation erfolgt vaginal in Form eines Gels oder als Vaginalinsert, welches im feuchten Milieu aufquillt und den Wirkstoff nach und nach freisetzt. Mehrmalige vaginale Applikationen werden so vermieden. Ein weiterer Vorteil des Inserts stellt die gute Steuerbarkeit dar. Es verbleibt vaginal für 24 Stunden, kann jedoch jederzeit, beispielsweise bei Überstimulation, problemlos entfernt werden.

Sulproston

Sulproston findet zur Behandlung postpartaler, atonischer Blutungen Anwendung. Weitere Indikationen stellen ausschließlich die Vorbereitung einer instrumentellen

9

Ausräumung des Uterus bei Abortinduktion und die Einleitung der Geburt bei intrauterinem Fruchttod dar.

Im Vergleich zu natürlichen Prostaglandinen wirkt es selektiver an der glatten Muskulatur des Uterus. Die Applikation erfolgt intravenös als Dauertropfinfusion und bedarf einer klinischen Überwachung.

Misoprostol

Misoprostol, ein synthetisches Analogon zum natürlich vorkommenden Prostaglandin E_1, wirkt wehenauslösend, auch bei unreifer Zervix. Viele Diskussionen gibt es um die Off-Label-Anwendung des misoprostolhaltigen Ulkustherapeutikums Cytotec® und Rezepturen, die aus dem Präparat hergestellt wurden. Sie sind in der Geburtshilfe sowohl zur Geburtseinleitung als auch zur Behandlung von postpartalen Uterusatonien häufig üblich.

Bei dem im September 2021 zugelassenen Präparat Angusta® erfolgt die niedrigdosierte Anwendung peroral zur Geburtseinleitung. Die gleichzeitige Therapie mit anderen wehenfördernden Arzneimitteln stellt eine Kontraindikation dar. Da Misoprostol jedoch bereits nach ca. 4 Stunden nahezu vollständig ausgeschieden ist, kann nach diesem Zeitraum eine Behandlung mit z. B. Oxytocin erfolgen.

Zur Behandlung einer postpartalen Uterusatonie existiert bis dato kein zugelassenes hochdosiertes Misoprostolpräparat.

9.3.2 Oxytocin und Oxytocinagonisten

Oxytocin

Oxytocin, welches von der Hypophyse stoßweise ausgeschüttet wird, erregt die Uterusmuskulatur direkt und führt so zur Kontraktion. Die Uterusempfindlichkeit gegenüber Oxytocin variiert je nach Gestationsalter und hängt unter anderem von Estrogen- und Gestagenspiegeln ab. Estrogen erhöht, Gestagen hingegen senkt die Erregbarkeit der Uterusmuskulatur.

Insbesondere die **Hormonumstellung vor dem Geburtstermin**, die mit einer vermehrten Estrogenfreisetzung und sinkenden Gestagenspiegeln einhergeht, reguliert das Auslösen der Wehen. Aber auch eine steigende Oxytocinrezeptorzahl und die Dehnung der Uteruswand wirken stimulierend auf die Wehentätigkeit.

Oxytocinwirkungen

- **rhythmische Kontraktionen** des Uterus,
- Auslösung von **Nachwehen** zur Plazentaablösung und Stillung der intrauterinen Blutung,
- Aktivierung des **Milchspendereflexes** in der Brustdrüse und
- Stärkung des **Bindungsverhaltens** zwischen Mutter und Kind.

Infolge einer erhöhten Oxytocinausschüttung reagiert der Organismus mit einer Verringerung der Rezeptordichte, was einer Überstimulation vorbeugt. Anzunehmen ist, dass hohe Oxytocingaben im Rahmen einer medikamentös unterstützten Geburt zu einer Abnahme der Oxytocinrezeptordichte bei Mutter und Kind führen. Inwiefern dies einen negativen Einfluss auf das Bindungsverhalten zeigt, ist noch nicht bekannt.

Studienergebnisse deuten zudem darauf hin, dass Oxytocin als Modulator auf Opioidrezeptoren wirkt und dadurch einen positiven Einfluss auf die Schmerzverarbeitung ausübt.

Anwendung

Oxytocin wird eingesetzt:

- zur Geburtseinleitung aus medizinischen Gründen,
- bei primärer und sekundärer Wehenschwäche,
- zur Blutungsprophylaxe, nach Abort oder Nachgeburtsblutung,
- zur Beschleunigung der Plazentaablösung,
- bei Blutungen in der Nachgeburtsperiode und
- bei mangelhafter Rückbildung des Uterus im Wochenbett.

Cave

- Die Applikation von Oxytocin, welches in Form von Ampullen vorliegt und vor der Infusion mittels Trägerlösung rekonstituiert wird, sollte stets einer CTG- (Kardiotokographie-) Überwachung unterliegen.
- Überdosierungen oder zu hohe Infusionsgeschwindigkeiten können eine Dauerkontraktion des Uterus, den Tetanus uteri, hervorrufen.
- Hebammen dürfen Oxytocin ohne ärztliche Verordnung ausschließlich in Notsituationen bei Nachgeburtsblutungen einsetzen.

Von Vorteil ist die gute Steuerbarkeit der Wirkung aufgrund einer kurzen Halbwertszeit.

Als mögliche Nebenwirkungen sind insbesondere kardiale Effekte wie Tachy- oder Bradykardie zu nennen. Aufgrund der antidiuretischen Wirkung können des Weiteren Hypertonie und eine verminderte Wasserausscheidung mit Hyponatriämie auftreten.

Kontraindikationen und Vorsichtsmaßnahmen

Nicht angewandt werden darf Oxytocin bei unreifer **Zervixsituation**, einer Placenta praevia (Plazenta-Lageanomalie) oder Präeklampsie. Auch eine Beckenendlage des Ungeborenen, eine vorzeitige Plazentalösung oder eine drohende Uterusruptur stellen Kontraindikationen dar.

Frauen mit Herzerkrankungen in der Vorgeschichte oder einem Alter über 35 Jahren müssen sorgfältig auf etwaige Nebenwirkungen überwacht werden. Wegen der strukturellen Ähnlichkeit von Oxytocin und Latex steigt bei einer bestehenden Latexallergie das Risiko für allergische Reaktion bis hin zum anaphylaktischen Schock.

Wechselwirkungen

Wechselwirkungen treten in erster Linie mit Arzneistoffen auf, die ebenfalls Einfluss auf die Uterustätigkeit nehmen. Bei gleichzeitiger Anwendung gilt:

- Die Wirkung von Methylergometrin wird verstärkt.
- Der Effekt von Prostaglandinen nimmt zu, weshalb ein zeitlicher Abstand von sechs Stunden zwischen einer Prostaglandin- und Oxytocingabe zu beachten ist.
- Die vasokonstriktorische Wirkung der Sympathomimetika steigt.

Carbetocin

Carbetocin, ein **Oxytocinagonist**, verfügt im Vergleich zu Oxytocin über eine **längere Halbwertszeit**. Die uterotone, wehenauslösende Wirkung hält nach einer einmaligen, intravenösen Bolusinjektion über mehrere Stunden an. Aus diesem Grund ergibt sich als Indikationsgebiet ausschließlich die **Prävention einer Uterusatonie nach Sectio**.

Die Nebenwirkungen gleichen denen von Oxytocin. Falls bei schweren Blutungen eine Kombination mit Methylergometrin von Nöten ist, muss die blutdrucksteigernde Wirkung beachtet werden. Inhalationsnarkotika (▸ Kap. 7.7.1) schwächen die Effekte von Carbetocin ab. Stillen nach einer Einmalgabe ist problemlos möglich.

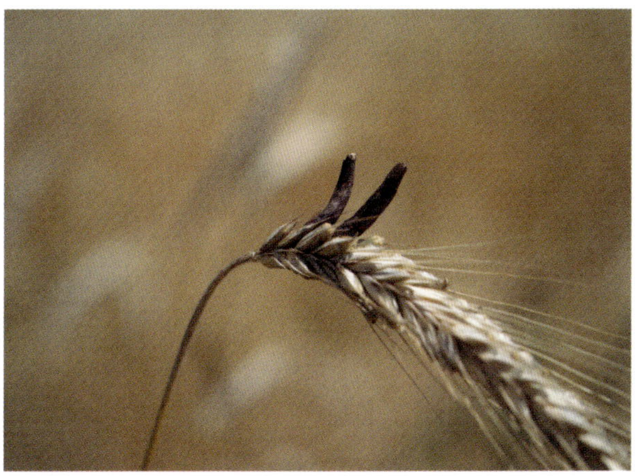

○ **Abb. 9.1** Mutterkorn auf einer Roggenähre

9.3.3 Mutterkornalkaloide

Schon vor Hunderten von Jahren nutzten Hebammen die wehenfördernde Wirkung der Mutterkornalkaloide. Die vielfältigen und teilweise konträren Wirkungen wie z. B. α-sympathomimetische und α-sympatholytische Effekte führen dazu, dass in der Geburtshilfe nur noch das halbsynthetisch hergestellte **Methylergometrin** als α_1-Sympathomimetikum zum Einsatz kommt.

> **Partywissen**
>
> **Mutterkornalkaloide und Lebensmittelvergiftungen**
>
> Das der Familie der Pilze angehörende Mutterkorn ○ Abb. 9.1 (lat. Secale cornutum) bildet sich in Form eines dunklen Korns auf der Oberfläche von Roggenähren aus. In der Antike und im Mittelalter gab es, aufgrund der im Mutterkorn enthaltenen Secalalkaloide, immer wieder Vergiftungen der Bevölkerung durch verunreinigtes Roggenmehl zu beklagen. Schmerzhafte Muskelkontraktionen, Halluzinationen und durch die α_1-sympathomimetische Wirkung vermittelte intensive Vasokonstriktionen, die zu absterbenden Gliedmaßen führten, gehörten zu den Symptomen.
> Durch den Einsatz von Pestiziden ließen sich Zwischenfälle weitestgehend vermeiden. Nichtsdestotrotz treten vereinzelt nach wie vor Vorfälle auf, wie im Jahre 2019, als eine Charge Roggenmehl wegen eines zu hohen Gehalts an Mutterkornalkaloiden zurückgerufen werden musste.

Methylergometrin

Methylergometrin ruft, aufgrund seiner α_1-sympathomimetischen Wirkung am Uterus, rhythmische oder langandauernde Kontraktionen hervor.

Es findet ausschließlich in der **Nachgeburtsperiode** bei Blutungen nach einem Abort, postpartalen Blutungen oder einer mangelhaften Rückbildung des Uterus im Wochenbett bei nicht stillenden Frauen Anwendung. Dabei wird das Zusammenziehen des Uterus zur Blutstillung genutzt.

Als Nebenwirkungen treten Schmerzen im Unterbauch, Schweißausbrüche sowie Hypertonie und Tachykardien auf. Wechselseitige Wirkverstärkungen sind durch Oxytocin und Prostaglandinpräparate zu erwarten.

In der Vergangenheit traten schwere Komplikationen bei Müttern nach dem Einsatz von Methylergometrin auf, weshalb es in den Leitlinien **nicht als Mittel der**

Wahl zur Behandlung von postpartalen Blutungen empfohlen wird.

Aufgrund seiner prolaktinhemmenden Wirkung beeinträchtigt es die Milchproduktion. Nach einmaliger Gabe ist ein Stillen jedoch möglich.

In Notsituationen ist der Hebamme die Anwendung gestattet.

9.4 Uteruswirksame Phytotherapeutika

Pflanzliche Arzneimittel werden unterstützend zur Anregung der Uterusmuskulatur in Form von Tees oder ätherischen Ölen eingesetzt. Zu nennen sind:

- Zimtrinde,
- Nelkenblüten,
- Ingwerwurzel und
- echtes Eisenkraut.

Aufgrund der fehlendenden Dosiergenauigkeit von Tees sollten die gennannten Phytotherapeutika im Schwangerschaftsverlauf nach Möglichkeit gemieden werden. Auch der Genuss von gewürztem Gebäck sollte verzehrübliche Mengen nicht überschreiten.

Nur in Absprache und unter Begleitung von medizinischem Fachpersonal dürfen wehenauslösende ätherische Öle (Nelkenöltampons) eingesetzt werden.

Abführende Phytopharmaka wie Aloe, Sennesblätter, Faulbaumrinde und Rhabarberwurzel entfalten zusätzliche wehenstimulierende Effekte, weshalb sie während der Schwangerschaft ebenfalls zu meiden sind.

9.5 Rizinusöl

Das gelblich schimmernde, dickflüssige Rizinusöl wird durch Auspressen der Samen gewonnen und muss durch Wasserdampfbehandlung von Spuren des hochgiftigen Ricins – bereits 20 Samen wirken bei Erwachsenen tödlich – befreit werden. Nur bei Anwendung von Arzneiware ist sichergestellt, dass ein gleichmäßiger Wirkstoffgehalt gegeben ist und keine Verunreinigungen vorliegen.

Die im Öl enthaltene Rizinolsäure wird durch Darmenzyme abgespalten. Ihr wird ein Agonismus am Prostaglandinrezeptor zugeschrieben, was die uteruskontrahierende Wirkung erklärt.

Rizinusöl findet vielfältigen Einsatz als Schmiermittel, in der Farb- und Lackindustrie, als Kosmetikum und nicht zuletzt zu medizinisch-pharmazeutischen Zwecken in Abführmitteln und **„Wehencocktails"**.

Zubereitungen mit Rizinusöl, Alkohol und, je nach Rezeptur, Fruchtsäften oder Mandelmus fallen unter diesen Begriff. Standardisierte Rezepturen existieren jedoch nicht. Der Alkoholzusatz soll die Verträglichkeit verbessern. Eine Alkoholschwellendosis, unterhalb derer keine Schäden für das Kind zu erwarten sind, existiert nicht, weshalb die Anwendung in der Geburtshilfe ausgesprochen kontrovers diskutiert wird. Ein Einsatz rizinushaltiger Zubereitungen soll ausschließlich im Rahmen klinischer Studien erfolgen.

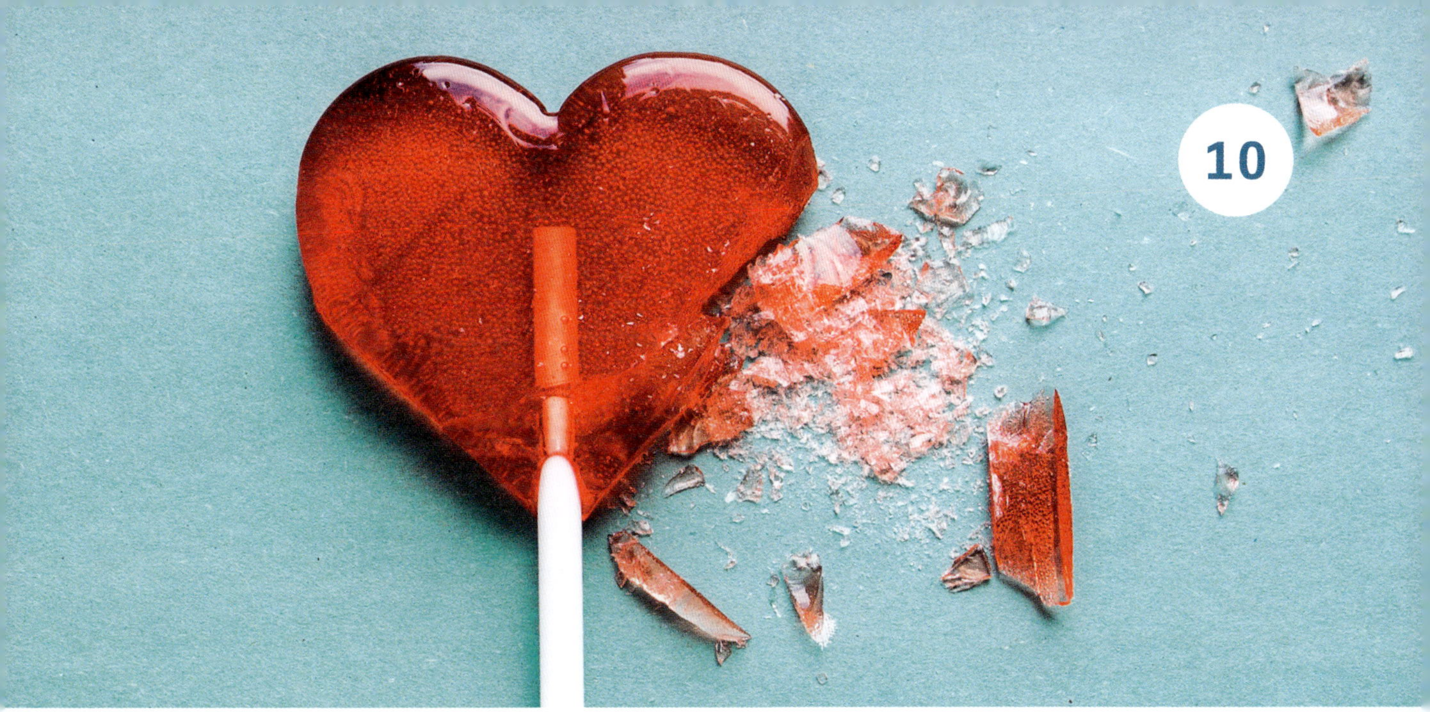

10

Arzneimittel zur Behandlung der Hypertonie

Philipp Kircher

Wir sprinten auf den letzten Metern unserer Laufrunde den Hügel hinauf. Das Gehirn setzt den Botenstoff Noradrenalin frei, als Folge verengen sich unsere Blutgefäße und der Druck steigt an. Das Blut rauscht nun mit erhöhter Geschwindigkeit durch den Körper. Die Organe werden besonders rasch mit Sauerstoff versorgt und unser Organismus bleibt trotz erhöhter Belastung leistungsfähig. Doch nicht immer ist dieser Zustand gewünscht.

10.1 Herz-Kreislauf-System

Das menschliche Herz pumpt stetig Blut durch den Organismus und versorgt auf diese Weise jede noch so kleine Zelle unseres Körpers mit lebenswichtigem Sauerstoff und Nährstoffen. Ist es nicht mehr in der Lage, seiner Aufgabe in vollem Ausmaß nachzukommen, besteht die Gefahr der Manifestation einer Herz-Kreislauf-Erkrankung. Als typische Vertreter gelten Herzinfarkt und Schlaganfall, welche noch immer die Liste der häufigsten Todesursachen in Deutschland anführen.

Ein wichtiger Risikofaktor für das Auftreten einer Herz-Kreislauf-Erkrankung stellt die **Hypertonie** dar. Darunter versteht man jede die Norm überschreitende, anhaltende Steigerung des arteriellen Blutdrucks (◘ Tab. 10.1). Eine Hypertonie schädigt auf Dauer Blutgefäße und belastet das Herz. Circa 30 Millionen Deutsche leiden unter dieser Erkrankung, man spricht von einer Volkskrankheit.

Der **Blutdruck** beschreibt den in den Arterien herrschenden Druck, also in den Blutgefäßen, die das Blut vom Herz wegtransportieren. Der Wert ist abhängig von der Pumpkraft des Herzens und dem Widerstand der Gefäßwände. Der Blutdruck ist kein konstanter Wert, er schwankt unter anderem abhängig von Tageszeit und körperlicher Aktivität.

Definition

Systolische Druck oder „oberer Wert": Kennzeichnet den Druck im Augenblick der Herzkontraktion, das Blut wird in die Arterien gepumpt. Dieser Wert ermöglicht eine Aussage über die vorhandene Herzkraft.

Diastolischer Druck oder „unterer Wert": Charakterisiert den Druck in der Erschlaffungsphase des Herzens. Er ermöglicht eine Beurteilung des Gefäßwiderstands in den Arterien.

10.2 Hypertonie

Welche Blutdruckwerte gelten als normal? Die Antwort auf diese Frage wurde über Jahrzehnte immer wieder modifiziert. Noch heute herrschen teilweise unterschiedliche Meinungen.

◘ **Tab. 10.1** Klassifizierung des Bluthochdrucks

Klassifizierung	Systolischer Wert [mmHg]	Diastolischer Wert [mmHg]
Optimal	< 120	< 80
Normal	120–129	80–84
Hochnormal	130–139	85–89
Leichter Bluthochdruck	140–159	90–99
Mittelschwerer Bluthochdruck	160–179	100–109
Schwerer Bluthochdruck	> 180	> 110

10.2.1 Messung des Blutdrucks

Scipione Riva-Rocci war ein italienischer Arzt, der als erster eine unblutige Messmethode zur Bestimmung des Blutdrucks entwickelte. Neben einem Quecksilbermanometer, dem eigentliche Druckmessgerät, kam ein Fahrradschlauch als Oberarmmanschette zum Einsatz. Die ursprüngliche Messtechnik wurde kontinuierlich weiterentwickelt und steht heute jedermann in Form moderner, automatischer Blutdruckmessgeräte zur Verfügung. Die Bezeichnung RR, für Riva-Rocci, dient noch heute als Kurzbezeichnung des Blutdrucks.

Praxistipp

Blutdruckmessen leicht gemacht

- Vor Beginn der Messung sollte der Patient circa drei Minuten still sitzen ohne zu sprechen.
- 30 Minuten vor der Messung gilt: Verzicht auf Koffein, Tabak und starke körperliche Belastung.
- Messungen am rechten und linken Arm können divergieren.
- Bei Messungen am Handgelenk sollte sich das Gerät stets auf Herzhöhe befinden. Der Ellbogen wird hierzu beispielsweise auf den Tisch aufgestützt. Messungen unter Herzhöhe können zu erhöhten, Messungen über Herzhöhe zu erniedrigten Ergebnissen führen.

- Bei Oberarmmessgeräten weist der Manschettenschlauch in Richtung des auf dem Tisch platzierten Geräts, also vom Patienten weg. Die Manschette sollte weder zu fest noch zu locker angelegt werden, da sonst ebenfalls erhöhte bzw. erniedrigte Messwerte zu erwarten sind.
- Bekleidung, die die Position der Manschette beeinträchtigt, sollte entfernt werden. Ein Hochrollen der Kleidung ist ungünstig, da sich ein Stau der Blutgefäße ergeben kann.
- Die Beine sollten nicht überschlagen werden, dies kann zu erhöhten Messwerten führen.

Last but not least: Der menschliche Organismus ist keine Maschine, geringfügige, von der Tageszeit und -form abhängige Schwankungen gelten als normal.

10.2.2 Nichtmedikamentöse Maßnahmen zur Blutdrucksenkung

Vor Beginn einer Arzneimitteltherapie sollten stets **nichtmedikamentöse Maßnahmen** ergriffen werden. Diese beinhalten:

- körperliche Aktivität und Gewichtsreduktion,
- Reduktion bzw. Einstellen von Zigaretten- und Alkoholkonsum,
- Ernährungsumstellung:
  - Kochsalzzufuhr reduzieren,
  - erhöhte Zufuhr von Kalium, z. B. durch Bananen, Trockenobst, Kakao, Mandeln, Avocado oder Spinat,
- einige Arzneimittel, z. B. NSAID (▸ Kap. 7.3.4), Glucocorticoide (▸ Kap. 8.1) und orale Kontrazeptiva (▸ Kap. 8.4.3) können bei längerfristigem Einsatz eine Blutdruckerhöhung bewirken und sollten deshalb auf Erfordernis geprüft werden.

Merke

Nichtmedikamentöse Maßnahmen in der Schwangerschaft

Auch in der Schwangerschaft gilt: Vor jeder Verordnung von Antihypertensiva (Mittel gegen Bluthochdruck) sind nichtmedikamentöse Maßnahmen auszuschöpfen.

Schonung, Vermeidung von körperlicher Anstrengung sowie **Bettruhe**, präferiert in Seitenlage zur Verbesserung der uteroplazentaren Durchblutung, sind ratsam.

Eine **kochsalzarme Ernährung** hat sich als **bedeutungslos für das Auftreten einer Schwangerschaftshypertonie** erwiesen. Da ein Kochsalzmangel zudem die fetale Versorgung beeinflusst, wird von dieser Diätform **abgeraten**.

Ebenso in der Schwangerschaft **nicht indiziert ist eine kalorienarme Kost**. Eine mangelnde Zufuhr essenzieller Nährstoffe birgt Risiken für den Fetus.

Empfohlen wird hingegen eine **eiweißreiche Diät** zur Vermeidung einer Hypoproteinämie, welche in Kombination mit einer Hypertonie in einer besonders schlechten kindlichen Prognose resultiert.

10.2.3 Medikamentöse Maßnahmen bei nichtschwangeren Patienten zur Blutdrucksenkung

Zur **medikamentösen Behandlung** (○ Abb. 10.1) der Hypertonie stehen heute eine Vielzahl von Therapieoptionen zur Verfügung. Sie greifen an verschiedenen Stellen in das System der Blutdruckregulation ein.

Derzeit gibt es keine überzeugenden Daten, dass bestimmte Blutdrucksenker grundsätzlich besser sind als andere. Vielmehr ist entscheidend, wie gut der Arzneistoff bei einem Patienten den Blutdruck senkt. Die korrekte Arzneimitteleinstellung eines Bluthochdruckpatienten ist immer ein fortlaufender Prozess und erfolgt in der Regel nicht von heute auf morgen. Wirkstoffe müssen gegebenenfalls, je nach individueller Wirksamkeit und Verträglichkeit, mehrmals gewechselt werden.

Eingeleitet wird stets mit einer Monotherapie. Erweist sich diese als nicht ausreichend, werden weitere Wirkstoffe hinzugezogen.

Als **Mittel der Wahl** für die Therapie **nichtschwangerer Patienten** gelten laut **Leitlinien**:

- **ACE-Hemmer** (z. B. Ramipril)
  - hemmen die Bildung des Vasokonstriktors Angiotensin II (○ Abb. 10.2, ○ Abb. 10.3), was eine Vasodilatation nach sich zieht.
  - gute Verträglichkeit, gelegentlich trockener Husten, als unerwünschte Arzneimittelwirkung.
- **AT_1-Rezeptorantagonisten** (z. B. Candesartan, Valsartan)
  - wirken im gleichen System wie die ACE-Hemmer.
- **Diuretika** (z. B. (○ Abb. 10.3) Hydrochlorothiazid, HCT)
  - erhöhen die Natrium- und Wasserausscheidung über die Nieren,
  - alle Diuretika verringern die Kaliumspiegel im Blut, was Herzrhythmusstörungen begünstigt,
  - in der Regel in Kombination mit einem ACE-Hemmer oder AT_1-Rezeptorantagonisten.

10

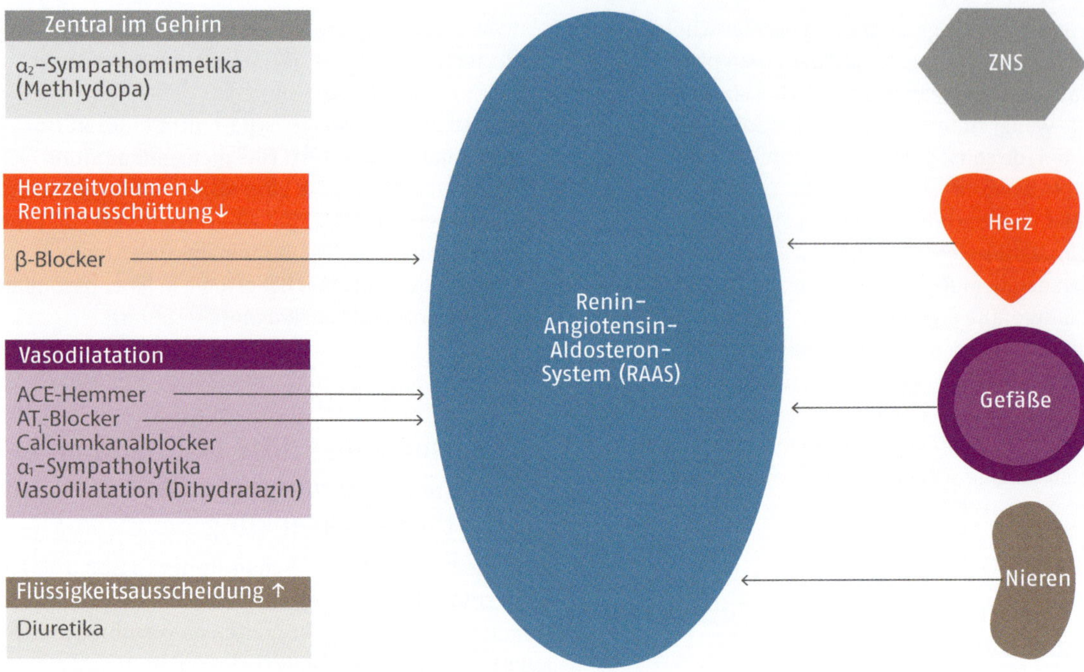

Abb. 10.1 Medikamentöse Möglichkeiten der Blutdrucksenkung

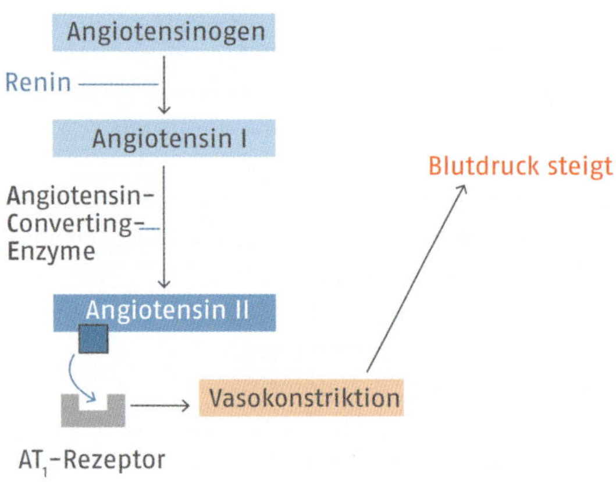

Abb. 10.2 Renin-Angiotensin-Aldosteron-System

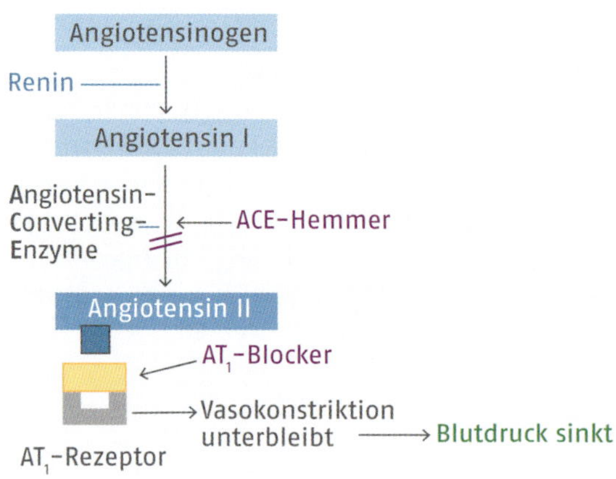

Abb. 10.3 Hemmung des RAAS durch ACE-Hemmer oder AT_1-Blocker

- **Calciumkanalblocker** (z. B. Amlodipin, Lercanidipin)
  - erweitern die Blutgefäße,
  - als typische Nebenwirkung können Knöchelödeme auftreten,
  - Nifedipin zieht eine schnelle, kurze Blutdrucksenkung nach sich, was mit einer ungünstigen Sympathikusaktivierung (z. B.: Herzrasen) einhergeht.
- **Betablocker** (z. B. Bisoprolol, Metoprolol)
  - bewirken eine Reduktion von Herzfrequenz und -kraft,
  - schränken auch die Aktivität des Angiotensin-Aldosteron-Systems ein

Definition

Medizinische Leitlinien sind systematisch entwickelte Feststellungen, die Angehörige der Gesundheitsberufe bei ihren Entscheidungen über die angemessene Gesundheitsversorgung unterstützen sollen. Sie sind wissenschaftlich fundierte, praxisorientierte Handlungsempfehlungen. Ihr Hauptzweck ist die Darstellung des fachlichen Entwicklungsstandes, der dem **Stand der Wissenschaft** entspricht. Leitlinien sind nicht bindend und müssen an den Einzelfall angepasst werden.
Evidenzbasierte Medizin erhebt die Forderung, dass bei einer medizinischen Behandlung Entscheidungen auf Grundlage von Daten (empirisch) und nachgewiesenen wissenschaftlichen Belegen getroffen werden. Einzelne Expertenmeinungen bleiben demzufolge außen vor.

Patienten bemerken einen manifestierten Bluthochdruck häufig nicht. Um die Einnahmetreue, die Compliance, aufrechtzuerhalten, ist dem Patienten die Notwendigkeit der Arzneimitteltherapie deshalb immer wieder aufs Neue zu verdeutlichen.

10.3 Hypertonie in der Schwangerschaft

Herzinfarkt und Schlaganfall sind altersabhängig und treten meist erst nach dem 40. Lebensjahr auf, weshalb sie für die werdende Mutter nur eine untergeordnete Rolle spielen.

Für die Schwangerschaft relevant sind jedoch schwere Formen der Hypertonie, sowie hypertensive Schwangerschaftserkrankungen wie Präeklampsie, Eklampsie und das HELLP-Syndrom, die unbehandelt zu erheblichen Komplikationen für die werdende Mutter und den Fetus führen.

Definition

Präeklampsie ist ein in der Schwangerschaft neu auftretender Bluthochdruck mit Werten >140/90 mmHg, zuzüglich mindestens einer Organmanifestation, z. B. in Form einer Proteinurie.
Eklampsie beschreibt einen im Rahmen der Schwangerschaft auftretenden Krampfanfall.
HELLP-Syndrom ist eine Variante der Präeklampsie, bestehend aus den Laborbefunden hämolytische Anämie (**H**aemolysis), erhöhte Leberenzyme (**El**eveated **L**iver enzymes) und verminderte Thrombozytenzahl (**L**ow **P**latelet count).

Als Reaktion auf die veränderten Anforderungen für Mutter und Kind erfolgt während der Schwangerschaft eine Anpassung des kardiovaskulären Systems. Explizit spiegelt sich dies in einer Erhöhung des Blutvolumens, einer Zunahme der Herzgröße und einer Steigerung der Herzfrequenz wider. Der Gefäßwiderstand sinkt, da sich die Blutgefäße erweitern.

Werden alle physiologischen Veränderungen zusammengefasst betrachtet, so überwiegt die Vasodilatation, die insbesondere im 2. Trimenon in einem Absinken des systolischen und diastolischen Blutdrucks resultiert.

Passt sich der mütterliche Organismus unzureichend an die veränderten Gegebenheiten an bzw. steuert er der Hypotonie zu sehr entgegen, besteht das Risiko einer hypertensiven Erkrankung in der Spätschwangerschaft. In Summe gehören hypertonische Störungen zu den **häufigsten und risikoreichsten Erkrankungen** in der Schwangerschaft.

10.4 Medikamentöse Maßnahmen in der Schwangerschaft

Merke

Die medikamentöse Therapie einer schwangeren Hypertonikerin unterscheidet sich erheblich von der einer Nichtschwangeren!

Medikamentös behandelt wird bei **schweren Hypertonieverlaufsformen** (>160/100 mmHg). Da dies mit einer Reduktion der uteroplazentaren Durchblutung, einer fetalen Retardierung sowie einem reduzierten Geburtsgewicht einhergehen kann, stellt die Therapie stets eine Gratwanderung dar.

Bei einer präexistenten Hypertonie, einer Nierenerkrankung oder einem Diabetes mellitus wird eine medikamentöse Behandlung bereits ab Blutdruckwerten von <160/100 mmHg empfohlen.

Ziel der antihypertensiven Therapie ist die Vermeidung von Komplikationen bei der Mutter, insbesondere von zerebralen Blutungen und Organversagen. Es gilt einen Blutdruck von unter 140/90 mmHg anzustreben.

Noradrenalin ist ein Botenstoff und Stresshormon, welches bei körperlicher Belastung freigesetzt wird, um Anpassungsreaktionen auszulösen und weiterhin eine Leistungsfähigkeit zu gewährleisten. Seine Wirkung entfaltet es durch Stimulation von sympathischen **Adrenorezeptoren**. Dies resultiert unter anderem in einer Verengung von Blutgefäßen und einer Blutdrucksteigerung.

Merke

Kleines Adrenorezeptor-Einmaleins

- Stimulierung von α_1-**Adrenorezeptoren** bewirkt eine Vasokonstriktion von Blutgefäßen.
- Stimulation von α_2-**Adrenorezeptoren** führt zu überwiegend inhibitorischen, hemmenden Effekten, sie wirken also sympatholytisch. Über einen negativen Feedbackmechanismus wird zudem die Ausschüttung von weiterem Noradrenalin gehemmt.
- β_1-**Adrenozeptoren** sind insbesondere für die Regulation der Herztätigkeit verantwortlich (▸Kap. 10.4.2).
- β_2-**Adrenozeptoren** regulieren die Kontraktilität der Bronchial- und Uterusmuskulatur (▸Kap. 12.1.2).

10.4.1 α-Methyldopa

α-Methyldopa gilt als **Mittel der Wahl** zur Langzeitbehandlung der Hypertonie in der Schwangerschaft. Für kein anderes blutdrucksenkendes Arzneimittel liegt ein so umfangreicher Datensatz vor.

Die uteroplazentare Versorgung des Fetus wird nicht beeinflusst.

Es gehört zur Klasse der Antisympathotonika, welche die Aktivität des Sympathikus durch Erregung von α_2-Adrenorezeptoren im zentralen Nervensystem herabsetzen.

Merke

Das Geheimnis hinter α-Methyldopa

Die Noradrenalinsynthese erfolgt im Gehirn. Ausgangsstoff ist dabei die Aminosäure L-Tyrosin, aus der über die Zwischenprodukte 3,4-Dihydroxyphenylalanin (DOPA) und Dopamin schließlich Noradrenalin gebildet wird (○Abb. 10.4).
Die blutdrucksenkende Wirkung von **α-Methyldopa** resultiert aus einer verminderten Noradrenalinsynthese.
Die synthetische Aminosäure α-Methyldopa kann nach der peroralen Applikation die Blut-Hirn-Schranke passieren (aktiver Transport, ▸Kap. 3.3.2) und so ins Gehirn vordringen. Dort angelangt wird α-Methyldopa als „falscher Baustein", anstelle der Noradrenalin-Zwischenstufe DOPA, zu α-Methylnoradrenalin umgewandelt. Bei der Synthese des eigentlichen, physiologischen Noradrenalins fehlen nun die hierfür nötigen Ressourcen.
Das Resultat: Weniger Noradrenalin wird gebildet und seine Konzentration sinkt.
Darüber hinaus bindet das „falsche" α-Methylnoradrenalin im Vergleich zu Noradrenalin mit höherer Affinität an den α_2- als an den α_1-Adrenorezeptor. Dies zieht eine sympathikushemmende Wirkung nach sich. Zusätzlich wird über den durch die α_2-Adrenorezeptoraktivierung ausgelösten negativen Feedbackmechanismus weniger Noradrenalin freigesetzt. Infolge sinkt der Blutdruck.

Als bekannte Nebenwirkungen von α-Methyldopa gelten Mundtrockenheit, Sedierung, depressive Verstimmung sowie Hepatotoxizität. Demzufolge sollten Leberwerte in regelmäßigen Abständen kontrolliert werden.

Nachteilig erscheint die mehrmals tägliche Einnahme, die zu einer verminderten Compliance führen kann.

Arzneistoff	1. Trim	2. Trim	3. Trim	Still-zeit
α-Methyldopa	●	●	●	●

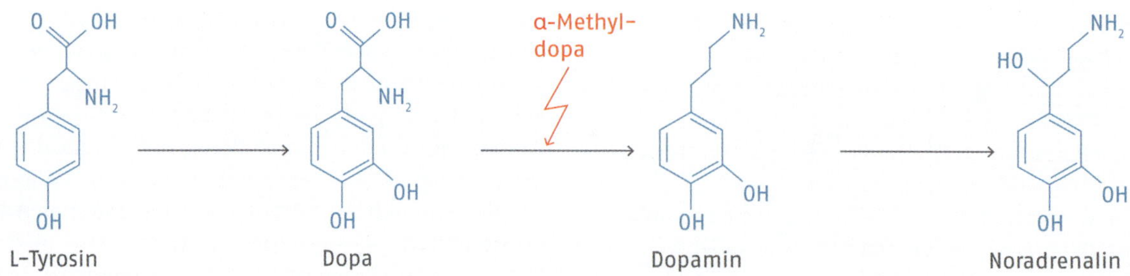

○ **Abb. 10.4** Wirkmechanismus von α-Methyldopa

10.4.2 Betablocker – Metoprolol

Bei Unverträglichkeit oder Ineffektivität von α-Methyldopa kann in der Schwangerschaft auf den **Betablocker Metoprolol** ausgewichen werden.

Betablocker entfalten ihre blutdrucksenkende Wirkung durch eine Bindung und Blockade von β-Adrenorezeptoren. Moderne Vertreter dieser Wirkstoffklasse, wie Metoprolol, inhibieren selektiv den am Herz lokalisierten β_1-Adrenozeptor. Dies schränkt die durch Noradrenalin und Adrenalin vermittelte blutdrucksteigernde Wirkung ein. So nimmt durch Metoprolol die Schlagkraft (negativ inotrop) und Schlagfrequenz (negativ chronotrop) des Herzens ab. Das Herzzeitvolumen, also das Blutvolumen, das pro Zeitspanne vom Herz gepumpt wird, sinkt. Folglich wird das Herz entlastet, der Sauerstoffverbrauch reduziert und der Blutdruck sinkt.

Arzneistoff	1. Trim	2. Trim	3. Trim	Stillzeit
Metoprolol	●	●	●	●

Cave

Selektivität der Betablocker

Bei höheren Metoprololdosen besteht die Gefahr, dass die β_1-Selektivität verloren geht und so auch β_2-vermittelte Effekte auftreten.
Nichtselektive Betablocker heben beispielsweise den tokolytischen Effekt der β_2-Sympathomimetika auf und verringern die uteroplazentare Durchblutung.
Bei β_1-selektiven Wirkstoffen wie Metoprolol besteht dieses Risiko in der Regel nicht.
An dieser Stelle sei jedoch darauf hingewiesen, dass auch bei Gabe β_1-selektiver Wirkstoffe die Möglichkeit einer Verschlechterung von Atemwegserkrankungen, wie beispielsweise Asthma bronchiale, durch eine β_2-vermittelte Bronchokonstriktion besteht (▸Kap. 12.1). Aus diesem Grund sollten Betablocker bei Patienten mit Atemwegserkrankungen nicht zum Einsatz kommen.

Partywissen

Arzneimittel auf der Dopingliste

In einigen Sportarten wie Darts oder Bogenschießen ist die Einnahme von Betablockern aufgrund der erniedrigten Herzfrequenz und der dadurch vermittelten Antitremorwirkung (Tremor bedeutet „Zittern") verboten. So stehen sie in Disziplinen, die präzise Feinmotorik erfordern, auf der Dopingliste.

10.4.3 Calciumkanalblocker – Nifedipin

Calcium nimmt eine elementare Rolle bei der Erregung von Muskelzellen ein. Strömen Calciumionen in Muskelzellen der Blutgefäße oder des Herzens ein, kontrahieren sich diese. **Calciumkanalblocker** unterdrücken den Calciumeinstrom in die Zelle und wirken so vasodilatierend und am Herzmuskel negativ inotrop. Der periphere Widerstand und das Herzzeitvolumen sinken.

In der Schwangerschaft steht **Nifedipin** zur Verfügung, welches in erster Linie gefäßerweiternd wirkt. Es kann über den gesamten Schwangerschaftszeitraum eingesetzt werden. Die gute Studienlage und langjährige, klinische Erfahrungswerte sind hervorzuheben. Es wird insbesondere bei ausbleibendem Therapieerfolg mit α-Methyldopa und Metoprolol sowie schweren Verlaufsformen angewandt.

Cave

Wird Nifedipin zu schnell aus der Arzneiform freigesetzt, besteht die Gefahr eines übermäßig stark ausgeprägten Blutdruckabfalls mit einer **Reflextachykardie.** Der Organismus versucht, durch eine gesteigerte Herzfrequenz dem Blutdruckabfall entgegenzuwirken. Diese Reaktion ist therapeutisch ungewollt und erhöht das Herzinfarktrisiko.
Aus diesem Grund haben langsam freisetzende Arzneiformen eine besondere Bedeutung.
Eine schnellfreisetzende Form, beispielsweise die Zerbeißkapsel, kann dagegen bei hypertensiven Krisen eingesetzt werden.

Insbesondere zu Therapiebeginn mit Calciumkanalblockern sind **Nebenwirkungen** wie Gesichtsrötung, Schwindel, Kopfschmerzen und Knöchelödeme aufgrund der vasodilatierenden Wirkung möglich.

Neben der Behandlung der arteriellen Hypertonie wird Nifedipin aufgrund der geringen Nebenwirkungen und der guten Wirksamkeit zunehmend auch als **Tokolytikum** eingesetzt (▸Kap. 9.2). Die tokolytische Wirkung ist deshalb beim Einsatz als Antihypertensivum im 3. Trimenon zu beachten.

Arzneistoff	1. Trim	2. Trim	3. Trim	Stillzeit
Nifedipin	●	●	●	●

10.4.4 Dihydralazin

Dihydralazin wirkt vasodilatatierend und senkt so den peripheren Gefäßwiderstand. Es galt in der Schwangerschaft lange als Mittel der Wahl, verlor jedoch aufgrund neuer Studienergebnisse zunehmend an Relevanz. Erhebliche Nebenwirkungen, wie vorzeitige Plazentalösung und Reflextachykardie, rechtfertigen den Einsatz nur noch in Ausnahmefällen, z. B. bei schweren Präeklampsieverläufen oder hypertensiven Krisen.

Arzneistoff	1. Trim	2. Trim	3. Trim	Still-zeit
Dihydralazin	●	●	●	●

10.4.5 Urapidil

Urapidil unterdrückt als α_1-Adrenorezeptorantagonist die Vasokonstriktion von Blutgefäßen.

Der Erfahrungsumfang in der Schwangerschaft ist als gering zu bewerten. Uradipil gilt als Reserveantihypertonikum und Alternative zu Nifedipin und Dihydralazin bei schweren Hypertonieverläufen und Präeklampsie.

Arzneistoff	1. Trim	2. Trim	3. Trim	Still-zeit
Urapidil	●	●	●	●

Merke

Hypertensive Krise

Als mögliche Therapieoptionen zur **Behandlung der hypertensiven Krise** in der Schwangerschaft gelten: **Dihydralazin**, **Urapidil** und **Nifedipin**.
Magnesium kann zusätzlich i.v. gegeben werden, um die Bereitschaft für Muskelkrämpfe zu senken. Die Kombination mit Nifedipin erhöht die Gefahr einer Hypotonie (additiver Effekt), weshalb die Patientinnen intensiv überwacht werden müssen.

Zur **Prävention einer Präeklampsie** eignet sich **Acetylsalicylsäure**. Risikopatientinnen nehmen eine Tagesdosis von 100 mg vor der 16. Schwangerschaftswochen. Dies reduziert die Präeklampsierate um circa 20 %.

Fachgebietstransfer

Magnesium – Ein Überblick

Die Einnahme von Magnesiumpräparaten ist weit verbreitet, die Produktvielfalt groß. Am Markt erhältliche Produkte unterscheiden sich nicht nur in Gehalt und Darreichungsform, sondern auch in der Art der verwendeten Magnesiumverbindungen. Eingesetzt werden Magnesiumoxid, anorganische Magnesiumsalze wie Carbonat oder Chlorid sowie organische Salze wie Citrat, Gluconat oder Lactat. Die Diskussion um das „bessere" Magnesiumsalz besteht seit Langem und hat sogar bereits Gerichte beschäftigt. Studien liefern kein einheitliches Ergebnis, für die Praxis lässt sich jedoch festhalten:

- Die Absorptionsquote aus organischen Salzen ist geringfügig höher als die aus anorganischen. Unter Alltagsgesichtspunkten scheint dies jedoch ohne große Bedeutung.
- Entscheidend sind vielmehr die absolut zugeführte Menge an Magnesium – unabhängig von der Art des Salzes.
- Anorganische Bindungspartner haben ein geringeres Molekulargewicht als organische. Bei einer begrenzten Füllmenge wie beispielsweise in Kapseln lassen sich folglich mit anorganischen Salzen höhere Mengen an Magnesiumionen bereitstellen.

Zusammenfassend kann gesagt werden, dass Magnesiumoxid, anorganische und organische Magnesiumsalze vergleichbar gut zur Magnesiumzufuhr geeignet sind.

10.4.6 In der Schwangerschaft kontraindizierte Antihypertensiva

Einige Antihypertensiva wie **ACE-Hemmer** (z. B. Ramipril) oder **AT_1-Rezeptorantagonisten** (z. B. Candesartan) schädigen die Nieren des Fetus nachweislich massiv und sind deshalb streng kontraindiziert. Dies gilt jedoch erst ab der 20. Schwangerschaftswoche, da dann die Nieren des Fetus zu arbeiten beginnen. Ist die fetale renale Funktion gestört, kommt es zu einer Abnahme des Fruchtwassers, die für den Embryo lebensbedrohlich ist und weitere Komplikationen nach sich ziehen kann. Der eingeschränkte Bewegungsraum des Fetus stellt die Ursache für Gelenk- und Lungenschäden dar.

Nach einer versehentlichen Therapie in der Frühschwangerschaft sollte auf ein risikoärmeres Antihypertonikum umgestellt werden.

Nicht empfohlen werden des Weiteren wassertreibende Wirkstoffe, **Diuretika** wie Furosemid oder Hydrochlorothiazid. Sie setzen das Plasmavolumen herab und bewirken so eine ungewünschte Minderperfusion der Plazenta. Die Sauerstoffversorgung des Fetus verschlechtert sich folglich.

Arzneistoff	1. Trim	2. Trim	3. Trim	Still-zeit
ACE-Hemmer	🔴	🔴	🔴	⚫
AT_1-Rezeptorantagonisten	🔴	🔴	🔴	🔴

Arzneistoff	1. Trim	2. Trim	3. Trim	Still-zeit
Diuretika	⚫	⚫	⚫	⚫

Partywissen

Blutdrucksenker als Betthupferl?

Aktuelle Studien assoziieren niedrige, nächtliche Blutdruckwerte mit einem geringeren Risiko für Herz-Kreislauf-Erkrankungen. Die Einnahme von Antihypertonika vor dem Schlafengehen könnte so protektiv wirken und der nächtliche Blutdruck ein sinnvoller, neuer Zielparameter in der Bluthochdrucktherapie darstellen.

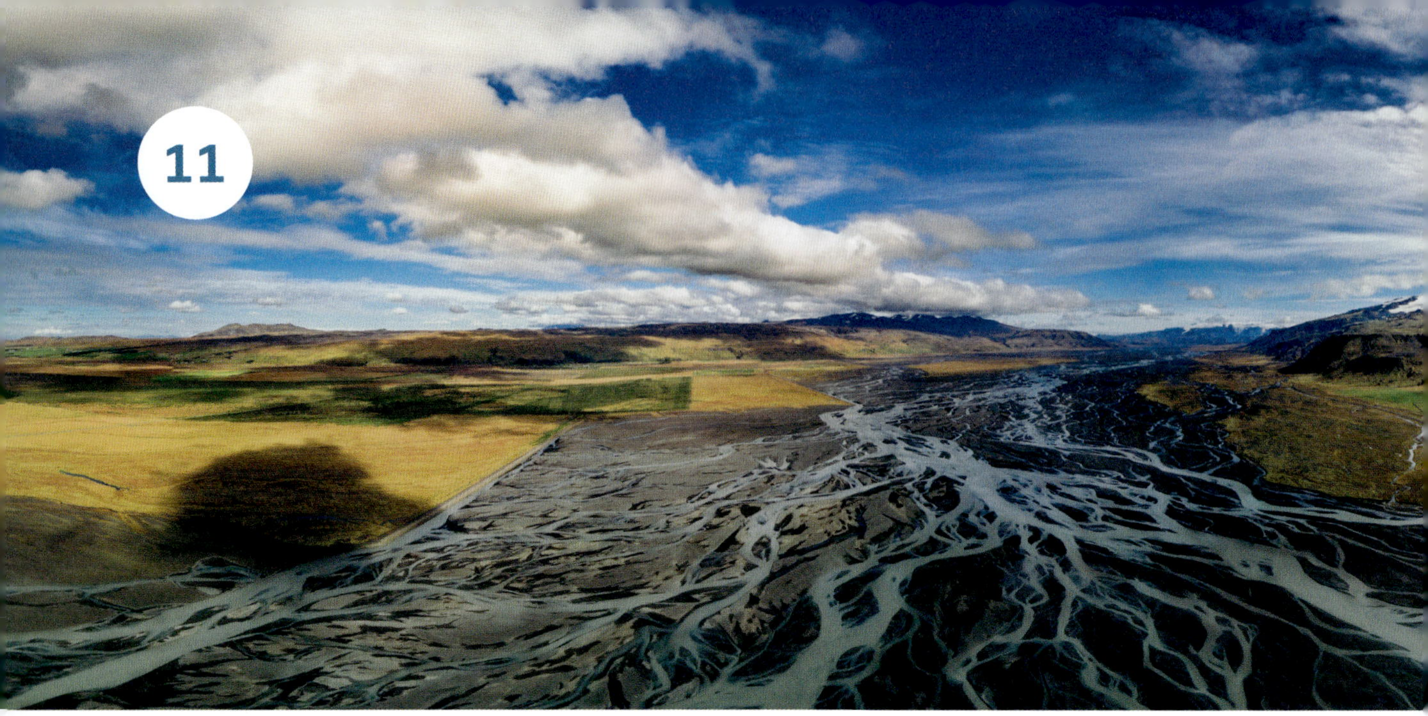

11

Blut

Philipp Kircher

Insgesamt siebenmal hintereinander gewinnt der amerikanische Radrennfahrer Lance Armstrong in den Jahren 1999 bis 2005 das härteste, längste und anspruchsvollste Radrennen der Welt, die Tour de France. Wie ist ein Sportler in der Lage, über einen solch langen Zeitraum derartige Höchstleistungen zu vollbringen? Die Antwort wurde viele Jahre später bekannt. Neben hartem Training half Armstrong durch den Einsatz des Blutdopingmittels Erythropoetin, kurz EPO, nach. Das Hormon erhöht den Anteil an Erythrozyten, welche für den Sauerstofftransport im Blut verantwortlich sind. Eine massive Leistungssteigerung ist die Folge. Seit seiner Enthüllung gilt Armstrong als einer der größten Betrüger der Sportgeschichte.
Doch das menschliche Blut ist zu weitaus mehr in der Lage, als „nur" zur Sauerstoffversorgung der Organe. Blutstillung bei Verletzungen, Wärmeregulation des Körpers, Transport von Nährstoffen sowie Schutz und Abwehr von Fremdstoffen als Teil des Immunsystems sind nur einige tragende Beispiele der Aufgaben dieses „flüssigen Organs".

11.1 Physiologische Grundlagen des Blutes

Das menschliche Blut setzt sich zusammen aus **Blutzellen** und **Blutplasma**.

Zu den zellulären Bestandteilen gehören:

- **Erythrozyten**, rote Blutkörperchen, welche als Sauerstoff- und Kohlendioxidtransporter fungieren,
- **Leukozyten**, weiße Blutkörperchen, die der Abwehr von Krankheitserregern und Fremdstoffen dienen und dem Immunsystem angehören,
- **Thrombozyten**, Blutplättchen, welche die Blutungsstillung und Blutgerinnung einleiten.

Das **Blutplasma** fasst die flüssigen, zellfreien Bestandteile des Blutes zusammen:

- Wasser,
- Proteine wie Albumin (▸ Kap. 11.3.2) oder Antikörper,
- Elektrolyte wie Natrium, Kalium, Calcium, Magnesium oder Chlorid,
- Glucose,
- Lipide,
- Vitamine und
- Hormone.

Die Wände der kleinsten Blutgefäße, der Kapillaren, sind für Wasser und Elektrolyte ausgesprochen gut durchlässig, wodurch sich Blutplasma und Interzellularflüssigkeit in einem kontinuierlichen Stoffaustausch befinden.

11.2 Anämie

Das Hormon Erythropoetin stimuliert die Bildung der Erythrozyten im Knochenmark. Dieser Prozess wird als Erythropoese bezeichnet. Im Inneren der roten Blutkörperchen dient **Hämoglobin** der Sauerstoffbindung. Hämoglobin ist ein eisenhaltiger Proteinkomplex, weshalb die Eisenversorgung für die Blutbildung eine tragende Rolle einnimmt. Des Weiteren verleiht es dem Blut seine charakteristische rote Färbung.

Eine Störung der Erythrozytensynthese, aber auch Blutungen führen zu einem **Mangel an Hämoglobin**, was als Blutarmut oder **Anämie** bezeichnet wird.

Dies resultiert in einer reduzierten Sauerstoff-Transportkapazität des Blutes. Um die Sauerstoffversorgung der Organe weiterhin aufrechtzuerhalten, reagiert der Organismus mit einer gesteigerten Herzfrequenz wodurch das Blut schneller durch die Gefäße fließt. Hierdurch wird jedoch auch die körperliche Belastungsgrenze schneller erreicht und typische klinische Symptome einer Anämie wie Blässe, Abgeschlagenheit und Atemnot treten gehäuft auf.

Als mögliche Ursachen einer gestörten Erythrozytensynthese gelten ein Mangel an:

- Eisen (▸ Kap. 11.2.1) als zentraler Baustein des Hämoglobins,
- Vitamin B_{12}, (▸ Kap. 11.2.2),
- Folsäure oder
- Erythropoetin.

Partywissen

Höhentraining

Sauerstoffmangel gilt als Reiz für eine vermehrte Erythropoetinfreisetzung. Die dadurch erhöhte Erythrozytenzahl gewährleistet, dass die geringen Mengen Sauerstoff möglichst effektiv verwertet werden. Sportler nutzen diesen Effekt in höheren Regionen mit weniger Luftsauerstoff als „legale Dopingform" im sogenannten Höhentraining aus, um Ihre Erythrozytenzahl im Vorfeld eines Wettkampfes anzuheben.

11.2.1 Therapie der Eisenmangelanämie

Die **Eisenmangelanämie** ist mit einem Anteil von 80 % die bei weitem am häufigsten auftretende Form der Anämie. Meist sind Frauen betroffen. Als mögliche Ursachen gelten Mangelernährung, ein erhöhter Verlust von Eisen, beispielsweise während der Menstruation, aber auch unerkannte Blutungen, z. B. im Magen-Darm-Trakt, sind potenzielle Auslöser. Therapiert wird, je nach Schweregrad, durch die **orale oder parenterale Zufuhr von Eisensalzen**.

Merke

Eisen (II) vs. Eisen (III)

Im Gegensatz zu zweiwertigem Eisen zeigt dreiwertiges Eisen eine deutlich schlechtere Bioverfügbarkeit. Aus diesem Grund enthalten im Handel befindliche orale Eisenpräparate häufig Stabilisatoren, welche die Umwandlung von Eisen (II) zu Eisen (III) im Körper unterdrücken.

Als typische Nebenwirkung der oralen Eisenmedikation sind gastrointestinale Störungen zu nennen, insbesondere Übelkeit, Erbrechen, ein schwarz gefärbter Stuhl sowie Durchfall oder Obstipation. Die Dauer der Therapie kann je nach Schweregrad des Eisenmangels Wochen bis Monate andauern, da das oral verabreichte Eisen nur zu 5 bis 10 % resorbiert wird. Insbesondere niedrig dosierte eisenhaltige Säfte eignen sich aus diesem Grund nur zur Prophylaxe, nicht jedoch zur Therapie.

Praxistipp

Einnahme von Eisenpräparaten

- Im Idealfall erfolgt die Einnahme nüchtern, beispielsweise am Morgen nach dem Aufstehen.
- Bei Unverträglichkeit sollte eine Einnahme nach der Mahlzeit erfolgen, was die gastrointestinalen Beschwerden abpuffert. Dies geschieht jedoch auf Kosten einer schwankenden Resorptionsquote.
- Eine gleichzeitige Zufuhr von Vitamin C, beispielsweise in Form eines Glases Orangensaft, erhöht die Resorptionsmenge. Kaffee, Tee oder Milchprodukte reduzieren sie hingegen.
- Brausetabletten oder magensaftresistente Dragees sind häufig besser verträglich.
- Ein infolge der Eiseneinnahme schwarz gefärbter Stuhl gilt als vollkommen harmlos.

11.2.2 Therapie der Vitamin-B_{12}-Mangelanämie

Vitamin B_{12}, auch Cyanocobalamin genannt, ist maßgeblich an der Synthese von Desoxyribonucleinsäure (DNS) und der Zellteilung beteiligt. Findet diese nur in eingeschränktem Ausmaß statt, resultiert daraus eine erniedrigte Erythrozytenzahl im Blut. Auch eine Störung der Vitamin-B_{12}-Resorption aus der Nahrung, welche einem komplexen Mechanismus folgt, ist als mögliche Ursache zu nennen.

Da Vitamin B_{12} vor allem in tierischen Nahrungsbestandteilen enthalten ist, kämpfen insbesondere Veganer häufig mit latenten Mangelerscheinungen (▸ Kap. 20.2).

Neben seiner essenziellen Rolle bei der Erythrozytenbildung reguliert Vitamin B_{12} die Reifung und Regeneration von Nervenzellen, weshalb ein therapeutischer Einsatz bei Nervenerkrankungen möglich ist.

Therapiert wird in Form peroraler, intramuskulärer oder subkutaner Applikation.

11.2.3 Hämatologisch-physiologische Veränderungen in der Schwangerschaft

Das Gesamtblutvolumen erhöht sich in der Schwangerschaft um ca. 30 %. Zu beachten ist, dass der Anteil des Plasmavolumens stärker zunimmt als der Anteil zellulärer Bestandteile. Folglich resultiert hieraus eine prozentuale Abnahme der Erythrozytenzahl. Man spricht in diesem Fall von einer **physiologischen Schwangerschaftsanämie**. Solange kein Eisen- oder Folsäuremangel auftritt, ist dies jedoch als unbedenklich zu bewerten.

Im Vergleich zu nichtschwangeren Frauen geht man von einer Verdopplung des Eisenbedarfs in der Schwangerschaft aus.

11.3 Volumenersatzmittel

Für die Aufrechterhaltung der normalen Körperfunktionen ist eine ausreichende Füllung der Blutgefäße unabdingbar. Ein gesunder Erwachsener ist in der Lage, Blutverluste von bis zu 500 ml problemlos zu verkraften, was in etwa $\frac{1}{10}$ des gesamten Blutvolumens entspricht. In diesem Fall diffundiert Gewebsflüssigkeit in die Blutgefäße und ersetzt so verloren gegangenes Volumen umgehend.

Bei raschen, höheren Blutverlusten von mehr als 30 % des Gesamtvolumens, beispielsweise bei Unfällen, sinkt das Herzzeitvolumen, also das Blutvolumen, welches pro Zeitspanne vom Herz bewegt wird. Infolgedessen fällt der Füllungsdruck in den Gefäßen stark ab und Flüssigkeit diffundiert ins Gewebe. Lebenswichtige Organe wie das Gehirn werden minderdurchblutet und das Risiko eines Schocks steigt rapide an.

Definition

Volumensubstitution bezeichnet therapeutische Maßnahmen, die auf den Ausgleich verloren gegangener Körperflüssigkeiten abzielen.

Peripartale Blutungen, also Blutungen kurz vor, während und nach der Geburt, beispielsweise infolge einer Uterusatonie, sind mit ca. 25 % eine der häufigsten Todesursachen bei Gebärenden.

Eine **Volumenersatztherapie** zur Auffüllung des Gefäßsystems ist die geeignete Gegenmaßnahme. Verluste von mehr als 50 % des Gesamtvolumens gelten ohne Behandlung als tödlich.

Blutverluste müssen keineswegs zwangsläufig durch Bluttransfusionen ausgeglichen werden. Je nach Indikation werden unterschiedliche Lösungen eingesetzt, für die jedoch strenge Anforderungen gelten:

- Verträglichkeit,
- Volumenwirksamkeit,
- Verbleib im Gefäßsystem (keine sofortige Diffusion oder Abbau),
- keine Erhöhung der Blutviskosität,
- keine Beeinflussung der Blutgerinnung,
- haltbar, temperaturstabil sowie
- ausscheidbar.

Erfüllt werden diese Kriterien teilweise durch **kristalloide** oder **kolloidale Lösungen**, welche je nach Ausmaß des Blutverlustes zum Einsatz kommen. Zusätzlich sind sie im Vergleich zu Blutransfusionen erheblich kostengünstiger und das Risiko einer Kontamination mit Infektionserregern wie Hepatitis oder HIV kann minimiert werden.

> **Merke**
>
> Der **Volumeneffekt** gibt an, wie viel Flüssigkeit der infundierten Menge im Gefäßsystem verbleibt:
> - < 1: Teile des verabreichten Volumenersatzmittels gehen ins Gewebe über. Ein Volumeneffekt von beispielsweise 0,25 bedeutet demzufolge, dass 25 % der Lösung im Gefäß verbleiben.
> - > 1: Zusätzliche Flüssigkeit diffundiert aus dem Gewebe in das Gefäßsystem. Man spricht in diesem Fall von einem **Plasmaexpander**.

11.3.1 Kristalloide Lösungen

Als **kristalloide Lösungen** werden Flüssigkeiten bezeichnet, die in Wasser gelöste, kleinmolekulare Teilchen enthalten, sogenannte **Elektrolyte**.

Ihr Nachteil: Die Teilchen diffundieren aufgrund ihrer geringen Größe mehr oder weniger frei durch die Gefäße und erzeugen so nur einen geringen Gefäßdruck. Des Weiteren verteilen sich rasch gleichmäßig im Körper. Der Volumeneffekt liegt dementsprechend nur bei 0,25, weshalb sie bei größeren Blutverlusten nicht als Mittel der Wahl anzusehen sind. Nichtsdestotrotz sind kristalloide Lösungen in der Lage, kurzfristig einen Volumenverlust auszugleichen und die Blutzirkulation aufrechterhalten. Kleinere Blutverluste unter 1000 ml lassen sich so problemlos kompensieren.

Als gängiger Vertreter dieser Wirkstoffklasse gilt die **Ringer-Lösung**. Sie ist isotonisch und ihre Elektrolytzusammensetzung aus Natrium (Na^+), Kalium (K^+), Calcium (Ca^{2+}), Magnesium (Mg^{2+}) und Chlorid (Cl^-) orientiert sich an der des Blutplasmas. Man spricht deshalb auch von einer balancierten Lösung. Auch das der Ringer-Lösung ähnliche Sterofundin® wird eingesetzt.

11.3.2 Kolloidale Lösungen

Bei größeren Blutverlusten ist der alleinige Einsatz reiner Kristalloide aufgrund des geringen Volumeneffektes nicht mehr ausreichend.

Die **kolloidale Lösung** erweitert die klassische Elektrolytlösung um fein verteilte, also kolloide, große Moleküle. Diese sind nicht in der Lage, Gefäßwände zu überschreiten, und binden zudem Wasser. Der Gefäßdruck wird dadurch solange aufrechterhalten, bis ein enzymatischer Abbau der kolloidal gelösten Makromoleküle einsetzt.

Unterschieden wird bei diesen Makromolekülen zwischen körpereigenem **Humanalbumin** und der körperfremden **Hydroxyethylstärke** (HES).

Humanalbumin

Humanalbumin-Lösungen sind antikörperfrei und können dementsprechend ohne vorherige Blutgruppenbestimmung, wie es bei einer Bluttransfusion nötig wäre, eingesetzt werden. Durch Hitzebehandlung wird eine Übertragung von Viruserkrankungen wie Hepatitis ausgeschlossen. Da es sich um ein humanes Blutprodukt handelt, besteht Chargendokumentationspflicht (▸ Kap. 1.6.3).

Hydroxyethylstärke

Natürliche, pflanzliche Stärke ist aufgrund des raschen Abbaus durch das Enzym α-Amylase nicht als Volumenersatzmittel geeignet. Wird sie jedoch chemisch zur Hydroxyethylstärke modifiziert, lässt sich der enzymatische Abbau verzögern. Ihr Volumeneffekt liegt bei 1,5. Heute ist die Anwendung von Hydroxyethylstärke stark reglementiert, da schwere Nierenschäden auftreten können.

> **Merke**
>
> **(Human)Albumin**
>
> Albumin **vermittelt wasserunlöslichen Stoffen eine Wasserlöslichkeit**. So werden Fette, bestimmte Vitamine, Hormone, aber auch Arzneistoffe durch den Blutkreislauf transportiert.
> Des Weiteren zeichnet sich Albumin durch die Wasserbindung verantwortlich für den **kolloidosmotischen Druck** des Blutes, da eine Gefäßdiffusion für Wasser im gebundenen Zustand nicht mehr möglich ist. Albumin erfüllt also eine essenzielle Aufgabe bei der Aufrechterhaltung des Plasmavolumens im Gefäßsystem.

11.4 Die Blutgerinnung beeinflussende Arzneimittel

Fast jedem wiederfährt es mindestens einmal im Leben: Ein Fahrradsturz mit aufgeschürften Knien. Um nicht schon bei kleinsten Verletzungen zu verbluten, leitet der Organismus umgehend die Stillung der Blutung, die **Hämostase**, ein. Doch welche lebensnotwendigen Vorgänge laufen im Körper ab, um uns vor größeren Blutverlusten zu bewahren?

Wichtiges in Kürze

Kleine Gerinnungskunde

Zwei Phasen kennzeichnen die Hämostase:
1. **Primäre Hämostase/Blutstillung:** Thrombozyten, also Blutplättchen, heften sich an die Gefäßränder, verschmelzen zu einer homogenen Masse und dichten undichte Stellen ab. Man spricht von Thrombozytenaggregation. Der Mechanismus dient jedoch nur einem provisorischen Verschluss und ist bei größeren Verletzungen nicht ausreichend, um die Blutung vollständig zu stillen. Thrombozyten setzten des Weiteren Mediatorstoffe wie Serotonin und Thromboxan frei, was eine **Vasokonstriktion** der Gefäße nach sich zieht. Die betroffenen Gefäße verengen sich, wodurch weniger Blut im Bereich der Wunde fließt. Diese Phase erstreckt sich in der Regel über 2–3 Minuten und wird als Blutungszeit definiert.
2. **Sekundäre Hämostase/Blutgerinnung:** Der Thrombozytenpfropf wird im Folgenden durch **Fibrin** quervernetzt, was eine zusätzliche mechanische Stabilisierung gewährleistet. Das Fibrinnetz zieht sich zusammen, wodurch sich die Wundränder annähern und die Wunde nach und nach verschlossen wird.

Die Blutgerinnung wird kaskadenartig durch **Gerinnungsfaktoren** aktiviert. Gerinnungsfördernde und gerinnungshemmende Faktoren stehen hierbei unter physiologischen Bedingungen im Gleichgewicht. Gerät das sensible System aus den Fugen, können Gerinnungsstörungen in Form von:
- Blutungen oder
- Embolien

auftreten.

Definition

Embolie Teilweiser oder vollständiger plötzlicher Verschluss eines Blutgefäßes durch mit dem Blut eingeschwemmtem Material. Sind Gehirn oder Lunge betroffen, kann dies lebensbedrohliche Folgen haben.

Je nach Schweregrad und Lokalisation einer Blutung erfolgt die Aktivierung der Blutgerinnung über zwei mögliche Kaskadenpfade.

Das **extrinsische System** wird bei größeren, äußeren Gewebsverletzungen ausgelöst und innerhalb von Sekunden aktiviert. Dem gegenüber steht das **intrinsische System**, welches bei Schäden der Gefäßinnenwand zum Einsatz kommt. Die Aktivierung erfolgt deutlich langsamer innerhalb von Minuten.

Definition

Blutgerinnungskaskade Hintereinanderschaltung von Reaktionsschritten, die die Gerinnungsfaktoren im Sinne einer Kettenreaktion – analog umfallender Dominosteine – nach und nach aktivieren.

11.4.1 Relevante Krankheitsbilder

Eine **Thrombose** beschreibt ein „unnötiges" Blutgerinnsel, einen Thrombus, welches eine Gefäßverengung bis zum -verschluss nach sich ziehen kann. Mögliche Auslöser sind Gefäßwandschäden, verlangsamte Blutströmung und eine erhöhte Gerinnungsbereitschaft, wie es beispielsweise in der Schwangerschaft der Fall ist (▸Kap. 11.4.2).

Besonders häufig von Thrombosen betroffen sind die Beinvenen. Als ausgesprochen kritisch anzusehen sind insbesondere Thromboembolien, die in der Lunge oder im Gehirn auftreten.

Lungenembolien in den Lungengefäßen werden durch Einschwemmung von bereits vorhandenen Thromben aus anderen Bereichen des Körpers verursacht. Dadurch werden diese Lungenareale nicht mehr ausreichend durchblutet und die Sauerstoffversorgung der Organe ist massiv eingeschränkt. Auch ein akutes Herzversagen ist möglich.

Mögliche Folgen eines thromoembolisch bedingten Gefäßverschlusses, wie **Herzinfarkt und Schlaganfall**, gelten in den westlichen Industrienationen immer noch als häufigste Todesursache.

Das Thromboserisiko lässt sich **prophylaktisch** durch den Einsatz von **Thrombozytenaggregationshemmern** (▸Kap. 11.4.4) oder **blutgerinnungshemmenden Arzneimitteln** (▸Kap. 11.4.3) reduzieren.

Die medikamentöse **Therapie** akuter, arterieller thromboembolischer Gefäßverschlüsse (z. B. Schlaganfall und Lungenembolie) erfolgt mit **Fibrinolytika** (▸Kap. 11.4.5). Die Behandlung venöser thromboemolischer Gefäßverschlüsse (z. B. Beinvenenthrombose) erfolgt in der Regel mit **niedermolekularem Heparin**.

11.4.2 Blutgerinnung in der Schwangerschaft

Wie viele andere Bereiche des Organismus unterliegt auch das Gerinnungssystem in der Schwangerschaft physiologischen Veränderungen. Zusammenfassend haben diese Änderungen eine **effektive Blutstillung in den Gefäßen von Uterus und Plazenta während der**

Geburt zum Ziel. Dies wird durch eine Zunahme der Gerinnungsbereitschaft erreicht:

- Die Konzentration an Gerinnungsfaktoren ist erhöht.
- Die Aktivität der Gerinnungsinhibitoren ist eingeschränkt.
- Das fibrinolytische System ist gehemmt.

Andererseits steigt hierdurch das Risiko thromboembolischer Ereignisse während der gesamten Schwangerschaft und im Wochenbett an, welches durch eine natürliche Gefäßdilatation während der Schwangerschaft und dem damit einhergehenden verlangsamten Blutfluss zusätzlich erhöht wird.

Als präventive Maßnahmen sind die Kompressionstherapie mit Kompressionstrümpfen, Bewegung und eine ausreichende Hydrierung zu nennen.

11.4.3 Blutgerinnungshemmende Arzneimittel

Blutgerinnungshemmende Arzneistoffe, auch als **Antikoagulanzien** bezeichnet, dienen einerseits der Prophylaxe von Thrombosen, andererseits der **Therapie** bei Herzinfarkt, Vorhofflimmern und **Thromboembolien**.

Heparine

Heparin gilt als körpereigenes Antikoagulans, welches die Blutgerinnung durch Angriff an verschiedenen Stellen der Gerinnungskaskade unterdrückt. So **verstärkt es die Wirkung von Antithrombin**, einem gerinnungshemmenden Faktor, welcher Thrombin und Faktor Xa hemmt, um das 1000-Fache. Eine perorale Aufnahme ist nicht möglich, weshalb die Applikation subkutan, zumeist in die Bauchfalte, erfolgt.

Unfraktioniertes Heparin, das Standardheparin, hat eine hohe Molekülmasse und untedrückt den Effekt zahlreicher Gerinnungsfaktoren wie Thrombin und Faktor Xa.

Niedermolekulare Heparine wie **Enoxaparin, Dalteparin** oder **Certoparin** zeigt eine deutlich niedrigere Molekülmasse und binden spezifischer an den Gerinnungsfaktor Xa.

Niedermolekulare Heparine gelten in der Schwangerschaft als **Mittel der Wahl** zur Prophylaxe und Behandlung thromboembolischer Ereignisse. Gegenüber unfraktioniertem Heparin zeichnen sie sich durch eine längere Halbwertszeit sowie eine bessere Verträglichkeit aus. Die einmal tägliche Applikation ist demzufolge ausreichend. Eine Plazentagängigkeit sowie Hinweise auf embryotoxische Ereignisse sind nicht gegeben. Aufgrund der fehlenden oralen Bioverfügbarkeit sind keine Symptome beim gestillten Säugling zu erwarten.

In Schwangerschaft und Stillzeit sollten nur unkonservierte, niedermolekulare Heparine aus Fertigspritzen angewandt werden. Heparine aus Durchstechflaschen enthalten häufig das Konservierungsmittel Benzylalkohol, welches beim Ungeborenen oder gestillten Säugling Nebenwirkungen entfalten kann.

Ein wichtiger Vorteil der Heparine gegenüber der Substanzklasse der Cumarine (▸Kap. 11.4.3) liegt im **sofortigen Wirkungseintritt**.

Arzneistoff	1. Trim	2. Trim	3. Trim	Stillzeit
Enoxaparin	🟢	🟢	🟢	🟢
Dalteparin	🟢	🟢	🟢	🟢
Certoparin	🟢	🟢	🟢	🟢

Cumarine

Cumarine sind Vitamin-K-Antagonisten und hemmen die Wirkung von **Vitamin K**, welches **für die Synthese der Gerinnungsfaktoren vonnöten** ist. Als Folge dieses Zusammenhangs muss bei Cumarinen eine Verzögerung des Wirkungseintritts von bis zu drei Tagen beachtet werden. Cumarine wirken somit als „indirekte" Antikoagulanzien.

Cave

Cumarine wirken teratogen! Das Risiko massiver Fehlbildungen und Spontanaborte ist signifikant erhöht. Beobachtet werden Missbildungen des Herzens, des Skelettaufbaus, des Urogenitaltrakts sowie eine Embryopathie mit unter anderem abgeflachter Nase, Ateminsuffizienz, Zwergenwuchs, Augendefekten und weiteren Entwicklungsstörungen.
Aufgrund dessen sind Cumarine in der Schwangerschaft streng kontraindiziert.

Gängigster Vertreter ist **Phenprocoumon**, welches vor allem unter seinem Handelsnamen Marcumar® große Bekanntheit erlangt hat. Während einer Behandlung mit Phenprocoumon kann gestillt werden, da der Wirkstoff nur in geringem Maß in die Muttermilch übergeht.

Arzneistoff	1. Trim	2. Trim	3. Trim	Stillzeit
Phenprocoumon	🔴	🔴	🔴	🟢

Direkte orale Antikoagulanzien

Die Wirkstoffe **Apixaban, Dabigatran, Edoxaban** und **Rivaroxaban** hemmen den Faktor Xa direkt. Bisher liegen keine ausreichenden Daten zur Anwendung in der Schwangerschaft vor. Aus diesem Grund gilt es, diese während der Schwangerschaft und Stillzeit zu meiden.

11.4.4 Thrombozytenaggregationshemmer

Thrombozytenaggregationshemmer minimieren das Risiko einer Thrombenbildung, können also prophylaktisch eingesetzt werden.

Acetylsalicylsäure

Niedrig dosierte („low-dose") **Acetylsalicylsäure** (▸ Kap. 7.3.4) hemmt **irreversibel** die Cyclooxygenase, welche neben der Bedeutung für das Schmerzgeschehen auch für die Synthese des gerinnungsfördernden Thromboxan A_2 verantwortlich ist. Dadurch unterbleibt die Aktivierung der Thrombozytenaggregation.

Andere COX-Hemmer wie Ibuprofen, Diclofenac oder Naproxen blockieren die Cyclooxygenase lediglich reversibel, was für eine gerinnungshemmende Wirkung nicht ausreichend ist.

Niedrig dosierte Acetylsalicylsäure wird zur Prophylaxe von Schlaganfällen, koronaren Herzerkrankungen und schwangerschaftsinduzierter Hypertonie sowie unter bestimmten Gegebenheiten zur Prophylaxe von Spontanaborten und **Präeklampsie** (▸ Kap. 10.3) eingesetzt. Die Wirksamkeit bei letzteren beiden Indikationen ist jedoch noch immer **umstritten.**

Bei Unverträglichkeit von Acetylsalicylsäure kann **Clopidogrel** eingesetzt werden. Es stellt ein Prodrug dar, welches über Cytochrom P450 aktiviert wird und dementsprechend ein erhöhtes Interaktionspotenzial mit anderen Arzneistoffen aufweist. Clopidogrel wirkt als Inhibitor des Adenosindiphosphat-(ADP)-Rezeptors, der auf der Oberfläche der Thrombozyten nach Aktivierung durch ADP die Thrombozytenaggregation vermittelt. Neben der Hemmung der Cyclooxygenase stellt dies einen zweiten, möglichen Wirkmechanismus dar, um das Risiko einer Thrombenbildung zu reduzieren.

Zu neueren Wirkstoffen wie **Prasugrel** und **Ticagrelor** liegen noch keine Daten vor, weshalb sie in der Schwangerschaft nicht eingesetzt werden sollten.

11.4.5 Fibrinolytika

Ist eine Thrombenbildung in den Gefäßen bereits erfolgt, kann dieser durch Antikoagulanzien nicht mehr aufgelöst werden. **Fibrinolytika** sind jedoch in der Lage, Thromben zu zersetzen. Alle Fibrinolytika teilen den Wirkmechanismus der Plasminogenaktivierung zu Plasmin, was den Fibrinabbau vermittelt.

Bekannte Fibrinolytika sind **Urokinase**, **Alteplase** und **Streptokinase**. Erfordert der Zustand der Mutter es, dürfen Fibrinolytika während der Schwangerschaft angewandt werden.

11.4.6 Antifibrinolytika

Tranexamsäure wird bei schweren Blutungen eingesetzt. Es hemmt die Fibrinolyse durch Blockade der Plasminbildung.

11.4.7 Blutgerinnungsfördernde Arzneimittel

Bei einer Gerinnungsstörung (Koagulopathie) besteht durch einen Mangel an Gerinnungsfaktoren ein erhöhtes Blutungsrisiko. Gerinnungsstörungen können sowohl erworben, z. B. durch Vitamin-K-Mangel oder Verbrauchskoagulopathie, als auch erblich bedingt z.B. durch angeborene Faktor VII oder IX Mangel (Hämophilie A oder B), sein. Zur Therapie werden Gerinnungsfaktoren (z. B. Faktor VII) oder Vitamin K eingesetzt.

Wurde die Mutter während der Schwangerschaft nicht ausreichend mit Vitamin K versorgt, besteht die Gefahr von Hirnblutungen beim Neugeborenen. Zur Prophylaxe erhalten Neugeborene deshalb unmittelbar nach der Geburt Vitamin K.

Eine schwere Geburtskomplikation stellt die **Verbrauchskoagulopathie**, auch disseminierte intravasale Gerinnung genannt, dar. Durch einen akuten Verbrauch an Blutgerinnungsfaktoren kommt es zu schweren Blutungen. Therapiert wird mit **Tranexamsäure**, welche die gesteigerte Fibrinolyse durch Blockade der Plasminbildung hemmt. Die Wirkung tritt nach i. v. Applikation innerhalb von 15–30 Minuten ein. Alternativ stellt natürliches **Fibrinogen** eine Behandlungsoption dar. Es ist bei i. v. Gabe unmittelbar wirksam. Als humanes Blutprodukt fällt es unter die Chargendokumentationspflicht.

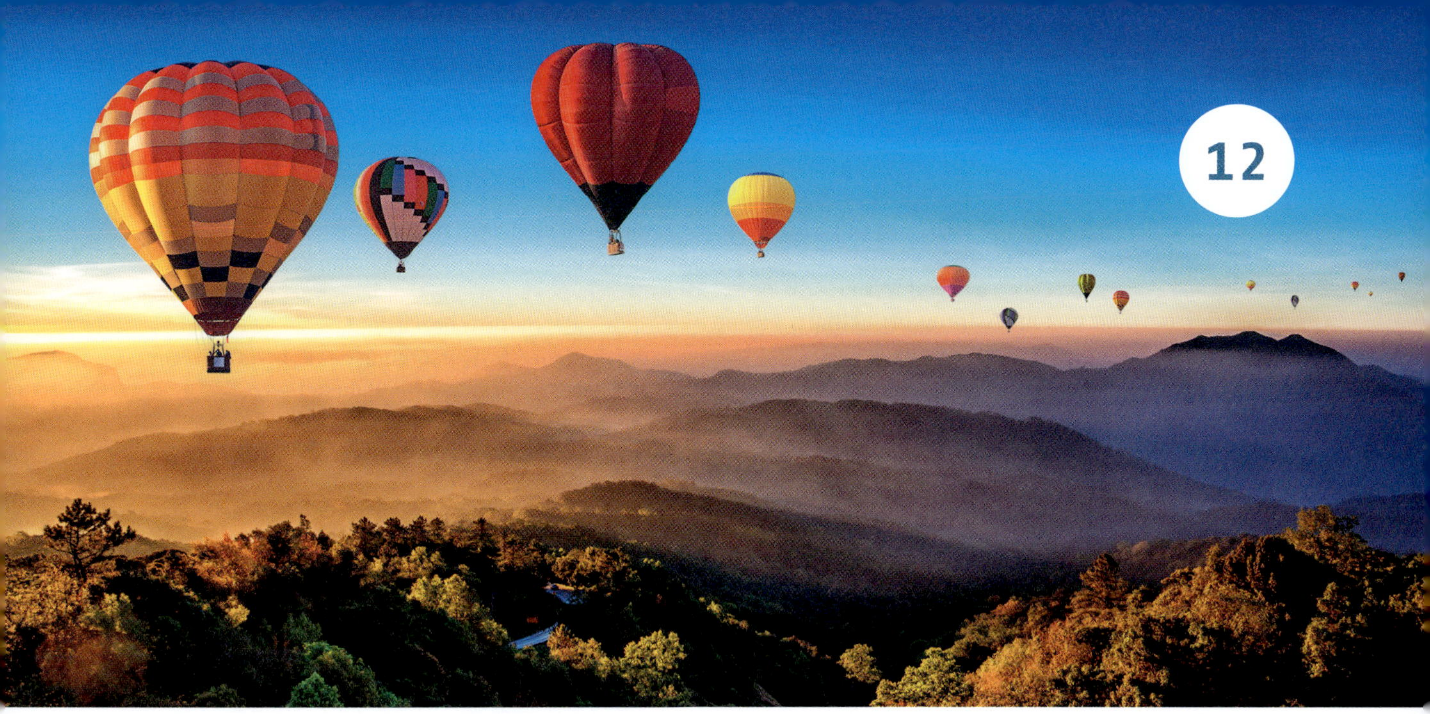

Arzneimittel zur Behandlung von Atemwegserkrankungen

Peter Killian

Sauerstoff, Elixier des Lebens. Ohne dieses elementare Gas wäre an menschliche Existenz auf der Erde nicht zu denken. In der Lunge findet in den Alveolen, feinen Bläschen, der Gasaustausch statt, wobei Sauerstoff ins Blut aufgenommen und Kohlendioxid, ein Stoffwechselabbauprodukt, zur Abatmung abgegeben wird.
Wie bedeutsam dieser Prozess ist, zeigt sich schnell an einem plastischen Beispiel. Da für nahezu alle Stoffwechselvorgänge in den Zellen Sauerstoff vonnöten ist, geht uns in Situationen wie dem Tauchen im Schwimmbad, bei denen der Gasaustausch nicht mehr stattfinden kann, nach kurzer Zeit buchstäblich die Luft aus.

12.1 Asthma bronchiale

Mit einer Prävalenz von etwa 6 % leidet ein relativ hoher Anteil der Bevölkerung an **Asthma bronchiale**. Neben einer **chronischen Entzündung** ist die Erkrankung insbesondere durch eine Verengung der Atemwege, der **Obstruktion**, gekennzeichnet. Typische Symptome sind Atemnot, ein pfeifendes Atemgeräusch, auch Giemen genannt, Engegefühl in der Brust, Husten, Bildung von zähflüssigem Schleim sowie eine Überempfindlichkeit der Lunge gegenüber Reizen.

Als mögliche Auslöser gelten:

- **Allergene** wie Tierhaare, Ausscheidungen der Hausstaubmilbe oder Pollen,
- **weitere Auslöser** wie Nebel, kalte Luft, Rauch sowie körperliche Anstrengung.

Die Ausprägung der Symptome korreliert mit dem **Entzündungsgrad der Atemwege**, weshalb deren **Kontrolle** als oberstes Therapieziel gilt. Hierfür kommen **antiinflammatorisch** wirkende Arzneimittel, vorwiegend aus der Klasse der Glucocorticoide, zum Einsatz. Die Obstruktion wird durch **bronchienerweiternde Arzneistoffe** therapiert.

Merke

Unter einem **Asthmaanfall** versteht man eine akute Symptomzunahme, insbesondere der Atemnot.
Durch die stark entzündete und angeschwollene Schleimhaut, die das Innere der Bronchien auskleidet, verengt sich deren Durchmesser. Geringere Mengen Atemluft gelangen in die Lunge und der Patient leidet an einem Erstickungsgefühl.
Verkrampfen sich zudem die Muskeln der Atemwege, die für deren Eng- und Weitstellung verantwortlich sind, verschärft sich die Situation zusätzlich.
Ein schwerer und länger anhaltender Anfall wird als Status asthmaticus bezeichnet.
Um die Sauerstoffversorgung des Körpers aufrechtzuerhalten, ist rasches Handeln nötig.

12.1.1 Asthmakontrolle

Ziel der Behandlung ist es, dem Patienten eine möglichst vollständige Symptomfreiheit zu gewährleisten und eine Krankheitverschlimmerung zu verhindern. Ist dies erreicht, spricht man von **Asthmakontrolle**.

Tab. 12.1 stellt die Kriterien der Asthmakontrolle dar.

Das Auftreten eines Asthmaanfalls bedeutet, dass keine ausreichende Kontrolle über die Erkrankung herrscht. Häufen sich diese Akutsituationen oder ist die Lungenfunktion dauerhaft eingeschränkt, muss mit einer weiteren Zustandsverschlechterung gerechnet werden.

Praxistipp

Messung der Lungenfunktion

Verschiedene Methoden ermöglichen es dem Patienten, den Status seiner Erkrankung im Blick zu behalten. Hierzu gehören der validierte **Asthmakontrolltest**, bestehend aus fünf einfachen Fragen zum Gesundheitszustand des Patienten, sowie die Messung des **Peak Flows**. Dieser beschreibt die maximale Geschwindigkeit, mit der die Luft beim forcierten Ausatmen aus der Lunge strömt. Gemessen wird mithilfe eines Peak-Flow-Meters, wobei abfallende Werte auf eine Verschlechterung des Asthmas hindeuten.

Tab. 12.1 Grade der Asthmakontrolle

Kriterium	Gut Kontrolliertes Asthma liegt vor, wenn:	Teilweise kontrolliertes Asthma, wenn:	Unkontrolliertes Asthma, wenn:
Auftreten von Symptomen häufiger als zweimal in der Woche tagsüber	Kein Kriterium erfüllt	1–2 Kriterien erfüllt	3–4 Kriterien erfüllt
Nächtliches Erwachen durch Asthma			
Gebrauch von Bedarfsmedikation zur Symptomlinderung häufiger als zweimal in der Woche			
Aktivitätseinschränkungen durch Asthma			

12.1.2 Antiasthmatika

Antiasthmatika werden vorrangig inhaliert und wirken damit lokal in der Lunge (▸ Kap. 2.7).

Nichtmedikamentöse Maßnahmen umfassen Rauchstopp, Gewichtsreduktion bei Übergewicht und Allergenkarenz, also eine Vermeidung des Kontakts mit auslösenden Allergenen.

Auch in der Schwangerschaft und Stillzeit ist ein asthmatisches Leiden zwingend behandlungsbedürftig, da andernfalls der Sauerstoffgehalt im Blut der Mutter und infolge auch beim Fetus sinken kann. Eine konstante Sauerstoffversorgung ist erforderlich, um Komplikationen wie ein deutlich reduziertes Geburtsgewicht zu vermeiden.

Praxistipp

Inhalationsgeräte

Inhalationsgeräte werden in Dosieraerosole und Pulverinhalatoren unterteilt (▸ Kap. 2.7).
Da sich die Handhabung der Inhalatoren und die Inhalationstechniken zum Teil erheblich unterscheiden, müssen diese geschult und die sachgemäße Durchführung des Anwenders überprüft werden. Nur so ist der gewünschte Therapieerfolg zu gewährleisten.
Die richtige Inhalationstechnik umfasst folgende Schritte:

Dosieraerosole:

- Inhalator gebrauchsfertig machen und grundsätzlich vor jeder Anwendung **schütteln**,
- tief ausatmen (nicht in den Inhalator),
- Inhalator mit den Lippen und Zähnen umschließen,
- Kopf leicht in den Nacken legen, um die Atemwege zu begradigen,
- **langsames** tiefes Einatmen, Auslösen des Inhalators und weiter tief einatmen,
- Luft für 5–10 Sekunden anhalten,
- langsam ausatmen.

Pulverinhalatoren:

- Inhalator gebrauchsfertig machen,
- tief ausatmen (nicht in den Inhalator),
- Inhalator mit den Lippen und Zähnen umschließen,
- Kopf leicht in den Nacken legen um die Atemwege zu begradigen,
- **rasches** und tiefes Einatmen,
- Luft für 5–10 Sekunden anhalten,
- langsam ausatmen.

Nach der Anwendung von Glucocorticoiden sollte der Mund ausgespült oder eine Kleinigkeit gegessen werden. Dadurch können lokale, cortisonvermittelte Nebenwirkungen wie Soor im Mund- und Rachenraum vermieden werden.
Eine Sonderform, vor allem für Kinder, stellen elektrische Vernebler dar, die Flüssigkeit mit und ohne Arzneistoffe vernebeln, welche die Patienten anschließend über eine Maske inhalieren.

Inhalative Glucocorticoide (ICS)

Die Basis der **Dauertherapie** ist die antientzündliche Behandlung **mit inhalativen Glucocorticoiden** (inhalativen Corticosteroiden, ICS).

Sie wirken **entzündungshemmend**, **antiallergisch** und **immunsuppressiv**. In der Schwangerschaft und Stillzeit gilt der Einsatz als sicher und ist nicht mit einem Anstieg fetaler Abnormalitäten assoziiert. Zu **Budesonid** existiert die umfangreichste Datenlage, weshalb es als **Mittel der Wahl** gilt.

Beclometason und Fluticasonpropionat stellen weitere gut untersuchte Vertreter dar. Von Mometason und Fluticasonfuroat sollte aufgrund mangelnder Erfahrungswerte abgesehen werden.

Merke

Inhalative Steroide in der Schwangerschaft und Stillzeit

Zur Behandlung der chronischen Atemwegsentzündung gelten ICS auch in Schwangerschaft und Stillzeit als Mittel der Wahl in der Dauertherapie.

Arzneistoff	1. Trim	2. Trim	3. Trim	Stillzeit
Budesonid	● (grün)	● (grün)	● (grün)	● (grün)
Beclometason	● (grün)	● (grün)	● (grün)	● (grün)
Fluticasonpropionat	● (grün)	● (grün)	● (grün)	● (grün)
Mometason	● (grau)	● (grau)	● (grau)	● (grau)
Fluticasonfuroat	● (grau)	● (grau)	● (grau)	● (grau)

Praxistipp

Keine Angst vor „Cortison"

Glucocorticoide leiden in der öffentlichen Wahrnehmung häufig unter ihrem schlechten Ruf. Patienten scheuen deshalb nicht selten die Anwendung aus Angst vor möglichen Nebenwirkungen.
Im Rahmen einer Asthmatherapie werden inhalative Glucocorticoide jedoch zumeist ausschließlich in der Lunge und damit lokal appliziert, sodass systemische Nebenwirkungen nicht oder nur in sehr geringem Ausmaß auftreten.
Aufgrund des Wirkspektrums der Substanzen sind lokale Nebenwirkungen wie Heiserkeit oder Mundsoor, eine Pilzinfektion des Mund-Rachen-Raums, jedoch möglich.

Therapietreue

Bei chronischen Erkrankungen wie Asthma bronchiale ist eine regelmäßige und dauerhafte Behandlung entscheidend für den Therapieerfolg. Mangelnde Therapietreue stellt nicht selten die Ursache für eine Zustandsverschlechterung dar.

Inhalative β_2-Sympathomimetika

Die Aktivierung des Sympathikus über β_2-Rezeptoren an der glatten Muskulatur der Atemwege bewirkt eine Muskelerschlaffung und die **Bronchien erweitern** sich. Insbesondere im Falle eines akuten Asthmaanfalls ist dieser Effekt überlebenswichtig.

Aufgrund der hohen Selektivität für die β_2-Rezeptoren der Lunge treten unerwünschte Arzneimittelwirkungen, z. B. an β_1-Rezeptoren des Herzens, nur in geringfügigem Maße auf.

Innerhalb der Arzneistoffklasse wird zwischen rasch wirksamen Vertretern, die innerhalb weniger Minuten die Bronchien erweitern, sowie **kurz**- (4–6 Stunden, short-acting β_2-agonists, kurz SABA) und **langwirksamen** (12–24 Stunden, long-acting β_2-agonists, kurz LABA) unterschieden (Tab. 12.2).

Ein schneller Wirkungseintritt ist insbesondere im Falle einer auftretenden Akutsituation gewünscht, wohingegen die lange Wirksamkeit bei der Dauertherapie gefragt ist.

Aufgrund des unmittelbaren Wirkeintritts, gepaart mit einem geringen Nebenwirkungsprofil, werden die sowohl rasch- als auch **kurzwirksamen β_2-Sympatomimetika** als **Bedarfsmedikamente** bei einer Symptomverschlechterung eingesetzt. Aufgrund der kurzen Wirkdauer sind sie für die Dauertherapie ungeeignet. Vertreter dieser Gruppe sind Fenoterol und als **Mittel der Wahl** in der Schwangerschaft **Salbutamol**. Teratogene Effekte sind nicht bekannt.

Cave

Erhöhte Sterblichkeit

Ein ausschließlich mit β_2-Sympathomimetika behandeltes oder unkontrolliertes Asthma wird mit einer erhöhten Sterblichkeit in Verbindung gebracht. Da sich die Atemwege durch die fehlende antientzündliche Therapie verstärkt verengen, können sie im Falle eines Anfalls nicht mehr ausreichend medikamentös erweitert werden, was im schlimmsten Fall zum Erstickungstod führen kann.

Langwirksame β_2-Sympathomimetika sollten nur in Kombination mit inhalativen Glucocorticoiden angewandt werden. In der Schwangerschaft und Stillzeit haben sich **Formoterol** und **Salmeterol** bewährt. Formoterol, als rasch- und langswirksamer Arzneistoff, kann zudem in einer fixen Kombination mit ICS auch als Bedarfstherapie in Betracht gezogen werden.

β_2-Sympathomimetika zeigen wehenhemmende Eigenschaften. Um jedoch einer Verschlechterung des asthmabedingten Gesundheitszustands vorzubeugen, der eine Entbindung erschweren würde, sollten Antiasthmatika auch während der Geburt weiter angewandt werden.

Tab. 12.2 Unterteilung der β_2-Sympathomimethika

Wirkstoff	Wirkdauer	Wirkeintritt	Verwendung
Salbutamol	kurz	rasch	Bedarfsmedikation
Formoterol	lang	rasch	Bedarfs-/Dauertherapie
Salmeterol	lang	verzögert	Dauertherapie

Arzneistoff	1. Trim	2. Trim	3. Trim	Still-zeit
Salbutamol	●	●	●	●
Formoterol	●	●	●	●
Salmeterol	●	●	●	●

Fixkombinationen aus β_2-Sympathomimetika und ICS

In Abhängigkeit der Therapiestufe kommen sowohl inhalative Glucocorticoide als auch langwirksame β_2-Sympathomimetika als Bedarfs- oder Dauertherapie zum Einsatz. Die feste Kombination beider Substanzen in einem Inhalationsgerät vereinfacht dabei die Therapie, da beide Arzneistoffe gleichzeitig inhaliert werden können.

Inhalative Muskarinrezeptorantagonisten

Die Wirkung der Vertreter dieser Substanzklasse erklärt sich durch die Bindung an Muskarinrezeptoren der glatten Muskulatur der Atemwege. Die Hemmung des Parasympathikus zieht eine Bronchodilatation nach sich.

Eingesetzt werden **Ipratropium** als kurzwirksamer und unter anderem **Tiotropium** als langwirksamer Muskarinrezeptoragonist (long-acting muscarinic antagonists, kurz LAMA). Hinweise auf embryotoxische oder teratogene Wirkungen liegen nicht vor. Besonders die langwirksamen Substanzen werden jedoch aufgrund der geringen oder fehlenden Datenlage in Schwangerschaft und Stillzeit nicht empfohlen.

Ipratropium kann in der Schwangerschaft eingesetzt werden. Therapie der 1. Wahl zur Bronchodilatation sind jedoch die β_2-Sympathomimetika.

Zusatztherapien bei schwerem Asthma

Eine schwere Asthmaform liegt per Definition dann vor, wenn die Therapieoptionen der Stufe 4 des Stufenschemas ausgereizt sind, obwohl eine Therapietreue und die richtige Handhabung der Inhalationsgeräte durch den Patienten gegeben sind.

Die Erkrankung kann in diesem Fall nur mithilfe der folgend genannten Arzneimittel oder im Extremfall auch gar nicht kontrolliert werden.

Orale Glucocorticoide

Orale Glucocorticoide (OCS) stellen eine wirkungsvolle, stark entzündungshemmende Therapieoption dar, die zusätzlich zu inhalativen ICS und Bronchodilatatoren angewendet werden können. Die Nebenwirkungen durch die systemische, perorale Applikation, besonders bei einer Langzeitanwendung, werden jedoch als so erheblich eingeschätzt, dass OCS nur eine nachrangige Therapieoption in der Stufe 5 darstellen.

Daher erfolgt auch bei Schwangeren die Anwendung mit Vorsicht und nur bei schweren Verlaufsformen. **Prednisolon** gilt als Mittel der Wahl.

Monoklonale Antikörper

Monoklonale Antikörper (▸ Kap. 17.6.3) sind seit einigen Jahren für die Behandlung des schweren Asthmas zugelassen. Sie richten sich spezifisch gegen körpereigene, entzündungsfördernde Stoffe wie bestimmte Interleukine, wie Interleukin 5 (IL-5), oder Immunglobuline vom Typ E.

Aufgrund fehlender Erfahrungen ist eine Bewertung für Schwangerschaft und Stillzeit nicht möglich, weshalb auf den Einsatz, außer er ist zwingend erforderlich, verzichtet werden sollte.

12.1.3 Therapie des Asthma bronchiale

Die medikamentöse Asthmatherapie erfolgt nach einem **Stufenschema**. Anhand des Grads der Asthmakontrolle wird die Medikation festgelegt.

Zeigt sich beispielsweise bei einem Patient mit einer Medikation der Stufe 2 ein unkontrolliertes Asthma, gilt es, die Behandlung zu intensivieren. Bei guter Asthmakontrolle kann hingegen eine Reduktion der Therapie in die darunterliegende Stufe in Erwägung gezogen werden.

o Abb. 12.1 zeigt das Stufenschema in Anlehnung an die Nationale Versorgungsleitline Asthma (NVL).

Ergänzend zur Pharmakotherapie sollte stets auf die richtige Handhabung des Inhalators, eine korrekte Inhalationstechnik sowie eine ausreichende Therapietreue geachtet werden.

12

Merke

Asthmanotfallplan

Der Asthmanotfallplan stellt eine sinnvolle Handlungshilfe dar, die den Patienten im Falle einer Akutsituation leitet.

Grundsätzlich gilt:

- Ruhe bewahren
- Bedarfsmedikament inhalieren, z. B. 2–4 Hübe Salbutamol
- Lippenbremse und atemerleichternde Stellung (z. B. Kutschersitz) einnehmen

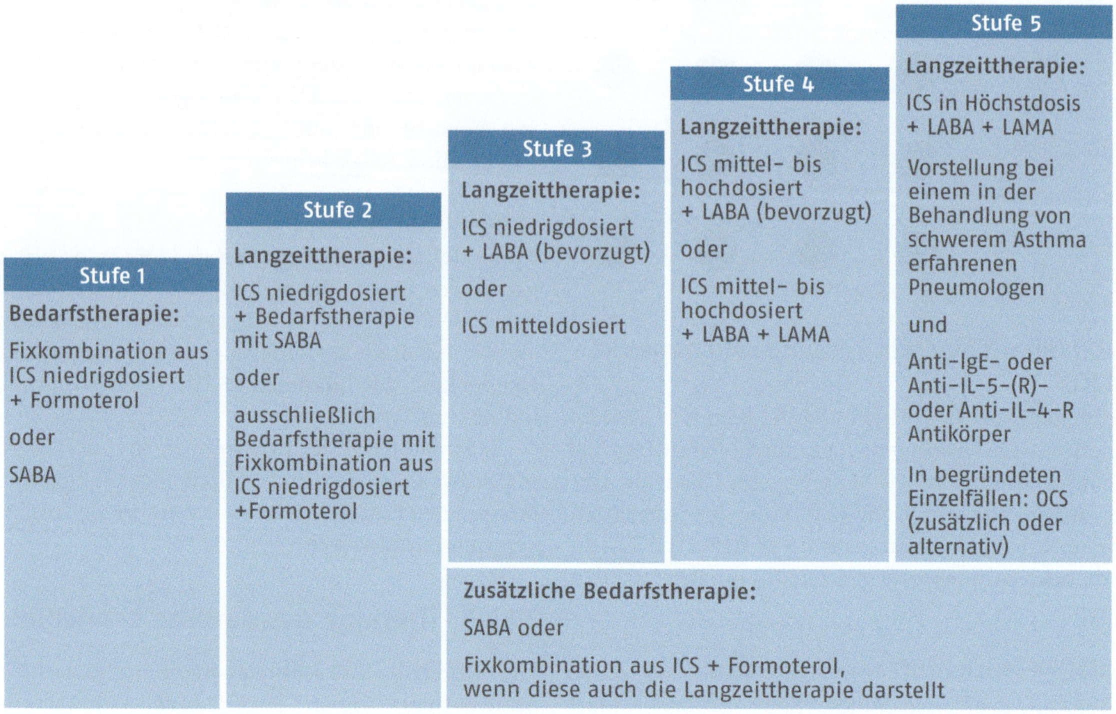

Abb. 12.1 Stufenschema in Anlehnung an die Nationale Versorgungsleitlinie Asthma (NVL)
ICS: inhalatives Glucocorticoid; SABA: short-acting β_2-agonist; LABA: long-acting β_2-agonist
LAMA: long-acting muscarinic antagonist; OCS: orales Glucocorticoid.

Falls nach etwa 10 Minuten keine deutliche Besserung auftritt:

- Erneutes inhalieren von 2–4 Hüben des Notfallmedikaments
- Glucocorticoide peroral, z. B. 2–50 mg Prednisolon

Falls keine deutliche Besserung:

- Notarzt rufen

Torwartstellung und **Kutschersitz** ermöglichen ein erleichtertes Einatmen durch Aufstützen der Arme auf die Oberschenkel im Stehen bzw. Sitzen. Die **Lippenbremse**, Ausatmen durch gespitzte Lippen wie beim Pfeifen, wirkt durch den erhöhten Druck einer zusätzlichen Verengung der Atemwege entgegen.

12.2 COPD

Die **chronisch obstruktive Lungenerkrankung** (engl. chronic obstructive pulmonary disease, kurz COPD), wird vor allem durch **langjähriges Rauchen** verursacht und tritt **verstärkt im höheren Alter** auf. Auch ein intensiver Schadstoffkontakt, beispielsweise durch Luftverschmutzung, kann maßgeblich zur Entstehung beitragen.

Inhalativa können helfen, die durch die COPD verursachte Obstruktion und die damit einhergehende Atemnot zu lindern. Zum Einsatz kommen überwiegend die bei der Therapie des Asthmas genannten Substanzklassen der Entzündungshemmung und Bronchienerweiterung.

Partywissen

Rauchen und die E-Zigarette

„Rauchen ist tödlich". Diese Aussage findet man seit einem Beschluss der Europäischen Union auf allen Zigarettenpackungen gepaart mit schockierenden Bildern über die Auswirkungen des Rauchens.
Auch für das ungeborene Kind gilt Nikotin aufgrund der vasokonstriktiven Wirkung als schädlich, da so eine mangelhafte Sauerstoffversorgung droht. Früh- und Fehlgeburten sind mögliche Folgen. Zudem wird die Erzeugung einer Nikotinsucht beim Ungeborenen diskutiert.
Seit geraumer Zeit erfreut sich die E-Zigarette einer immer größer werdenden Beliebtheit. Die gesundheitsschädlichen Folgen werden oft verharmlost, denn auch E-Zigaretten enthalten zumeist Nikotin und Langzeitfolgen sind bisher noch nicht hinreichend untersucht.

12.3 Rhinologika

Unter dem Begriff **Rhinologika** werden Arzneimittel zur Behandlung der Nasenschleimhaut sowie der Nasennebenhöhlen verstanden.

Die Wirkstoffgruppe umfasst Sympathomimetika (▸ Kap. 7.5.1), Antiallergika (▸ Kap. 13) oder Arzneimittel, die der Schleimhautpflege dienen, wie zum Beispiel dexpanthenolhaltige Zubereitungen (▸ Kap. 2.6, ▸ Kap. 18.2).

Als Darreichungsformen stehen Tropfen, Sprays, Cremes, Salben und Spülungen zur Verfügung.

α_1-Sympathomimetika (▸ Kap. 7.5.1) bewirken durch eine Verengung der Blutgefäße ein Abschwellen der Nasenschleimhaut und damit einhergehend einen erleichterten Sekretabfluss gepaart mit einer verbesserten Nasenatmung. Dies ist beispielsweise bei grippalen Infekten oder bei einer Rhinitis gewünscht. Sind auch die Nasennebenhöhlen von einer Entzündung betroffen, spricht man von einer Sinusitis.

Vertreter der α_1-Sympathomimetika sind **Xylometazolin** und das etwas länger wirksame **Oxymetazolin**.

Beide Wirkstoffe stehen nicht im Verdacht, embryotoxische Effekte auszulösen. Aufgrund der geringen Wirkstoffkonzentration sowie der lokalen Applikation meist in Form eines Nasensprays oder -tropfen besteht kaum Gefahr für systemische Nebenwirkungen.

Der Einsatz einer eigentlich für Kinder vorgesehenen, niedrigeren Dosierung in der Schwangerschaft und Stillzeit hilft zudem, das Risiko systemischer Effekte zu minimieren.

Cave

Nasensprays und Abhängigkeit

Im Nachgang einer mit abschwellendem Nasenspray behandelter Erkältung lässt sich nicht selten eine weiterhin eigenschränkte Nasenatmung beobachten.
Wird ein Nasenspray nach einer **längerfristigen Anwendung** von mehr als 10 Tagen abgesetzt, besteht das Risiko eines **überschießenden Anschwellens der Nasenschleimhäute**. Man spricht auch von einem Rebound-Effekt. Nur der erneute Einsatz des Arzneimittels sorgt für Linderung. In der Folge trocknen die Schleimhäute aus und Blutungen bis hin zu Atrophien, dem Gewebeschwund, sind möglich.
Fachsprachlich wird dies als Nasensprayabhängigkeit, Nasenspraysucht, Privinismus oder auch Rhinitis medicamentosa bezeichnet.
Als zugrundeliegendem Mechanismus wird unter anderem eine Aktivierung von β-Rezeptoren diskutiert, die länger anhält als die α_1-vermittelte Wirkung und so das Anschwellen der Schleimhaut bedingt.
Ein kalter Entzug, also das radikale Absetzen des Nasensprays, ist mit der quälenden Symptomatik der verstopften Nase verbunden und meist nicht zielführend.
Die schrittweise Dosisreduktion, z. B. auf die Kinderdosierung, ist in der Regel erfolgsversprechender. Zudem sollte ein Nasenloch nach dem anderen „entwöhnt" werden. Eine Befeuchtung mit pflegenden Nasensprays, die Meersalz oder Dexpanthenol enthalten, unterstützt den Prozess.
In einigen Fällen kann für den Entzug ein cortisonhaltiges Präparat zur nasalen Anwendung, wie z. B. Mometason (▸ Kap. 13.3), herangezogen werden.

Neben der medikamentösen Rhinitistherapie eignen sich auch **physikalische Methoden** zur Symptomlinderung. Hierzu gehören:

- Inhalation von vernebelter isotonischer Kochsalzlösung zur Befeuchtung der Nasenschleimhaut. Wichtig: Mittels „Kochtopf-Inhalation" ist es nicht möglich, Salz effizient zu inhalieren. Nur durch den Einsatz eines elektrischen Verneblers gelangt Kochsalz in den Wasserdampf und so in Kontakt mit den Schleimhäuten der Atemwege.
- Nasenduschen auf Kochsalzbasis.
- Nasensprays mit Meersalz und Dexpanthenol zum Befeuchten, Spülen und Pflegen der Nasenschleimhäute.

- Hypertone Nasensprays, die aufgrund des hohen Salzgehalts Flüssigkeit aus den Schleimhäuten ziehen und diese abschwellen lassen.

Ätherische Öle wie Rosmarin, Pfefferminze und Nelke sollten in der Schwangerschaft aufgrund möglicher unerwünschte Effekte wie der Wehenauslösung vermieden werden. Auch in der Stillzeit besteht eine Kontraindikation für viele Pflanzeninhaltsstoffe (▸Kap. 19).

Merke

Nasensprays in Schwangerschaft und Stillzeit

Die kurzzeitige, nicht länger als siebentägige Anwendung von abschwellenden und den Sekretabfluss erleichternden nasalen Arzneimitteln mit den Wirkstoffen Xylometazolin oder Oxymetazolin ist sowohl in der Schwangerschaft als auch der Stillzeit möglich (▸Kap. 7.5.1).

Arzneistoff	1. Trim	2. Trim	3. Trim	Stillzeit
Xylometazolin	●	●	●	●
Oxymetazolin	●	●	●	●

12.4 Expektoranzien und Antitussiva

Husten stellt einen **natürlichen Schutzreflex** dar, der Schadstoffe und Fremdkörper aus der Lunge entfernt.

Aus einer Anspannung der Atem- und Bauchmuskulatur resultiert ein stark beschleunigter Atemstoß, wodurch beispielsweise zäher Schleim aus der Lunge entfernt wird. Schleimlösende Medikamente, **Expektoranzien**, erleichtern das Abhusten.

Da Husten jedoch auch störend und insbesondere in der Schwangerschaft aufgrund des Drucks auf den Unterleib als beängstigend empfunden werden kann, lässt sich der Hustenreiz medikamentös ausschalten. Grundsätzlich ist jedoch festzuhalten, dass auch ein starker Hustenreiz nicht mit einer Gefährdung des Fetus in Verbindung gebracht wird. Lediglich in der Spätschwangerschaft stellt die Auslösung frühzeitiger Wehen eine mögliche Komplikation dar.

Hustenstiller und -blocker werden auch als **Antitussiva** bezeichnet.

Praxistipp

Tagsüber Schleim, Nachts Schlaf

Der Therapieansatz einer Entzündung der oberen Atemwege, der Bronchitis, lautet: Einnahme des Schleimlösers tagsüber, am besten morgens, und Anwendung des Hustenstillers abends vor dem Schlafen.
Dieses Vorgehen ermöglicht ein Abhusten des unerwünschten Schleims am Tage und einen erholsamen, gesundheitsfördernden Schlaf in der Nacht.

12.4.1 Expektoranzien

Als **Expektoranzien** werden Arzneimittel bezeichnet, die das Abhusten, den Auswurf und Ausfluss von Schleim aus den Atemwegen fördern. Dabei wird zwischen verschiedenen, sich zum Teil überlappenden Wirkmechanismen unterschieden.

Acetylcystein und **Ambroxol** verflüssigen den bereits bestehenden Schleim, was das Abhusten erleichtert. Ambroxol aktiviert darüber hinaus die für den Sekretabtransport verantwortlichen Flimmerhärchen der Schleimhäute und wirkt lokalanästhetisch, was den Einsatz in Form von Lutschpastillen zur Therapie von Halsschmerzen rechtfertigt.

Grundsätzlich gilt es bei vermehrter Schleimbildung auf eine **ausreichende Flüssigkeitszufuhr** zu achten. Sind Wasserdampfinhalationen und erhöhte Flüssigkeitsmengen nicht mehr ausreichend, können Ambroxol und Acetylcystein auch in der Schwangerschaft hinzugezogen werden.

Verschiedene ätherische Öle wie **Cineol** regen die Produktion von dünnflüssigem Schleim in den Atemwegen an, wodurch das Abhusten ebenfalls erleichtert wird. Wie Ambroxol zeigt auch Cineol einen positiven Effekt auf die Flimmerhärchendynamik.

Ätherische Öle sind in der Lage, in die Muttermilch überzugehen und deren Geschmack zu verändern.

Auch **pflanzliche Arzneimittel** mit Extrakten aus **Efeu, Primel, Eibisch und Thymian** können zur Schleimlösung angewandt werden. Aufgrund einer unzureichender Datenlage in der Schwangerschaft und Stillzeit sollte jedoch, sofern nötig, auf die besser untersuchten Wirkstoffe Ambroxol und Acetylcystein zurückgegriffen werden. Zudem sind alkoholhaltige Präparate zu meiden.

> **Merke**
>
> Ausreichende Flüssigkeitszufuhr und die Inhalation von Wasserdampf sind einer medikamentösen Therapie zur Schleimlösung vorzuziehen.

Arzneistoff	1. Trim	2. Trim	3. Trim	Still-zeit
Ambroxol	● (grün)	● (grün)	● (grün)	● (grün)
Acetylcystein	● (grün)	● (grün)	● (grün)	● (grün)

12.4.2 Antitussiva

Antitussiva unterdrücken einen trockenen, unproduktiven Reizhusten, welcher z. B. im Verlauf eines grippalen Infekts auftreten kann. Zu beachten ist, dass ein produktiver Husten mit Schleimbildung tagsüber nicht mittels Antitussiva therapiert werden sollte. Der vorhandene Schleim kann sonst nicht abgehustet werden (▸Kap. 12.4.1).

Als wichtigster Vertreter der Antitussiva gelten das verschreibungspflichtige **Codein** sowie das apothekenpflichtige **Dextromethorphan**. Noscapin und Pentoxyverin ergänzen das Wirkstoffspektrum. Alle genannten Arzneistoffe entfalten ihre dämpfende Wirkung zentral im Gehirn durch die Unterdrückung des Hustenreflexes im Hustenzentrum.

Zu beachten ist, dass die Aktivität des Atemzentrums beeinträchtigt werden kann. Bei Überdosierung oder Daueranwendung besteht die Gefahr einer Atemdepression bei Mutter und Neugeborenem. Des Weiteren ist das Suchtpotenzial der Substanzen zu berücksichtigen.

Aus diesem Grund sollen Antitussiva in der Schwangerschaft nur in begründeten Fällen bei hartnäckigem Reizhusten und auch nur **kurzzeitig** verwendet werden. Andernfalls muss beim Neugeborenen mit Atemdepression und zum Teil schweren Entzugssymptomen gerechnet werden.

Noscapin, ein Inhaltsstoff des Schlafmohns, jedoch ohne atemdepressive Eigenschaften, wird häufig bei Kindern eingesetzt. Aufgrund möglicher **mutagener Eigenschaften** sollte es jedoch in der Schwangerschaft gemieden werden.

Zum apothekenpflichtigen **Pentoxyverin** liegen keine Erfahrungen in der Schwangerschaft und Stillzeit vor. Von der Verwendung ist daher abzuraten.

Extrakte aus **Wollblume, Spitzwegerich, Eibisch und Malve** verfügen über antitussive Eigenschaften. Zum Einsatz in der Schwangerschaft und Stillzeit liegen nur begrenzt Daten vor, weshalb eine Anwendung nicht erfolgen sollte.

Zucker und **Honig**, z. B. in Hustenbonbons oder Tees, können helfen, den Hustenreiz zu lindern, indem Hustenrezeptoren im Hals- und Rachenbereich schützend umhüllt werden.

> **Merke**
>
> Grundsätzlich sollte aufgrund des ungünstigen Nutzen-Risiko-Verhältnisses der Einsatz von Antitussiva in der Schwangerschaft und Stillzeit kritisch hinterfragt werden.
> Codein und Dextromethorphan, als am besten untersuchte Vertreter, können in Schwangerschaft und Stillzeit bei zwingender Indikation kurzzeitig angewandt werden.

Arzneistoff	1. Trim	2. Trim	3. Trim	Still-zeit
Codein	● (grau)	● (grau)	● (grau)	● (grau)
Dextro-methorphan	● (grau)	● (grau)	● (grau)	● (grau)

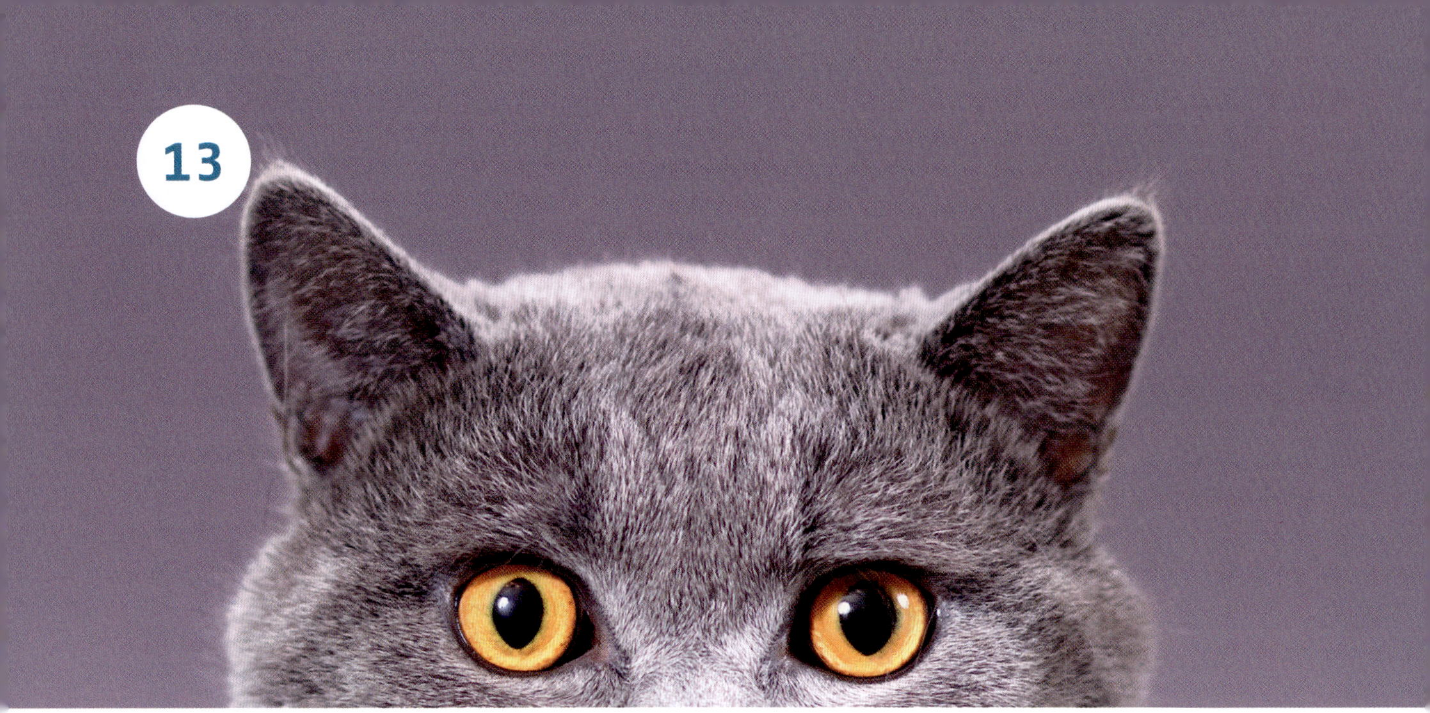

13

Antiallergika

Philipp Kircher

„Du übertreibst doch!" Diesen Satz würden Heuschnupfenpatienten wohl gerne im Frühling ihrem eigenen Körper zurufen, wenn dieser von wiederholten Niesattacken, einer laufenden Nase und tränenden Augen geplagt wird.
Eine Allergie stellt eine überschießende, stark ablaufende Reaktion des Immunsystems auf ungefährliche Fremdstoffe, die Allergene, dar. Konkret in diesem Fall: Blütenpollen. Etwa 20 % der Bevölkerung leiden heute unter einer Pollenallergie, Tendenz steigend. Anzumerken ist jedoch auch, dass der Schwangerschaftsverlauf durch einen manifestierten Heuschnupfen nicht negativ beeinflusst wird.

13.1 Allergie

Elementare Aufgabe des Immunsystems ist es, in den Körper eingedrungene Fremdstoffe zu beseitigen. Immunreaktionen können jedoch unnötig oder überschießend stark ablaufen und so den Organismus beeinträchtigen oder gar schädigen. Man spricht in diesen Fällen von einer allergischen Reaktion.

Allergiesymptome unterscheiden sich häufig stark: Juckreiz, ein pelziges Mundgefühl, Ausschläge, Magen-Darm-Beschwerden oder in schwerwiegenden Fällen der anaphylaktische Schock gehören zu den möglichen Ausprägungen.

Definition

Anaphylaktischer Schock Stärkste Form einer allergischen Reaktion, bei der der gesamte Organismus betroffen ist. Mögliche lebensbedrohliche Folgen sind Organversagen, Atemnot und Herz-Kreislauf-Stillstand. Hintergrund ist eine ausgeprägte Vasodilatation, die, gepaart mit einer erhöhten Permeabilität der Kapillarwände, ein Versacken von Volumen im Gewebe nach sich zieht. Daraus resultierend tritt eine Fehlverteilung des Blutes zulasten lebenswichtiger Organe auf.

Die Therapie erfolgt, sofern möglich, zunächst eigenständig durch den Patienten mittels intramuskulärer Adrenalinapplikation unter Zuhilfenahme eines automatischen Injektors. Eine Aktivierung von α- und β-sympathomimetischen Rezeptoren bewirkt eine Vasokonstriktion, eine Erniedrigung der Gefäßpermeabilität sowie eine Bronchodilatation und eine gesteigerte Herzfrequenz.

Gelangt das Immunsystem erstmalig mit einem Allergen (z. B. Pollen, Tierhaare, Nahrungsmittelbestandteile oder Arzneimittel) in Kontakt, wird die Produktion von Antikörpern gegen den Fremdstoff eingeleitet. Dieser Vorgang wird als Sensibilisierung bezeichnet.

Entscheidend hierbei: Die Antikörper sind an Mastzellen gebunden, welche den Botenstoff **Histamin** in sich tragen. Gelangt der Körper erneut mit dem Allergen in Kontakt, wird dieses vom Komplex aus Antikörper und Mastzelle erkannt und gebunden. Als Folge werden größere Mengen Histamin freigesetzt.

In Nase und Auge löst der freigesetzte Botenstoff durch die Bindung an einen $Histamin_1$-Rezeptor die typischen Symptome wie Fließschnupfen, Augentränen, Juckreiz und Niesen aus. Durch dieses Reaktionsverhalten versucht der Körper, den Fremdstoff zu entfernen.

Wird Histamin in Mastzellen der Haut freigesetzt, z. B. bei Insektenstichen, entsteht infolge einer Vasodilatation eine schmerzende Rötung und aufgrund einer gesteigerten Kapillarpermeabilität und Immunzellenfreisetzung eine juckende Quaddel.

Partywissen

Käfer im Kampf gegen Histamin

Ambrosien, auch Traubenkräuter genannt, gelten als besonders starke Allergieauslöser. Sie verursachen im europäischen Gesundheitssystem jährlich Kosten von etwa sieben Milliarden Euro.

Was tun? Ophraella communa, besser bekannt unter den Namen Blattkäfer, wurde auserkoren, als Retter in der Not zur Tat zu schreiten. Auf seinem Speiseplan ganz oben: Traubenkräuter. So konnte die Pollendichte pro Kubikmeter Luft im „Einsatzgebiet" nachweislich signifikant gesenkt werden. In Gegenden, die mit Insektidziden behandelt wurden, veränderte sich der Pollenflug hingegen nicht.

Hochrechnungen zufolge könnte der Käfer bei kontrolliertem Einsatz zwei Millionen leidgeplagten Europäern Linderung verschaffen und dem Gesundheitssystem eine Milliarde Euro sparen. Wir wünschen ihm guten Appetit.

13.2 H_1-Antihistaminika

Eine bedeutende, antiallergische Therapieoption stellen die **H_1-Antihistaminika** dar. Sie blockieren den für die Allergiesymptome verantwortlichen $Histamin_1$-Rezeptor und verdrängen als kompetitiver Antagonist bereits gebundenes Histamin.

Da jedoch auch im Gehirn lokalisierte H_1-Rezeptoren durch den Arzneistoff besetzt werden, ergeben sich unerwünschte Nebeneffekte. Die Begründung liefert das breite Aufgabenspektrum des Botenstoffs Histamin im menschlichen Körper, der unter anderem auch den Wachheitszustand reguliert. Kommt es nun zu einer antihistaminergen Blockade des zentralen H_1-Rezeptors, ergibt sich eine sedierende (Neben-)Wirkung (▸ Kap. 7.9.2).

Als wichtigste Vertreter der H_1-Antihistaminika gelten **Cetirizin, Levocetirizin, Loratadin** sowie **Desloratadin.** Die Wirksamkeit ist vergleichbar, den moderneren Loratadin und Desloratadin wird häufig eine geringere sedierende Komponente zugeschrieben.

Aufgrund der umfangreichsten positiven Erfahrungswerte aller genannten H_1-Antihistaminika gelten sie als **Mittel der Wahl** zur systemischen Heuschnupfentherapie bei Schwangeren und Stillenden. Die Wirkung tritt rasch ein und hält bis zu 24 Stunden an. Eine einmalige, tägliche Einnahme ist demzufolge ausreichend, um gewünschte Therapieerfolge zu erzielen.

Als zusätzliche lokale Alternative steht **Azelastin** in Form von Nasensprays oder Augentropfen zur Verfügung. Die Resorption des Wirkstoffs ist ausgesprochen gering, weshalb systemische Spiegel nicht zu erwarten sind. Ist eine systemische, perorale Therapie unerwünscht, kann Azelastin in der Schwangerschaft lokal eingesetzt werden.

Leider sind Gebrauchsinformationen dieser Wirkstoffe oft mit drastischen Warnhinweisen bezüglich der Einnahme in der Schwangerschaft versehen, weshalb die Hebamme hier in der Beratung gefordert ist.

Arzneistoff	1. Trim	2. Trim	3. Trim	Still-zeit
Loratadin	● grün	● grün	● grün	● grün
Desloratadin	● grün	● grün	● grün	● grün
Cetirizin	● grün	● grün	● grün	● grün
Levocetirizin	● grün	● grün	● grün	● grün
Azelastin	● grün	● grün	● grün	● grün

13.3 Intranasale Glucocorticoide

Glucocorticoide (▸Kap. 8.1) eignen sich aufgrund ihrer antiallergischen und antientzündlichen Wirkung auch zur lokalen Therapie der allergischen Rhinitis, dem Heuschnupfen. Sie werden insbesondere bei mangelndem Therapieerfolg mit H_1-Antihistaminika und bei stärkeren Symptomen hinzugezogen. Eine systemische Resorption findet kaum statt, die gefürchteten Glucocorticoidnebenwirkungen sind demzufolge nicht zu erwarten.

Zu beachten ist, dass ihre Wirkung verzögert eintritt und erst nach ein bis zwei Wochen ein Maximum erreicht, weshalb sie für die Sofortbehandlung ungeeignet sind. Um einen möglichst guten und langanhaltenden Wirkeffekt zu erzielen, sollten sie nicht nur bei Bedarf, sondern täglich angewandt werden.

Zur Verfügung stehen, auch in der Schwangerschaft und Stillzeit, **Beclometason, Fluticason** und **Mometason**, wobei aufgrund des umfangreicheren Erfahrungsschatzes in der Schwangerschaft Beclometason den Vorzug erhalten sollte. Da der Wirkstoff in der Regel ungelöst als Suspension vorliegt, sollten nasale Glucocorticoide vor der Anwendung geschüttelt werden.

Arzneistoff	1. Trim	2. Trim	3. Trim	Still-zeit
Beclometason	● grün	● grün	● grün	● grün
Fluticason	● grün	● grün	● grün	● grün
Mometason	● grau	● grau	● grau	● grün

Praxistipp

Nichtmedikamentöse Therapie des Heuschnupfens

Vor der oder ergänzend zur Arzneimitteltherapie sollten nichtmedikamentöse Maßnahmen ergriffen werden. Hierzu gehören:

- vor dem Schlafen Pollen aus Haaren und Nase (Nasendusche und -spray mit Koch- oder Meersalz) spülen,
- tagsüber getragene Kleidung nicht im Schlafzimmer deponieren,
- Sonnenbrille tragen,
- zum Lüften die Tageszeit mit der geringsten Pollenkonzentration wählen: Auf dem Land abends, in der Stadt morgens.

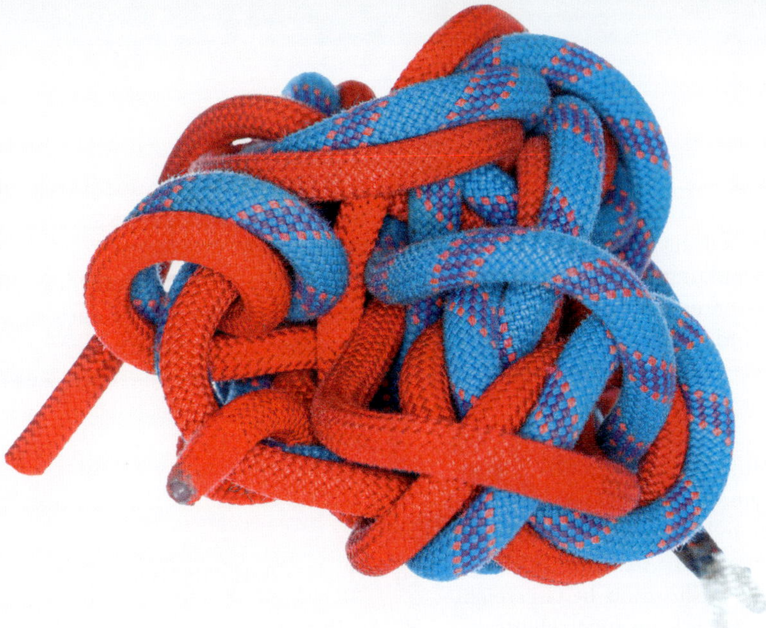

Arzneimittel zur Behandlung von Erkrankungen des Magen-Darm-Trakts

Annette Munck

Bauchweh, Durchfall, Übelkeit, Erbrechen, aber auch Lampenfieber vor der bevorstehenden Geburt: Die Ursachen und Symptome von Magen-Darm-Erkrankungen sind so vielfältig wie ihre Therapieansätze. Neben hormonellen und physischen Veränderungen spielen auch Infektionen oder die Psyche eine Rolle als Auslöser für Erkrankungen des Magen-Darm-Trakts bei Schwangeren.

14.1 Antiemetika

Übelkeit und Erbrechen treten als Begleiterscheinung bei einer Vielzahl von Erkrankungen auf. Der Hintergrund, warum insbesondere Frauen in der Frühschwangerschaft davon betroffen sind, ist hingegen noch nicht eindeutig geklärt. Ein starker **Hormonanstieg von Estrogenen und hCG** scheint ausschlaggebend zu sein. Aber auch die **verminderte Muskelspannung des Ösophagussphinkters**, dem Muskelband zwischen Speiseröhre und Mageneingang, ein **verstärktes Geruchsempfinden**, eine **Helicobacter-pylori-Infektion** oder ein **Vitamin-B_6-Mangel** könnten als Auslöser in Frage kommen. Das Schwangerschaftshormon hCG erreicht seine höchsten Spiegel um die 11. Schwangerschaftswoche, was eine Erklärung für den häufigen Rückgang der Beschwerden nach dem 1. Trimenon liefert.

An Schwangerschaftsübelkeit und -erbrechen leiden rund 50 % aller Frauen während der Frühschwangerschaft. Bei 90 % der schwangeren Patientinnen verschwinden die Symptome meist im weiteren Schwangerschaftsverlauf von alleine. In seltenen Fällen verläuft die Erkrankung jedoch schwer, was als **Hyperemesis gravidarum** bezeichnet wird.

Sie ist gekennzeichnet durch:

- gehäuftes Erbrechen von mehr als fünfmal täglich,
- Elektrolyt- und Wasserverlust,
- Verschlechterung des Allgemeinzustands,
- Gewichtsverlust von mehr als 5 % des Körpergewichts.

Eine stationäre Aufnahme ist nicht selten zwingend erforderlich.

Studien zufolge weisen Schwangere, die unter Übelkeit und Erbrechen leiden, in der Frühschwangerschaft eine niedrigere Abortrate auf. Patientinnen mit Hyperemesis gravidarum zeigen hingegen ein erhöhtes Risiko für Präeklampsie (▸ Kap. 10.3) und Neugeborene oft ein niedrigeres Geburtsgewicht.

Praxistipp

Nichtmedikamentöse Therapie von Übelkeit und Erbrechen

Vor dem Arzneimitteleinsatz sollten stets nichtmedikamentöse Optionen ausgeschöpft werden. Zu nennen sind:

- Gerüche und Nahrungsmittel, die Ekel und Übelkeit hervorrufen, vermeiden.
- Verzicht auf fettreiche und stark gewürzte Speisen.
- Mehrmals täglich kleinere Mahlzeiten zu sich nehmen.
- Zwischen der Nahrungsaufnahme auf ausreichend Flüssigkeitszufuhr achten, auch um etwaige Flüssigkeitsverluste durch Erbrechen auszugleichen.
- 30 Minuten vor dem Aufstehen eine Kleinigkeit essen, beispielsweise Zwieback, Knäckebrot oder Nüsse.

14.1.1 H_1-Antihistaminika

H_1-Antihistaminika stellen durch die Blockade des zentralen H_1-Rezeptors im Brechzentrum eine wirkungsvolle Behandlungsoption dar, um die histamininduzierte Übelkeitsreaktion zu unterdrücken.

Aus der Gruppe der H_1-Antihistaminika stehen die Wirkstoffe **Doxylamin**, **Dimenhydrinat** und **Meclozin** zur Verfügung.

Doxylamin gilt als **Mittel der Wahl** zur Behandlung von Übelkeit und Erbrechen in der Schwangerschaft. Als Monosubstanz hält es keine Zulassung inne, kann jedoch **in Kombination mit Vitamin B_6** verordnet werden (▸ Kap. 14.1.4).

Dimenhydrinat wird aufgrund des breiten Erfahrungsumfangs ebenfalls zur Therapie der Schwangerschaftsübelkeit eingesetzt. Eine Anwendung im dritten Trimenon sollte aufgrund möglicher kontraktionsfördernder Effekte auf den Uterus vermieden werden.

Meclozin ist, trotz langer Erfahrungswerte und überzeugender Studienlage, in Deutschland nicht mehr im Handel. Es gehört ebenfalls zu den Mitteln der Wahl. Die Möglichkeit des Einzelimports aus dem Ausland besteht jedoch nach wie vor.

Als **Nebenwirkungen** treten häufig Sedierung, Mundtrockenheit und Tachykardie auf.

Arzneistoff	1. Trim.	2. Trim.	3. Trim.	Stillzeit
Doxylamin	● (grün)	● (grün)	● (grün)	● (grün)
Dimenhydrinat	● (grün)	● (grün)	● (grau)	● (grün)
Meclozin	● (grün)	● (grün)	● (grün)	● (grün)

14.1.2 Dopaminrezeptor-Antagonisten

Neben Histamin kann auch der Botenstoff Dopamin Erbrechen auslösen. **Dopaminrezeptorantagonisten** blockieren den zentralen D_2-Rezeptor im Brechzentrum.

Metoclopramid (MCP) hat zudem eine anregende Wirkung auf die Peristaltik des oberen Gastrointestinaltrakts. Es fördert so dessen Entleerung und lindert Übelkeit und Erbrechen.

Durch diesen Mechanismus begünstigt es des Weiteren indirekt die Aufnahme anderer Arzneistoffe und wird deshalb beispielsweise in der Migränetherapie (▸ Kap. 7.3.5) in Kombination mit Analgetika eingesetzt. In der Schwangerschaft darf es kurzfristig angewandt werden.

Als Nebenwirkungen sind insbesondere Sedierung, aber auch Muskelkrämpfe, Zittern und Tachykardie zu nennen.

Arzneistoff	1. Trim.	2. Trim.	3. Trim.	Stillzeit
Metoclopramid	●	●	●	●

14.1.3 5-HT_3-Antagonisten

Serotonin, kurz 5-HT, vervollständigt die Gruppe der Übelkeit und Erbrechen auslösenden Botenstoffe. $5HT_3$-Antagonisten blockieren die zentrale Serotoninwirkung.

Ondansetron stellt einen potenten Wirkstoff zur Behandlung von Übelkeit und Erbrechen dar. Es sollte jedoch nur bei ausgeprägter Symptomatik eingesetzt werden und wenn H_1-Antihistaminika keine gewünschten Therapieerfolge erzielen. Dies gilt auch für die Anwendung in Schwangerschaft und Stillzeit.

Serotonin bewirkt eine Vasokonstriktion, welche durch $5HT_3$-Antagonisten aufgehoben wird. So lassen sich die typischen Nebenwirkungen wie Kopfschmerzen und Gesichtsrötung (Flush) erklären.

Anwendung finden $5HT_3$-Antagonisten vor allem als Begleitmedikation bei einer **onkologischen Therapie** (▸ Kap. 17).

Arzneistoff	1. Trim.	2. Trim.	3. Trim.	Stillzeit
Ondansetron	●	●	●	●

14.1.4 Sonstige

Pyridoxin/Vitamin B_6

Pyridoxin, Vitamin B_6, ist in Deutschland in Kombination mit Doxylamin zugelassen.

Der Wirkmechanismus ist bis heute nicht eindeutig geklärt. Eine Eindämmung der überschießenden, vermutlich hormonbedingten Übelkeit in der Schwangerschaft scheint wahrscheinlich. Positive Erfahrungswerte sowie eine gute Verträglichkeit rechtfertigen den Einsatz in der Schwangerschaft.

Ingwer

Die antiemetische Wirkung von **Ingwerextrakten** basiert vermutlich auf einem Antagonismus der enthaltenen Gingerole an 5-HT_3-Rezeptoren.

Der Nutzen von Ingwer wird seit jeher ausgesprochen kontrovers diskutiert, ist jedoch nach aktueller Studienlage in allen Phasen der Schwangerschaft in üblichen Dosierungen möglich. **Von einem übermäßigen Verzehr ist abzuraten,** da **wehenfördernde Effekte** diskutiert werden.

Arzneistoff	1. Trim.	2. Trim.	3. Trim.	Stillzeit
Pyridoxin/Vitamin B_6	🟢	🟢	🟢	🟢
Ingwerextrakt	●	●	●	●

Glucocorticoide

Schwangere mit schweren Hyperemesis-gravidarum-Verläufen können, bei Versagen der herkömmlichen antiemetischen Therapie, zusätzlich zu einer Elektrolytzufuhr auch mit Glucocorticoiden (▸ Kap. 8.1.4) wie Methylprednisolon oder Hydrocortison behandelt werden. Der genaue Wirkmechanismus der Glucocorticoide bei Erbrechen ist bisher jedoch ungeklärt.

Mirtazapin

Mirtazapin, dass neben seiner antidepressiven (▸ Kap. 7.10.2) Wirkung auch antiemetische Eigenschaften zeigt, kann bei schwerwiegender Hyperemesis gravidarum, die mit Ängsten und Depressionen einhergehen, eingesetzt werden.

14.2 Die gastroösophageale Refluxkrankheit

Die **gastroösophageale Refluxkrankheit** (engl. gastroesophageal reflux disease, GERD), bei der der Mageninhalt zurück in die Speiseröhre fließt und Symptome wie **Sodbrennen** und **saures Aufstoßen** auslöst, zählt zu den häufigsten Erkrankungen des Gastrointestinaltrakts.

Ca. 30–50 % aller Schwangeren, insbesondere im 2. und 3. Trimenon, sind betroffen. Als Ursache ist unter anderem der auf den Magen drückende, wachsende Fetus zu nennen. Sehnen, Bänder und Muskeln verlieren an Spannung, um den Körper auf die anstehende Geburt vorzubereiten. Auch der Schließmuskel am Übergang der Speiseröhre zum Magen verliert an Kraft. Der saure Mageninhalt tritt leichter in die Speiseröhre ein, was eine brennende Empfindung nach sich zieht.

Zur Therapie von GERD werden eingesetzt:

- **Protonenpumpeninhibitoren (PPI)**,
- **H_2-Rezeptorantagonisten** und
- **Antacida.**

14.2.1 Protonenpumpeninhibitoren

Protonenpumpeninhibitoren, kurz PPI, **hemmen irreversibel die H^+/K^+-ATPase in den Belegzellen** (○ Abb. 14.1) des Magens und führen zu einer starken Unterdrückung der Säuresekretion.

Entsprechend ihrer intensiven Wirkstärke gelten PPI als **Mittel der Wahl** in der Therapie von GERD.

Protonenpumpeninhibitoren stellen Prodrugs dar (▸ Kap. 3.4), die im sauren Milieu in ihre aktive Form überführt werden. Die Arzneiform ist mit einem magensaftresistenten Film überzogen, denn PPI wirken nicht direkt im Magen, sondern passieren diesen, um anschließend im Dünndarm resorbiert zu werden.

Über das Blut erreichen sie die salzsäurebildenden Belegzellen des Magens, dort folgt die eigentliche Aktivierung des Arzneistoffs, der nun mit der H^+/K^+-ATPase interagiert. Die Reaktion zieht eine irreversible Blockade des Enzyms nach sich. Erst die Neubildung der H^+/K^+-ATPase führt zu einer Regeneration der Protonenpumpe, was mitunter einen Tag dauern kann.

Die Einnahme von PPI sollte morgens **30 Minuten vor einer Mahlzeit** im nüchternen Zustand erfolgen, da der Magen hier einen sauren pH-Wert aufweist und damit die Schutzfunktion durch den **magensaftresistenten Überzug** am stärksten ausgeprägt ist. Jede Zwischenmahlzeit stört die vollständige Entleerung des Magens und kann die Wirkung eines magensaftresistenten Überzugs beeinflussen.

In Schwangerschaft und Stillzeit stehen **Omeprazol**, **Esomeprazol** und **Pantoprazol** zur Verfügung.

Omeprazol weist die umfangreichste Datenlage aller Protonenpumpeninhibitoren auf und gilt dementsprechend in Schwangerschaft und Stillzeit als **Mittel der Wahl**.

Falls erforderlich, stellen auch Pantoprazol und Esomeprazol akzeptable Alternativen dar. Insbesondere Pantoprazol findet, aufgrund des geringeren Interaktionspotenzials, bei Patienten, die polypharmazeutisch, also mit mehreren Medikamenten gleichzeitig, behandelt werden, Anwendung.

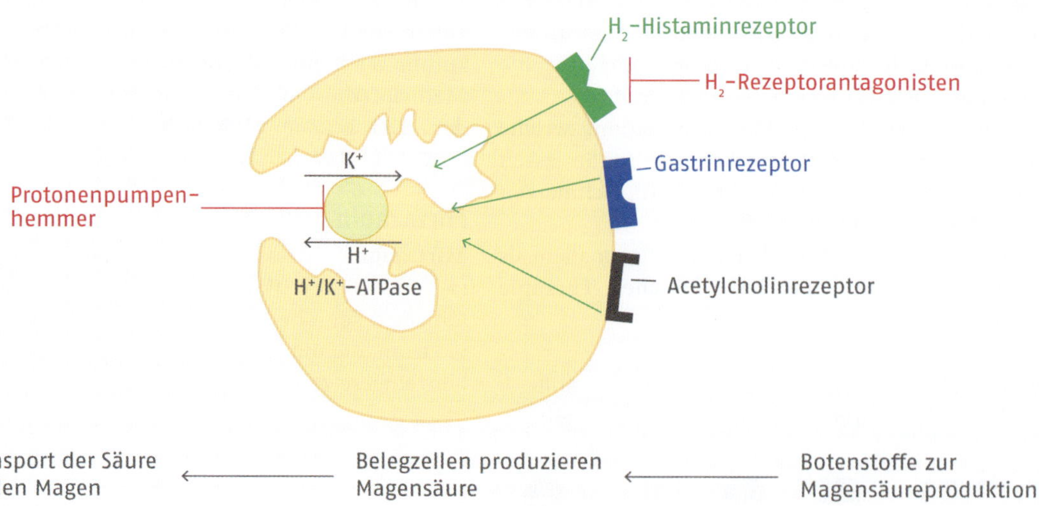

○ **Abb. 14.1** Wirkmechanismus von Protonenpumpeninhibitoren und H_2-Rezeptorantagonisten

Als mögliche **Nebenwirkungen** der Protonenpumpeninhibitoren sind zu nennen:

- gastrointestinale Störung wie Diarrhö, Übelkeit und Völlegefühl,
- Schwindel, Müdigkeit und Kopfschmerzen.

Auch wenn die Studienlage teilweise uneindeutig ausfällt, kann ein Einnahmezeitraum von mehr als 3 Monaten, durch den kontinuierlichen Eingriff in die Magensäuresynthese, zu weitreichenden Resorptionsstörungen von Vitaminen und Mikronährstoffen führen. Neben einem möglichen Mangel an Calcium und Magnesium sind insbesondere die Vitamin B_{12}-, Vitamin-D- und Folsäurespiegel zu beachten.

Frauen mit Kinderwunsch, die mit Protonenpumpeninhibitoren behandelt werden, ist generell zu einer begleitenden Substitution mit Vitamin B_{12} und Folsäure zu raten.

Arzneistoff	1. Trim.	2. Trim.	3. Trim.	Stillzeit
Omeprazol	● (grün)	● (grün)	● (grün)	● (grün)
Esomeprazol	● (grau)	● (grau)	● (grau)	● (grau)
Pantoprazol	● (grau)	● (grau)	● (grau)	● (grün)

14.2.2 H_2-Rezeptorantagonisten

Histamin reguliert neben anderen Körperfunktionen (▸ Kap. 13.1) auch die Magensäuresekretion. H_2-Rezeptorantagonisten **hemmen kompetitiv die Histamin-H_2-Rezeptoren an den Belegzellen** der Magenschleimhaut (○ Abb. 14.1).

Sie sind jedoch in ihrer Wirkstärke und -dauer den Protonenpumpeninhibitoren unterlegen und daher nur **Mittel der zweiten Wahl**.

Famotidin weist eine gute Studienlage auf und darf in Schwangerschaft und Stillzeit gegeben werden.

Für **Cimetidin** werden antiandrogene Wirkeffekte, also hemmend auf männliche Sexualhormone, sowie ein stimulierender Effekt auf die Prolaktinbildung diskutiert.

Arzneistoff	1. Trim.	2. Trim.	3. Trim.	Stillzeit
Famotidin	● (grün)	● (grün)	● (grün)	● (grün)
Cimetidin	● (grau)	● (grau)	● (grau)	● (grau)

14.2.3 Antazida

Die Gruppe der **Antazida** umfasst basische **Aluminium-, Calcium- oder Magnesiumsalze**, die überschüssige **Magensäure binden oder neutralisieren**. Sie zeichnen sich durch einen **schnellen Wirkeintritt** aus, sind jedoch in ihrer Wirkstärke den Protonenpumpeninhibitoren unterlegen.

In Schwangerschaft und Stillzeit können **Aluminiumhydroxid**, **Hydrotalcit**, **Magaldrat**, und **Natriumalginat** kurzfristig eingesetzt werden. Ist eine längerfristige Therapie erforderlich, sollte ein Wechsel auf Protonenpumpenhemmer in Betracht gezogen werden.

Alginate eignen sich besonders gut für die Behandlung schwangerschaftsbedingter Magensäurebeschwerden, da sie vom Organismus nicht resorbiert werden. Ihr Wirkmechanismus beruht auf der Ausbildung eines Schutzfilmes, der sich wie ein Deckel auf den Mageninhalt legt und so saures Aufstoßen verhindert.

Die Einnahme der Antazida sollte nach einer Mahlzeit oder vor dem Schlafengehen erfolgen, da hier die Magensäurefreisetzung zunimmt. Als Arzneiform werden häufig Suspensionen in vorportionierten Beuteln eingesetzt, welche dementsprechend vor der Einnahme geschüttelt oder geknetet werden müssen.

Aufgrund **möglicher Wechselwirkungen** mit anderen Arzneimitteln wie beispielsweise Antibiotika, Eisenpräparaten oder Schilddrüsenhormonen, sollten Antazida immer mit einem **Abstand von mindestens zwei Stunden** zu anderen Medikamenten eingenommen werden.

Arzneistoff	1. Trim.	2. Trim.	3. Trim.	Stillzeit
Aluminiumhydroxid	● (grau)	● (grau)	● (grau)	● (grau)
Hydrotalcit	● (grün)	● (grün)	● (grün)	● (grün)
Magaldrat	● (grün)	● (grün)	● (grün)	● (grün)
Natriumalginat	● (grün)	● (grün)	● (grün)	● (grün)

14.3 Antidiarrhoika

Durchfall bezeichnet ein Symptom, das multifaktorielle Ursachen haben kann. Auslöser sind häufig Toxine von Erregern, insbesondere E. coli, Salmonellen und Staphylokokken. Aber auch die Psyche kann bei Aufregung oder Stress die Verdauung beschleunigen.

Toxine hemmen die Fähigkeit der Darmschleimhautzellen zur Resorption von Elektrolyten und Wasser.

Von einer Diarrhö, dem Durchfall, spricht man bei:

- mehr als drei Stuhlentleerungen pro Tag,
- einer wässrigen, dünnen Stuhlkonsistenz,
- einem Stuhlgewicht > 250 g.

Durchfälle, die mit **Fieber** einhergehen oder im **Säuglings- bzw. geriatrischen Alter** auftreten, sind kein Fall für die Selbstmedikation. Das **Risiko** einer Dehydrierung und eines Elektrolytverlusts ist hoch und mit weitreichenden Folgen für den Organismus verbunden.

Unabhängig vom Schweregrad besteht die primäre therapeutische Maßnahme folglich immer aus einer erhöhten **Flüssigkeitszufuhr**. **Mittel der Wahl** sind hierbei gebrauchsfertige, **standardisierte Elektrolytlösungen**.

Praxistipp

Elektrolytlösung der WHO

Die standardisierte Elektrolytlösung der Weltgesundheitsorganisation WHO setzt sich zusammen aus:
13,5 g Glucose
2,6 g Natriumchlorid (NaCl)
2,9 g Natriumcitrat
1,5 g Kaliumchlorid (KCl)
Die Substanzen werden in 1 Liter Wasser aufgelöst. Der Wirkmechanismus beruht darauf, dass Toxine zwar in der Lage sind, die Elektrolyt- und Wasserresorption zu hemmen, nicht jedoch den gemeinsamen Transport von Natrium, Glucose und Wasser mittels eines Natrium-Glucose-Cotransporters. Der Elektrolytstatus wird so verbessert und Wasser kann wieder aus dem Darm in das Körperinnere resorbiert werden, was eine Eindickung des Stuhls nach sich zieht.

Zur Behandlung eines akuten Durchfalls eignen sich des Weiteren:

- **Pektine**, z. B. aus der Apfelschale: Sie kleiden die Darmwand mit einer Gelschicht aus und binden Wasser sowie Toxine.
- **Probiotika**: Sie regenerieren die Darmflora, indem sie die Zahl der erwünschten Darmbakterien vergrößern.
- **Adsorbenzien** wie **medizinische Kohle**: Sie stellen nicht resorbierbare Materialien mit sehr großer Oberfläche dar, die in der Lage sind, Toxine zu binden. In jüngster Vergangenheit häufen sich jedoch kritische Stimmen, da die Bindekapazität der Adsorbenzien bereits im Magen und oberen Dünndarmbereich zur Neige geht und im von Erregern besiedelten unteren Dünndarmbereich demzufolge erschöpft ist.

14.3.1 Loperamid

Loperamid hemmt die Darmmotilität durch einen agonistischen Wirkmechanismus an gastrointestinalen Opioidrezeptoren (▸ Kap. 7.3.3). Die dadurch vermittelte eigeschränkte Darmbewegung resultiert in einer erhöhten Wasseraufnahme ins Körperinnere. Der Speisebrei wird aufgrund des Wasserentzugs eingedickt. Eine Wirkung von Loperamid an zentralen Opioidrezeptoren ist vernachlässigbar, da es mittels einer Effluxpumpe aus der Blut-Hirn-Schranke zurück ins Blut geschleust wird (▸ Kap. 3.3.4).

In der Regel lassen sich Diarrhöen mittels Elektrolyt- und Flüssigkeitszufuhr ausreichend therapieren. Ist eine medikamentöse Inhibition der Darmmotilität nötig, stellt Loperamid eine wirkungsvolle Therapieoption dar, die in der Schwangerschaft jedoch ausschließlich kurzfristig eingesetzt werden sollte.

Arzneistoff	1. Trim.	2. Trim.	3. Trim.	Stillzeit
Loperamid	●	●	●	●

14.4 Laxanzien

Von einer **Obstipation**, Verstopfung, wird gesprochen, wenn der Stuhlgang nur in Verbindung mit starkem Pressen erfolgen kann. Bis zu 40 % der schwangeren Frauen klagen über Beschwerden dieser Art.

Als Ursachen sind zu nennen:

- eine durch die Schwangerschaft verursachte Muskelrelaxation der glatten Muskulatur des Darms mit einer damit einhergehenden verlängerten Verdauungszeit,
- erhöhte Elektrolyt- und Wasseraufnahme aus dem Darm, wodurch sich der Stuhl verfestigt,
- geänderte Essgewohnheiten und eingeschränktes Bewegungsverhalten,
- Schwäche der Bauchmuskulatur und des Beckenbodens,
- veränderte Lage des Darms aufgrund wachsenden Uterus und
- Einnahme von Eisenpräparaten (▸ Kap. 11.2.1).

Definition

Laxanzien sind Abführmittel, die die Stuhlentleerung beschleunigen. Unterschieden wird je nach Wirkungsweise zwischen **Quellstoffen, osmotisch wirkenden Laxanzien, antiresorptiven, sekretagogen Stoffen** und **Gleitmitteln.**

14.4.1 Quellstoffe

Quellstoffe gelten als milde Laxanzien. Sie sind in der Schwangerschaft und Stillzeit **Mittel der Wahl**.

Naturstoffe mit einem hohen Gehalt an nicht verdaulicher Cellulose werden vom Körper nicht resorbiert. Nach der **Einnahme mit ausreichend Wasser** quellen die Arzneistoffe, wie **Leinsamen, indischer Flohsamen** oder **Weizenkleie** auf und aktivieren durch die Volumenzunahme Dehnungsrezeptoren im Darm. Eine dadurch ausgelöste verstärkte Peristaltik (Darmbewegung) ist die erwünschte Folge.

Arzneistoff	1. Trim.	2. Trim.	3. Trim.	Stillzeit
Quellstoffe	🟢	🟢	🟢	🟢

14.4.2 Osmotisch wirkende Laxanzien

Osmotisch wirkende Laxanzien werden nicht resorbiert, können also nicht verdaut werden. Nach dem Prinzip der Osmose setzt der Körper Wasser in den Darm frei, um die unverdaulichen Stoffe auszuscheiden. Sie gelten nach den Quellstoffen in Schwangerschaft und Stillzeit als **Mittel der Wahl**.

Eingesetzt werden Zucker(alkohole) wie Sorbitol oder **Lactulose** sowie Polyethylenglykole (**Macrogole**).

Lactulose stärkt als Nebeneffekt die Darmflora. Als Präbiotikum dient es als Nahrungsquelle der Darmbakterien.

Arzneistoff	1. Trim.	2. Trim.	3. Trim.	Stillzeit
Lactulose	🟢	🟢	🟢	🟢
Macrogol	🟢	🟢	🟢	🟢

14.4.3 Antiresorptiv und sekretagog wirkende Laxanzien

Der Gruppe der antiresorptiv und sekretagog wirkenden Laxanzien gehören **Rizinusöl**, **Anthrachinone**, **Bisacodyl** und **Natriumpicosulfat** an.

Sie halten Flüssigkeiten und Elektrolyte im Verdauungstrakt zurück und verhindern dadurch deren Resorption. Unter sekretagog wird die Förderung des Elektrolyt- und Flüssigkeitseinstroms in den Darm verstanden.

Bisacodyl und Natriumpicosulfat

Bisacodyl und **Natriumpicosulfat** sind Prodrugs (▸ Kap. 3.4), die im Darm durch Bakterien in ihre aktive Wirkform überführt werden und die Peristaltik anregen. Durch die schnellere Passage werden dem Darminhalt geringere Mengen an Wasser entzogen und der Stuhl wird weicher.

Erzielen andere Laxanzien keinen gewünschten Therapieerfolg, dürfen Bisacodyl und Natriumpicosulfat in Schwangerschaft und Stillzeit kurzfristig eingesetzt werden.

Arzneistoff	1. Trim.	2. Trim.	3. Trim.	Stillzeit
Bisacodyl	⚪	⚪	⚪	🟢
Natriumpicosulfat	⚪	⚪	⚪	🟢

Rizinusöl

Rizinusöl gilt als stark wirksames Laxans. Die Wirkform, Rizinolsäure, entfaltet ihre abführenden Effekte durch:

- Ein Zurückhalten von Natrium im Darm, wodurch Wasser gebunden und das Stuhlvolumen erhöht wird.
- Eine Reizung der Darmschleimhaut, die die Darmentleerung beschleunigt.

Cave

Aufgrund der **wehenauslösenden** Eigenschaften ist Rizinusöl zur Therapie der Obstipation in der Schwangerschaft nicht geeignet.

Arzneistoff	1. Trim.	2. Trim.	3. Trim.	Stillzeit
Rizinusöl	🔴	🔴	🔴	⚪

Anthrachinone

Natürliche, pflanzliche Laxanzien aus der Klasse der **Anthrachinone**, wie medizinische Rhabarberwurzel, Sennesblätter und -früchte, Aloe und Faulbaumrinde, können **erhebliche Elektrolytstörungen bis zu Nierenschäden** verursachen. Auch eine Beeinträchtigung des Fetus ist nicht auszuschließen. Daher sollten Anthrachinone in der **Schwangerschaft streng gemieden** werden.

Arzneistoff	1. Trim.	2. Trim.	3. Trim.	Stillzeit
Anthrachinone	● (rot)	● (rot)	● (rot)	● (grau)

14.4.4 Gleitmittel

Gleit- und Schmiermittel wie dickflüssiges Paraffinöl und Glycerol erhöhen die Gleitfähigkeit des Stuhls, wodurch die Ausscheidung erleichtert wird. Die Anwendung erfolgt in der Regel in Form von Suppositorien oder Klistieren.

Arzneistoff	1. Trim.	2. Trim.	3. Trim.	Stillzeit
Glycerol	● (grün)	● (grün)	● (grün)	● (grün)

Merke

- **Nichtmedikamentös** sollte auf eine ballaststoffreiche Ernährung sowie ausreichende Flüssigkeitszufuhr und Bewegung geachtet werden.
- Ein **dauerhafter Laxanziengebrauch** zieht einen **Gewöhnungseffekt** nach sich. Die Peristaltik des Darms lässt nach, eine fortlaufende Unterstützung zur Defäkation wird benötigt.
- Im **Säuglingsalter** eignen sich Lactulose sowie Glycerol zur Therapie der Obstipation.

14.5 Therapie der Hämorrhoiden

Hämorrhoiden sitzen am Schließmuskel des Afters und dienen der Abdichtung. Liegen sie jedoch vergrößert vor, sind **Juckreiz, starkes Brennen** oder **Nässen** mögliche unangenehme Folgen.

Das vermehrte Auftreten von Hämorrhoiden während der Schwangerschaft ist auf hormonelle Veränderungen, Wassereinlagerungen, die Erweichung des Bindegewebes und das steigende Gewicht des Ungeborenen zurückzuführen. Auch während des Geburtsvorgangs können Hämorrhoiden infolge des starken Pressens entstehen.

Die **nichtmedikamentöse Therapie** besteht aus:

- Vermeidung einer Obstipation durch ausreichend Bewegung, Flüssigkeitszufuhr sowie ballaststoffreicher Ernährung,
- Verwendung von feuchtem Toilettenpapier.

Als **medikamentöse Optionen** eignen sich Sitzbäder, z. B. mit entzündungshemmenden Kamillenextrakten oder Gerbstoffen.

Die Datenlage zu hamamelishaltigen Hämorrhoidensalben oder -suppositorien in der Schwangerschaft ist ungenügend, weshalb eine Anwendung nur nach Rücksprache mit dem Arzt und über maximal zwei Wochen empfohlen wird.

Lidocainhaltige Salben oder Suppositorien sollten in der Schwangerschaft ebenfalls vermieden werden.

14.6 Karminativa

14.6.1 Meteorismus im Säuglingsalter

Unter Meteorismus versteht man eine übermäßige Gasansammlung im Magen-Darm-Trakt. Vor allem in den ersten drei Lebensmonaten neigen Säuglinge häufig zu Blähungen und damit assoziierten Bauchschmerzen.

Therapiert wird durch **Karminativa**, welche die Darmgase durch Erschlaffung der oberen und unteren Magenöffnung entweichen lassen. **Pflanzlich** können Kümmel, Anis, Fenchel und Kamille eingesetzt werden. **Simeticon**, ein Entschäumer, setzt die Oberflächenspannung der Gasblasen herab, sodass diese sich auflösen und durch die Darmwand austreten. Bei peroraler Applikation wird Simeticon nicht resorbiert und unverändert ausgeschieden.

Simeticon darf während der gesamten Schwangerschaft, Stillzeit und im Säuglingsalter eingenommen werden.

Arzneistoff	1. Trim.	2. Trim.	3. Trim.	Stillzeit
Simeticon	● (grün)	● (grün)	● (grün)	● (grün)

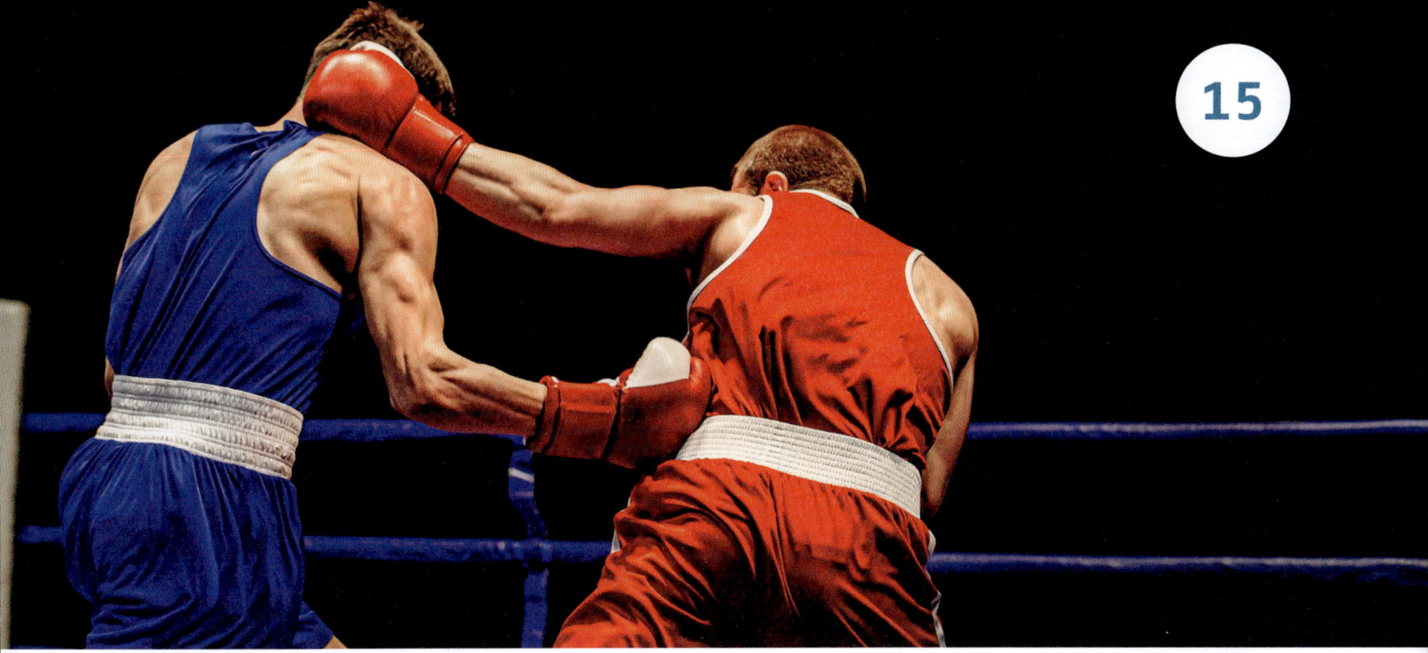

Arzneimittel zur Behandlung von Infektionskrankheiten

Peter Killian

Infektionskrankheiten stellen eine ernstzunehmende Bedrohung für die Gesundheit des Menschen dar. Einen Meilenstein der Therapie bildet seit ihrer Entdeckung die Wirkstoffklasse der Antiinfektiva, der auch die Antibiotika angehören.
Der sorglose Arzneimitteleinsatz bei vermeintlich bakteriell ausgelösten Infektionen, deren Auftreten bei genauerer Betrachtung hingegen auf andere Erreger wie beispielsweise Viren zurückzuführen ist, schürt jedoch die Gefahr der Entstehung antibiotikaresistenter Bakterienstämme.
Neben der Anwendung beim Menschen trägt auch der häufig verantwortungslose Einsatz in der Massentierhaltung zur Resistenzbildung bei. Dies führt immer öfter dazu, dass auch die Waffen stärkster Antibiotika in der Bekämpfung von Erregern stumpf bleiben.

Der Begriff **Mikroorganismen** bezeichnet eine Gruppe unterschiedlichster Lebensformen, bestehend aus **Pilzen**, **Bakterien** und **Viren**, welche beim Menschen schädliche, pathogene, Effekte hervorrufen und **Infektionskrankheiten** auslösen können.

Die Notwendigkeit einer wirkungsvollen **antiinfektiven Therapie** wird eindrucksvoll deutlich, betrachtet man die verheerenden Folgen, die Seuchen wie Pest, Cholera, Pocken oder die spanische Grippe nach sich zogen. Diese Infektionskrankheiten verursachten zur damaligen Zeit mehr Todesfälle als etwa Kriegsgeschehen.

Die Entdeckung des Penicillins zur Behandlung bakterieller Erkrankungen im Jahre 1928 gilt deshalb als einer der Meilensteine unter den Durchbrüchen in der Medizin (▸ Kap. 1.1.3).

Partywissen

Kindbettfieber

Der ungarische Arzt Ignaz Semmelweis praktizierte seiner Zeit in einer Wiener Geburtsklinik, in der das weit verbreitete Kindbettfieber bis in das 19. Jahrhundert viele Mütter das Leben kostete. Durch die Einführung der Hände- und Oberflächendesinfektion mit Chlorkalk gelang es ihm, die Infektionsrate und damit die Sterblichkeit im Zuge der Entbindung deutlich zu senken. Die Wiege der Händedesinfektion liegt damit in der Geburtshilfe.

Zwei Maßnahmen sind im Umgang mit Infektionskrankheiten essenziell:
- die Prophylaxe und
- der Einsatz von Antiinfektiva.

Unter Vorbeugung, der **Prophylaxe**, versteht man die Verhinderung einer Erregerübertragung.

Anhand der im Jahre 2020 ausgebrochenen Corona-Pandemie lässt sich dies veranschaulichen. Abstand halten, häufiges Händewaschen und -desinfizieren, Hust- und Niesetikette sowie das Tragen einer Mund-Nasen-Bedeckung wirken einer Virusübertragung entgegen. Ebenso beugt die Verwendung von Kondomen beim Geschlechtsverkehr nicht nur einer Schwangerschaft vor, sondern auch der Verbreitung sexuell übertragbarer Erkrankungen wie Syphilis, Hepatitis C und HIV. Auch im Zuge von operativen Eingriffen kann eine präventive Antibiotikabehandlung in Form einer **perioperativen Infektionsprophylaxe** vor ungewollten Infektionen schützen.

Impfungen (▸ Kap. 16.2) komplettieren das Spektrum prophylaktischer Maßnahmen zum Schutz vor Infektionskrankheiten.

15.1 Desinfektion

Die **Desinfektion** dient der Reduktion vermehrungsfähiger Keime auf Hautarealen, Instrumenten oder Oberflächen und somit der Vorbeugung einer Krankheitsübertragung.

15.1.1 Methoden der Desinfektion

Physikalische Desinfektionsmethoden eignen sich insbesondere für Flächen und hitzebeständige Stoffe. Beispielsweise werden Keime in der Milch durch Erhitzen, fachsprachlich Pasteurisierung, abgetötet. Die Wärmeeinwirkung führt dabei zum Funktionsverlust und zur Zerstörung wichtiger mikrobieller Eiweißstrukturen. Des Weiteren schädigt UV-Strahlung die Erreger-DNS.

Chemische Desinfektionsmittel können auf der Haut oder Oberflächen eingesetzt werden. Sterilisierende, also zur völligen Keimfreiheit führende, Eigenschaften haben die Substanzen jedoch nicht inne.

Zu den gängigsten Desinfektionsmitteln gehören **Alkohole, Halogene** und **quartäre Ammoniumverbindungen**.

15.1.2 Anforderungen an Desinfektionsmittel

Ein optimales Desinfektionsmittel, auch als Antiseptikum bezeichnet, verfügt über folgende Eigenschaften:
- breites Wirkspektrum gegen eine Vielzahl von Erregern,
- zuverlässige Wirkung bei kurzer Einwirkzeit,
- gute Haut- und Schleimhautverträglichkeit, aber auch gegenüber Instrumenten und Oberflächen,
- geringe Toxizität,
- nicht inaktivierbar durch z. B. Blut, Eiter oder Wundsekret, also mit möglichst geringem „Eiweißfehler" (▸ Kap. 15.1.4).

Das „perfekte" Desinfektionsmittel, welches alle Kriterien bedingungslos erfüllt, existiert jedoch nicht. Daher ist die Wahl des richtigen Antiseptikums essenziell für die erfolgreiche Keimabtötung.

15.1.3 Wirkweise von Desinfektionsmitteln

Anhand der **Wirkweise** wird unterschieden in:
- bakterizid – gegen Bakterien,
- fungizid – gegen Pilze,
- viruzid – gegen Viren.

Einwirkzeit, verwendete Konzentration und Menge des Desinfektionsmittels beeinflussen die Wirksamkeit sowie das Spektrum der abzutötenden Erreger.

15.1.4 Gängige Desinfektionsmittel

Alkohole

Alkohole dienen der Haut-, Hände- und Flächendesinfektion. Sie richten sich gegen Bakterien, Viren und Pilze. Dabei setzen sie die Integrität der Zellwände herab, wodurch Flüssigkeit ins Zellinnere einströmen kann und die Mikroorganismen absterben.

Ethanol und **Isopropylalkohol**, auch bekannt als Isopropanol, sowie n-Propanol sind bei der Anwendung auf der intakten Haut prinzipiell ungefährlich und können **auch in der Schwangerschaft und Stillzeit** bedenkenlos eingesetzt werden.

Povidon-Iod

Das zur Gruppe der Halogene gehörige, bräunlich gefärbte **Povidon-Iod** wirkt bakterizid, fungizid und viruzid. Dabei reagiert das enthaltene Iod mit der Oberfläche von Erregern, deren Zellwände in der Folge zerstört werden. Es wird zur Haut- und Wunddesinfektion eingesetzt. Ein Vorteil der braunen Farbe stellt die Kenntlichmachung des desinfizierten Hautareals dar.

Povidon-Iod gilt als gut verträglich. Allerdings wird das enthaltene Iod von großen Wund- und Schleimhautarealen in nennenswertem Umfang resorbiert. Bei Schilddrüsenüberfunktion, bei Säuglingen und auch **in der Schwangerschaft** sollte es daher **nicht eingesetzt werden**.

Quartäre Ammoniumverbindungen

Quartäre Ammoniumverbindung zeichnen sich durch gute bakterizide Eigenschaften aus. Sie interagieren mit Eiweißen in der Hülle der Mikroorganismen, erhöhen deren Durchlässigkeit und schädigen so den Erreger.

> **Merke**
>
> **Eiweißfehler**
>
> Durch Eiweiße, z. B. aus großen Mengen Blut, Wundsekret und Eiter, besteht die Gefahr, dass das Desinfektionsmittel, besonders quartäre Ammoniumverbindungen, inaktiviert wird. Infolge werden größere Mengen Desinfektionsmittel zur Keimabtötung benötigt.

- **Polihexanid** verfügt über ein breites Wirkungsspektrum und ist aufgrund seiner wundheilungsfördernden Eigenschaft sowie der schmerzfreien Anwendung gut als Wunddesinfektionsmittel geeignet.
- **Octenidin** zeigt einen geringen Eiweißfehler. Es wird zur Desinfektion diverser Verletzungen, Entzündungen, akuten sowie chronischen Wunden und der postoperativen Nahtversorgung angewandt.
- **Chlorhexidin** zeigt stark bakterizide Effekte. Es wird häufig zur Keimzahlverminderung im Mundraum in Form von Spüllösungen angewandt, was auch in **Schwangerschaft und Stillzeit möglich** ist.

Der indikationsgerechte Einsatz von Polihexanid und Octenidin in **Schwangerschaft, Stillzeit und bei Säuglingen** gilt als **unbedenklich**. Anwendungen am Auge und im Ohr sind zu vermeiden, ebenso eine Kombination mit Povidon-Iod. Unkompliziert abheilende Wunden bedürfen in der Regel keiner kontinuierlichen Wunddesinfektion.

Schleimhautantiseptika, beispielsweise zur Anwendung im Mundraum, weisen eine wässrige Basis auf, da alkoholische Lösungen einen brennenden Effekt auslösen und die Schleimhäute schädigen können. Sie enthalten Wirkstoffe wie Octenidin, Povidon-Iod, Chlorhexidin oder Polihexanid.

Händedesinfektion

Je nach Einsatzgebiet wird zwischen zwei Arten der **Händedesinfektion** unterschieden:

- **Hygienische Händedesinfektion**: Keimzahlreduktion auf der Hautoberfläche durch Einwirkzeiten von durchschnittlich 30 Sekunden. Sie stellt die Methode der Wahl im beruflichen Alltag einer Hebamme dar.
- Um auch die Bakterienzahl in tieferen Hautschichten zu reduzieren, sind für die **chirurgische Händedesinfektion** längere Einwirkzeiten und größere Mengen an Desinfektionsmittel erforderlich. Sie ist Teil der Vorbereitung auf einen operativen Eingriff.

Bei beiden Methoden kommen in der Regel **alkoholischen Lösungen** zum Einsatz. Da Alkohol die Hände austrocknen kann, werden den Mitteln häufig hautpflegende Inhaltsstoffe, Rückfetter, beigesetzt.

15.2 Antiinfektiva

Antiinfektiva dienen der Behandlung von Infektionskrankheiten. Alle **Wirkmechanismen** eint das Ziel, die Erregerzahl zu verringern. Je nach eingesetztem Wirkstoff werden Stoffwechselvorgänge oder die Vervielfältigung der Keime unterbunden. Auch die Integrität der Erregerhülle gilt als potenzieller Angriffspunkt der Arzneistoffe, was letztendlich zum Absterben der infektiösen Mikroorganismen führt.

15.2.1 Begrifflichkeiten

Wirkbereich

Der **Wirkbereich** definiert die Art der Mikroorganismen, gegen die das Antiinfektivum eine Wirkung zeigt.

Unterschieden wird in:

- **Antibiotika** – Arzneimittel gegen Bakterien (▸ Kap. 15.3)
- **Antimykotika** – Arzneimittel gegen Pilze (▸ Kap. 15.4)
- **Virostatika** – Arzneimittel gegen Viren (▸ Kap. 15.5)
- **Antiparasitäre Therapie** (▸ Kap. 15.6)

Das Arzneistoffspektrum zur Behandlung bakterieller Erkrankungen ist vielfältig. Für Pilzinfektionen, Parasiten und Viren stehen begrenztere Therapieoptionen zur Verfügung.

Antiinfektiva zeigen zumeist spezifische Effekte gegen die jeweiligen Mikroorganismen. Antibiotika sind folglich gegen Bakterien wirksam, jedoch nicht gegen andere Arten von Mikroorganismen wie Pilze oder Viren.

Wirkspektrum

Innerhalb der Mikroorganismen, z. B. den Bakterien, existieren eine Vielzahl unterschiedlicher Erreger. Das **Wirkspektrum** gibt an, gegen welche dieser Keime ein Arzneimittel Wirksamkeit zeigt.

Ein **Breitspektrum- oder Breitband-Therapeutikum** führt bei verschiedenen bakteriellen Erregern zum Therapieerfolg. Das Antibiotikum Amoxicillin (▸ Kap. 15.3.2) gilt als ein Paradebeispiel.

Keines der Arzneimittel trägt jedoch den Status des „Allheilmittels" und ist gegen alle Erreger wirksam. Bei der Wirkstoffauswahl ist daher grundsätzlich darauf zu achten, dass das Antiinfektivum überhaupt in der Lage ist, den entsprechenden Keim zu bekämpfen.

Wirktyp

Die verwendeten Wirkstoffe lassen sich anhand ihres **Wirktyps** weiter unterteilen, was am Beispiel der Antibiotika veranschaulicht werden soll.

- **Bakteriostatische** Arzneistoffe hemmen lediglich die Vermehrung der Bakterien. Dementsprechend können nur sich in der Zellteilung befindliche Erreger wirksam bekämpft werden.
- **Bakterizide** Arzneimittel töten Bakterien direkt ab. Der Vorteil liegt vor allem im raschen Wirkeintritt, was sich insbesondere in der Behandlung von schweren und sich schnell ausbreitenden Infektionen als lebensrettend erweisen kann. Demgegenüber besteht das Risiko, dass die unkontrollierte Freisetzung von in den Bakterien enthaltenen Toxinen und Schadstoffen nachteilige Effekte mit sich bringt.

Beispiele sind:

- stark konzentrationsabhängig bakterizid, wie Aminoglykoside und Chinolone,
- weitgehend konzentrationsunabhängig bakterizid, jedoch behandlungsdauerabhängig, wie die meisten β-Lactam-Antibiotika,
- bakteriostatisch, wie Makrolide und Tetrazykline.

Zur Festlegung der Therapiestrategie müssen diese Unterschiede beachtet werden. Bei den stark konzentrationsabhängigen Antibiotika reichen in der Regel Dosierungen über eine kurze Zeit, in den anderen beiden Fällen haben sich über einen längeren Zeitraum verabreichte Wirkstoffmengen als vorteilhaft erwiesen.

Die Arzneimittel der antiviralen Therapie wirken zumeist hemmend auf die Virusvermehrung und damit **virostatisch**. Daher wird häufig der Begriff **Virostatikum** verwendet.

Auch bei den **Antimykotika** gilt die Unterteilung in **fungizide** und **fungistatische** Arzneistoffe.

Wirkstärke

Die **Wirkstärke** des Antiinfektivums gibt die für einen therapeutischen Effekt nötige Konzentration des Arzneimittels im Körper an.

Die minimale Hemmkonzentration (MHK) bezeichnet die geringste Konzentration des Arzneimittels, die gerade noch wirksam ist.

Bei Antibiotika existiert des Weiteren die minimale bakterizide Konzentration (MBK), unterhalb derer das Antibiotikum keine bakterizide Eigenschaften mehr aufweist.

15.2.2 Resistenzen

Definition

Resistenz beschreibt die Widerstandsfähigkeit des Erregers gegen ein Antiinfektivum. Es bedeutet, dass die minimale Hemmkonzentration höher ausfällt als die im Organismus durch den Wirkstoff erreichbare nicht-toxische Konzentration oder das es keine MHK gibt. Kurz gefasst: Das Arzneimittel zeigt eine stark eingeschränkte oder gar keine Wirkung gegen die Infektion.

Unterschieden wird zwischen **primären** und **sekundären** Resistenzen. Im ersten Fall ist ein Erreger bereits vor der Behandlung gegenüber dem verwendeten Arzneimittel unempfindlich, im zweiten Fall erwirbt er diese unter der Behandlung.

Mikroorganismen können gegen ein oder mehrere Arzneimittel resistent sein. Im letztgenannten Fall spricht man von **multiresistenten Erregern**. Ein prominentes und gefürchtetes Beispiel stellt das **multiresistente Bakterium Staphylococcus aureus**, kurz MRSA, dar, ein Krankenhauskeim, welcher in der Lage ist, schwere Infektionen auszulösen.

Um ihr Überleben zu sichern, versuchen Bakterien mithilfe unterschiedlichster Mechanismen die Effekte der medikamentösen Therapie abzuschwächen oder auszuhebeln.

Ein bekanntes Beispiel stellt die Produktion bakterieller Enzyme, der β-Lactamasen, dar. Sie zerstören die Struktur der β-Lactam-Antibiotika, wodurch die antibiotische Wirkung verloren geht. Auch die dazugehörigen Untergruppen der Penicillinasen und Cephalosporinasen verursachen einen Wirkverlust der entsprechenden Arzneistoffe.

Weitere bakterielle Schutzmechanismen umfassen die unzureichende Arzneistoffaufnahme in, oder den aktiven Transport des Wirkstoffs aus dem Erreger.

Strategien zur Vermeidung von Resistenzen

Im Idealfall wird der Erregertyp vor der Arzneimittelauswahl exakt bestimmt. Bei Antibiotika spricht man in diesem Zusammenhang von der Erstellung eines Antibiogramms. Dies stellt eine sichere Methode zur Vermeidung von Resistenzen und zur Vorhersage der Therapieeffektivität dar, ist jedoch mit einem hohen Zeitaufwand verbunden.

Häufiger, insbesondere wenn ein schnelles Handeln erforderlich ist, erfolgt die Wirkstoffauswahl anhand charakteristischer Krankheitssymptome. Als Beispiel sei ein bakterieller Harnwegsinfekt mit Brennen und Schmerzen beim Wasserlassen, gehäuftem Harndrang und teilweise auch Blut im Urin und Fieber genannt. Dieses Vorgehen erhöht jedoch das Risiko, dass der Erreger durch das Antiinfektivum nicht erfasst wird; der gewünschte Behandlungserfolg bleibt aus und die Resistenzbildung wird begünstigt.

Um alle Erreger vollständig abzutöten, ist eine ausreichend hohe **Arzneistoffdosierung** und **Behandlungsdauer** unabdingbar. Der vorzeitige Abbruch oder eine zu niedrige Wirkstoffkonzentration gefährden den Therapieerfolg maßgeblich und begünstigen die Resistenzentwicklung.

Antibiotika – AWaRe Klassifizierung der WHO

Zur Vermeidung von Resistenzen und folglich der Aufrechterhaltung wirkungsvoller Antibiotikatherapien hat die WHO 2019 die **AWaRe** Klassifizierung – **A**ccess, **Wa**tch, **Re**serve eingeführt.
Antibiotika werden dabei in drei Klassen eingeteilt und Anwendungsempfehlungen definiert:

- **Access:** Umfasst Arzneistoffe, die gegen eine Vielzahl gängiger Erreger wirksam sind und gleichzeitig ein geringes Potential für die Ausbildung von Resistenzen aufweisen. Beispiele sind Amoxicillin, Ampicillin, Clindamycin, Doxycyclin, Penicillin G, Sulfamethoxazol/Trimethoprim und Pivmecillinam.
- **Watch:** Die Wirkstoffe stehen unter Beobachtung und sollten nur mit Bedacht eingesetzt werden. Sie stellen essenzielle, antibiotische Therapieoptionen dar, weisen jedoch ein erhöhtes Potential für die Ausbildung von Resistenzen auf. Als Beispiele sind Cefuroxim, Cefixim, Meropenem, Azithromycin, Ciprofloxacin sowie Clarithromycin zu nennen.
- **Reserve:** Vertreter dieser Kategorie werden auch als **Reserveantibiotika** bezeichnet. Eine Anwendung sollte ausschließlich dann in Betracht gezogen werden, wenn ein nachweislich multiresistenter Erreger vorliegt und andere Wirkstofftherapien versagt haben oder nicht in Frage kommen. Beispielhaft sei Aztreonam erwähnt.

Durch diese Herangehensweise soll sichergestellt werden, dass auch weiterhin, trotz sich ausbreitender Resistenzen, wirksame antibiotische Behandlungsoptionen zur Verfügung stehen.

15.3 Antibiotika

Bakterien verursachen zahlreiche Infektionskrankheiten, die den Einsatz eines **Antibiotikums** zwingend erforderlich machen. Auch in Schwangerschaft und Stillzeit müssen bakterielle Infektionen adäquat und konsequent behandelt werden.

Partywissen

Antibiotika oder Antibiotikum?

Die aus dem Griechischen stammende Bezeichnung Antibiotikum setzt sich aus „anti", sprich gegen, und „bios", Leben, zusammen.
Der Singular des Wortes ist Antibiotik**um**, der Plural Antibiotik**a**.

15.3.1 Angriffspunkte

Antibiotika lassen sich anhand ihrer **Angriffspunkte** an Bakterien in verschiedene **Klassen** unterteilen. ▫ Tab. 15.1 gibt einen Überblick.

Merke

Gram-Färbung

Die bakterielle Zellwand enthält Murein, ein essenzielles Strukturprotein. Mittels der Gram-Färbung, einer Methode zur mikroskopischen Darstellung von Bakterien, lässt sich dieses anfärben. So kann zwischen gram-positiven Bakterien mit hohem Anteil an Murein in der Zellwand und gram-negativen mit geringerer Mureindichte unterschieden werden.
Auch Antibiotika werden, entsprechend ihres Wirktyps, häufig in im gram-positiven bzw. im gram-negativen Bereich wirksam eingeteilt.

◘ **Tab. 15.1** Auswahl von Antibiotikaklassen und deren Angriffspunkte

Antibiotikaklasse	Angriffspunkt
β-Lactam-Antibiotika Familien: ▪ Penicilline ▪ Cephalosporine ▪ Carbapeneme	Die Intaktheit der Zellwand ist für Bakterien überlebenswichtig. Die Hemmung der Synthese des essenziellen Zellwandbausteins Murein stellt den Angriffspunkt der β-Lactam-Antibiotika dar. Im Verlauf der Mitose wird die Zellwand folglich durchlässig, Wasser strömt ein und das Bakterium „platzt". Fachsprachlich spricht man von Bakteriolyse.
Aminoglycoside, Tetrazykline, Makrolide, Lincosamide	Hemmung der bakteriellen Proteinbiosynthese. Infolge der Arzneistoffbehandlung werden defekte bakterielle Proteine gebildet und der Erreger stirbt ab.
Chinolone (Gyrasehemmer)	Hemmung der bakteriellen DNS-Synthese durch Blockade eines dafür notwendigen Enzyms, der Gyrase.
Folsäure-Antagonisten	Hemmung der Folsäuresynthese, welche unter anderem für den Aufbau der DNS benötigt wird.
Nitroimidazole, Nitrofurane	Schädigung der bakteriellen DNS.

15.3.2 Antibiotikaklassen

β-Lactam-Antibiotika

Die Vertreter der **β-Lactam-Antibiotika** eint eine chemische Grundstruktur, der β-Lactam-Ring. Dieser ist für die antibiotische Wirkung zwingend erforderlich, da er an das für die Mureinsynthese verantwortliche bakterielle Enzym bindet und dessen Aktivität einschränkt (◘ Tab. 15.1).

β-Lactam-Antibiotika zeigen gegen proliferierende, sich teilende, Bakterien Effekte. Ruhende, sich nicht in Zellteilung befindliche Abkömmlinge bleiben unberührt. Das Wirkspektrum der einzelnen Vertreter variiert stark zwischen Breitbandantibiotika und solchen, die sich nur gegen spezifische Erreger richten.

Die stetige Notwendigkeit zur Weiterentwicklung, z. B. aufgrund von Resistenzen, führte zu vier Familien. ◘ Tab. 15.2 gibt eine Übersicht.

β-Lactam-Antibiotika verfügen über eine große therapeutische Breite und zeichnen sich **in der Regel** durch eine **gute Verträglichkeit** aus, da ihre Zielstruktur, das Murein, im menschlichen Körper nicht vorkommt.

Zu den unerwünschten Arzneimittelwirkungen zählen, wie bei den meisten Antibiotika, gastrointestinale und vaginale Beschwerden, da auch die physiologische bakterielle Flora durch die Therapie beeinträchtigt wird.

Auf bestehende Allergien gegen β-Lactam-Antibiotika ist im Vorfeld der Anwendung zu achten.

In Schwangerschaft und Stillzeit gehören **Penicillin G, Penicillin V, Flucloxacillin, Amoxicillin, Ampicillin und Cefuroxim** bei entsprechender Indikation zu den **Antibiotika der Wahl**.

Einige Vertreter gehen in die Muttermilch über, weshalb es während der Stillzeit beim Säugling zu einer Beeinflussung der physiologischen Darmflora, Durchfall und Pilzbesiedelung kommen kann. Das Risiko-Nutzen-Verhältnis ist abzuwägen.

Resistenzen gegen β-Lactam-Antibiotika sind keine Seltenheit. Sie entstehen mitunter durch bakterielle β-Lactamasen, Penicillinasen oder Cephalosporinasen, welche das Antibiotikum zerstören (▸ Kap. 15.2.2).

Durch Kombination des Antibiotikums mit **β-Lactamase-Inhibitoren** wie **Clavulansäure** oder **Sulbactam** kann dem entgegengewirkt werden. Sie selbst zeigen lediglich schwache antibiotische Effekte, weisen jedoch eine hohe Bindungsaffinität zu β-Lactamasen auf. Die Inaktivierung der β-Lactamasen ermöglicht es dem zeitgleich verabreichten Antibiotikum, seinen antibakteriellen Effekt zu entfalten.

Tab. 15.2 Familien der β-Lactam-Antibiotika

Familie	Vertreter (Auswahl)	Art der Applikation	Besonderheiten
Penicilline	Penicillin G	parenteral	Penicillinase-Instabilität
	Penicillin V	peroral	Penicillinase-Instabilität
	Flucloxacillin	peroral, parenteral	Penicillinase-Stabilität
	Amoxicillin	peroral	Breitbandantibiotikum, Penicillinase-Instabilität
	Ampicillin	peroral, parenteral	Breitbandantibiotikum, Penicillinase-Instabilität
	Pivmecillinam	peroral	Penicillinase-Instabilität
Cephalosporine	Cefuroxim	parenteral	Cephalosporinase-Stabilität
	Cefuroximaxetil	peroral	Cephalosporinase-Stabilität
	Cefixim	peroral	Cephalosporinase-Stabilität
	Cefaclor	peroral	Cephalosporinase-Instabilität
Carbapeneme	Meropenem	parenteral	auch gegen multiresistente Erreger wirksam
Monobactame	Aztreonam	inhalativ	Reserveantibiotikum

Arzneistoff	1. Trim	2. Trim	3. Trim	Still-zeit
Penicillin G	●	●	●	●
Penicillin V	●	●	●	●
Flucloxacillin	●	●	●	●
Amoxicillin	●	●	●	●
Ampicillin	●	●	●	●
Pivmecilli-nam	●	●	●	●

Arzneistoff	1. Trim	2. Trim	3. Trim	Still-zeit
Cefuroxim	●	●	●	●
Cefixim	●	●	●	●
Cefaclor	●	●	●	●
Amoxicillin + Clavulansäure	●	●	●	●
Ampicillin + Sulbactam	●	●	●	●

Aminoglycoside

Aminoglycoside weisen ein ausgesprochen breites Wirkspektrum auf. Vertreter sind unter anderem **Tobramycin**, **Gentamicin** und **Neomycin**.

Demgegenüber steht das Risiko der Schädigung des Hörvermögens und der Nierenfunktion, weshalb der Einsatz nur nach strenger Indikationsstellung erfolgen sollte. Aminoglycoside sollten in der Schwangerschaft und Stillzeit gemieden werden.

Tetrazykline

Tetrazykline weisen ebenfalls ein breites Wirkspektrum auf. Aufgrund der häufigen Anwendung zeigen jedoch bereits eine Vielzahl von Bakterien, die beispielsweise für Harnwegs- und Wundinfektionen verantwortlich sind, Resistenzen.

Bei der Einnahme ist ein Verzicht auf Milchprodukte zu beachten. Das darin enthaltene Calcium bindet den Arzneistoff. Infolgedessen werden Resorption und Wirksamkeit stark eingeschränkt.

In der Schwangerschaft sind **Doxycyclin** und **Minocyclin** bis zur 16. Schwangerschaftswoche als Mittel der 2. Wahl möglich. Die potenzielle Wechselwirkung mit Calcium spielt auch für die Bildung von Knochen und Zähnen eine Rolle. Eine Gelbfärbung der Milchzähne durch die Einlagerung der an Calcium gebundenen Substanzen kann auftreten. Zudem werden negative Auswirkungen auf das Knochenwachstum des Fetus diskutiert, weshalb Tetrazykline ab der 16. Schwangerschaftswoche kontraindiziert sind.

Arzneistoff	1. Trim.	2. Trim.	3. Trim.	Still-zeit
Doxycyclin	⚫	🔴	🔴	⚫
Minocyclin	⚫	🔴	🔴	⚫

Makrolide

Makrolide wie **Azithromycin** und **Clarithromycin** kommen überwiegend bei Infektionen des Respirationstrakts zur Anwendung. In der Schwangerschaft und Stillzeit können sie nach entsprechender Indikationsstellung eingesetzt werden, wobei β-Lactam-Antibiotika zu bevorzugen sind.

Spiramycin eignet sich zur Behandlung der Toxoplasmose (▸ Kap. 15.6.2).

Arzneistoff	1. Trim.	2. Trim.	3. Trim.	Still-zeit
Azithromycin	🟢	🟢	🟢	🟢
Clarithromycin	🟢	🟢	🟢	🟢
Spiramycin	⚫	⚫	⚫	⚫

Lincosamide

Clindamycin ist in der Lage, in das Knochengewebe vorzudringen. Daher wird es bei Infektionen im Mund-, Kiefer und Zahnbereich eingesetzt. In Schwangerschaft und Stillzeit gilt Clindamycin als Reservemittel.

Chinolone

Die Vertreter **Ciprofloxacin** und **Norfloxacin** aus der Gruppe der **Chinolone**, auch Gyrasehemmer genannt, verfügen über ein breites Wirkspektrum und werden vorwiegend zur Therapie systemischer Infektionen eingesetzt.

Ähnlich den Tetrazyklinen ist aufgrund des möglichen Wirkverlustes die gleichzeitige Einnahme von Milchprodukten zu vermeiden.

Als unerwünschte Arzneimittelwirkung treten in seltenen Fällen Schädigungen der Muskelsehnen und -bänder auf, wie beispielsweise die Ruptur der Achillessehne. Der Einsatz bei Kindern und Jugendlichen vor dem Abschluss der Wachstumsphase ist daher nicht empfehlenswert.

Chinolone sollten in der Schwangerschaft und Stillzeit vermieden werden.

Folsäureantagonisten

Resistenzbildungen haben das Wirkspektrum der **Folsäureantagonisten** stark eingeschränkt.

Unterteilt wird in zwei Gruppen, die Sulfonamide – **Sulfamethoxazol und Sulfadiazin** – und die Diaminobenzylpyrimidine – **Trimethoprim und Pyrimethamin**.

In Form des **Cotrimoxazols** liegt eine fixe Kombination aus Sulfamethoxazol und Trimethoprim mit einer verbesserten Wirksamkeit und einem geringeren Risiko für Resistenzen vor. Einsatzgebiete sind z. B. Harnwegs- und Atemwegsinfektionen.

Arzneistoff	1. Trim.	2. Trim.	3. Trim.	Still-zeit
Cotrimoxazol	⚫	⚫	⚫	⚫

Weitere Klassen

Metronidazol wird beispielsweise bei bakteriellen Vaginosen eingesetzt. Die orale Therapie hat sich hierbei gegenüber der vaginalen Applikation als besser wirksam erwiesen. Bei strenger Indikationsstellung kann Metronidazol in der Schwangerschaft und Stillzeit angewendet werden.

Während der Behandlung kann eine medizinisch ungefährliche Dunkelfärbung des Urins auftreten. Des Weiteren sollte ein zeitgleicher Alkoholkonsum strikt vermieden werden, da selbst geringe Alkoholmengen Hautrötungen, Schwindel sowie Übelkeit und Erbrechen hervorrufen können.

Nitrofurantoin dient als Reserveantibiotikum bei therapieresistenten Harnwegsinfektionen.

> **Cave**
>
> **Vaginalmykosen und gastrointestinale Störungen**
>
> Antibiotika töten mitunter nicht nur schädliche Erreger ab, sondern auch die nützlichen Bakterien der natürlichen Vaginal- oder Darmflora, wodurch das Risiko eines erneuten Keimbefalls ansteigt.
> So ist das Auftreten einer Pilzbesiedelung, der Vaginalmykose (▸Kap. 15.4.3), keine Seltenheit während oder nach der antibiotischen Behandlung. Auch gastrointestinale Störungen, wie die antibiotika-assoziierte Diarrhö zählen zu den Nebenwirkungen, die im Rahmen einer Therapie auftreten können.
> Zur Vorbeugung können Probiotika eingesetzt werden, die die Besiedelung mit „guten" Keimen fördern.

15.3.3 Relevante bakterielle Infektionen in der Schwangerschaft und Stillzeit

Harnwegsinfektion

Die **Harnwegsinfektion**, auch **Blasenentzündung** oder fachsprachlich **Zystitis** genannt, stellt eine bakterielle Entzündung der Harnblase dar, die oftmals durch eine aufsteigende Infektion der Harnröhre entsteht. Häufigste Verursacher sind Escherichia coli oder Klebsellien.

Als Symptome treten Brennen sowie Schmerzen beim Wasserlassen, gehäufter Harndrang und teilweise auch Blut im Urin sowie Fieber auf. Als mögliche Auslöser sind Geschlechtsverkehr, Unterkühlung und auch die Schwangerschaft selbst zu nennen. Werdende Mütter sind aufgrund der hormonellen Umstellung, die mitunter eine Erschlaffung der Harnwegsmuskulatur verursacht und damit das Eindringen von Keimen erleichtert, besonders anfällig. Eine unbehandelte Blasenentzündung kann Komplikationen wie einen vorzeitigen Blasensprung oder das Auslösen von Wehen nach sich ziehen.

Therapiert wird unter anderem antibiotisch. Zum Einsatz kommen primär Penicillinderivate (▸Kap. 15.3.2). **Pivmecillinam gilt als Mittel der Wahl** in allen Phasen der Schwangerschaft.

Zur Prophylaxe eignen sich nichtmedikamentöse Maßnahmen wie ausreichende Flüssigkeitszufuhr, Vermeidung von Unterkühlung sowie das regelmäßige und vollständige Entleeren der Blase, wodurch Bakterien ausgespült werden können. Auch Cranberry-Saft kann unterstützend getrunken werden. Die Einnahme soll die Anheftung von Bakterien an die Oberfläche der Harnwege reduzieren und so deren Ausschwemmung fördern. Zudem stellt die Einnahme von D-Mannose, einem natürlichem Zuckerderivat, welches die Bakterien ummantelt und so deren Fixierung an den Schleimhäuten der Blase verhindert, eine sinnvolle Therapieergänzung dar.

Streptokokkeninfektionen

Die **Tonsillitis** (Mandelentzündung) gehört zu den klassischen durch Streptokokken verursachten Kinderkrankheiten. Aber auch Schwangere können sich infizieren. Als gängige Symptome gelten Fieber, Übelkeit und Erbrechen sowie Schluckbeschwerden aufgrund der Entzündung des Rachenraums.

Die Therapie erfolgt mit **Penicillinen**. Eine Nichtbehandlung sollte vermieden werden, da Komplikationen wie Mittelohr- und Nebenhöhlenentzündungen sowie Abszesse an den Rachenmandeln auftreten können.

Mastitis

Die **Mastitis** bezeichnet eine infektiöse Entzündung der Brust. In den meisten Fällen tritt sie in den ersten Wochen und Monaten nach der Geburt auf und wird durch Bakterien wie Streptokokken und Staphylokokken auf der Haut oder der Mundflora des Säuglings hervorgerufen. Symptomatisch treten Fieber, Schmerzen, Erwärmung und Rötungen im Brustbereich auf. Auch eine Veränderung z. B. der Farbe oder des Geschmacks der Muttermilch bis hin zu einem Milchstau sind möglich.

Therapeutisch können nichtsteroidale Antiphlogistika (▸Kap. 7.3.4) als analgetische Maßnahme eingesetzt werden. Bei einer bakteriell verursachten Mastitis sollte antibiotisch behandelt werden. Als **Mittel der Wahl** gelten **β-Lactam Antibiotika.**

15.4 Antimykotika

Antimykotika dienen der Behandlung von Pilzinfektionen, auch **Mykosen** genannt.

In Abhängigkeit der Wirkstoffkonzentration wirken sie wachstumshemmend oder abtötend, fachsprachlich

fungistatisch oder **fungizid**. Einige Vertreter werden ausschließlich topisch angewandt (▸Kap. 2.8), andere hingegen sowohl lokal als auch systemisch.

Resistenzbildungen (▸Kap. 15.2.2) sind prinzipiell möglich, treten jedoch deutlich seltener auf als bei den Antibiotika.

15.4.1 Angriffspunkte

Den **Hauptangriffspunkt** einer antimykotischen Therapie stellt die **Pilzzellwand** dar, wobei der Baustein Ergosterol als Zielstruktur von besonderem Interesse ist.

◘ Tab. 15.3 gibt einen Überblick der verschiedenen antimykotischen Angriffspunkte.

◘ **Tab. 15.3** Angriffspunkte der Antimykotika (Auswahl)

Antimykotika-klasse	Angriffspunkte
Azole (lokal und systemisch)	Hemmung der Ergosterolbiosynthese mit Herabsetzung der Zellwandintegrität.
Polyene	Anlagerung an Ergosterol, was zur Destabilisierung der Pilzzelle durch die Bildung von Poren führt.
Echinocandine	Synthesehemmung des Zellwandbausteins Glucan.

15.4.2 Antimykotikaklassen

Azole

Azole weisen ein breites Wirkspektrum auf. Da der Wirkeintritt in der Regel nur ausgesprochen langsam erfolgt, sind sie für die Akutbehandlung systemischer und lebensbedrohlicher Mykosen ungeeignet.

Aufgrund der fehlenden Selektivität für Ergosterol sind bei systemischer Anwendung Kontraindikationen strikt zu beachten. So wird die Synthese des strukturell ähnlichen menschlichen Cholesterols als elementarer Bestandteil von Zellmembranen und als Baustein für Hormone, Gallensäuren und Vitamine in der Leber ebenfalls beeinflusst. Azole dürfen folglich nicht bei Patienten mit bestehenden Lebererkrankungen angewandt werden.

Die **lokale** Therapie (▸Kap. 2.8) mit **Clotrimazol** und **Miconazol** in Schwangerschaft und Stillzeit ist möglich. Beide Wirkstoffe gelten topisch angewandt als **Mittel der Wahl**, insbesondere bei Vaginalmykosen oder zur Behandlung des Fuß- oder Nagelpilzes.

Arznei-stoff	1. Trim.	2. Trim.	3. Trim.	Still-zeit
Clotrimazol (lokal)	🟢	🟢	🟢	🟢
Miconazol (lokal)	🟢	🟢	🟢	🟢

Polyene

Amphotericin B und **Nystatin** werden nach peroraler Applikation praktisch nicht resorbiert.

Nystatin wird aufgrund der fehlenden systemischen Bioverfügbarkeit ausschließlich lokal eingesetzt und gehört z. B. bei der Behandlung von Perianalmykosen zu den Therapieoptionen in Schwangerschaft und Stillzeit. Auch bei einer **Windeldermatitis** mit Pilzbefall sowie der lokalen Behandlung von Soorerkrankungen, z. B. im Mund-Rachenraum, kann es angewandt werden.

Amphotericin B dient nach parenteraler Applikation der Therapie lebensbedrohlicher invasiver Pilzinfektionen. In der Schwangerschaft und Stillzeit ist nach intensiver Nutzen-Risiko-Abwägung ein Einsatz möglich, da besonders bei schweren generalisierten Mykosen keine besser geeignete Alternative zur Verfügung steht.

Arznei-stoff	1. Trim.	2. Trim.	3. Trim.	Still-zeit
Nystatin (lokal)	🟢	🟢	🟢	🟢
Amphotericin B (systemisch)	⚪	⚪	⚪	⚪

Weitere Antimykotika

Terbinafin, ein weiterer Hemmstoff der Ergosterolsynthese, und **Ciclopirox**, welches die Integrität der Zellmembran senkt, stellen weitere antimykotisch wirksame Vertreter dar.

Als Indikationsfelder gelten Pilzinfektionen der Haut und Nägel. Eine lokale Anwendung in der Schwangerschaft und Stillzeit ist nach strenger Abwägung möglich.

15.4.3 Relevante Pilzinfektionen in der Schwangerschaft

Eine **Vaginalmykose** äußert sich durch Jucken, Brennen oder Schmerzen im Intimbereich, oft einhergehend mit einem weißlichen Ausfluss. Als häufigste Erreger sind

Hefepilze vom Typ Candida zu nennen, weshalb eine Vaginalmykose auch als Candidose bezeichnet wird. Candidapilze gehören der natürlichen Vaginalflora an und sind in der Regel harmlos. Bedingt durch hormonelle Veränderungen in der Schwangerschaft, allgemeine oder lokale Immunschwäche und Störungen der physiologischen mikrobiellen Besiedelung der Vagina durch z. B. eine Antibiotikatherapie, sind Candidapilze jedoch in der Lage, sich stark zu vermehren.

Eine unbehandelte Vaginalmykose kann Komplikationen wie einen vorzeitigen Blasensprung oder verfrühte Wehen nach sich ziehen. Topisch angewandt gilt **Clotrimazol** als **Mittel der Wahl**.

Auch das Aufteten eines **Mundsoors** ist in den meisten Fällen auf eine Infektion mit Candida zurückzuführen.

15.5 Virostatika

15.5.1 Angriffspunkte der Virostatika

Im Gegensatz zu Bakterien oder Pilzen sind Viren zur Vermehrung auf das Vorhandensein von Wirtszellen angewiesen. Antivirale Wirkstoffe müssen deshalb eine hohe Virusspezifität aufweisen, um eine Schädigung der Wirtszelle auszuschließen oder möglichst gering zu halten.

Wichtiges in Kürze

Viraler Befall der Wirtszellen

Viren bestehen aus einer Hülle, den Erbinformationen in Form von DNS oder RNS und einem Satz an Enzymen und Proteinen.
Der Befall einer Wirtszelle mit anschließender Virusvermehrung verläuft in mehreren Schritten. Spezielle Oberflächenstrukturen auf der Wirtszelle werden durch das Virus erkannt und ermöglichen den Andockvorgang. Nach dem Eindringen folgt die Integration der viralen Erbinformationen in die DNS des Wirtes und die anschließende Vervielfältigung. In der Folge werden zahlreiche virale Kopien erstellt, die sich mit der Zellmembran der Wirtszelle umhüllen, oder die befallene Wirtszelle platzt und die neuen Viren werden freigesetzt. Die jeweiligen Schritte dienen als Angriffspunkte der antiviralen Therapie.

Tab. 15.4 gibt einen Überblick über gängige **Angriffspunkte von Virostatika**.

Tab. 15.4 Angriffspunkte antiviral wirksamer Arzneistoffe und deren Indikationsgebiete

Arzneistoff (Auswahl)	Angriffspunkt (Auswahl)	Indikation
Enfuvirtid	Verhinderung des Eindringens in die Wirtszelle (Fusionsinhibitor)	HIV
Lamivudin, Tenofovir, Nevirapin, Emtricitabin, Abacavir	Hemmung der Umschreibung viraler RNS in DNS (Reverse-Transkriptase-Hemmer)	HIV
Dolutegravir, Raltegravir	Hemmung des Einbaus viraler Nukleinsäure in die Wirts-DNS (Integrase-Hemmer)	HIV
Aciclovir	Hemmung der Vervielfältigung viraler Nukleinsäure durch Einbau als falsche Bausteine	Herpes simplex, Gürtelrose (Herpes Zoster)
Sofosbuvir, Ribavirin		Hepatitis C
Atazanavir, Darunavir, Lopinavir, Ritonavir	Hemmung der viralen Proteinbiosynthese (Proteasehemmstoffe)	HIV
Oseltamivir	Hemmung des Ausschleusens fertiger Viren aus der Wirtszelle (Neuraminidasehemmer)	Influenza (Grippe)
Interferon alfa	Modulation des Immunsystems	Hepatitis B und C

15

15.5.2 Relevante virale Infektionen in der Schwangerschaft

Herpes-simplex-Infektion

Umgangssprachlich wird eine Infektion mit Herpes-simplex-Viren als **„Herpes“** bezeichnet. Ein typisches Symptom des Lippenherpes, dem Herpes labialis, sind brennende Fieberbläschen im Mundbereich. Sie werden meist durch Herpesviren vom Typ 1 verursacht. Der Genitalherpes zeigt analoge Symptome, ist jedoch auf Herpesviren vom Typ 2 zurückzuführen.

Schätzungen zufolge sind rund 85 % der Menschheit mit dem Herpesvirus Typ 1 infiziert, 25 % mit Typ 2. Da die Viren häufig nur im „ruhenden“ Zustand vorliegen, ist vielen Trägern der Befall nicht bewusst, da ein infektiöses Geschehen nur bei etwa 30 % z. B. durch ein geschwächtes Immunsystem ausbricht.

Zur topischen Behandlung gilt **Aciclovir** als **Mittel der Wahl**, auch in Schwangerschaft und Stillzeit. Zudem darf es bei schweren Herpesinfektionen oder zum Schutz vor einer intrauterinen Infektion des Fetus in der gesamten Schwangerschaft auch systemisch gegeben werden.

Arzneistoff	1. Trim	2. Trim	3. Trim	Stillzeit
Aciclovir	●	●	●	●

Grippale Infekte

Husten, Schnupfen, Kopf- und Gliederschmerzen und oft auch Fieber gehören dem Symptomspektrum **grippaler Infekte** an. Insbesondere in den Wintermonaten trocknen die Schleimhäute durch die Heizungsluft und aufgrund der extremen Temperaturunterschiede zwischen Wohn- und Außenbereich rasch aus. Zudem wird die Beweglichkeit der feinen Schleimhautflimmerhärchen, die verantwortlich sind für den Abtransport von Fremdstoffen, herabgesetzt. Erreger wie Rhinoviren können sich dadurch leichter festsetzen und den Betroffenen infizieren.

Grundsätzlich gilt ein milder grippaler Infekt in der Schwangerschaft als unproblematisch. Bei schweren Verläufen mit hohem Fieber besteht jedoch die Gefahr für Fehlbildungen und vorzeitige Wehen. Therapiert wird fiebersenkend mit Paracetamol (▸ Kap. 7.3.4). Zudem sollte auf ausreichende Flüssigkeitszufuhr und ein feuchtes Raumklima geachtet werden. Abschwellende Nasensprays (▸ Kap. 12.3) zur Erleichterung der nasalen Atmung sowie das Inhalieren von Kochsalzlösungen sind ebenfalls möglich (▸ Kap. 7.5.1).

> **Merke**
>
> **Influenza, die echte Grippe**
>
> Die echte Grippe, welche auch den Verlauf einer Schwangerschaft negativ beeinflussen kann, wird durch **Influenzaviren** ausgelöst und ist therapiebedürftig.
> Behandelt wird mit Wirkstoffen, die das virale Enzym Neuraminidase hemmen und so das Ausschleusen der Viruskopien aus der Wirtszelle verhindern. **Oseltamivir** kann in der Schwangerschaft indikationsgerecht eingesetzt werden. Zusätzlich sind fiebersenkende Arzneimittel (▸ Kap. 7.3.4) angezeigt. Hohes Fieber (> 39 °C), welches über mehr als 24 Stunden andauert, steht im Verdacht, das Fehlbildungsrisiko zu erhöhen.
> Zur Vorbeugung einer Influenzainfektion steht jedes Jahr eine neue Grippeschutzimpfung zur Verfügung, die auch für Frauen mit Kinderwunsch empfohlen wird (▸ Kap. 16.2).

HIV

Das **humane Immunschwächevirus**, kurz HIV, gilt als Auslöser für AIDS, das „Acquired Immune Deficiency Syndrome“, zu Deutsch „erworbenes Immunschwächesyndrom“.

Beim Erreger handelt es sich um ein Retrovirus, das seine Erbinformation, die RNS, mithilfe des Enzyms Reverse Transkriptase in DNS umschreibt. Der Befall bestimmter Zellen des Immunsystems reduziert deren Zahl im Verlauf der Erkrankung drastisch. Als Folge dieses bis zu 10 Jahre andauernden Prozesses wird das Immunsystem stark geschwächt und die Betroffenen versterben unbehandelt oft an vermeintlich harmlosen Infektionen wie einfachen grippalen Infekten.

Hauptübertragungsweg ist ungeschützter Geschlechtsverkehr, aber auch Blutkonserven und Nadelstichverletzungen mit infiziertem Material kommen in Frage.

Eine **Übertragung auf den Fetus** im Mutterleib tritt eher selten auf, möglich ist dies jedoch während der Entbindung, aber auch beim Stillen. Daher sollte eine infizierte Schwangere zwingend antiviral behandelt werden.

Die Therapie folgt dem Prinzip **HAART**, einer **h**ochaktiven **a**nti**r**etroviralen **T**herapie, bestehend aus einer Kombination mehrerer antiretroviraler Wirkstoffe. Neben einem erhöhten Behandlungserfolg soll durch die Wirkstoffkombination eine Resistenzbildung verhindert werden.

In der Schwangerschaft stehen **Kombinationen** mehrerer Proteasehemmstoffe wie beispielsweise Atazanavir, Darunavir oder Lopinavir jeweils zusammen mit

Ritonavir zur Verfügung. Weitere Kombinationen aus Hemmstoffen der Reversen Transkriptase, wie Tenofovir mit Emtricitabin, oder Abacavir mit Lamivudin sind ebenfalls möglich.

In westlichen Ländern gilt die generelle Empfehlung, während einer antiretroviralen Behandlung auf das Stillen zu verzichten.

> **Merke**
>
> **Postexpositionsprophylaxe HIV**
>
> Die **Postexpositionsprophylaxe,** kurz PEP, mit Tenofovir und Emtricitabin plus Raltegravir, kann einer HIV-Infektion vorbeugen, wenn diese innerhalb von 48 bis maximal 72 Stunden nach der Exposition durchgeführt wird. Die Einnistung der Viren im Organismus kann so verhindert werden.

Mit der Entwicklung neuerer, effektiverer Wirkstoffe hat sich auch das Ausmaß der **Nebenwirkungen** verbessert. Nichtsdestotrotz ist bei einer antiretroviralen Therapie mit **akuten** und **langfristigen** unerwünschten Arzneimittelwirkungen zu rechnen: Appetitlosigkeit, Übelkeit, Durchfall oder Obstipation, Schwindelgefühl und Schlafstörungen treten insbesondere zu Therapiebeginn gehäuft auf. Des Weiteren sind Stoffwechselstörungen wie Diabetes mellitus, hohe Blutfettwerte sowie eine Beeinträchtigung der Nierenleistung und des Knochenaufbaus möglich.

15.6 Antiparasitäre Therapie

15.6.1 Wurmerkrankungen

Wurmerkrankungen, ausgelöst z. B. durch den Fuchs- oder Rinderbandwurm, sind zwar in den westlichen Ländern heute selten geworden, können jedoch insbesondere bei einer systemischen Infektion ein ernstzunehmendes gesundheitliches Risiko darstellen.

Nach peroraler Aufnahme und Ansiedelung, zumeist im Darm, sind die Larven in der Lage, sich im Körper zu verbreiten und sowohl Muskeln, Organe als auch das Gehirn zu schädigen.

Zur Behandlung stehen Arzneistoffe wie **Mebendazol** zur Verfügung. Es hemmt die Glucoseaufnahme, die wichtigste Energiequelle der Parasiten, und bewirkt so deren Absterben. Mebendazol kann bei einer behandlungspflichtigen Wurmerkrankung während der gesamten Schwangerschaft angewandt werden.

15.6.2 Toxoplasmose

Toxoplasmose ist eine durch den Parasiten Toxoplasma gondii hervorgerufene Infektionskrankheit. Der Kot von infizierten Katzen, aber auch rohes Fleisch und ungewaschenes Obst und Gemüse gelten als mögliche Übertragungswege. Die perorale Aufnahme der Parasiten gilt für den gesunden Erwachsenen meist als ungefährlich. Durch die diaplazentäre Infektion des Embryos können jedoch bleibende Schäden wie Erblindung und geistige Retardierung auftreten.

Die Behandlung der Schwangeren im 1. Trimenon erfolgt durch die Gabe des Makrolidantibiotikums **Spiramycin**. Nach dem ersten Trimenon kommen die als wirksamer eingestuften Arzneistoffe **Pyrimethamin** und **Sulfadiazin** zum Einsatz. Sie greifen in den Folsäurestoffwechsel der Parasiten ein. Aufgrund der Bedeutung der Folsäure für die Entwicklung des Fetus, soll die Therapie bis zur 16. Schwangerschaftswoche daher nicht mit diesen Arzneimitteln erfolgen.

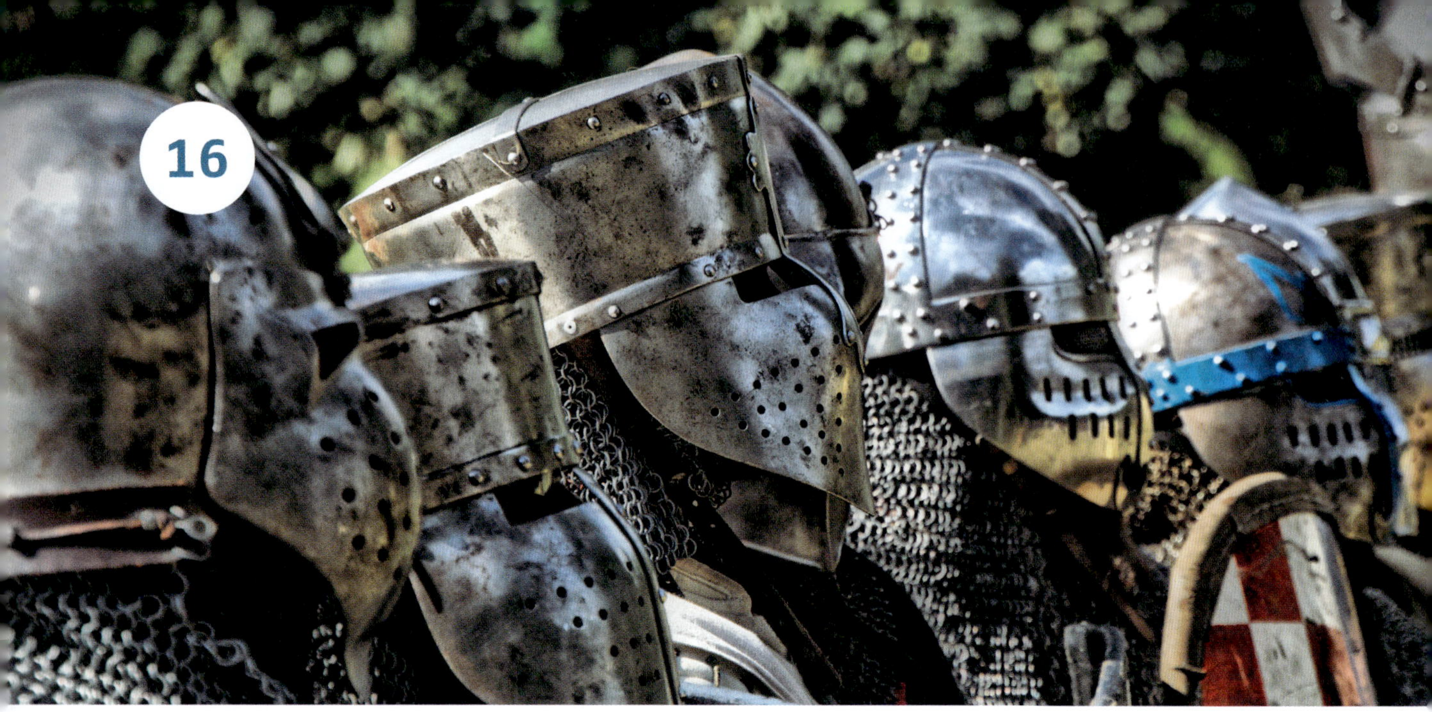

16

Immunsystem

Peter Killian

Das Immunsystem schützt den Organismus durch eine Vielzahl unterschiedlicher Abwehrmechanismen vor schädlichen Umwelteinflüssen.
Unterschieden wird zwischen dem unspezifischen, angeborenen Immunsystem, welches in der Lage ist, Fremdstoffe auch ohne vorherigen Erregerkontakt zu beseitigen, und der spezifischen Abwehr, für deren Aktivierung ein Erstkontakt mit einem Keim vonnöten ist. In der Folge werden Abwehrstoffe wie Antikörper gebildet.
Erst das koordinierte Zusammenspiel beider Systeme gewährleistet eine effektive Abwehr von Mikroorganismen und bietet Schutz vor Infektionskrankheiten.

Dem Immunsystem steht ein breites Spektrum an Verteidigungsmechanismen gegen unterschiedlichste Krankheitserreger zur Verfügung.

Anatomische und physiologische Hürden wie Haut und Schleimhäute dienen als mechanische Barrieren. Ist der Erreger dennoch in der Lage, diese zu überwinden, werden das **unspezifische** und infolge auch das **spezifische Immunsystem** aktiviert.

Unspezifischen Mechanismen sind nicht auf die Bekämpfung eines einzelnen Erregers ausgelegt, sondern erkennen vielmehr charakteristische Fremdstoffmuster.

So werden Viren und Bakterien entsprechend klassifiziert und von im Blut und Gewebe zirkulierenden Fresszellen (Makrophagen und Granulozyten) aufgenommen und entfernt. Während natürliche Killerzellen eingedrungene Keime direkt abtöten, dienen Komplementfaktoren und Interleukine unter anderem der Erregerlokalisation und -markierung.

Die **spezifische** Immunabwehr entwickelt sich erst nach bzw. während des Kontakts zu einem Erreger.

T-Lymphozyten sind in der Lage, Keime gezielt abzutöten, B-Lymphozyten produzieren Antikörper. Durch die nach dem Keimkontakt gebildeten Gedächtniszellen und zirkulierende Antikörper werden die Erregerinformationen langfristig gespeichert. Im Falle einer erneuten Infektion kann dieser so deutlich schneller und effektiver bekämpft werden. Auch Schutzimpfungen (▸ Kap. 16.2) nutzen dieses Prinzip.

Unterschieden wird zwischen **humoralen Bestandteilen**, wie Antikörpern, Interleukinen und Komplementfaktoren, und **zellulären Bestandteilen**, den Makrophagen, Granulozyten, natürlichen Killerzellen sowie B- und T-Lymphozyten.

Merke

Antikörper

Der Begriff Antikörper oder Immunglobulin beschreibt Proteine, die sich gegen ein spezifisches Antigen, z. B. Bestandteil eines Virus, richten und dieses binden. Dadurch vermitteln sie weitere Schritte der Immunantwort, wie die Anlockung von Immunzellen.

Während die genannten Abläufe den Organismus vor Infektionskrankheiten schützen sollen, können **überschießende Immunreaktionen** und **Entzündungsprozesse** auch pathologische Folgen nach sich ziehen. Zu diesen zählen unter anderem **Allergien, Autoimmunerkrankungen und chronisch entzündliche Erkrankungen**.

Merke

Nestschutz

Da das Neugeborene noch keinen Kontakt zu Mikroorganismen hatte, werden vor der Geburt über das Blut und nach der Geburt über die Muttermilch mütterliche Antikörper übertragen. Dadurch wird über einen Zeitraum von etwa sechs bis neun Monaten eine gewisse Immunität, der Nestschutz, gewährleistet.

16.1 Arzneimittel zur Beeinflussung des Immunsystems

16.1.1 Immunmodulatoren

Den Immunmodulatoren gehören unter anderem **Interferone** und **Granulozyten-Kolonie-stimulierende Faktoren** aus der Gruppe der **Zytokine** an. Sie **regen Immunreaktionen an oder schwächen diese ab**.

So unterstützt beispielsweise Interferon alfa die Immunabwehr bei einer Infektion mit dem Hepatitis-B- oder Hepatitis-C-Virus.

Interferon beta, welches für die Behandlung der Multiplen Sklerose, einer schweren chronischen Erkrankung des zentralen Nervensystems, eingesetzt wird, wirkt dem Voranschreiten der Schädigung des ZNS entgegen. Der genaue Wirkmechanismus verbleibt bisher ungeklärt.

Granulozyten-Kolonie-stimulierende Faktoren wie Filgrastim lösen eine vermehrte Bildung von Leukozyten aus, die unter anderem für die Infektabwehr verantwortlich sind. So lassen sich stark reduzierte Leukozytenspiegel, beispielsweise im Rahmen einer Zytostatikabehandlung, anheben.

16.1.2 Immunsuppressiva

Immunsuppressiva **unterdrücken** überschießende, **ungewollte Immunreaktionen**.

Als typische Indikationsfelder gelten Organtransplantationen und Autoimmunerkrankungen wie die Rheumatoide Arthritis oder die chronischen Darmentzündungen Colitis Ulcerosa und Morbus Chron.

Konventionelle Immunsuppressiva

Die **konventionellen Immunsuppressiva** sind keiner einheitlichen Wirkstoffklasse zuordenbar. Das Spektrum reicht von Arzneistoffen wie Azathioprin über Glucocorticoide sowie Ciclosporin und Tacrolimus, bis hin zu Zytostatika wie Methotrexat. Letztgenanntes wirkt als Hemmstoff der Umwandlung von Folsäure in die biologisch aktive Tetrahydrofolsäure, welche unter anderem für die DNS-Synthese vonnöten ist. Methotrexat wird sowohl als Immunsuppressivum in niedrigerer Dosierung als auch in der Krebstherapie eingesetzt.

Grundsätzlich stellen Schwangerschaft und Stillzeit aufgrund möglicher Auswirkungen auf Entwicklungsprozesse des Fetus eine Kontraindikation für die Anwendung konventioneller Immunsuppressiva dar. Ist eine Behandlung jedoch zwingend erforderlich, beispielsweise bei einer drohenden Transplantatabstoßung oder bei Rheumatoider Arthritis, kann eine Therapie in Ausnahmefällen in Betracht gezogen werden, um den weiteren Schwangerschaftsverlauf nicht zu gefährden.

Die umfangreichste Datenlage für die Anwendung in der Schwangerschaft besteht für **Ciclosporin**, **Azathioprin** und insbesondere für **Glucocorticoide**.

Methotrexat, ein Folsäureantagonist, ist aufgrund seines teratogenen Potenzials kontraindiziert.

> **Merke**
>
> **Typische Nebenwirkungen der Immunsuppressiva**
>
> Aufgrund der Unterdrückung des Immunsystems steigen die Infektanfälligkeit sowie das Risiko für die Entwicklung von Tumoren.

Rheumatoide Arthritis

Bei der **Rheumatoiden Arthritis** handelt es sich um eine chronische, entzündliche Erkrankung unbekannter Ursache. Verschiedene Organe und Körperregionen können betroffen sein. Typisch sind anhaltende, mitunter schmerzhafte Entzündungen und Deformierungen, meist der peripheren Gelenke der Zehen und Finger.

Ein rheumatoides Leiden tritt, mit einer höheren Inzidenz bei Frauen, bei etwa 0,8 % der Bevölkerung auf. Interessanterweise kann eine Schwangerschaft den Krankheitsverlauf positiv beeinflussen. Nichtsdestotrotz ist eine unzureichende Therapie mit einem erhöhten Risiko für ein geringes Geburtsgewicht und reduziertes Längenwachstum verbunden.

Zielsetzung der Behandlung, auch während der Schwangerschaft, ist die Verminderung des Entzündungsgeschehens, Schmerzlinderung, Erhalt der Gelenkfunktionen und die Verhinderung von Organkomplikationen.

Therapie

Für die Behandlung stehen verschiedene Therapieoptionen zur Verfügung:

- Nichtsteroidale antiinflammatorische Arzneimittel (NSAID) (▸ Kap. 7.3.4) und Glucocorticoide (▸ Kap. 8.1) dienen der Schmerzlinderung bzw. der Entzündungshemmung.
- DMARDs (Disease-modifying Antirheumatic Drugs, krankheitsmodifizierende antirheumatische Arzneimittel). Sie werden unterteilt in:
  - Konventionelle DMARDs wie Methotrexat, Hydroxychloroquin, Sulfasalazin.
  - Zielgerichtete DMARDs wie Baricitinib und Tofacitinib, die gezielt entzündungsfördernde Signalwege hemmen.
  - Biologische DMARDs wie die Inhibitoren des inflammatorischen Signalweges TNFα. Beispiele sind die monoklonalen Antikörper (▸ Kap: 17.6.3) Adalimumab, Certolizumab pegol, Etanercept und Infliximab.

Als **Mittel der Wahl** zur Schmerzlinderung gelten in der Schwangerschaft **Ibuprofen** gefolgt von **Diclofenac**. Nach der 28. Schwangerschaftswoche sollte keine Therapie mit NSAID erfolgen (▸ Kap. 7.3.4).

Aus der Gruppe der Glucocorticoide (▸ Kap. 8.1.4) wird präferiert **Prednisolon** eingesetzt.

Zu **Sulfasalazin** liegt aus der Gruppe der konventionellen DMARDs die umfangreichste Datenlage vor. Eine Kombination mit **Hydoxychloroquin**, welches ursprünglich aus der Malariatherapie stammt und antientzündliche Eigenschaften aufweist, ist möglich.

Die biologischen TNFα-Inhibitoren stehen bei schwerwiegendem Krankheitsverlauf als weitere mögliche Optionen zur Verfügung.

Zielgerichtete DMARDs wie Baricitinib und Tofacitinib sind in Schwangerschaft und Stillzeit kontraindiziert.

16.2 Impfungen

Impfungen zählen zu den wirksamsten Maßnahmen zur langfristigen Vorbeugung von Infektionskrankheiten. Sie schützen nicht nur die geimpfte Person, sondern indirekt auch Nichtgeimpfte, indem sie die weitere Ausbreitung einer Infektionskrankheit stoppen oder verringern.

Die Ständige Impfkommission, kurz STIKO, gibt als Untereinheit des Robert Koch-Instituts (RKI) regelmäßig Empfehlungen für Schutzimpfungen heraus.

Unterschieden wird zwischen der **aktiven Immunisierung**, bei der der Körper selbst Antikörper und Gedächtniszellen bildet, und der **passiven Immunisierung**, bei der bereits im Vorfeld gebildete Antikörper eines Spenders verabreicht werden.

Merke

Herdenimmunität

Von einer Herdenimmunität spricht man, wenn die gesamte Population vor einer Infektion geschützt ist. Nicht impfbare Personen, z. B. aufgrund einer chronischen Erkrankung, werden so durch die Immunität der anderen von den Erregern abgeschirmt.
Erreicht wird dies, indem eine ausreichend hohe Personenzahl durch eine Impfung oder eine bereits überstandene, abgeklungene Infektion immun gegen die Krankheit geworden ist. Eine Übertragung ist dadurch nicht oder nur noch in sehr begrenztem Ausmaß möglich.

16.2.1 Aktive Immunisierung

Zur aktiven Immunisierung werden dem Patienten abgeschwächte, nicht mehr pathogene Krankheitserreger oder Teile dieser injiziert. Der Organismus erkennt sie als „fremd", und löst eine Immunreaktion aus. In der Folge bilden sich spezifische Antikörper und damit ein Impfschutz aus.

Zur Grundimmunisierung, also dem Aufbau eines ersten Immunschutzes, benötigt es oft mehrere Impfungen im Abstand von Wochen bis hin zu einem Jahr, um den schützenden Antikörpertiter zu erzielen. Die Masernimpfung folgt beispielsweise dem Schema der ersten Grundimmunisierung im Alter von 11–14 Monaten, gefolgt von einer zweiten Impfung im Alter von 15–23 Monaten.

Nach mehreren Jahren kann eine Auffrischimpfung zur Aufrechterhaltung des Impfschutzes erforderlich werden. Beispielsweise wird eine Tetanus-Auffrischimpfung bei Erwachsenen alle 10 Jahre durchgeführt.

Impfungen werden in zwei Kategorien unterteilt:

- **Routineimpfungen**, die von der STIKO für die Bevölkerung empfohlen werden. Beispiele sind die Impfungen gegen Masern, Mumps und Röteln.
- **Indikationsimpfungen**, die laut STIKO für diejenigen in Frage kommen, die aufgrund einer Grunderkrankung, ihrer beruflichen Tätigkeit oder auch Reisen in Risikoländer ein erhöhtes Risiko für eine Erkrankung tragen. Beispiele sind die Gelbfieberimpfung als Reiseimpfung oder die Impfung gegen Pneumokokken, einem Auslöser von Lungenentzündungen, für COPD-Patienten.

Fachgebietstransfer

Eine Impfung gegen Krebs

Humane Papillomaviren, kurz HPV, wurden als Auslöser für Gebärmutterhalskrebs identifiziert. Durch die Impfung kann der Tumorbildung effektiv vorgebeugt werden.
Papillomaviren werden durch Geschlechtsverkehr übertragen, weshalb die Immunisierung möglichst vor ersten sexuellen Aktivität erfolgen sollte.

Impfstoffe der aktiven Immunisierung

Bei der aktiven Immunisierung wird zwischen verschiedenen Antigentypen unterschieden:

- **Lebendimpfstoffe**, vermehrungsfähige Erreger, die jedoch ihre infektiösen Eigenschaften verloren haben.
- **Totimpfstoffe**, abgetötete Erreger oder antigenhaltige Teile des Erregers.

Adjuvanzien

Totimpfstoffen wird häufig ein Wirkverstärker, fachsprachlich ein Adjuvans, zugesetzt. Durch ihren Einsatz wird gewährleistet, dass eine adäquate Immunantwort des Körpers erfolgen kann.
Die verzögerte Antigenfreisetzung aus der Unterhaut und eine gesteigerte Aufnahme durch Makrophagen potenzieren die immunologische Reaktion des Körpers und intensivieren so den Impfschutz.
Verwendung finden unter anderem Öl-in-Wasser-Emulsionen, Aluminiumhydroxid oder Fragmente von Bakterien.

◘ Tab. 16.1 zeigt eine Auswahl von Impfstoffen der aktiven Immunisierung.

Einige Impfstoffe können gleichzeitig verabreicht werden, weshalb fixe **Kombinationsimpfstoffe** zur Verfügung stehen. Dies erleichtert nicht nur die Handhabung mit nur einer Injektion, sondern steigert auch die Akzeptanz der Impfung, vor allem bei Babys und Kleinkindern. Beispiele sind unter anderem die Kombinationsimpfungen gegen Masern, Mumps und Röteln sowie gegen Diphtherie, Pertussis, Poliomyelitis, Tetanus, Hepatitis B und Haemophilus Influenza.

Tab. 16.1 Auswahl von Impfstoffen zur aktiven Immunisierung

Erkrankung	Eigenschaften	Lebend-impfstoff	Tot-impfstoff
COVID-19	Virale Infektion; SARS-CoV-2-Viren als Auslöser für Erkrankungen u. a. des Respirationstrakts; schwerste Verläufe mit Todesfolge möglich		X
Diphtherie	Toxine des Bakteriums bewirken einen Zelluntergang, besonders im Nasen- und Rachenraum sowie an Herz und Nieren; Toxoidimpfstoff		X
FSME	Frühsommer-Meningoenzephalitis-Virus; schwerwiegende Hirnhautentzündung möglich		X
Influenza	Intensive, virale Grippesymptomatik		X
Haemophilus influenzae	Bakterielle Infektion; häufig Mittelohr-, Nebenhöhlen-, Hirnhautentzündung und Atemwegsinfektionen		X
Hepatitis A / Hepatitis B	Viral bedingte Entzündung der Leber		X
HPV	Humane Papillomaviren; Risiko für Gebärmutterhalskrebs		X
Herpes Zoster	Gürtelrose als Reaktivierung einer Windpockeninfektion; schmerzhafte Hautentzündungen, typischerweise in Form eines Gürtels		X
Masern	Hochansteckende, virale Infektion mit Risiko für schwerwiegende Komplikationen wie Lungen- oder Hirnhautentzündung; Teil der Masern-Mumps-Röteln-Dreifachimpfung	X	
Mumps	Virale Infektion; Entzündung der Speicheldrüsen mit Schwellungen (Mumps-Gesicht); Risiko einer Meningitis und Innenohrschwerhörigkeit; Teil der Masern-Mumps-Röteln-Dreifachimpfung.	X	
Meningokokken	Bakterielle Infektion; Risiko einer Meningitis vorzugsweise bei Kindern, Jugendlichen und immunsupprimierten Patienten		X
Pertussis	Bakterielle Infektion; schwere Hustenattacken, auch als Keuchhusten bekannt; Gefahr für eine Sauerstoffunterversorgung besteht; in der Schwangerschaft können die Hustenanfälle auch zu Frühgeburten führen		X
Pneumokokken	Bakterielle Infektion; Auslöser einer Lungenentzündung		X
Poliomyelitis	Virale ZNS-Infektion; auch unter dem Namen Polio oder Kinderlähmung bekannt; Meningitis oder Meningoenzephalitis sind möglich		X

Tab. 16.1 Auswahl von Impfstoffen zur aktiven Immunisierung

Erkrankung	Eigenschaften	Lebend-impfstoff	Tot-impfstoff
Röteln	In der Regel mild verlaufende, virale Infektion; Im 1. Trimenon besteht jedoch die Gefahr der Röteln-Embryopathie; Teil der Masern-Mumps-Röteln-Dreifachimpfung	X	
Tetanus	Bakterielle Infektion; auch als Wundstarrkrampf bekannt, bei dem Toxine spastische Lähmungen der Muskulatur verursachen; Beteiligung der Atemwegsmuskulatur bedingt akute Lebensgefahr		X
Tollwut	Virale Infektion; unbehandelt aufgrund des Befalls des ZNS meist tödlich; Übertragung durch Bisse von „tollwütigen" Tieren		X
Tuberkulose	Schwere, bakterielle Infektion vorwiegend der Lungen; hochgradig ansteckend; erneuter Ausbruch inaktiver Bakterien bei Immunschwäche möglich	X	
Typhus	Bakterielle Infektion mit sehr hohem Fieber (>40 °C) und Bewusstseinstrübung	X	
Varizellen	Virale Infektion; besser als Windpocken bekannt; in der Regel milder Verlauf mit juckenden Exanthemen der Haut und Fieber; Gefahr für Entzündung der Lunge und des Gehirns besteht	X	

Wichtiges in Kürze

Impfstofftypen

Das Immunsystem erkennt fremde Strukturen und leitet in der Folge eine Immunreaktion ein. Bei der Impfung macht man sich dies zunutze.
Heute haben sich verschiedene Impfstofftypen etabliert:

- **Lebendimpfstoffe**: Lebende, vermehrungsfähige Erreger werden verimpft. Sie sind jedoch in ihrer Pathogenität so stark abgeschwächt, dass keine oder nur ausgesprochen milde Symptome ausgelöst werden.
- **Totimpfstoffe**: Bestehen aus inaktivierten, toten Erregern oder lediglich aus Bestandteilen des Mikroorganismus. Der Ausbruch der Infektionskrankheit ist aufgrund der fehlenden Reproduktionsfähigkeit des Keims prinzipiell ausgeschlossen. Um die Immunantwort zusätzlich zu verstärken, werden mitunter Adjuvanzien, Wirkverstärker eingesetzt. Die Klasse der Totimpfstoffe umfasst:
  - **Vollimpfstoffe**: Vollständige, inaktivierte Krankheitserreger, hergestellt in der Zellkultur, z. B. in Hühnerfibroblasten.
  - **Spaltimpfstoffe**: Aufgereinigte Erregerteile.
  - **Subunitimpfstoffe**: Spezifische Komponente des Keims, die aus selbigem entfernt oder synthetisch, z. B. in Hefezellen hergestellt werden. Die Immunantwort kann durch Kopplung an spezielle Proteine erhöht werden (Konjugatimpfstoff).
  - **Toxoidimpfstoffe**: Inaktivierte Toxine.
  - **Nukleinsäure-Impfstoffe**: Einsatz von Keim-DNS oder -RNS. Die Herstellung von Impfantigenen erfolgt hierbei nicht mehr in der Zellkultur, sondern wird in die Zellen der geimpften Person verlagert.
    - Bei DNS-Impfstoffen wird die genetische Information in den Zellkern eingebracht, repliziert, die neu gewonnene DNS in RNS umgeschrieben und daraus das Erregerprotein generiert.
    - Bei RNS-Impfstoffen übernimmt die Wirtszelle direkt die Synthese des Erregerproteins auf Basis der verimpften RNS.
    - Die jeweiligen gewonnenen Syntheseprodukte lösen die eigentliche Immunreaktion aus.

- Nukleinsäure-Impfstoffe können im Gegensatz zu anderen Impfstofftypen schneller produziert werden, was man sich bei der Entwicklung einer Impfung gegen das SARS-CoV-2-Virus zunutze machte.

Nebenwirkungen der aktiven Immunisierung

Immunreaktionen als Folge der Impfung sind gewollt, da nur so der Impfschutz aufgebaut werden kann.

Totimpfstoffe führen in der Regel zu milden, meist lokalen Reaktionen an der Einstichstelle, Fieber ist möglich. Nebenwirkungen äußern sich normalerweise weniger stark ausgeprägt als bei Lebendimpfstoffen.

Lebendimpfstoffe können zu einem abgeschwächten Ausbruch der Erkrankung, gegen die geimpft wird, führen. Lokale Reaktionen an der Einstichstelle wie Rötungen, Schwellungen und Schmerzen, aber auch Fieber und Abgeschlagenheit sind möglich. Aufgrund der vermehrungsfähigen Erreger können diese Reaktionen intensiver ausfallen als bei Totimpfstoffen.

Aus diesem Grund dürfen Patienten mit supprimiertem Immunsystem und auch **Schwangere nicht mit Lebendimpfstoffen geimpft** werden.

Merke

Masern, Mumps, Röteln, Pertussis

Infektionen mit **Röteln, Mumps, Masern** und **Keuchhusten**, auch Pertussis genannt, stellen eine Gefahr für den Fetus dar. Insbesondere Röteln können zu schwerwiegenden Komplikationen wie Abort und Fehlbildungen, der **Rötelnembryopathie**, führen. Bei Kinderwunsch sollten daher zwingend der Impfschutz kontrolliert und fehlende Impfungen durchgeführt werden.

16.2.2 Passive Immunisierung

Zur passiven Immunisierung werden dem Organismus **Sera** zugeführt, die bereits spezifische Antikörper gegen eine Infektionskrankheit enthalten. Diese werden aus dem Blut von immunisierten Menschen oder Tieren gewonnen.

Im Gegensatz zur aktiven Immunisierung, die einen gewissen Entfaltungszeitraum erfordert, wirkt die passive Immunisierung umgehend. Meist wird sie daher zur **Postexpositionsprophylaxe** eines Ungeimpften genutzt. Der Kontakt mit einem infizierten, tollwütigen Tier stellt eine typische Beispielsituation dar.

Die verabreichten Antikörper werden im Köper jedoch rasch wieder abgebaut, sodass ein ausreichender Titer nur über wenige Tage bis Wochen aufrechterhalten wird. Eine Immunität gegenüber der Erkrankung besteht im Anschluss nicht.

Eine passive Immunisierung sollte auf folgende Ausnahmesituationen beschränkt werden:

- Eine aktive Immunisierung ist nicht mehr möglich.
- Eine Infektion ist bereits ausgebrochen oder wahrscheinlich.
- Die Infektionserkrankung birgt ein hohes gesundheitliches Risiko und andere Therapieformen existieren nicht.

Impfstoffe der passiven Immunisierung

◻ Tab. 16.2 gibt einen Überblick zu gängigen Impfstoffen zur passiven Immunisierung.

◻ **Tab. 16.2** Auswahl von Impfstoffen zur passiven Immunisierung

Erkrankung	Besonderheiten
Rhesusunverträglichkeit	Prophylaxe bei Rh(D)-negativer Mutter mit Rh(D)-positivem Kind.
Zytomegalie (CMV)	Prophylaxe einer Zytomegalievirusinfektion; in der Regel milder Verlauf, jedoch auch schwere Formen mit Beteiligung Lunge, Leber, Nieren und Herz.
Hepatitis B	Prophylaxe bei Neugeborenen von infizierten Müttern.
Tetanus	Postexpositionsprophylaxe nach Verletzungen bei Personen ohne ausreichendem Impfschutz.
Tollwut	Postexpositionsprophylaxe nach Biss- oder Kratzwunden sowie Kontamination der Schleimhäute mit infektiösem Speichel von tollwutverdächtigen Tieren bei fehlendem Impfschutz.
Varizellen	Prophylaxe bei Neugeborenen von Müttern, die sich um die Geburt mit Varizellen infiziert haben.

Cave

Rhesusunverträglichkeit und die Anti-D-Prophylaxe

Etwa 85 % der Menschen tragen auf der Zelloberfläche ihrer roten Blutkörperchen, den Erythrozyten, das Merkmal des Rhesusfaktors, auch Rhesus-D genannt. Träger werden als Rhesus-positiv (Rh-pos), solche ohne als Rhesus-negativ (Rh-neg) bezeichnet. Im Falle einer Bluttransfusion für eine Rhesus-negative Person mit dem Blut eines Rhesus-positiven Menschen werden Antikörper gegen das fremde Merkmal ausgebildet. Das Immunsystem zerstört in der Folge die übertragenen Erythrozyten, wodurch die Bluttransfusion wirkungslos wird.
Die gleiche Gefahr besteht bei einer Rhesus-negativen Schwangeren und einem Rhesus-positivem Fetus. Über die Plazenta und insbesondere bei der Geburt mischt sich mütterliches mit kindlichem Blut. Mütterliche Antikörper gegen Rhesus-D werden gebildet. Fachsprachlich wird dies als Rhesusunverträglichkeit definiert.
Bei einer Zweitschwangerschaft kann dies zu schwerwiegenden Komplikationen bis hin zum Tod des ungeborenen Kindes durch eine Abstoßungsreaktion führen.
Daher sollte bei einer Rhesus-negativen Schwangeren mit weiterem Kinderwunsch eine Anti-D-Prophylaxe erfolgen. Durch die passive Immunisierung bildet das Immunsystem keine eigenen Antikörper und damit auch kein immunologisches Gedächtnis aus.

16.2.3 Impfungen in der Schwangerschaft

Um die Problematik von Impfungen in der Schwangerschaft zu meiden, empfiehlt es sich, den Impfstatuts bei Kinderwunsch frühzeitig zu prüfen und alle nötigen Schutzimpfungen durchzuführen. Insbesondere die Impfung gegen Röteln gilt aufgrund der Gefahr einer Rötelnembryopathie (▸ Kap. 16.2.1) als absolutes Muss vor einer Schwangerschaft, aber auch Influenza und Pertussis werden empfohlen.

Als in der Schwangerschaft sicher werden Impfungen gegen **Diphtherie, Tetanus, Influenza, Pertussis** sowie **Hepatitis A und B** angesehen.

Gerade im ersten Trimenon sollten nur dringend indizierte Impfungen durchgeführt werden.

Eine grundsätzliche **Kontraindikation** gilt aufgrund der potenziell schwerwiegenderen Impfreaktionen für Lebendimpfstoffe wie **Masern, Mumps, Röteln** und **Varizellen**.

Die von der STIKO empfohlenen Impfungen können in der Stillzeit sowohl bei der Mutter als auch beim Säugling durchgeführt werden.

17

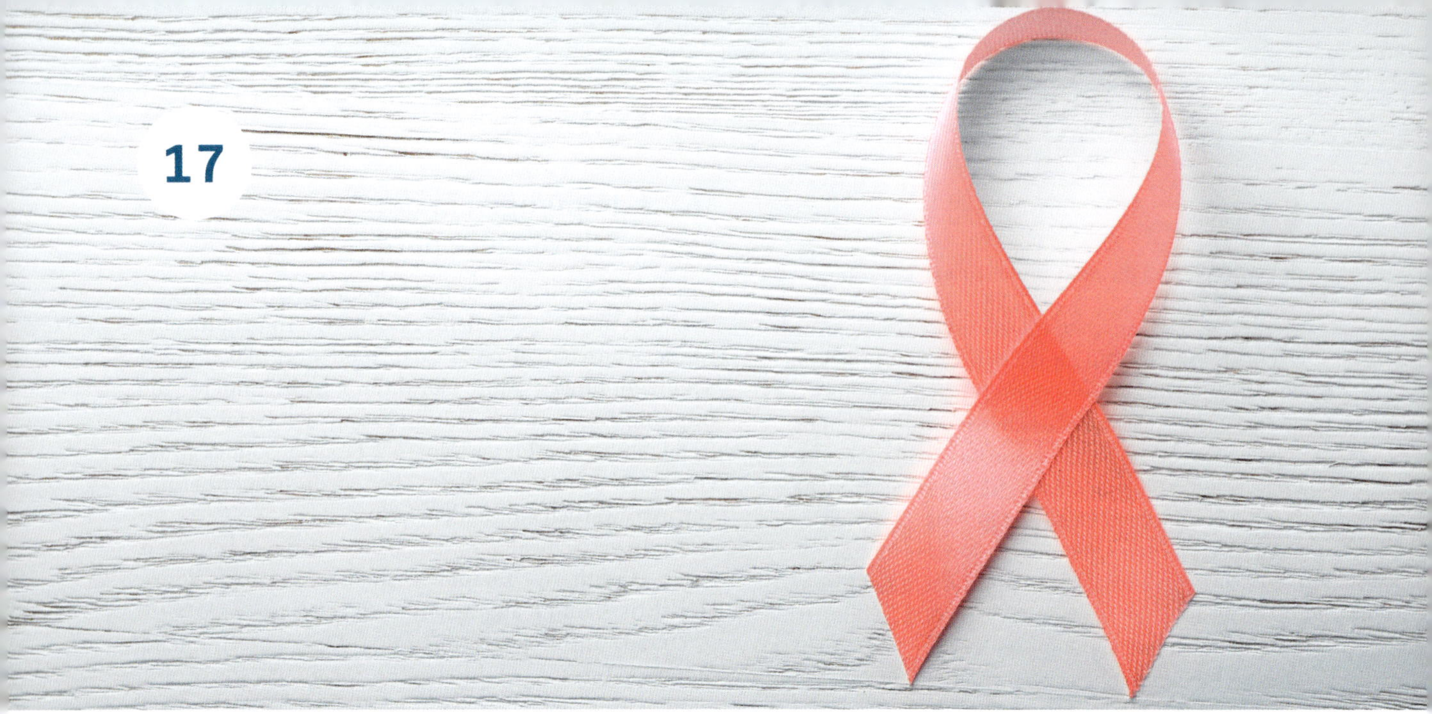

Krebstherapie

Peter Killian

Krebs zählt zu den häufigsten Erkrankungen des Menschen weltweit. Seit 1970 haben sich die Zahlen hierzulande fast verdoppelt.
Das entsprechend verstärkte Interesse von Wissenschaft, Gesellschaft und Politik, die Zusammenhänge der Krebsursachen und -entstehung besser zu verstehen, hat die Behandlungsoptionen stetig verbessert.
Der Wunsch nach einen Allheilmittel, wirksam gegen verschiedene Tumorformen mit der Aussicht auf ein Leben gänzlich ohne Krebs, konnte bisher jedoch noch nicht erfüllt werden.

17.1 Begrifflichkeiten

Der lateinische Begriff Tumor, zu Deutsch Geschwulst, wird weitläufig zur Beschreibung von Gewebsneubildungen, fachsprachlich Neoplasien, genutzt. Dabei wird zwischen **benignen**, gutartigen, und **malignen**, bösartigen, Neubildungen differenziert. Im deutschsprachigen Raum verwendet man für bösartige Tumoren zumeist den Ausdruck „Krebs".

Die Malignität kennzeichnet sich durch folgende Merkmale:

- unkontrolliertes Zellwachstum,
- infiltrierendes, verdrängendes und zerstörendes Wachstum in gesundes Gewebe sowie
- Ausbildung von Metastasen (Tochtergeschwülste in anderen Organen).

Darüber hinaus wird in solide und hämatologische Tumore unterschieden:

- **Solide** Tumore können prinzipiell aus jedem Gewebe entstehen. Als Beispiele sind Brustkrebs, Gebärmutterhalskrebs, Darmkrebs oder Lungenkrebs zu nennen.
- **Hämatologische** Tumore wie die Leukämie betreffen das blutbildende System.

17.2 Krebsentstehung

Essenziell für das Verständnis der Therapie, aber auch deren Nebenwirkungen, ist der Umstand, dass Krebs durch die Entartung körpereigener Zellen entsteht. In der Regel schreitet die Entwicklung eines Tumors über mehrere Jahre langsam voran. Ein komplexes Zusammenspiel verschiedener Prozesse trägt dazu bei.

Auf zellulärer Ebene kommt es zu einer **fehlgeleiteten Regulation des Wachstums** durch einen Kontrollverlust der Zellteilung. Physiologisch besteht ein Gleichgewicht zwischen zellwachstumshemmenden und -fördernden Signalen. Durch die unkontrollierte Verschiebung dieser Balance werden zahlreiche Kopien der entarteten Zellen erstellt.

Des Weiteren ist die Umgehung der **Apoptose**, des natürlichen Zelltods, möglich. Sie spielt unter anderem bei der Aufrechterhaltung einer normalen Zellzahl und der Entsorgung schadhafter Zellen eine elementare Rolle. Eine Vielzahl von Tumoren weist eine Apoptosestörung auf.

Der wachsende Tumor benötigt vermehrt Nährstoffe und Wachstumsfaktoren. Diese bezieht er durch die Neubildung von Blutgefäßen, der **Angiogenese**, welche der Anbindung an die bestehenden Blutbahnen im Organismus dient. Der erhöhte Platzbedarf des wachsenden Tumors wird durch **Invasion** und **Destruktion** des umliegenden Gewebes ermöglicht.

Mit der Vernetzung mit Blut- und Lymphbahnen erlangen Krebszellen die Fähigkeit, in andere Gewebe einzuwandern und sich dort anzusiedeln. Die wachsende Tochtergeschwulst verdrängt und zerstört Zellen der betroffenen Organe wie z. B. der Leber, der Knochen oder des Gehirns, was bis zu deren Funktionsverlust führen kann. Man spricht von **Metastasierung**, welche eine häufige Todesursache durch ein Krebsleidens darstellt.

Zusammengefasst beginnen entartete Zellen des Tumors, autonom und unkontrolliert zu wachsen und ihre ursprüngliche Funktion im Gewebe zu verlieren. Dem Organismus wird so Schritt für Schritt die Kontrolle über die mutierten Zellen entzogen.

17.3 Krebsarten bei der Frau (Auswahl)

17.3.1 Brustkrebs

Brustkrebs, fachsprachlich **Mammakarzinom**, entwickelt sich aus gesundem Brustgewebe.

Viele Tumorzellen weisen Rezeptoren für die Hormone Estrogen und Progesteron auf. Sie lassen sich bei etwa vier von fünf Patientinnen mit bösartigen Brusttumoren nachweisen. Man spricht von einem hormonrezeptorpositiven oder hormonempfindlichen Tumor. Folglich stellen antihormonelle Wirkstoffe in diesem Fall eine Therapieoption dar (▸ Kap. 17.6.2). Patientinnen mit hormonrezeptornegativen Tumoren profitieren dagegen nicht von einer antihormonellen Therapie.

Darüber hinaus verfügen etwa 20 % der Brusttumore durch genetische Veränderungen über eine deutlich erhöhte Zahl von Rezeptoren für den humanen epidermalen Wachstumsfaktor. Der Nachweis dieser genetischen Veränderung – HER2/neu-positiv genannt – ermöglicht den Einsatz von zielgerichteten Therapien, beispielsweise mit dem monoklonalen Antikörper (▸ Kap. 17.6.2) Trastuzumab oder Proteinkinaseinhibitoren wie Lapatinib. HER2/neu steht für humaner epidermaler Wachstumsfaktor-Rezeptor 2. Sie verbessern bei Brustkrebspatientinnen mit nachgewiesener HER2/neu-Mutation die Prognose.

17.3.2 Gebärmutterhalskrebs

Das Zervixkarzinom wächst hormonunabhängig. Neben der operativen Entfernung und der Strahlentherapie werden Zytostatika sowie Bevacizumab zur Behandlung eingesetzt. Vorbeugend steht die Impfung gegen humane Papillomaviren zur Verfügung (▸ Kap. 16.2.1).

17.3.3 Eierstockkrebs

Bei der Entstehung von Eierstockkrebs, dem Ovarialkarzinom, spielen weibliche Geschlechtshormone nach Stand der derzeitigen Wissenschaft jedoch nur eine untergeordnete Rolle. Dennoch zeigen einige Frauen einen hormonempfindlichen Tumor. Die klassische Chemotherapie ist in diesem Fall wirkungsvoller, weshalb die antihormonelle Behandlung an Bedeutung verloren hat.

Bei den meisten Patientinnen setzt sich die Behandlung aus der operativen Tumorentfernung sowie gegebenenfalls einer Chemotherapie zusammen. Der Therapiestandard besteht dabei aus einer Kombination der beiden Arzneistoffe Carboplatin und Paclitaxel. Auch moderne zielgerichtete Therapien mit z. B. **PARP-Inhibitoren** (▸Kap. 17.6.3) sind möglich. PARP steht für Poly(ADP-ribose)-Polymerasen.

17.4 Tumortherapie

Die Behandlungsoptionen umfassen mehrere Ansätze:

- operative Entfernung des Tumors,
- Zerstörung der Krebszellen mit radioaktiver Strahlung (Strahlentherapie),
- klassische Chemotherapie mit Zytostatika (▸Kap. 17.6.1) sowie
- zielgerichtete Krebstherapie (▸Kap. 17.6.3).

Bestrahlung sowie klassische Chemotherapie bringen teilweise erhebliche Nebenwirkungen mit sich und weisen eine mangelhafte Selektivität auf. Sowohl Krebs- als auch gesunde Zellen werden zerstört.

Durch das bessere Verständnis der Mechanismen der Tumorentstehung haben sich in den vergangenen Jahrzehnten zahlreiche neue Angriffspunkte für eine zielgerichtete medikamentöse Therapie ergeben.

Diese sind selektiver für Tumorzellen und in der Regel auch effektiver als die klassische Chemotherapie. Zudem konnte das Nebenwirkungsprofil verbessert werden; nichtsdestotrotz sind schwerwiegende unerwünschte Wirkungen nach wie vor nicht vermeidbar.

17.5 Ziele der Therapie

Die Behandlung eines Krebspatienten richtet sich nach der individuellen Patientensituation. In Abhängigkeit davon werden sowohl das Therapieziel als auch die Therapiestrategie formuliert.

Als **Therapieziel** wird unterschieden zwischen:

- **Kurativer** Therapie, mit dem Ziel der vollständigen Heilung.
- **Palliativer** Therapie, die primär nicht das Ziel einer Genesung verfolgt, sondern vielmehr auf die Linderung der Beschwerden sowie auf eine Verlangsamung des Voranschreitens der Erkrankung ausgerichtet ist. Sie dient vor allem der Verbesserung der Lebensqualität.

Als **Therapiestrategie** differenziert man:

- **Neoadjuvante** Therapie. Durch eine Vorbehandlung (medikamentös oder Bestrahlung) soll der Tumor verkleinert und so operabel werden.
- **Adjuvante** Therapiestrategie. Sie verfolgt das Ziel, im Anschluss an einen operativen Eingriff, potenziell nicht entfernte Tumorzellen zu zerstören (medikamentös oder mittels Bestrahlung).

17.6 Antineoplastische Arzneimittel

Die Therapieoptionen sind zahlreich, im Folgenden soll ein grober Überblick über die verschiedenen Wirkansätze gegeben werden.

17.6.1 Klassische Chemotherapie

◘ Tab. 17.1 gibt eine Übersicht der Zytostatika und ihrer Wirkung. Zur Effektmaximierung werden häufig Kombinationen angewandt.

Cave

Paravasat

Zytostatika werden in der Regel intravenös verabreicht. Gelangt der Arzneistoff aufgrund einer inkorrekten Applikation neben das Blutgefäß, spricht man von einem Paravasat. Dies stellt einen schwerwiegenden Zwischenfall dar. Entzündungen, erhebliche Ulzera und Gewebsnekrosen sind mögliche Folgen.

17.6.2 Arzneimittel gegen hormonabhängige Tumoren

Hormone regulieren zahlreiche Prozesse des Stoffwechsels, des Zellwachstums und der Fortpflanzung (▸Kap. 8). Auch Wachstum und Progression einiger Krebsarten erfolgt unter ihrem Einfluss. Therapeutisch lässt sich dies durch Unterbrechung der Hormonzufuhr oder Blockade ihrer Wirkung nutzen.

Zu den hormonabhängigen weiblichen Tumoren gehört unter anderem der **Brustkrebs** (▸Kap. 17.3). Das Prostatakarzinom stellt die am häufigsten vorkommende hormonabhängige Tumorform des Mannes dar.

Tab. 17.1 Zytostatika und ihre Wirkungen (Auswahl)

Klasse	Wirkung	Vertreter (Auswahl)
Alkylierende Zytostatika	Interaktion mit der DNS; Störung der DNS-Synthese und -Reparatur; Tumorzelle stirbt infolge ab.	Cyclophosphamid, Dacarbazin, Ifosfamid
Platinverbindungen		Carboplatin, Cisplatin, Oxaliplatin
Mitosehemmstoffe	Störung der Mitose, der Tumorzellteilung; Unterdrückung des Tumorwachstums.	Docetaxel, Paclitaxel, Vinblastin, Vincristin
Topoisomerase-Hemmstoffe	Topoisomerasen sind für eine intakte DNS-Struktur notwendig; Eine Hemmung führt zu DNS-Schäden und Tumorzelltod.	Etoposid, Topotecan
Zytostatisch wirksame Antibiotika	Einlagerung des Wirkstoffes in DNS-Stränge mit Funktionsverlust und Zelltod.	Daunorubicin, Doxorubicin, Mitomycin
Antimetabolite	Eingriff in Stoffwechselprozesse, z. B. den Folsäurestoffwechsel, der unter anderem an der Erzeugung neuer DNS-Bausteine im Rahmen der Zellteilung beteiligt ist.	Methotrexat, Decitabin, 5-Fluorouracil, 6-Mercaptopurin

Tab. 17.2 Auswahl von Arzneimitteln zur Behandlung hormonabhängiger Tumore

Name	Angriffspunkt	Wirkstoffe
Gonadoliberin-Analoga (GnRH-Analoga)	Die längere Arzneimittelanwendung senkt die GnRH-Rezeptordichte der Hypophyse. Die Gonadotropinfreisetzung ist gehemmt und nach etwa zwei Wochen werden keine Sexualhormone mehr gebildet.	Buserelin, Goserelin, Leuprorelin, Triptorelin
Hormonantagonisten	Blockade der Sexualhormonrezeptoren an den Geschlechtsorganen. Der wachstumsfördernde Reiz bleibt aus.	Bicalutamid, Tamoxifen
Aromatasehemmer	Hemmstoffe der Aromatase, einem Enzym der Estrogensynthese.	Anastrozol, Letrozol

Die Anwendung der entsprechenden Arzneistoffe in Schwangerschaft und Stillzeit ist kontraindiziert. Ist ein Einsatz im gebärfähigen Alter notwendig, sind entsprechende schwangerschaftsverhütende Maßnahmen zu ergreifen.

Tab. 17.2 gibt einen Überblick der verschiedenen Wirkansätze.

17.6.3 Zielgerichtete Therapien

Zielgerichtete Therapien greifen spezifischer in die Mechanismen der Krebsentstehung und Progression ein als klassische Zytostatika.

Zu diesen werden Arzneistoffe wie monoklonale Antikörper oder Kinaseinhibitoren gezählt, die sich gegen charakteristische Faktoren oder Signalwege des Tumorwachstums richten.

Monoklonale Antikörper und Immuntherapie

Monoklonale Antikörper binden Botenstoffe des Tumorgeschehens und schwächen so wachstumsfördernde Signale ab.

Definition

Monoklonale Antikörper

Der Begriff monoklonale Antikörper bezeichnet eine Gruppe von Antikörpern, die exakt gleich aufgebaut sind, sich also alle gegen dasselbe Antigen richten. Sie werden im Labor in geeigneten Zelllinien hergestellt.

Therapeutisch macht man sich ihre Spezifität für ein bestimmtes Protein zunutze, um zielgerichtet an Wachstumsfaktoren oder deren Rezeptoren zu binden und diese damit zu blockieren. Sie zählen zu den Biologika.

Sie werden beispielsweise bei der Behandlung eines HER2/neu-positiven Brustkrebses (▸ Kap. 17.3.1) eingesetzt. **Trastuzumab** bindet an den HER2-Rezeptor und blockiert so das Andocken des stimulierenden Liganden, dem humanen epidermalen Wachstumsfaktor, an den Rezeptor.

Der Wachstumsfaktor VEGF, vascular endothelial growth factor, spielt eine entscheidende Rolle für die Neubildung von tumorversorgenden Blutgefäßen. **Bevacizumab** bindet VEGF, wodurch die Gefäßneubildung ausbleibt. Karzinome der Brust, der Lungen, der Ovarien und des Gebärmutterhalses lassen sich so therapieren.

Die Datenlage zu monoklonalen Antikörpern in Schwangerschaft und Stillzeit ist unzureichend, für einige Vertreter konnten fruchtschädigende Effekte gezeigt werden.

Immuntherapie – ein Versteckspiel?

Das Immunsystem stellt eine wirkungsvolle Waffe gegen Krebs dar. Durch neuartige Therapien ist es gelungen, die Leistungsfähigkeit der Immunabwehr zusätzlich zu stärken.

Der PD-1-Rezeptor (Programmed Death 1-Rezeptor) kennzeichnet körpereigene Zellen, eine immunologische Reaktion bleibt aus. Auch Krebszellen machen sich dies zunutze, indem sie vermehrt PD1 synthetisieren, um „unerkannt" zu bleiben.

Der Clou: PD-1-Rezeptor-Inhibitoren wie Nivolumab und Pembrolizumab bewirken, dass die Tumorzellen dennoch vom Immunsystem erkannt und entsorgt werden können.

Wie alle Arzneimittel weisen jedoch auch moderne Immuntherapeutika Nebenwirkungen auf. Dazu gehören insbesondere überschießende Immunreaktionen wie Fieber, Hautausschläge, Schwellungen und Juckreiz, aber auch Entzündungen des Darms und anderer Organe. Dies ist darauf zurückzuführen, dass neben den Krebszellen auch gesunde Körperzellen durch das Immunsystem angegriffen werden.

Weitere zielgerichtete Arzneimittel

Proteinkinasen regulieren zahlreiche Zellfunktionen. Bei einigen Krebsformen liegen einzelne oder mehrere Signalwege in dauerhaft überstimulierten Zustand vor. Durch **Proteinkinaseinhibitoren**, die gezielt die Signalweitergabe in der Zelle unterbrechen, lässt sich die Fehlregulation eindämmen.

Als ein Vertreter der Proteinkinaseinhibitoren ist **Lapatinib** zu nennen, welches bei der Behandlung des HER2-positiven Mammakarzinoms (▸ Kap. 17.3.1) eingesetzt wird.

Die genetische Information, die DNS, liefert einen weiteren möglichen Angriffspunkt für die antineoplastische Therapie. So kommt die noch sehr neue Arzneimittelgruppe der **PARP-Inhibitoren** bei der Behandlung des Eierstockkrebses zum Einsatz. Sie verhindern die eigenständige Reparatur von DNS-Schäden in Tumorzellen. Vertreter sind Niraparib, Olaparib und Rucaparib.

Eine Renaissance erlebt das ehemalige Schlafmittel **Thalidomid** (▸ Kap. 1.2). Die für den Fetus verheerenden Mechanismen, unter anderem die Hemmung der Bildung von Blutgefäßen mit stark verkürzten Extremitäten, zeigen bei einigen Krebsarten wie z. B. dem multiplen Myelom, einem Krebs des Knochenmarks, Wirksamkeit. Thalidomid ist in der Schwangerschaft und Stillzeit aufgrund der bekannten teratogenen Nebenwirkungen **absolut kontraindiziert**. Eine Verordnung kann nur über ein spezielles Rezept, das „T-Rezept", erfolgen.

17.6.4 Resistenzen gegen die Therapie

Auch in der Krebstherapie stellen Resistenzen eine ernstzunehmende Problematik dar. Zu den gängigsten Abwehrmechanismen der Tumore gehört die vermehrte Bildung von Faktoren, welche die Apoptose von Krebszellen verhindern, die Mutation der eigentlichen Zielstruktur für das Arzneimittel oder ein erhöhter Abtransport des Wirkstoffes aus den Krebszellen.

Aus diesem Grund werden häufig Kombinationen verschiedener Therapien eingesetzt.

17.6.5 Nebenwirkungen

Akute Nebenwirkungen treten vor allem bei Zellen des Körpers mit **schnellem Wachstum** und einer hohen Teilungsrate auf. Hierzu gehören die Zellen des Knochenmarks, der Schleimhäute, der Haarwurzeln, der Blutzellen und der Keimdrüsen.

Mögliche Folgen der Behandlung sind daher eine Immunsuppression mit erhöhtem Infektionsrisiko, gastrointestinale Beschwerden wie Durchfall, starke Übelkeit und Erbrechen, Entzündungen der Mundschleimhäute sowie Haarausfall. Sie sind in ihrer Ausprägung leicht bis schwerwiegend und für die Patienten in der Regel ausgesprochen kräftezehrend.

Einige Wirkstoffe sind in der Lage, langfristige Nebenwirkungen wie schwere Organschäden auszulösen.

Die klassische Chemotherapie, aber auch die zielgerichtete Behandlung bringen erhebliche Nebenwirkungen mit sich und zeigen, getreu ihres Wirkmechanismus, teratogene, mutagene sowie onkogene, krebsauslösende Eigenschaften. Daher sind **antineoplastisch wirksame Arzneimittel in Schwangerschaft und Stillzeit kontraindiziert**.

Da die Therapieeffekte über einen längeren Zeitraum nachwirken können, ist auf eine wirksame **Empfängnisverhütung** zu achten.

17.6.6 Supportive Therapie

Unterstützende Therapiemaßnahmen erscheinen sinnvoll, um unvermeidliche Nebenwirkungen der antineoplastischen Medikation abzumildern und die Lebensqualität des Patienten zu verbessern.

Ein invasives Tumorwachstum, wie beispielsweise bei Knochenmetastasen, ist mit erheblichen Schmerzen verbunden und bedarf einer wirkungsvollen analgetischen Therapie.

Antiemetika, Antidiarrhoika und Analgetika komplettieren das Wirkstoffspektrum der supportiven Therapie.

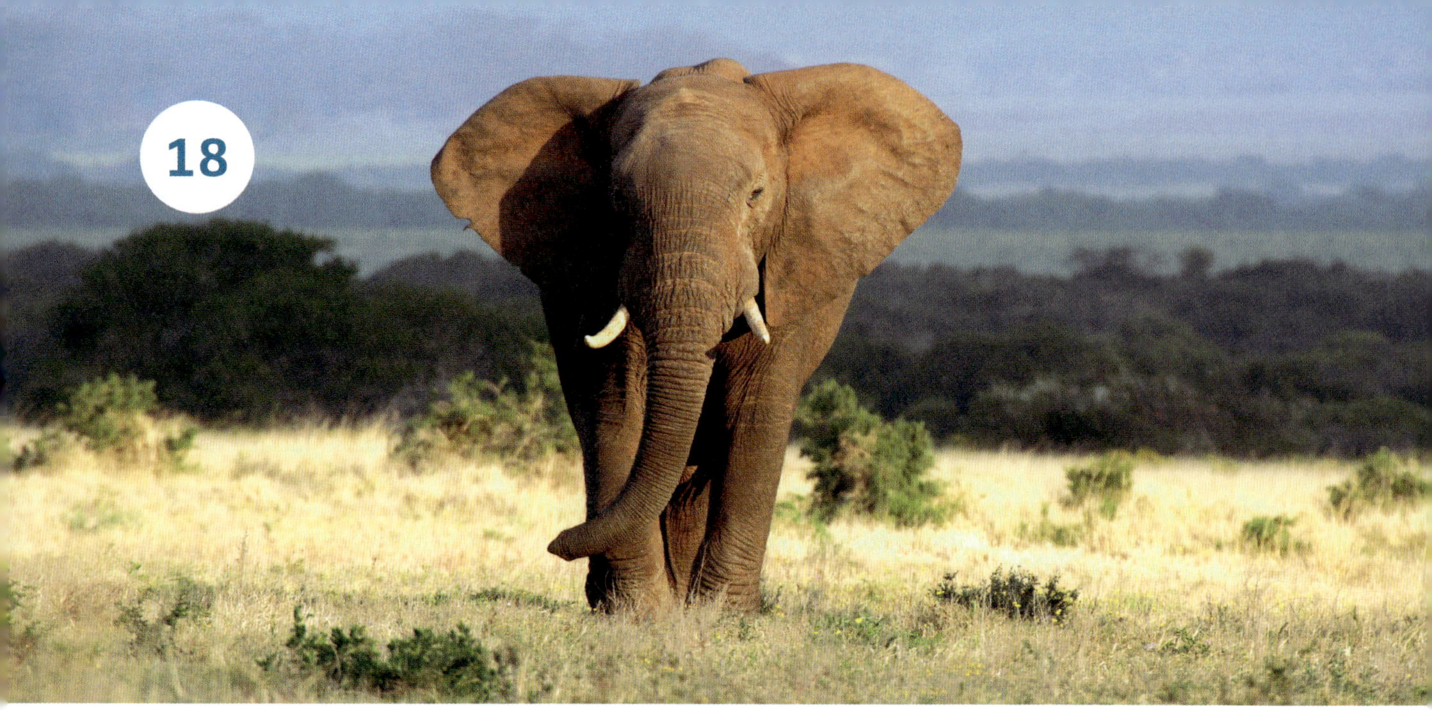

18

Arzneimittel zur Behandlung von Hauterkrankungen

Peter Killian

Die Haut grenzt das Köperinnere gegenüber der Außenwelt ab und bildet mit einer Oberfläche von etwa 2 m^2 das größte Organ des menschlichen Organismus.
Sie schützt den Körper vor chemischen, physikalischen und mechanischen Einflüssen sowie Fremdstoffen und Erregern. Zudem verhindert sie die Austrocknung des Organismus, unterstützt die Regulation der Körpertemperatur und vermittelt Sinneswahrnehmungen für Druck, Temperatur und Schmerzempfinden.

18.1 Dermatikagrundlagen und ihre Anwendung

Erkrankungen der Haut werden in erster Linie lokal behandelt. Dabei ist die Auswahl der Zubereitungsgrundlage, mit der der Arzneistoff verabreicht wird, von großer Bedeutung.

Der Begriff **Grundlage** bezeichnet den Hilfsstoff oder das Hilfsstoffgemisch, der als Träger des Arzneistoffs dient. Im Wesentlichen wird zwischen drei Grundlagentypen unterschieden:

- feste Grundlagen (Pulver oder Puder),
- halbfeste Grundlagen auf Wasserbasis und
- halbfeste Grundlagen auf Fettbasis.

Ihre chemischen Eigenschaften können sich auf das eingearbeitete Arzneimittel auswirken und auch für die zu behandelnde Erkrankung bedeutsam sein, was bei der Grundlagenauswahl berücksichtigt werden muss. So spielt unter anderem sowohl die Löslichkeit und Stabilität des Wirkstoffs als auch der **Hauttyp**, z. B. trocken oder fettig, aber auch die **Situation der Hauterkrankung**, z. B. nässend, juckend, akut oder chronisch, eine entscheidende Rolle bei der Grundlagenauswahl.

▫ Tab. 18.1 fasst die wichtigsten Eigenschaften der unterschiedlichen Grundlagen zusammen.

Merke

Okklusion

Unter physiologischen Bedingungen verhindert die Haut durch ihre Hornschicht das Eindringen von Fremdstoffen.
Die **Okklusion** ermöglicht durch das luft- und wasserundurchlässige Abdecken eines Hautbereichs eine verbesserte Arzneistoffaufnahme. Die Verdunstung von Flüssigkeit aus der Haut wird verhindert, die Hornschicht quillt als Folge auf und wird durchlässiger. Üblicherweise wird der Effekt der Okklusion zur Therapie von Wunden eingesetzt, da durch das feuchte Milieu der Heilungsprozess beschleunigt wird. Wirkstofffrei findet dies beispielsweise in Form von Blasen- oder Brandwundenpflastern Anwendung.
Das Aufquellen ermöglicht es Arzneistoffen, in tiefere Hautschichten einzudringen. Die Wirkstoffaufnahme ins Blut ist ebenfalls möglich und wird bei transdermalen therapeutischen Systemen, z. B. zur Schmerztherapie, genutzt (▸Kap. 2.8.3).

▫ **Tab. 18.1** Dermatikagrundlagen und ihre therapeutischen Eigenschaften

Grundlage	Therapeutische Eigenschaften
Puder	Trocknend, kühlend, juckreizstillend. Vermeidung von Reibung an benachbarten Körperstellen.
Feuchte Umschläge	Kühlend, entzündungshemmend, juckreizstillend durch Verdunstung von Wasser. Erweichung von z. B. Hautkrusten. Wundheilungsfördernd durch das feuchte Milieu.
Schüttelmixturen	Kühlend, entzündungshemmend, adstringierend (zusammenziehend)
Öle	Ablösung von Krusten und zur Behandlung großflächiger Hautareale aufgrund der guten Verteilbarkeit.
Salben	Fettend, abdeckend (Okklusionseffekt).
Cremes	**Wasser-in-Öl** (W/O)-Emulsionen: fettend, abdeckend, jedoch nur geringer Okklusionseffekt, gut geeignet für trockene Haut (Sebostatiker). **Öl-in-Wasser** (O/W)-Emulsionen: leicht abwaschbar, rasches Eindringen, leicht kühlend, geeignet für fettende Haut (Seborrhoiker). Cave: Emulsionen enthalten Emulgatoren, welche allergische Reaktionen auslösen können.
Pasten	Trocknend, sekretbindend, teilweise fettend.
Gele	Kühlend, Aufnahme von lipohiplen (Oleogele) oder hydrophilen (Hydrogele) Wirkstoffen. Verwendung z. B. bei Ultraschalluntersuchungen als Flüssigkeitspolster zwischen Schallkopf und Haut.

18.2 Arzneimittel zur Anwendung auf der Haut

Ein Vorteil der lokalen Applikation auf der betroffenen Hautstelle stellt das meist geringe Risiko für systemische Effekte, Nebenwirkungen und Arzneimittelwechselwirkungen dar.

18.2.1 Dermatika zur Behandlung allergischer und entzündlicher Hauterkrankungen

Zur Behandlung allergischer und entzündlicher Hauterkrankungen stehen **Glucocorticoide** zur Verfügung (▸Kap. 8.1). Das breite Wirkspektrum begründet den Einsatz in der Therapie von Insektenstichen, Sonnenbrand und verschiedenen entzündlichen Prozessen wie der Neurodermitis.

▫ Tab. 18.2 zeigt eine Auswahl dermatologisch angewandter Glucocorticoide.

Die kurzfristige und lokal begrenzte Glucocorticoidanwendung auf der Haut ist in der Schwangerschaft möglich. Da jedoch auch eine kutane Wirkstoffresorption erfolgt, sind vor allem bei großflächiger und längerfristiger Anwendung systemische Nebenwirkungen nicht auszuschließen (▸Kap. 8.1.5).

Der dermatologische Einsatz von **Antihistaminika** (▸Kap. 13.2) wie Dimetinden bei Sonnenbrand, allergischen Hautreaktionen, Insektenstichen und Juckreiz scheint in Schwangerschaft und Stillzeit trotz geringer Datenlage vertretbar.

▫ **Tab. 18.2** Auswahl dermaler Glucocorticoide nach ihrer Wirkstärke

Wirkstärke	Wirkstoff (Auswahl)
Schwach	Hydrocortison, Prednisolon
Mittelstark	Clobetason, Flumetason
Stark	Mometason
Sehr stark	Clobetasol

Praxistipp

Sonnenschutz

In Schwangerschaft und Stillzeit sollte auf chemische Sonnenschutzpräparate, deren Wirkung auf die Absorption von UV-Strahlen beruht, verzichtet werden. Bessere Alternativen stellen Präparate mit Zinkoxid oder Titandioxid dar, die Licht auf rein physikalischem Weg reflektieren.

18.2.2 Dermatika zur Behandlung der Akne

Akne bezeichnet eine gestörte Funktion der Talgdrüsen. Eine erhöhte Talgproduktion, gepaart mit einer verstärkten Verhornung, fachsprachlich Hyperkeratose, der umgebenden Zellen, resultiert in einem gestörten Talgabfluss. Dies führt wiederum zur Bildung von Komedonen, den Mitessern. Eine Entzündung ist möglich und wird durch bakterielle Besiedelung zusätzlich verstärkt.

Die Behandlungsbasis stellt stets eine gute Hautpflege dar. Bei der Reinigung sollte der physiologische pH-Wert im leicht sauren Bereich erhalten werden, da basische Präparate das Bakterienwachstum begünstigen.

Durch hormonelle Schwankungen im Verlauf der Schwangerschaft zeigt sich bei einigen Frauen ein verbessertes Hautbild, bei manchen tritt jedoch auch eine Schwangerschaftsakne auf.

Leichte Akneformen

Leichte Formen der Akne lassen sich topisch behandeln. Ziel ist eine Reduktion der entzündungsfördernden Keime sowie eine positive Beeinflussung des Talgabflusses.

Benzoylperoxid ist in Konzentrationen von bis zu 10 % Bestandteil handelsüblicher Präparate. Es wirkt desinfizierend und fördert die Schuppung der Haut, wodurch Mitesser aufgelöst werden. Die Anwendung in der Schwangerschaft und Stillzeit wird aufgrund der langen Erfahrungen als sicher eingestuft. Die Datenlage ist jedoch nach wie vor unzureichend, weshalb der Einsatz, wenn nötig, nur kurzfristig erfolgen sollte. Auf die bleichende Wirkung, z. B. von Kleidungsstücken oder Handtüchern, ist zu achten. Beachtet werden sollte zudem auch eine erhöhte UV-Empfindlichkeit.

Azelainsäure wirkt desinfizierend und der Hautverhornung entgegen. Die Anwendung in Schwangerschaft und Stillzeit ist möglich, wobei auch hier systematische Untersuchungen fehlen.

Die beiden Antibiotika **Clindamycin** und **Erythromycin** (▸ Kap. 15.3) reduzieren die Keimzahl in den Talgdrüsen, woraufhin entzündliche Prozesse abnehmen. Da so gut wie keine Resorption erfolgt, ist eine topische Anwendung von Erythromycin in der Schwangerschaft möglich. Für Clindamycin liegen keine Daten vor.

Arzneistoff	1. Trim	2. Trim	3. Trim	Still-zeit
Benzoyl-peroxid (topisch)	⚫	⚫	⚫	⚫
Azelainsäure (topisch)	⚫	⚫	⚫	⚫
Clindamycin (topisch)	⚫	⚫	⚫	⚫
Erythromycin (topisch)	🟢	🟢	🟢	🟢

Schwere Akneformen

Bei der Behandlung schwerer Formen der Akne kommen **Retinoide**, Derivate der Vitamin-A-Säure, zum Einsatz. Sie führen zu einer Normalisierung des Wachstums der Hautzellen, einer Auflockerung der Hornhautschicht, einer reduzierten Talgproduktion und einer Entzündungshemmung.

Als Vertreter sind **Acitretin** und **Isotretinoin** zur systemischen Anwendung sowie **Tretinoin** oder **Adapalen** zur lokalen Anwendung auf der Haut zu nennen.

Retinoide sind teratogen. Sie verursachen schwerste Missbildungen des Fetus, das charakteristische Retinoid-Syndrom. Das Spektrum umfasst Fehlbildung des Schädels, des Gaumens, der Ohren einschließlich des Gehörgangs sowie kardiovaskuläre Defekte und Entwicklungsstörungen im Bereich des zentralen Nervensystems.

Cave

Retinoide sind in Schwangerschaft und Stillzeit als eines der bekanntesten Teratogene absolut **kontraindiziert.**

Vor, während und, aufgrund der langen Verweildauer der Arzneistoffe im Organismus, auch nach der Therapie müssen Frauen im gebärfähigen Alter auf eine **strenge Schwangerschaftsverhütung** achten. Eine umfassende, ärztliche Aufklärung der Patientin ist im Vorfeld der Behandlung durchzuführen.

Aufgrund des Risikos einer kutanen Wirkstoffaufnahme ist die topische Anwendung von Retinoiden in der Schwangerschaft und Stillzeit ebenfalls kontraindiziert. Eine Behandlung muss bei bestehender oder eintretender Schwangerschaft abgebrochen werden.

Arzneistoff	1. Trim	2. Trim	3. Trim	Still-zeit
Acitretin	🔴	🔴	🔴	🔴
Adapalen	🔴	🔴	🔴	🔴
Isotretinoin	🔴	🔴	🔴	🔴
Tretinoin	🔴	🔴	🔴	🔴

18.2.3 Dermatika zur Behandlung von Infektionskrankheiten

Antibakterielle Dermatika

Zur Behandlung bakterieller Hauterkrankungen stehen topische Arzneimittel aus der Gruppe der Antibiotika und Antiseptika zur Verfügung.

- **Chlorhexidin** wird vor allem bei bakteriell bedingten Entzündungen im Mundraum in Form von antiseptischen Spülungen angewandt. Der Einsatz in Schwangerschaft und Stillzeit erscheint möglich.
- **Fusidinsäure** greift in die bakterielle Proteinbiosynthese ein. Aufgrund der vernachlässigbaren Bioverfügbarkeit bei lokaler Anwendung sind Auswirkungen auf die Schwangerschaft und den Säugling nicht zu erwarten.
- **Erythromycin** und **Clindamycin** kommen topisch vorrangig bei der Behandlung der Akne zum Einsatz (▸ Kap. 18.2.2).

Antivirale Dermatika

Aufgrund der geringen Resorption bei topischer Anwendung besteht ein relativ geringes Risiko für den Einsatz kutaner Virostatika in der Schwangerschaft und Stillzeit.

Aciclovir gilt als **Mittel der Wahl** zur Behandlung einer Herpes-simplex-Virusinfektion. Eine Alternative stellt

Penciclovir dar, für das ein rascherer Wirkeintritt diskutiert wird. Angesichts der unzureichenden Datenlage für Penciclovir ist Aciclovir in der Schwangerschaft zu bevorzugen.

Behandlung von Warzen

Der Ausdruck Warze beschreibt einen durch Viren hervorgerufenen, in der Regel gutartigen Hauttumor.

- **Imiquimod** eignet sich zur Behandlung von Feigwarzen im Genital- und Analbereich. Es stimuliert das Immunsystem, wodurch die Virusinfektion effektiver bekämpft wird. Für die Anwendung in der Schwangerschaft und Stillzeit liegen keine ausreichenden Erfahrungen vor.
- **Podophyllotoxin** kann als lokales Zytostatikum zur Behandlung von Feigwarzen im äußeren Genitalbereich angewandt werden. Als Hemmstoff der Zellvermehrung ist es in der Schwangerschaft und Stillzeit aufgrund des Risikos für Fehlbildungen kontraindiziert.
- **Flüssiger Stickstoff** erhältlich als Fertigarzneimittel, entfaltet seine Wirkung auf physikalischem Wege. Die Warze wird vereist und fällt nach einigen Tagen ab. Auch Säuren wie **Ameisensäure** finden aufgrund ihrer ätzenden Eigenschaften Anwendung.

Antiparasitäre Dermatika

Zur Therapie von durch Parasiten wie z. B. Läusen oder Krätzmilben (Skabies) verursachten Hauterkrankungen stehen verschiedene topische Arzneimittel zur Verfügung.

- **Dimeticon** dient der Behandlung von Läusen. Als Silikonöl dringt es in die Atemöffnungen der Läuse und ihrer Eier, den Nissen, ein und verschließt diese. Die Schädlinge ersticken und die Eier können sich nicht entwickeln. In Schwangerschaft und Stillzeit gilt es als **Mittel der Wahl**.
- **Permethrin**, ein Nervengift zur Milben- und Läusetherapie, kann nach Nutzen-Risiko-Abwägung zur Behandlung der Krätzmilbe in der Schwangerschaft eingesetzt werden. Eine in die Stillzeit hineinreichende Therapie kann ebenfalls fortgeführt werden. Bei Läusebefall trägt es den Status des Reservemittels.

Arzneistoff	1. Trim	2. Trim	3. Trim	Still-zeit
Dimeticon	🟢	🟢	🟢	🟢
Permethrin	⚪	⚪	⚪	⚪

Die Anwendung eines **Nissenkamms** stellt bei Kopflausbefall eine effektive nichtmedikamentöse Behandlungsmethode dar.

Antimykotika

Pilzinfektionen der Haut werden mit topischen **Antimykotika** (▸ Kap. 15.4) behandelt. Die häufigsten Mykosen treten an Füßen und Händen, in Hautfalten, an den Nägeln und der Vagina auf. Für eine lokale Therapie in der Schwangerschaft gelten **Clotrimazol**, **Miconazol** und **Nystatin** als am besten untersucht. **Bifonazol**, **Terbinafin** und **Ciclopirox** stellen weitere Vertreter dar.

18.2.4 Wundversorgung

- **Isotonische Kochsalzlösung**, als Mittel zur Reinigung und Entfernung von Schmutzpartikeln, dient der primären Versorgung von akuten Wunden oder eines Dammrisses.
- **Wundauflagen** decken Verletzungen ab und fördern durch das feuchte Wundmilieu (Okklusionseffekt) den Heilungsprozess. Ein antimikrobieller Zusatz von **Silber** ist möglich. Es greift die Erregerzellwand an und stört die mikrobielle Enzymaktivität.
- **Dexpanthenol** fördert die Epithelisierung der Haut und damit eine schnellere Wundheilung. Es wird im Organismus zu Pantothensäure umgewandelt, die als Bestandteil des Coenzyms A den Aufbau und die Regeneration von Haut und Schleimhäuten unterstützt. Der Einsatz in der Schwangerschaft ist unbedenklich.
- **Kamillenextrakte** unterstützen aufgrund ihrer entzündungshemmenden Eigenschaften ebenfalls Wundheilungsprozesse, z.B. bei der Behandlung von Dammverletzungen.

Arzneistoff	1. Trim	2. Trim	3. Trim	Still-zeit
Dexpan-thenol	🟢	🟢	🟢	🟢
Kamillen-extrakt	🟢	🟢	🟢	🟢

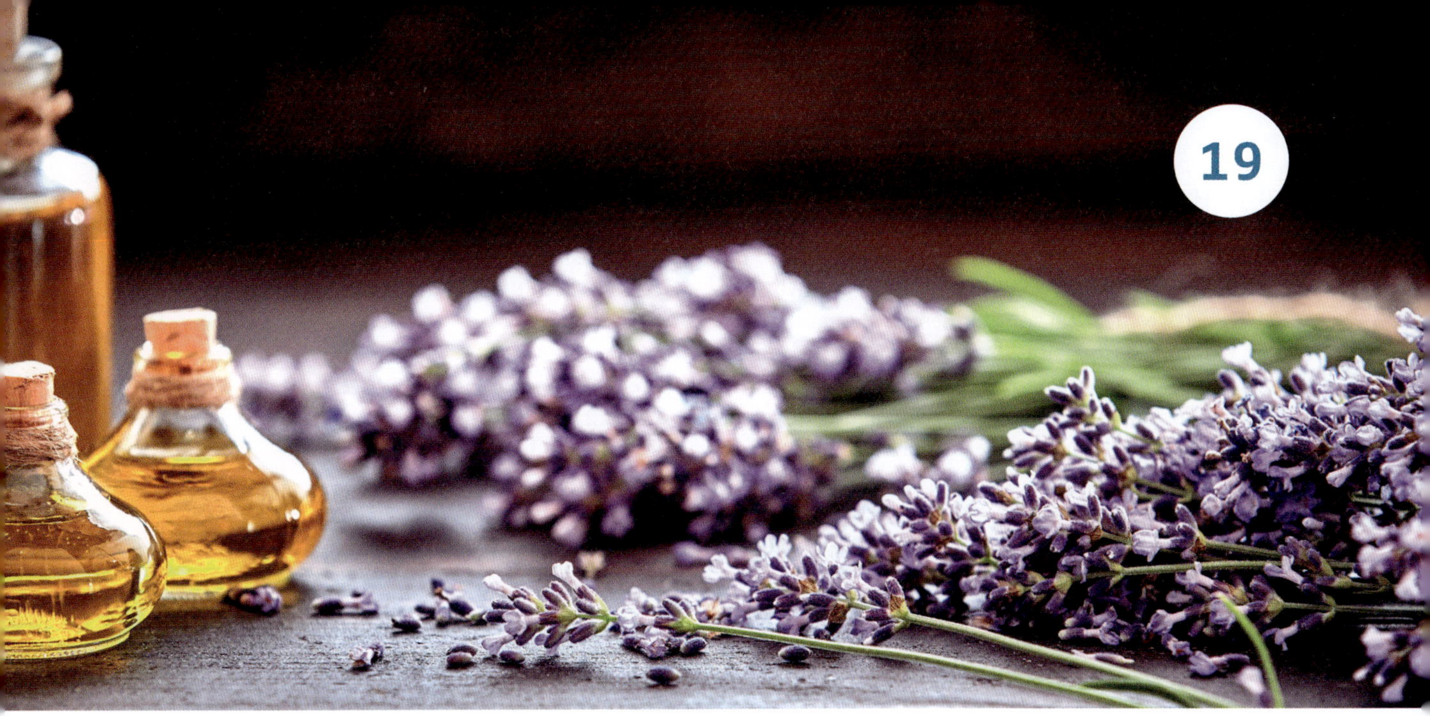

19

Komplementärmedizin und Phytotherapie

Annette Munck

Nicht bei allen Arzneimitteln lässt sich die Wirkungsweise über Pharmakokinetik und -dynamik erklären. So folgen alternative Heilmethoden und Naturheilverfahren der Komplementärmedizin anderen Vorstellungsweisen.
Häufig wird der ausgelöste Arzneistoffeffekt, aufgrund von Ungewissheit über die medizinische Wirkung, lediglich als Placebowirkung beschrieben. Da umfangreiche Studiendaten meist fehlen, richten sich Empfehlungen in der Regel nach positiven Erfahrungsberichten.

19.1 Homöopathie

Das Prinzip der Homöopathie fußt auf die **Ähnlichkeitsregel**, welche 1796 von Samuel Hahnemann formuliert wurde: „Similia similibus curentur" – „Ähnliches wird durch Ähnliches geheilt". Nach Hahnemann wird der Patient mit einem Arzneimittel behandelt, welches beim Gesunden Symptome der Erkrankung hervorruft.

Die Küchenzwiebel (Allium cepa), die zu tränenden Augen und laufender Nase führt, veranschaulicht diesen Grundsatz. In der Homöopathie wird Allium cepa analog der Ähnlichkeitsregel, in stark verdünnter (potenzierter) Konzentration, bei Fließschnupfen und Augentränen verwendet.

Die **Potenzierung** reduziert einerseits die Wirkstoffkonzentration, verstärkt jedoch andererseits, nach homöopathischer Lehre, die heilenden Arzneistoffinformationen. Ziel ist es, so die **Selbstheilungskräfte** des Patienten zu aktivieren. Zu Therapiebeginn kann eine **Erstverschlimmerung** auftreten, welche jedoch bereits nach kurzer Zeit abklingt.

Homöopathische **Komplexmittel** bezeichnen fixe Kombinationen aus mehreren bewährten homöopathischen Einzelmitteln, die sich in ihrem Wirkschema ergänzen.

19.1.1 Herstellung

Ausgangsstoffe der Homöopathie sind nach dem Homöopathischen Arzneibuch, kurz HAB, **pflanzlichen, tierischen, metallischen** oder **mineralischen Ursprungs**, sowie **Nosoden**, die aus Krankheitsprodukten gewonnen werden.

Die Potenzierung der Ausgangsstoffe erfolgt im Herstellungsprozess durch stufenweises Verreiben oder Verschütteln.

Beispielhaft sei die Herstellung eines flüssigen Homöopathikums genannt:

- D1: 1 Teil Arzneistoff wird mit 9 Teilen eines Ethanol-Wasser-Gemischs zehnmal verschüttelt,
- D2: 1 Teil D1 wird mit 9 Teilen eines Ethanol-Wasser-Gemischs zehnmal verschüttelt,
- D3: 1 Teil D2 wird mit 9 Teilen eines Ethanol-Wasser-Gemischs zehnmal verschüttelt, usw.

Dieser Prozess wird entsprechend oft bis zum Erreichen der gewünschten Potenz durchgeführt.

Je weiter der Ausgangstoff potenziert, also verdünnt, wird, desto mehr Informationen werden nach dem Grundsatz der Homöopathie auf das hergestellte Homöopathikum übertragen. Man spricht auch von einer **Dynamisierung**, der Zunahme der Wirkstärke.

Unterschieden wird in:

- **Dezimalpotenzen**, die in einem Verhältnis von 1:10 potenziert werden (D1, D2, D3 usw.),
- **Centesimalpotenzen** 1:100 (C1, C2, C3 usw.) und
- **LM- oder Q-Potenzen** 1:50 000 (LM I, LM II, LM III usw.).

Bereits in den gängigen, weit verbreiteten Potenzen D6 und D12 verlieren einige giftige Ausgangsstoffe, wie z. B. Opium, ihre Toxizität.

Praxistipp

Dosierung und Anwendung

Fünf Globuli entsprechen der Einnahme einer Tablette oder fünf Tropfen einer Dilution.

Niedrige Potenzen wie D6 und D12:

- **bei akuten Beschwerden:** Halbstündlich fünf Globuli, anschließend Abstände verlängern auf dreimal täglich fünf Globuli.
- **bei chronischen Beschwerden:** zwei- bis dreimal täglich fünf Globuli.

Hohe Potenzen wie D30, C30, C200 etc.:

- Aufgrund der erwarteten intensiven Wirkung wird sensibler dosiert. Ein Fachmann sollte hinzugezogen werden.

Globuli oder Tabletten werden entweder direkt auf die Zunge gegeben oder in Wasser aufgelöst und dann schluckweise über den Tag verteilt getrunken. Tropfen sind aufgrund ihres Alkoholgehalts für Schwangere und Stillende nicht zu empfehlen.

Ein halbstündiger Abstand zu Mahlzeiten und zur Zahnreinigung sollte eingehalten werden. Kaffee, Speisen, ätherische Öle in Zahnpasten und Mundwässern, aber auch gesüßte Getränke stören die Resorption über die Mundschleimhaut.

19.1.2 Schwangerschaftsbedingte Beschwerden

Aufgrund langjähriger Erfahrung steht heute ein **bewährtes Indikationsspektrum für schwangerschaftsspezifische Leiden** zur Verfügung. Relevante Beispiele werden im Folgenden betrachtet.

Cave

Die Homöopathie kann als Unterstützung und Ergänzung dienen, ersetzt jedoch niemals eine notwendige schulmedizinische Behandlung.

Tab. 19.1 Homöopathische Arzneimittel gegen Schwangerschaftserbrechen

Symptomatik	Arzneimittel
• Andauernde Übelkeit mit wiederholtem Erbrechen	Ipecacuanha (Brechwurz)
• Essen und Gerüche verschlimmern die Übelkeit • Morgendliche Übelkeit	Sepia (Tintenfisch)
• Ständige Übelkeit • Erbrechen nach üppiger Nahrungsaufnahme • Reizbarkeit, Überempfindlichkeit	Nux vomica (Brechnuss)

Tab. 19.2 Homöopathische Arzneimittel gegen Sodbrennen

Symptomatik	Arzneimittel
• Sodbrennen • Brennende Magenschmerzen	Robinia pseudoacacia (Falsche Akazie)
• Übelriechendes Aufstoßen mit brennenden Schmerzen • Sodbrennen • Verdauungsschwäche • Kalte Hände und Füße	Carbo vegetabilis (Holzkohle)

Tab. 19.3 Homöopathische Arzneimittel gegen venöse Beschwerden, Hämorrhoiden

Symptomatik	Arzneimittel
• Neigung zu Krampfadern und Hämorrhoiden • Wirbelsäulenbeschwerden	Aesculus (Rosskastanie)
• Schmerzhaft entzündete Venen • Krampfadern • Blutende Hämorrhoiden	Hamamelis (Zaubernuss)

Tab. 19.4 Homöopathische Arzneimittel zur Geburtsvorbereitung und für die Geburt

Symptomatik	Arzneimittel
• Geburtsvorbereitung ab ca. 6 Wochen vor Geburtstermin, Behandlung für ca. 3 Wochen	Pulsatilla pratensis (Wiesen-Küchenschelle)
• Geburtsvorbereitung ab ca. 3 Wochen vor Geburtstermin • starrer Muttermund	Caulophyllum thalictroides (Frauenwurzel)
• Geburtseinleitung • Wehenschwäche • Krampfwehen	Cimicifuga racemosa D1 (Traubensilberkerze)
• Bewährtes Arzneimittel in der Geburtseröffnungsphase der Geburt zur Erweiterung des Muttermundes • Geburtsstillstand • Unkoordinierte Wehen	Gelsemium sempervirens (Wilder Jasmin)
• Spasmen und übererregte Muskulatur während der Geburt	Cuprum metallicum (metallisches Kupfer)

Praxistipp

In der Geburtshilfe werden häufig homöopathische Komplexarzneimittel zur Spasmolyse angewandt (z. B.: Spascupreel®). Sie setzen sich unter anderem aus Gelsemium sempervirens D6, Magnesium phosphoricum D6, Atropium sulfuricum D6 und Cuprum sulfuricum D6 zusammen.

Merke

Phytolacca americana

Phytolacca americana (Tab. 19.6) als bewährtes homöopathisches Arzneimittel in der Frauenheilkunde weist verschiedene Wirkungen und Indikationen auf:

- Phytolacca D12: Bei verzögertem Milcheinschuss, Milchstauung und schmerzhaften Schwellungen der Brustdrüsen.
- Phytolacca D4: Bei zu großer Milchmenge und zu starkem Milchfluss.
- Phytolacca D1 oder D2: Zum Abstillen.

19

◘ **Tab. 19.5** Homöopathische Arzneimittelmittel für die **Rückbildung**

Symptomatik	Arzneimittel
• Wundheilung nach Entbindung, Dammriss oder Kaiserschnitt • Wundschmerzen in der Gebärmutter	Bellis perennis (Gänseblümchen)
• Schmerzhafte Nachwehen • Verletzungen nach Dammschnitt, Zangengeburt, Vakuumextraktion oder Sectio	Arnica (Arnika)
• Nach operativen Einschnitten wie Dammschnitt und Sectio	Staphisagria (Stephanskraut)
• Schwacher oder gestauter Wochenfluss mit dickflüssiger Konsistenz	Pulsatilla (Wiesen-Küchenschelle)

Homöopathika können unterstützend bei Laktationsstörungen und Mastitis eingesetzt werden. Insbesondere leichte Laktationsbeschwerden lassen sich häufig zunächst rein homöopathisch begleiten.

◘ **Tab. 19.6** Homöopathische Arzneimittel bei **Laktationsstörung und Mastitis**

Symptomatik	Arzneimittel
• Milchflussregulierend: Milchstauung, zu starker Milchfluss, Abstillen	Phytolacca (Kermesbeere)
• Keine oder schwache Milchbildung • Erschöpfung und Überforderung	Acidum phosphoricum (Phosphorsäure)
• Übermäßiger Milcheinschuss • Schmerzen der Brust • Berührungsempfindlichkeit der Brust	Lac caninum (Hundemilch)
• Akute und plötzlich beginnende Mastitis • Rötung, Schwellung, Erwärmung der Haut • Fieber	Belladonna (Tollkirsche)

◘ **Tab. 19.7** Homöopathische Arzneimittel gegen Formen der **Wochenbettdepression**

Symptomatik	Arzneimittel
• Angstzustände, Depression, Verzweiflung • Ruhelosigkeit und Bewegungsdrang • Schwächegefühl	Cimicifuga (Traubensilberkerze)
• Depressive Verstimmungen • Hohe Aufmerksamkeit und Zuwendung erforderlich	Pulsatilla (Wiesen-Küchenschelle)

Eine Mastitis mit Fieber und eitrigen Entzündungen stellt hingegen eine strikte Grenze der homöopathischen Behandlung dar (◘ Tab. 19.6).

Das intensive Geburtserlebnis sowie die hormonelle Umstellung nach der Geburt bereiten einigen Müttern, insbesondere in den ersten Tagen, psychische Probleme. Homöopathische Arzneimittel können unterstützend angewandt werden (◘ Tab. 19.7), eine manifestierte Wochenbettdepression stellt jedoch eine klare Grenze der homöopathischen Therapie dar (▸ Kap. 7.10.1).

19.2 Schüßler-Salze

Dr. Wilhelm Schüßler (1821–1898) gilt als Begründer der Schüßler-Therapie. Laut seiner Forschungstätigkeit beruhen Befindlichkeitsstörungen und Krankheiten auf einem **veränderten Mineralstoffhaushalt**.

Im Gegensatz zur Homöopathie wird dem Organismus durch Schüßler-Salze ein **Impuls** vermittelt, **den Mangel an Mineralstoffen in erkrankten Zellen eigenständig auszugleichen**. Jedes Salz beeinflusst dabei eine bestimmte Organfunktion.

Analog der homöopathischen Arzneimittel durchlaufen auch Schüßler-Salze mehrere Potenzierungsschritte, welche sich jedoch ausschließlich auf D3, D6 sowie D12 beschränken. Im Vergleich zur Homöopathie wird statt fünf Globuli in der Regel eine Tablette verabreicht.

19.2.1 Therapie

Eine unterstützende Therapie mit den in ◘ Tab. 19.8 aufgeführten Schüßler-Salzen kann nach Erfahrungsberichten während Schwangerschaft und Stillzeit sowie im Säuglingsalter in Betracht gezogen werden.

Tab. 19.8 Ausgewählte Schüßler-Salze

Schüßler-Salz	Anwendungsgebiete	Anwendungsgebiete in Schwangerschaft, Geburtshilfe, Wochenbett und Stillzeit
Schüßler-Salz Nr. 1: Calcium fluoratum (D12)	Bindegewebe, Haut, Gelenke	▪ Vorbeugung und Behandlung von Hautveränderungen durch beanspruchtes Bindegewebe wie Schwangerschaftsstreifen. ▪ Breiauflage zur unterstützenden Behandlung rissiger Brustwarzen.
Schüßler-Salz Nr. 2: Calcium phosphoricum (D6)	Knochen, Zähne, Milchbildung	▪ Regulation der kontraktionsfähigen Muskulatur der Gebärmutter. ▪ Milchbildung in der Stillzeit.
Schüßler-Salz Nr. 3: Ferrum phosphoricum (D12)	Immunsystem, Eisenhaushalt	▪ Förderung der Eisenaufnahme. ▪ Erhöhter Blutverlust unter der Geburt.
Schüßler-Salz Nr. 5: Kalium phosphoricum (D6)	Nerven, Psyche	▪ Unterstützung bei körperlichen, geistigen und seelischen Erschöpfungszuständen. ▪ Förderung der Wehentätigkeit.
Schüßler-Salz Nr. 6: Kalium sulfuricum (D6)	Entgiftung	▪ Abendliches Hautjucken. ▪ Milchschorf beim Säugling.
Schüßler-Salz Nr. 7: Magnesium phosphoricum (D6)	Krämpfe, Schmerzen	▪ Linderung des Geburtsschmerzes und Unterstützung der Wehentätigkeit. ▪ Blähungen und Verstopfungen im Säuglingsalter.
Schüßler-Salz Nr. 10: Natrium sulfuricum (D6)	Ausscheidung, Stoffwechsel	▪ Bei zu starker Milchbildung und Abstillen.
Schüßler-Salz Nr. 11: Silicea (D12)	Haut, Haare, Bindegewebe	▪ Vorbeugung und Behandlung von Hautveränderungen durch beanspruchtes Bindegewebe wie Schwangerschaftsstreifen. ▪ Gereizte und zur Entzündung neigende Brüste.
Schüßler-Salz Nr. 12 Calcium sulfuricum (D6)	Gelenke, Gewebe	▪ Bei Milchstau.

Praxistipp

„Heiße 7"

Schüßler-Salz Nr. 7, Magnesium phosphoricum, kann auch als „Heiße 7" eingenommen werden. Dabei werden 10 Tabletten in heißem Wasser gelöst und schluckweise getrunken.
Die „Heiße 7" hat sich zur Therapie akuter Kopfschmerzen und bei Muskelkrämpfen, Nervosität und Schlafstörungen bewährt.

Cave

Mineralstoffmangelerscheinungen können nicht durch Schüßler-Salze ausgeglichen werden. Schüßler-Salze dienen als „Wegweiser" für aufgenommene Mineralstoffe und eignen sich nicht zur notfallmedizinischen Behandlung.

19.3 Bachblüten

Der englische Arzt Dr. Edward Bach (1886–1936) entwickelte und begründete die **Bachblütentheorie**. Unterschieden wird zwischen insgesamt 38 verschiedenen Blütenessenzen, die in sieben Gruppen eingeteilt werden. Ziel der Bachblütentherapie ist ein **harmonischer und ausgeglichener Seelenzustand**, was durch das Herstellungsverfahren gewährleistet wird, bei dem Schwingungen aus den Blüten in das Wasser übergehen und so die fertige Essenz bilden. Für den Einsatz in der Schwangerschaft stehen alkoholfreie Mischungen zur Verfügung.

Cave

Bachblüten stellen keinen Ersatz für eine notwendige Arzneimitteltherapie dar, sie können jedoch helfen, eine stabile körperliche, geistige und seelische Lebenssituation herzustellen.

19.3.1 „Notfall-Tropfen"

Hinter der Bezeichnung „**Notfall-Tropfen**" verbirgt sich eine Bachblütenmischung aus den fünf Bestandteilen Cherry Plum (Angst vor Kontrollverlust), Clematis (Ohnmachtsneigung), Impatiens (überschießende Reaktion), Rock Rose (Panik und/oder hysterische Reaktion) und Star of Bethlehem (emotionaler Ausnahmezustand).

Eingesetzt werden die „Notfall-Tropfen" bei akuten emotionalen und körperlichen Ausnahmezuständen wie beispielsweise in Prüfungssituationen.

19.4 Aromatherapie mit ätherischen Ölen

Die Aromatherapie unterstützt den Organismus in seiner Selbstheilungskraft und stärkt das Wohlbefinden. Die verwendeten ätherischen Öle fungieren in Pflanzen als Botenstoffe und dienen als:

- Duftstoffe,
- potente Schädlingsabwehr gegen Bakterien, Pilze oder Insekten sowie zum
- Schutz vor Kälte oder Hitze.

Die gängigsten Methoden zur Gewinnung von ätherischen Ölen stellen die Wasserdampfdestillation sowie die Pressung von Fruchtschalen dar. Bei ersterer werden Blüten, Gräser, Kräuter, Rinden, Hölzer und Wurzeln über oder in Wasser erhitzt. Häufig müssen große Mengen Pflanzenmaterial eingesetzt werden. So sind beispielsweise zur Gewinnung von einem Liter Rosenöl fünf Tonnen Rosenblüten nötig.

19.4.1 Wirkungsweise

Erfahrungsberichte zeigen, dass ätherische Öle über das Riechsystem und durch die Aufnahme über die Haut wirken. Riechsinneszellen in der Nase leiten innerhalb kürzester Zeit die Geruchsinformation an das Gehirn weiter. Dort wird ein Reiz-Reaktions-Mechanismus ausgelöst, über den das ätherische Öl seine Wirkung entfaltet. Bei der Anwendung auf der Haut kommt auch die lokale Wirkung zum Tragen.

Es wird angenommen, dass durch die Kombination verschiedener ätherischer Öle ein synergistischer Effekt erzeugt werden kann.

19.4.2 Gegenanzeigen

Patienten mit chronischen Erkrankungen sollten ätherische Öle generell nur mit Bedacht einsetzen.

Cave

Campher-, Eukalyptus- und Pfefferminzöle dürfen während der Schwangerschaft aufgrund des Risikos einer vorzeitigen Wehenauslösung nicht angewandt werden.
Des Weiteren mit Vorsicht einzusetzen sind Basilikum, Eisenkraut, Ingwer, Kardamom, Nelke, Oregano, Thuja und Zimt, welche ebenfalls wehenstimulierend wirken. Ätherische Öle aus der Familie der Korbblütler, wie Kamille und Schafgarbe, können allergische Reaktionen auslösen.

19.4.3 Indikationen

Die in der Schwangerschaft und Stillzeit auftretenden Beschwerden oder Befindlichkeiten sind nicht immer auf pathologische Ursachen zurückzuführen, sondern oft ein Signal des Organismus auf die sich verändernde Situation. Ätherische Öle stellen Therapieoptionen dar, um die neuen Situationen zu bewältigen und Symptome zu lindern.

Die im Folgenden aufgeführten ätherischen Öle können aufgrund von jahrelanger Erfahrung in Schwangerschaft und Stillzeit eingesetzt werden.

Tab. 19.9 Ätherische Öle und ihre Anwendungsgebiete

Wirkung	Indikation
Anis, Fenchel, Kümmel	
• Entschäumend • Krampflösend • Milchfördernd	• Blähungen • Magen-Darm-Beschwerden • Geringer Milchfluss
Eisenkraut	
• Beruhigend • Entzündungshemmend • Milchbildend • Schmerzlindernd • Wehenstimulierend	• Erschöpfung im Spätwochenbett • Nervöse Unruhe • Zur Geburtseinleitung in Kombination mit Nelke, Zimtrinde und Ingwer
Ingwer	
• Antiemetisch • Entschäumend • Verdauungsfördernd • Erwärmend • Wehenstimulierend	• Magen-Darm-Beschwerden • Übelkeit • Erkältungsbeschwerden • Geburtseinleitung in Kombination mit Nelke, Zimtrinde und Eisenkraut
Kamille	
• Entzündungshemmend • Wundheilungsfördernd • Entspannend • Krampflösend	• Haut- und Schleimhautentzündungen • Nabelpflege • Bauchschmerzen • Wehenschmerzen
Lavendel	
• Krampflösend • Schmerzlindernd • Schlaffördernd • Beruhigend • Wundheilungsfördernd	• Senkwehen, Tokolyse, Nachwehen • Unruhe, Nervosität • Schlaflosigkeit • Mastitis • Nabelschmerzen
Majoran	
• Entspannend • Krampflösend • Entzündungshemmend	• Blähungen • Tokolyse, Nachwehen • Wundpflege
Melisse	
• Beruhigend • Entspannend • Entzündungshemmend	• Depressive Verstimmung • Nervosität • Schwangerschaftsübelkeit
Nelke	
• Wehenstimulierend • Schmerzlindernd	• Geburtseinleitung in Kombination mit Ingwer, Zimtrinde und Eisenkraut Cave: Die Geburtseinleitung mit Nelkentampons sollte nur im Rahmen einer Studie Verwendung finden
Pfefferminze	
• Konzentrationsfördernd • Kreislauf stimulierend • Schmerzlindernd	• Abstillen • Kopfschmerzen • Müdigkeit
Rosengeranie, Rose	
• Entspannend • Krampflösend • Wundheilungsfördernd	• Angstzustände • Hormonelle Stimmungsschwankungen • Rückbildung • Senkwehen • Hautirritation, Wund- und Narbenbehandlung
Salbei	
• Adstringierend • Antibakteriell	• Abstillen • Infektionen des Mund- und Rachenraums
Schafgarbe	
• Entzündungshemmend • Schmerzstillend • Wundheilungsfördernd	• Rückbildung • Senkungsbeschwerden

▸Fortsetzung auf nächster Seite

19

Tab. 19.9 Ätherische Öle und ihre Anwendungsgebiete

Wirkung	Indikation
Teebaum	
• Entzündungshemmend • Wundheilungsfördernd • Antibakteriell	• Entzündungen der Haut und des Nabels • Irritationen im Intimbereich
Ylang-Ylang	
• Beruhigend • Entspannend	• Emotionale Entspannung während der Geburt

Cave

Aromatherapeutische Anwendungen zur Geburtseinleitung sollten stets unter Aufsicht einer Hebamme durchgeführt werden.

Ätherische Öle sind in Schwangerschaft und Stillzeit sowie bei Kindern primär zur **äußeren** Anwendung bestimmt.

Campherhaltige Öle wie Pfefferminze, Salbei, Rosmarin und Eukalyptus können bei Neugeborenen und Kleinkindern ein **Atemnotsyndrom** auslösen, wenn sie im Nasenbereich angewandt werden.

19.4.4 Anwendung in der Praxis

Ätherische Öle sollten **nicht unverdünnt auf die Haut** aufgetragen werden, da sie zu Reizungen und Verätzungen führen können. Ausnahmen stellen Lavendel, Melisse, Pfefferminze, Rose und Teebaum dar.

Bei der Herstellung einer Mischung dient die **1 %-Regel** als Orientierung:

- 20 Tropfen verschiedener ätherischer Öle (ca. 1 ml) werden mit 100 ml fettem Trägeröl gemischt.
- Als Trägeröle werden vor allem Mandel-, Jojoba-, Aprikosen-, Oliven- sowie Avocadoöl eingesetzt. Trägeröle sind leicht verderblich, weshalb zwingend auf das angegebene Haltbarkeitsdatum und eine dunkle, kühle Lagerung zu achten ist.

Tab. 19.10 Anwendungsbeispiele der Aromatherapie

Symptom	Anwendungsbeispiele
Angst, Stress	• Bäder • Einreibung zwischen Brustbein und Bauchnabel, sowie im Wirbelsäulenbereich • Duftlampe/Vernebler
Geburtsunterstützung	• Bäder • Bauchmassage • Duftlampe/Vernebler
Kopfschmerzen	• Einreibung an den Schläfen
Mastitis und Abstillen	• Quarkwickel mit ätherischem Öl • Kühlender Wickel
Obstipation	• Einreibung im Bauch- und Lendenwirbelbereich • Bauchmassage
Übelkeit	• Riechfläschchen

19.5 Phytotherapie

Unter Phytotherapie wird die Behandlung einer Erkrankung mittels Arzneipflanzen verstanden. Gängige Arzneiformen stellen Extrakte, Tees oder Tinkturen dar, aber auch Tabletten und Kapseln. Als typische Indikationsfelder sind gastrointestinale Störungen, Erkältungsbeschwerden, Schlafstörungen und Blasenleiden zu nennen.

Aufgrund einer unzureichenden Studienlage spielen Phytopharmaka in Schwangerschaft und Stillzeit nur eine untergeordnete Rolle. Außerhalb der Schwangerschaft haben sie jedoch bei entsprechender Indikation ihren Stellenwert.

Die Herstellung der Phytopharmaka erfolgt vorwiegend aus wässrigen oder alkoholischen Pflanzenauszügen, wofür sich insbesondere Bestandteile mit hohem Wirkstoffgehalt eignen, wie Blüten (Flores), Früchte (Fructus), Samen (Semen), Blätter (Folia), Kraut (Herba), Wurzelstock (Rhizom), Wurzel (Radix) oder Rinde (Cortex).

Keinesfalls stellen sie, wie häufig im Volksmund artikuliert, „natürliche" oder „unbedenkliche" Arzneimittel dar. Analog der chemischen Vertreter sollten Phytopharmaka stets mit Bedacht angewendet werden.

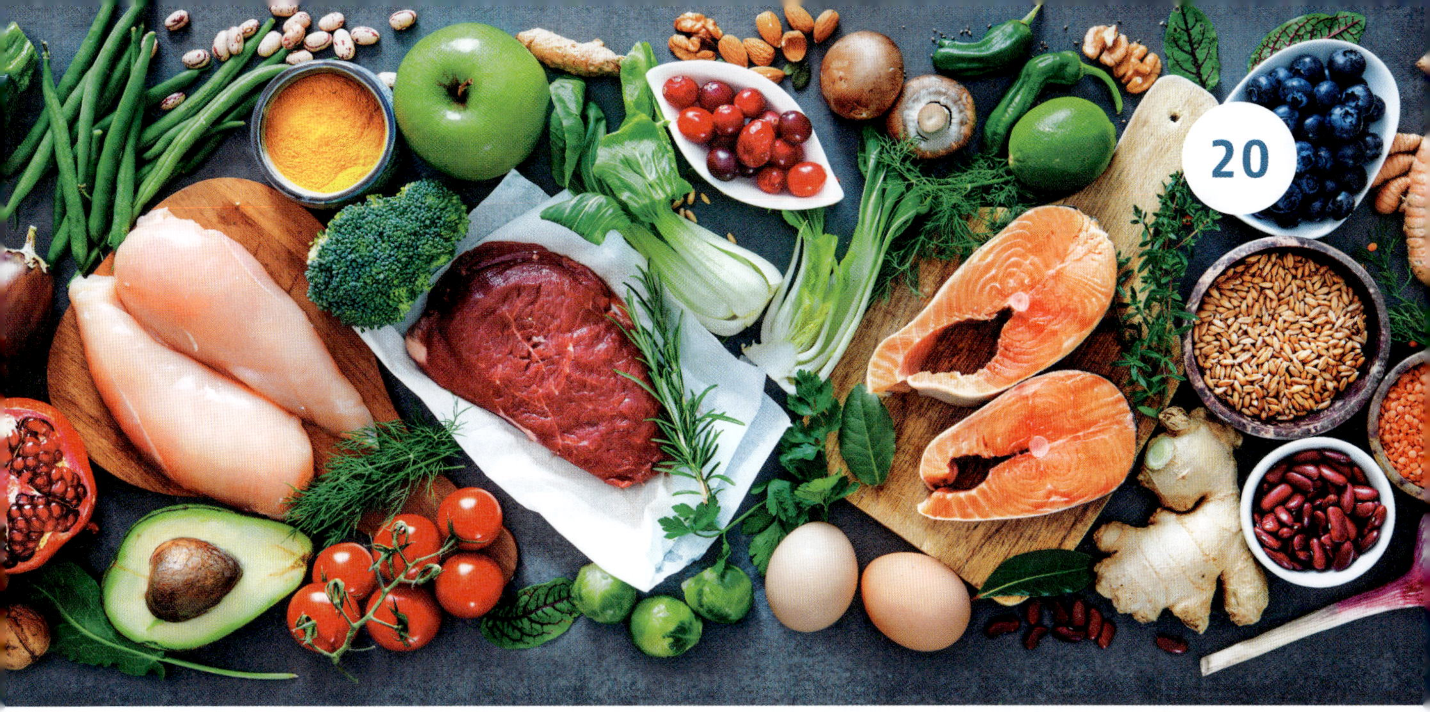

20

Ernährung in Schwangerschaft und Stillzeit

Annette Munck

Nicht doppelt so viel, sondern doppelt so wertvoll! So sollte der Grundsatz der Ernährung in der Schwangerschaft lauten.
Zusätzliche Kalorien sind in der Schwangerschaft weit weniger wichtig als oft angenommen. In den ersten drei Monaten ist der Bedarf nur unwesentlich erhöht, ab dem vierten Monat steigt er um ca. 250 kcal pro Tag, was einem halben Liter Vollmilch oder einem belegten Brot entspricht. Erst in der Stillzeit wächst der tägliche Kalorienbedarf um etwa 500 kcal pro Tag.
Essen für zwei bedeutet in erster Linie, sich abwechslungsreich zu ernähren und eine Vielzahl verschiedener Vitamine, Nährstoffe und Spurenelemente zu sich zu nehmen.

20.1 Nährstoffbedarf

Während in der Schwangerschaft lediglich eine moderat erhöhte Kalorienzufuhr nötig ist, besteht bei einigen Vitaminen und Spurenelementen ein stark erhöhter Bedarf.

Da es sich häufig schwierig gestaltet, den erforderlichen Nährstoffbedarf rein über Lebensmittel zu decken, besteht die Möglichkeit, in Form von Nahrungsergänzungsmitteln zu substituieren. Die Zusammensetzung variiert je nach Einsatz bei Kinderwunsch, Schwangerschaft oder Stillzeit.

Definition

Nahrungsergänzungsmittel sind Lebensmittel, die ernährungsphysiologisch relevante Stoffe wie Spurenelemente, Mineralstoffe, Vitamine, Aminosäuren, Fettsäuren oder andere Substanzen enthalten.

20.1.1 Nährstoffe im Fokus

Folsäure

Folsäure, auch als **Vitamin B9** bezeichnet, wird im Körper zum bioaktiven Folat umgewandelt und erfüllt elementare Aufgaben. Unter anderem zeichnet es sich mitverantwortlich für **Wachstumsprozesse**, die **Blutbildung** sowie die **Zellteilung**.

Studien zeigen, dass die Supplementierung von Folsäure das **Risiko für Neuralrohrdefekte**, angeborene Herzfehler, Kiefer-, Gaumen- und Lippenspalten sowie Harnwegsfehlbildungen deutlich **reduziert**. Der Verschluss des Neuralrohrs erfolgt in der Regel zwischen dem 22. und 28. Schwangerschaftstag.

80 % der Deutschen nehmen weniger als 300 µg/Tag auf. Latente Mangelerscheinungen äußern sich in Haarausfall, Veränderung des Hautbildes, Anämie und depressiven Verstimmungen.

Grünes Gemüse, Kohl, Hülsenfrüchte, vor allem Linsen und Vollkornprodukte, stellen folatreiche Lebensmittel dar. Zu beachten ist jedoch, dass durch industrielle Verarbeitung, Lagerung sowie das Erhitzen beim Kochen Verluste von bis zu 80 % auftreten können.

Da selbst durch eine ausgewogene Ernährung der erhöhte Bedarf **in der Schwangerschaft** kaum zu decken ist, sollte bereits **bei Kinderwunsch** Folsäure mit **800 µg**

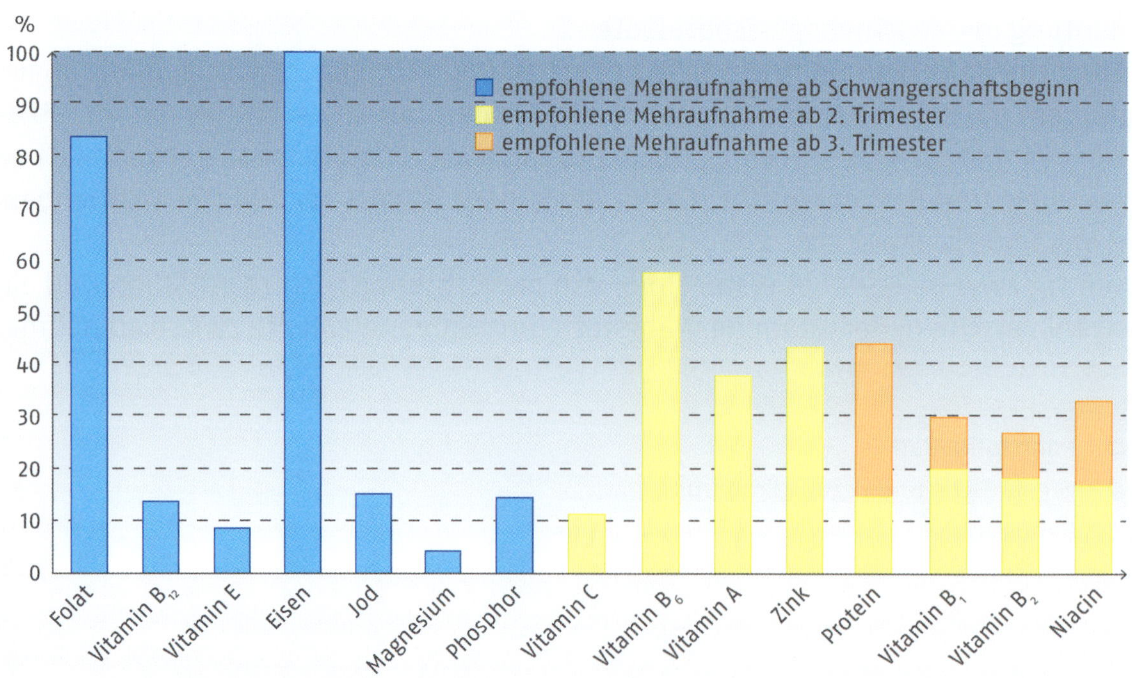

Abb. 20.1 Nährstoffreferenzwerte nach Deutscher Gesellschaft für Ernährung
Anhand der Abbildung lässt sich der veränderte Nährstoffbedarf während der Schwangerschaft ablesen. Beispielsweise steigt der Bedarf an Folat bereits zu Beginn der Schwangerschaft um über 80 % an.

supplementiert werden. Die Dosis kann ab der 13. Schwangerschaftswoche auf 400 µg angepasst werden.

Schätzungsweise 20 % der Frauen werden bereits im ersten Monat nach Absetzen der „Pille“ schwanger. Dabei sollte beachtet werden, dass hormonelle Kontrazeptiva die Folsäurespiegel senken können, was die Relevanz einer frühzeitigen Folsäuresubstitution verdeutlicht.

Damit die durch die Nahrung aufgenommene Folsäure verwertet werden kann, muss diese erst vom Organismus in ihre bioaktive Folatform überführt werden. Bei dieser enzymatischen Umwandlung können genetische Unterschiede zum Tragen kommen. Durchschnittlich jede zweite Frau zeigt eine verminderte Enzymaktivität, die zu reduzierten Folsäurespiegeln führen kann.

Partywissen

Gemüse satt

Selbst durch eine ausgesprochen gesunde Ernährung lassen sich die in der Schwangerschaft nötigen Folsäurespiegel nur schwer erreichen, wie folgender Speiseplan verdeutlicht (µg Folsäure in Klammern):

- Morgens
  - Hafermüsli aus 50 g Haferflocken (50), einem Apfel (5), einer halben Banane (6) und 10 g Walnusskernen (9)

Gesamt-Folsäure: 70 µg

- Vormittags
  - Grüner Smoothie aus einer Banane (12), 200 ml frisch gepresstem Orangensaft (80) und 80 g Spinat (120)

Gesamt-Folsäure: 212 µg

- Mittags
  - Salat aus 100 g Feldsalat (145), 100 g Karotten (25), 50 g Paprika (30), einer Avocado (20), 10 g Petersilie (15) und 10 g Haselnüssen (7)

Gesamt-Folsäure: 242 µg

- Abends
  - 200 g Gemüse z. B. Blumenkohl, Brokkoli (200) Gesamt-Folsäure: 100 µg (50 % Verlust durch Dünsten)

In Summe führt dies lediglich zu ca. 600 µg Folsäure und veranschaulicht die Problematik der ausreichenden Folsäuresubstitution.

In einigen Ländern, wie den USA oder der Schweiz, werden Mehlprodukte deshalb standardmäßig mit Folsäure versetzt.

Iod

Laut Untersuchungen der Weltgesundheitsorganisation WHO gilt Deutschland als Iodmangelgebiet. Gerade in der Schwangerschaft steigt der Bedarf aufgrund der vermehrten Produktion von Schilddrüsenhormonen (▸ Kap. 8.3) und der erhöhten renalen Ausscheidung sowie der fetalen Entwicklung an. Aus diesem Grund wird **eine Supplementierung für Schwangere von 150 µg pro Tag** empfohlen. In der Stillzeit liegt die Empfehlung bei 100 µg Iod pro Tag.

Eine Unterversorgung, insbesondere in der Frühschwangerschaft, kann sich ungünstig auf die **kognitive Entwicklung** des Kindes auswirken. Zudem ist das Risiko für die Mutter, nach der Schwangerschaft eine Schilddrüsenüber- oder unterfunktion zu entwickeln, erhöht.

Ergänzend zur Supplementierung wird empfohlen, regelmäßig Meeresfisch sowie iodiertes Speisesalz zu sich zu nehmen. Kritisch sollte jedoch der Verzehr von Meeresalgen hinterfragt werden, welche je nach Art und Anzucht schwankende Iodgehalte aufweisen und mit Schwermetallen belastet sein können.

Eisen

Eisen ist unter anderem für den **Sauerstofftransport im Blut** verantwortlich und gewährleistet über Plazenta und Nabelschnur eine optimale Sauerstoffversorgung des Fetus.

Während der Schwangerschaft steigt die Erythrozytenzahl um ca. 25 % und der tägliche **Eisenbedarf der Schwangeren verdoppelt sich**.

Nach der Geburt treten durch peripartale Blutverluste häufig Eisenmangelanämien auf.

Pflanzliches Eisen liegt meistens in **dreiwertiger Form** (**Fe^{3+}**) vor. Damit der Körper in der Lage ist, Eisen zu resorbieren, muss es zunächst in die **zweiwertige Form** (**Fe^{2+}**) überführt werden. Die gleichzeitige Einnahme mit Vitamin-C-haltigen Lebensmitteln, wie Orangensaft, unterstützt die Reduktion von Fe^{3+} zu Fe^{2+} zusätzlich und beschleunigt so die Aufnahme in den Organismus.

Fleisch und Fisch enthalten bereits zweiwertiges Eisen, welches etwa zwei- bis dreimal besser resorbiert wird.

Eine generelle, **pauschale Eisensupplementierung wird** in Deutschland während der Schwangerschaft **nicht empfohlen**. Erst nach einer Laborwertbestimmung lässt sich der exakte Bedarf festlegen.

Die Nebenwirkungen einer notwendigen, peroralen Eisensupplementierung dürfen dabei nicht außer Acht gelassen werden. Gastrointestinale Störungen wie Obstipation sind an erster Stelle zu nennen. Auch eine medizinisch unbedeutende Schwarzfärbung des Stuhls ist möglich. Im Idealfall erfolgt die Einnahme nüchtern, beispielsweise am Morgen nach dem Aufstehen. Bei Unverträglichkeit ist die Gabe nach einer Mahlzeit möglich.

Omega-3-Fettsäuren

Omega-3-Fettsäuren wie **Docosahexaensäure** (DHA) und **Eicosapentaensäure** (EPA) spielen eine essenzielle

Rolle für die Entwicklung von **Gehirn** und **Augen** sowie für den **Zellmembranaufbau** und die **Neurotransmitterbildung**. Für Schwangere und Stillende gilt eine Empfehlung von **200 mg DHA pro Tag**.

In Lebensmitteln finden sich Omega-3-Fettsäuren vor allem in Kaltwasserfischen wie Hering, Makrele und Lachs. Pflanzliche Quellen stellen α-linolensäurehaltige Pflanzenöle wie Leinöl, Walnussöl oder Rapsöl dar, welche jedoch deutlich schlechter verwertbar sind.

Vitamin D_3

Vitamin D_3, Colecalciferol, nimmt eine zentrale Rolle in zahlreichen Zell- und Stoffwechselvorgängen ein. Studien zu Folge ist es nicht nur an der **Knochenmineralisation** beteiligt, sondern auch für ein leistungsfähiges Immunsystem mitverantwortlich. Es wird eine unterstützende Wirkung bei Autoimmunerkrankungen, Allergien und depressiven Verstimmungen diskutiert.

Gebildet wird Vitamin D in der Haut durch UV-Strahlen aus dem Sonnenlicht.

Ein Vitamin-D-Mangel im Säuglings- und Kleinkindalter kann eine Knochenerweichung, die Rachitis, nach sich ziehen. Die Deutsche Gesellschaft für Ernährung empfiehlt Schwangeren bei eingeschränkter Vitamin-D-Eigensynthese, z. B. in den Wintermonaten, eine Zufuhr von **800 I. E. Vitamin D pro Tag**.

Als Lebensmittel mit nennenswertem Vitamin-D-Gehalt gelten z. B. Avocado, fetter Fisch und Eigelb. Jedoch werden darüber nur 10–20 % des benötigten Anteils erreicht.

Vitamin D als fettlösliches Vitamin sollte, um eine ausreichende Aufnahme zu gewährleisten, möglichst zu einer Mahlzeit eingenommen werden.

> **Merke**
>
> Aufgrund des erhöhten Bedarfs an Vitamin D in den ersten 12 Lebensmonaten empfiehlt die Deutsche Gesellschaft für Kinder- und Jugendheilkunde eine **tägliche Substitution von 500 I. E. Vitamin D für Säuglinge.** Zur Prophylaxe kann die Therapie in den Wintermonaten des zweiten Lebensjahres fortgeführt werden.

Vitamin B_{12}

Vitamin B_{12}, Cobalamin, findet sich in größeren Mengen ausschließlich in tierischen Lebensmitteln. Vor allem Veganer laufen somit Gefahr, einen Vitamin-B_{12}-Mangel zu entwickeln. Säuglinge, die von Vitamin-B_{12}-defizitären Müttern gestillt werden, können ebenfalls einen Mangel erleiden, welcher sich in irreversiblen Schädigungen der Gehirnfunktion und des Nervensystems äußert.

Neben einer veganen Lebensweise kann auch eine gestörte Vitamin-B_{12}-Aufnahme, z. B durch ein fehlendes Transportprotein oder eine Magenschleimhautentzündung, eine Ursache für einen Mangel darstellen.

20.2 Vegetarische und vegane Ernährung

Durch eine ausgewogene und bewusst zusammengestellte **ovo-lacto-vegetabile Ernährung**, die sowohl Milchprodukte als auch Eier umfasst, lässt sich auch in der Schwangerschaft und Stillzeit der Bedarf der meisten Nährstoffe decken. Hülsenfrüchte, Milchprodukte, Eier und Getreideprodukte tragen in der Regel dazu bei, dass die angestrebte Eiweißzufuhr erreicht wird.

Erhöht ist jedoch das Risiko einer unzureichenden Eisenzufuhr, weshalb es gegebenenfalls supplementiert werden muss.

Eine **vegane Ernährung sollte ausschließlich unter kritischer Nährstoffkontrolle** praktiziert werden. Neben Folsäure, Iod, Zink, Eiweiß, Calcium, DHA und Eisen ist vor allem Vitamin B_{12} zu supplementieren, um Schädigungen des kindlichen Nervensystems zu vermeiden.

20.3 Genussmittel

20.3.1 Koffeinhaltige Getränke

Hinsichtlich der Unbedenklichkeit des Koffeinkonsums gehen die Autorenmeinungen stark auseinander. Lange galt ein Koffeingenuss von bis zu 300 mg pro Tag als akzeptabel, neue Erkenntnisse empfehlen, bereits bei einer geplanten Schwangerschaft, den Kaffeekonsum einzuschränken.

Koffein passiert die Plazenta und kann vom Fetus nicht verstoffwechselt werden. Ein Effekt auf Geburtsgewicht und -größe wird diskutiert. Bei Koffeindosen von mehr als 300 mg pro Tag besteht ein signifikant erhöhtes Risiko für einen Spontanabort.

Koffein geht des Weiteren rasch in die Muttermilch über und wird vom Säugling aufgenommen. Verhaltensauffälligkeiten wie Unruhe des Säuglings können demzufolge bei hohem Koffeingenuss nicht ausgeschlossen werden.

Laut der Europäischen Behörde für Lebensmittelsicherheit (EFSA) gilt eine Tagesdosis von 200 mg Koffein pro Tag sowohl in der Schwangerschaft als auch in der Stillzeit als sicher.

Tab. 20.1 Durchschnittlicher Koffeingehalt von Getränken nach EFSA

Getränk	Koffeingehalt in mg
Filterkaffe (200 ml)	90
Espresso (60 ml)	80
Schwarztee (200 ml)	45
Grüntee (200 ml)	30
Cola (250 ml)	25
Energydrink (250 ml)	80
Kakao (200 ml)	8–35

20.3.2 Alkohol

Alkohol gelangt ungehindert durch die Plazenta und erreicht im Fetus eine ähnliche Konzentration wie im mütterlichen Organismus. Sowohl Alkohol als auch sein Metabolit Acetaldehyd sind toxisch. Der Fetus ist kaum in der Lage, diese Stoffe abzubauen.

Alkoholkonsum in der Schwangerschaft kann zu einem fetalen Alkoholsyndrom (FAS) führen. Fehlbildungen, Wachstumshemmung sowie Intelligenzminderung und Hyperaktivität des Kindes sind die Folge. Die frühe Gewöhnung des Kindes an Alkohol kann zudem das postnatale Suchtrisiko erhöhen.

Aus den genannten Gründen gilt in der Schwangerschaft und Stillzeit ein absolutes Alkoholverbot.

20.3.3 Weitere zu meidende Lebensmittel

Vermieden werden sollten:

- rohes Fleisch und Rohmilchprodukte, die Erreger wie Listerien oder Toxoplasmen enthalten können,
- rohe Eier aufgrund des Risikos einer bakteriellen Infektion mit Salmonellen sowie
- chininhaltige Getränke wie Bitter Lemon, da sie in größeren Mengen Wehen auslösen können.

Bildnachweis

Kapiteleinstiegsbilder:

Kapitel 1 © fotografiecor – stock.adobe.com
Kapitel 2 © Africa Studio – stock.adobe.com
Kapitel 3 © Filk – stock.adobe.com
Kapitel 4 © Zhao jiankang – stock.adobe.com
Kapitel 5 © mitand73 – stock.adobe.com
Kapitel 6 © Victoria Stakh – stock.adobe.com
Kapitel 7 © ON.Photography – stock.adobe.com
Kapitel 8 © Mint Images – stock.adobe.com
Kapitel 9 © SHIN – stock.adobe.com
Kapitel 10 © stasknop – stock.adobe.com
Kapitel 11 © Hakan Ozturk – stock.adobe.com
Kapitel 12 © somchairakin – stock.adobe.com
Kapitel 13 © ViRusian – stock.adobe.com
Kapitel 14 © rupbilder – stock.adobe.com
Kapitel 15© sportpoint – stock.adobe.com
Kapitel 16 © Feenstaub – stock.adobe.com
Kapitel 17 © New Africa – stock.adobe.com
Kapitel 18 © fishcat007 – stock.adobe.com
Kapitel 19 © exclusive-design – stock.adobe.com
Kapitel 20 © Alexander Raths – stock.adobe.com

Abb. 1.1 © Gorodenkoff – stock.adobe.com
Abb. 1.2 © Wikipedia
Abb. 1.3 © Archivist – stock.adobe.com
Abb. 1.4 © Dr. Philipp Kircher
Abb. 1.5 © Dr. Philipp Kircher
Abb. 1.6 © Elisabeth Remplik
Abb. Abfalltonne © Dr. Philipp Kircher
Abb. 1.7 © Elisabeth Remplik
Abb. 1.8 © Elisabeth Remplik
Abb. 2.1 © Wissenschaftliche Verlagsgesellschaft, nach Lüllmann, Taschenatlas Pharmakologie, 8. Auflage, Georg Thieme Verlag
Abb. 2.2 © Wissenschaftliche Verlagsgesellschaft
Abb. 2.3 © GraphicsRF – stock.adobe.com
Abb. 2.4 © Wissenschaftliche Verlagsgesellschaft, nach Quizlet: Pharmakologie: Kapitel 5-10
Abb. 2.5 © Wissenschaftliche Verlagsgesellschaft, nach Kircher, Arzneiformen richtig anwenden, 4. Auflage, DAV
Abb. 2.6 © Wissenschaftliche Verlagsgesellschaft, nach Auge-online.de
Abb. 2.7 © Wissenschaftliche Verlagsgesellschaft
Abb. 2.8 © Ustun – stock.adobe.com
Abb. 3.1 © Wissenschaftliche Verlagsgesellschaft
Abb. 3.2 © Wissenschaftliche Verlagsgesellschaft
Abb. 3.3 © Wissenschaftliche Verlagsgesellschaft
Abb. 3.4 © Wissenschaftliche Verlagsgesellschaft
Abb. 3.5 © Wissenschaftliche Verlagsgesellschaft
Abb. 3.6 © Wissenschaftliche Verlagsgesellschaft, nach Geisslinger et al., 11. Auflage, WVG
Abb. 3.7 © Wissenschaftliche Verlagsgesellschaft
Abb. 3.8 © Wissenschaftliche Verlagsgesellschaft
Abb. 3.9 © Wissenschaftliche Verlagsgesellschaft, nach Geisslinger et al., 11. Auflage, WVG
Abb. 3.10 © Wissenschaftliche Verlagsgesellschaft
Abb. 3.11 © Wissenschaftliche Verlagsgesellschaft
Abb. 3.12 © Wissenschaftliche Verlagsgesellschaft, nach Greiner in NeuroTransmitter 3/2011
Abb. 4.1 © Wissenschaftliche Verlagsgesellschaft
Abb. 4.2 © Wissenschaftliche Verlagsgesellschaft
Abb. 4.3 © Wissenschaftliche Verlagsgesellschaft
Abb. 4.4 © Wissenschaftliche Verlagsgesellschaft
Abb. 4.5 © Wissenschaftliche Verlagsgesellschaft
Abb. 4.6 © Wissenschaftliche Verlagsgesellschaft
Abb. 4.7 © Wissenschaftliche Verlagsgesellschaft
Abb. 4.8 © Wissenschaftliche Verlagsgesellschaft
Abb. 5.1 © Wissenschaftliche Verlagsgesellschaft, nach Geisslinger et al., 11. Auflage, WVG
Abb. 7.1 © Elisabeth Remplik
Abb. 7.2 © Couperfield – stock.adobe.com
Abb. 7.3 © Wissenschaftliche Verlagsgesellschaft
Abb. 7.4 © Wissenschaftliche Verlagsgesellschaft
Abb. 7.5 © Wissenschaftliche Verlagsgesellschaft
Abb. 7.6 © ANDREA DANTI – stock.adobe.com
Abb. 7.7 © irottlaender – stock.adobe.com
Abb. 7.8 © Wissenschaftliche Verlagsgesellschaft, nach Geisslinger et al., 11. Auflage, WVG
Abb. 7.9 © Wissenschaftliche Verlagsgesellschaft, nach Geisslinger et al., 11. Auflage, WVG
Abb. 7.10 © Elisabeth Remplik, nach Jelinek, Arzneimittellehre für Pflegeberufe, 3. Auflage, Urban und Fischer Verlag
Abb. 7.11 © Elisabeth Remplik
Abb. 7.12 © Elisabeth Remplik
Abb. 7.13 © Elisabeth Remplik
Abb. 7.14 © Philipp Kircher
Abb. 7.15 © Wissenschaftliche Verlagsgesellschaft, nach Sarah Mo in The NEI Connection, 12/2013
Abb. 7.16 © Wissenschaftliche Verlagsgesellschaft, nach PD Dr. Jörg Wellmer für KK Bochum 02/2010
Abb. 8.1 © Wissenschaftliche Verlagsgesellschaft, nach Geisslinger et al., 11. Auflage, WVG
Abb. 8.2 © spaxiax – stock.adobe.com
Abb. 8.3 © Wissenschaftliche Verlagsgesellschaft, nach Rath, Geburtshilfe und Pernatalogie, Praxis der Frauenheilkunde, Georg Thieme Verlag 2010
Abb. 8.4 © Wissenschaftliche Verlagsgesellschaft, nach Geisslinger et al., 11. Auflage, WVG
Abb. 8.5 © Wissenschaftliche Verlagsgesellschaft, nach PTAheute 8/2020
Abb. 8.6 © Elisabeth Remplik
Abb. 8.7 © Elisabeth Remplik
Abb. 8.8 © Elisabeth Remplik
Abb. 9.1 © lebrac – stock.adobe.com
Abb. 10.1 © Wissenschaftliche Verlagsgesellschaft
Abb. 10.2 © Elisabeth Remplik
Abb. 10.3 © Elisabeth Remplik
Abb. 10.4 © Wissenschaftliche Verlagsgesellschaft, nach Wikipedia
Abb. 12.1 © Wissenschaftliche Verlagsgesellschaft, nach NVL Asthma, 4. Auflage
Abb. 14.1 © Wissenschaftliche Verlagsgesellschaft
Abb. 20.1 © Wissenschaftliche Verlagsgesellschaft, nach Geburtsh. Frauenheilk., Georg Thieme Verlag 2016
Abb. 20.2 © Wissenschaftliche Verlagsgesellschaft, nach Nahrungsergänzngsmittel in der Schwangerschaft Dietary supplements in pregnancy Oliver Scherf-Clavel Institut für Pharmazie und Lebensmittelchemie, Universität Würzburg Pharmakon 8. JG 6/2020

Autorenbilder in Reihenfolge der Viten:

© Philipp Kircher
© Peter Killian
© Elisabeth Remplik
© Annette Munck

Literaturverzeichnis

Aktories K, Förstermann U, Hofmann F, Starke K. Allgemeine und spezielle Pharmakologie und Toxikologie. Urban & Fischer Verlag München, 12. überarbeitete Auflage 2017

Aue K. Folsäure von Anfang an wichtig. In: Deutsche Apotheker Zeitung. S. 62 Ausgabe 32, 2008

BDAktuell / DGAInfo 2009 Durchführung von Analgesie- und Anästhesieverfahren in der Geburtshilfe. In: Anästh Intensivmed 2009 (50): 502–507, Aktiv Druck und Verlag GmbH Ebelsbach, 2009

Berger R, Rath W, Abele H, Garnier Y. Kuon RJ. Maul H. Reducing the risk of preterm birth by ambulatory risk factor management. In: Dtsch Ärztebl 116 (50): 858–64, Deutscher Ärzteverlag Berlin, 2019

Bergman M, Schlegel L. Hygiene im Alltag- Vom Händewaschen bis zur Desinfektion, Pharmazeutische Zeitung Ausgabe 45/2016

Bericht zum Krebsgeschehen in Deutschland 2016. Kapitel 2: Epidemiologie von Krebserkrankungen Krebs – Epidemiologie von Krebserkrankungen (krebsdaten.de) (Zugriff 11.01.2021)

Campbell N, Reece J. Biologie. Spektrum Akademischer Verlag Berlin, 6. Auflage 2004

Clinical and Systems Transformation. Closed loop Medication Management. https://cstproject.ca/documents-videos/posters (Zugriff 16.04.2021)

Dachs C, Busmann U, Merk HF. Evidenzbasierte Pflege der Säuglingshaut. Thieme Verlag Stuttgart, 2016

Dartsch D. Schöne Gefahr?. In: Deutsche Apotheker Zeitung, 156 (6):46, Deutscher Apotheker Verlag Stuttgart, 2016

Deutsche Gesellschaft für Ernährung. Einheitliche Handlungsempfehlung für die Schwangerschaft aktualisiert und erweitert. In: DGEinfo S.183–189, 2018

Deutsche Gesellschaft für Ernährung. Kein Alkohol in der Schwangerschaft. In: DGEinfo S.139–142, 9. Ausgabe 2014

Deutsche Atemwegsliga e. V. www.atemwegsliga.de (Zugriff 04.10.2020)

DiMasi JA et al. (2016): Innovation in the pharmaceutical industry. New estimates of R&D costs. Journal of Health Economics; 47: 20–33. DOI: 10.1016/j.jhealeco.2016.01.012

Ell-Beiser H. Richtig verordnen. Heilpflanzen in der Schwangerschaft in: DHZ – Deutsche Heilpraktiker Zeitschrift. 2: 42–46, 2017

Friese K, Mörike K, Neumann G, Windorfer A. Arzneimittel in der Schwangerschaft – Ein Leitfaden für Ärzte und Apotheker. Wissenschaftliche Verlagsgesellschaft Stuttgart, 9. Auflage 2021

Geisslinger G, Menzel S, Gudermann T, Hinz B, Ruth P. Mutschler Arzneimittelwirkungen, Wissenschaftliche Verlagsgesellschaft, 11. Auflage 2020

Global Initiative For Asthma. Global Strategy for Asthma Management and Prevention, 2020. Available from: www.ginaasthma.org

Global Initiative For Asthma. Difficult to treat & severe asthma, 2019. Available from: www.ginaasthma.org

Greiner C. Verteilungsvolumen-Wie sich Substanzen im Körper verteilen. In: Neurotransmitter Serie Interaktionslexikon (3): 36–37, Springer Medizin Verlag Berlin, 2011

Gröber U. Arzneimittel und Mikronährstoffe. Wissenschaftliche Verlagsgesellschaft Stuttgart, 4. Auflage 2018

Gröber U. Die Wichtigsten Nahrungsergänzungsmittel. Das Plus für Ihre Gesundheit. Südwest Verlag, 2019

Grospietsch G et al. Erkrankungen in der Schwangerschaft. Wissenschaftliche Verlagsgesellschaft Stuttgart, 5. Auflage 2018

Gruber DM. 60 Jahre „Pille". In: Deutsche Apotheker Zeitung, 160 (53):72. Deutscher Apotheker Verlag Stuttgart, 2020

Gruber DM. Licht und Schatten. Hormonelle Kontrazeptiva. In: Deutsche Apotheker Zeitung, 160 (47):48, Deutscher Apotheker Verlag Stuttgart, 2020

Gundl S. Änderungen der internationalen Risikoklassifizierung für Arzneimittel in Schwangerschaft und Stillzeit. In: Krankenhauspharmazie 38 (2): 71–76, Deutscher Apotheker Verlag Stuttgart, 2017

Harms E. Frau muss sich vor Antibiotika nicht fürchten. In: Deutsche Apotheker Zeitung, 158 (16):32. Deutscher Apotheker Verlag Stuttgart, 2018

Helmer H, Brunbauer M, Fuchs AR, Husslein P, Knöfler M. Oxytocin Receptors, Gap Junctions and the Onset of Human Labor. In: thieme E-Journals- Geburtshilfe und Frauenheilkunde 2002; 62(2): 167–171; https://www.thieme-connect.com/products/ejournals/abstract/10.1055/s-2002-22117, Georg Thieme Verlag Stuttgart, 2002 (Zugriff 21.05.2021)

Hildebrandt S. Physiologie und Pathophysiologie der Wehen. Ein Sinfoniekonzert. In: Deutsche Hebammenzeitschrift, 69 (7): 22–26, Elwin Staude Verlag Hannover, 2017

Hirrle B. Übelkeit und Erbrechen in der Schwangerschaft. In: Gynäkologie. Rosenfluh Publikationen AG Schweiz, 1/2011

Huchzermeyer H. Schwangerschaft bei Erkrankungen des Magen-Darm-Kanals und der Bauchspeicheldrüse. Gastroliga e. V. (Zugriff 01.10.2021)

Jaehde U, Radziwill R, Kloft C. Klinische Pharmazie. Deutscher Apotheker Verlag Stuttgart, 4. Auflage 2017

Jänicke C, Grünwald J, Hansen AM. Quickfinder Bach-Blüten. Der schnellste Weg zum richtigen Mittel. Gräfe und Unzer Verlag GmbH München, 1.Auflage 2010

Jelinek A. Arzneimittellehre für Pflegeberufe. Elsevier München, 3. Aufl. 2019

Kircher W, Arzneiformen richtig anwenden, Deutscher Apotheker Verlag Stuttgart, 4. Auflage 2016

Koletzko B, Bauer CP, Cierpka M et al. Ernährung und Bewegung von Säuglingen und stillenden Frauen. In: Monatsschrift Kinderheilkunde, Sonderdruck 2017

Koletzko B, Cremer M, Flothkötter M, Grad C, Hauner H, Hellmers C, Kersting M, Krawinkel M, Przyrembel H, Röbl-Mathieu M, Schiffner U, Vetter K, Weißenborn A, Wöckel A. Ernährung und Lebensstil vor und während der Schwangerschaft. Handlungsempfehlung des bundesweiten Netzwerks Gesund ins Leben. In: Geburtshilfe und Frauenheilkunde. Georg Thieme Verlag KG, 2018

Kranke P. et al. Geburtshilfliche Anästhesie: Altbewährtes Kontroversen und neue Perspektiven – Teil 2. In: Anästhesiol Intenivmed Notfallmed Schmerzther 2017(52): 815-826, Georg Thieme Verlag Stuttgart, 2017

Lubinic E. Handbuch Aromatherapie. 88 ätherische Öle im Portrait. Karl F. haug Verlag in MVS Medizinverlage Stuttgart GmbH & Co. KG Stuttgart, 2004

Masche UP. Pharmakokinetische Veränderungen in der Schwangerschaft. In: pharma-kritik 32 (16/17): 61–66, Infomed-Verlags-AG Wil(CH), 2010

Mihaljevic C, Kuschel B. Schwangerschaftserbrechen. In: Arzneiverordnungen in der Praxis. Arzneimittelkommission der deutschen Ärzteschaft, 2. Ausgabe 2015

Moll D. DAZ online.07.02.2019 Kann ich die Pille auch bedenkenlos durchnehmen?. https://www.deutsche-apotheker-zeitung.de/news/artikel/2019/02/07/kann-ich-die-pille-auch-bedenkenlos-durchnehmen (Zugriff 09.06.2020)

Möller J. Perinatologie. Uni-MedVerlag Bremen, 2. Aufl. 2004

Müller C. Hämorrhoiden bei Schwangeren. Was ist erlaubt? in: Deutsche Apotheker Zeitung https://www.deutsche-apotheker-zeitung.de/news/artikel/2018/08/17/haemorrhoiden-bei-schwangeren-was-ist-erlaubt/chapter:all, 2018

Müller-Frahling M. Schüßler – Salze in Schwangerschaft und Stillzeit. Helmut Lingen Verlag GmbH Köln, 2015

Mylonas I, Gingelmaier A, Kainer F. Erbrechen in der Schwangerschaft in Deutsches Ärzteblatt https://www.aerzteblatt.de/archiv/56117/Erbrechen-in-der-Schwangerschaft, 2007

Nassen CA, Schaefer C. Wirbelauer J. Hönig A. Kranke P. Anästhesie und Analgesie in der Stillperiode. In: Der Anaesthesist 2014 (5):415–421, Springer Verlag Berlin, 2014

Neth C. Was hilft bei Schwangerschaftsübelkeit. In: Deutsche Apotheker Zeitung https://www.deutsche-apotheker-zeitung.de/news/artikel/2019/10/02-10-2019/update-schwangerschaftsuebelkeit/chapter:all, 2019(Zugriff 14.04.2021)

Neth C. Was darf an Hebammen ohne Rezept abgegeben werden. Deutsche Apotheker Zeitung https://www.deutsche-apotheker-zeitung.de/news/artikel/2018/11/27/was-darf-an-hebammen-ohne-rezept-abgegeben-werden (Zugriff 14.04.2021)

Neuenfeldt M. Fisimatenten gemacht?. In: Deutsche Apotheker Zeitung, 158 (6):58, Deutscher Apotheker Verlag Stuttgart, 2018

Nüsing RM et al. Castor oil induces laxation and uterus contraction via ricinoleic acid activating prostaglandin EP3 receptors. In: PNAS 109 (23): 9179–9184, National Academy of Sciences, Washington D. C., 2012

o. Autorennennung. Folatsupplementierung. Benefit durch modifiziertes Folat. In: Deutsche Apotheker Zeitung. S. 46 Ausgabe 26, 2006

o. Autorennennung. Eisenmangel rasch identifizieren In: Deutsches Ärzteblatt. Jg. 107. Heft: 25, 25. Juni 2010

Oetzel S. Mit Insulinpumpen den Alltag erleichtern. In: Deutsche Apotheker Zeitung. 159 (34):34–42, Deutscher Apotheker Verlag Stuttgart, 2019

Phaneuf S, Rodríguez Liñares B, TambyRaja RL, MacKenzie IZ, López Bernal A. Loss of myometrial oxytocin receptors during oxytocin-induced and oxytocin-augmented labour. In: Journal of Reproduction and Fertility (2000) 120, 91–97, Avicenna Researched Institute Tehran, 2000

Pharmakovigilanz- und Beratungszentrum für Embryonaltoxikologie. www.embryotox.de

Pfizer https://www.pfizer.de/fileadmin/content/pfizer.de/pdf/gesundheit/erektile_dysfunktion/gesundheit_erektile_dysfunktion_viagra_entstehungsgeschichte.pdf

Prasad V et al. (2017): Research and Development Spending to Bring a Single Cancer Drug to Market and Revenues After Approval. Journal of the American Medical Association (JAMA) Internal Medicine; 177(11): 1569–1575. DOI: 10.1001/jamainternmed.2017.3601

Rath W, Friese K. Erkrankungen in der Schwangerschaft. Thieme Verlag Stuttgart, 2005

Robert Koch-Institut https://www.rki.de/DE/Content/Infekt/EpidBull/Merkblaetter/Ratgeber_Toxoplasmose.html;jsessionid=631214C4D7D052D6D6EB3EB0F8AFA481.internet121#doc2390224bodyText12

Römer T. Medical eligibility for contraception in women in increased risk. In: Dtsch Ärztebl. 2019 (116): 764–74, Deutscher Ärzteverlag Berlin, 2019

Schaefer C, Weber-Schoendorfer C. Aktuelle Aspekte zum Arzneimitteleinsatz in Schwangerschaft und Stillzeit. In: Krankenhauspharmazie.33 (8): 347–354, Deutscher Apotheker Verlag Stuttgart, 2012

Schäfer C, Spielmann K, Vetter H, Weber-Schöndorf C. Arzneimittel in der Schwangerschaft und Stillzeit; 8. Auflage; Elsevier

Schiffter-Weinle M. Zu spät? Pille danach. In: PTA heute 24 (8): 48-51, Deutscher Apotheker Verlag Stuttgart, 2020

Schmid C et al., Arzneimittellehre für Pflegeberufe, 11. Auflage, Wissenschaftliche Verlagsgesellschaft Stuttgart 2020

Springer Nature. Liste der vom Robert Koch-Institut geprüften und anerkannten Desinfektionsmittel und -verfahren. Bundesgesundheitsbl. 56, 1706–1728 (2013). https://doi.org/10.1007/s00103-013-1863-6. Dez. 2013. abgerufen 09.01.2021

Stadelmann I. Aromatherapie von der Schwangerschaft bis zur Stillzeit. Stadelmann Verlag Wiggensbach, 4. Überarbeitete Auflage 2017

Stadelmann I, Die Hebammensprechstunde. Stadelmann Verlag Wiggensbach, 14. Aufl. 2002

Stadelmann N. Ernährung in Schwangerschaft und Stillzeit. Mit Hebammen-Tipps von Stadelmann I, Stadelmann Verlag Wiggensbach, 1. Überarbeitete Auflage 2018

Stiefel A, Geist C, Harder U. Hebammenkunde. Hippokrates Verlag Stuttgart, 5. Aufl. 2013

Ströhle A, Hahn A. Vitamin D in der Schwangerschaft. Ein zweischneidiges Schwert? In: Ernährung im Fokus https://www.bzfe.de/fileadmin/resources/import/pdf/eifonline_vitamin_d_in_der_schwangerschaft_final.pdf, 2018

Surbek D, Hösli I, Irion O, Zimmermann R, Vial Y. https://www.sggg.ch/fileadmin/user_upload/63_Misoprostol_zur_Geburtseinleitung.pdf

Vaupel P, Schaibk H–G, Mutschler E. Anatomie, Physiologie, Pathophysiologie des Menschen. Wissenschaftliche Verlagsgesellschaft Stuttgart, 7. Aufl. 2015

Verband der forschenden Arzneimittelhersteller. Informationen zu Arzneimitteln & Forschung in Übersicht (vfa.de) abgerufen 11.04.2021

Weingärtner U, Petersen-Braun M. Simeticon bei Säuglingskoliken wirksam und verträglich, Pharmazeutische Zeitung Ausgabe 28 https://www.pharmazeutische-zeitung.de/inhalt-28-2004/pharm7-28-2004/, 2004 (Zugriff 21.05.2021)

WHO. Klassifizierung Antibiotika Home AWaRe (adoptaware.org) abgerufen 12.01.2021

Wiesenauer M., Berger R. Homöopathie Beratung. Empfehlungen für die Patientenbetreuung. Deutscher Apotheker Verlag Stuttgart, 3. Auflage 2010

Wiesenauer M. Schwangerschaft und Geburtshilfe. Deutsche Homöopathie Union Karlsruhe, 2018

Wolffskeel, Gräfin von Reichenberg A. Die 12 Salze des Lebens. Biochemie nach Dr. Schüßler, Mankau Verlag GmbH Murnau a. Staffelsee, 7. Auflage 2015

Würtz C. Vitamin D-Versorgung von schwangeren Frauen und deren Neugeborenen in Deutschland. Erfassung des Vitamin D-Versorgungsstatus und Intervention in: Inaugural- Dissertation zur Erlangung des Doktorgrades. Gießen, 2015

Yoshiyuki M et al. Neuropeptide oxytocin enhances μ opioid receptor signaling as a positive allosteric modulator. In: Journal of Pharmacological Sciences (137) : 67–75, Elsevier 2018

Zeiss R, Graf H, Gahr M, Schönfeldt-Lecuona C. Depressionen unter der Hormonspirale. In: Dtsch Ärztebl 117 (40): 1858–1861, Deutscher Ärzteverlag Berlin, 2020

Abschlussarbeiten

Franzwa M. Die Auswirkungen auf das Bindungsverhalten von Neugeborenen durch die Downregulation der Oxytocinrezeptoren bei der Anwendung von synthetischem Oxytocin unter der Geburt. Bachelorarbeit Hochschule Fulda 09.07.2019

Sauer A. Das maternale Wohlbefinden und die Stillbeziehung nach Einsatz von synthetischem Oxytocin. Bachelorarbeit Hochschule Fulda 15.07.2019

Fachinformationen

Fachinformation, Dolo-Dobendan 1,4 mg / 10 mg Lutschtabletten, Reckitt Benksier, Stand 09.2018 (Zugriff 08.03.2020)

Fachinformation. Abasaglar, Lilly, Stand 04.2020, (Zugriff 06.11.2020)

Fachinformation. Actrapid, Novo Nordisk, Stand 07.2019, (Zugriff 06.11.2020)

Fachinformation Fiasp, Novo Nordisk, Stand 09.2019 (Zugriff 06.11.2020)

Fachinformation Tresiba, Novo Nordisk, Stand 11.2018 (Zugriff 06.11.2020)
Fachinformation Levemir, Novo Nordisk, Stand 04.2018 (Zugriff 06.11.2020)
Fachinformation Lantus, Sanofi, Stand 01.2020 (Zugriff 06.11.2020)
Fachinformation Apidra, Sanofi, Stand 02.2019 (Zugriff 06.11.2020)
Fachinformation Humalog, Lilly, Stand 01.2020 (Zugriff 06.11.2020)
Fachinformation Oxytocin-Hexal, Hexal, Stand 05.2018 (Zugriff 15.11.2020)
Fachinformation Tractocile, Ferring, Stand 12.2015 (Zugriff 10.11.2020)
Fachinformation Methylergometrin-Rotexmedica 200 µg/ml Injektionslösung, Rotexmedica, Stand 09.2019 (Zugriff 19.03.2020)
Fachinformation Minprostin E2 Vaginaltabletten, Pfizer, Stand 06.2016 (Zugriff 17.02.2020
Fachinformation Minprostin E2 Vagingalgel, Pfizer, Stand 06.2016 (Zugriff 13.11.2020)
Fachinformation Nalador 500, Jenapharm, Stand 11.2017 (Zugriff 13.11.2020)
Fachinformation Pabal 100 µg/ml Injektionslösung, Ferring, Stand 07.2017 (Zugriff 15.11.2020)
Fachinformation Partusisten, Boehringer Ingelheim, Stand 12.2017 (Zugriff 07.11.2020)
Fachinformation Prepidil Gel, Pfizer, Stand 06.2016 (Zugriff 17.02.2020)
Fachinformation Propess 10 mg, Ferring, Stand 09.2018 (Zugriff 17.02.2020)
Fachinformation Mepivacain Accord Injektionslösung, Accord, Stand 01.2019 (01.02.2021)
Fachinformation Lysthenon 2 % Injektionslösung, Takeda, Stand 04.2019 (17.01.2021
Fachinformation Meptid, biosyn, Stand 11.2016 (Zugriff 05.01.2021)
Fachinformation Naloxon Inresa, Inresa, Stand 06.2014 (Zugriff 17.02.2020)
Fachinformation Oxycodon-HCl HEXAL 5mg, 10mg, 20 mg, Retardtabletten, HEXAL, Stand 03.2019 (Zugriff 25.01.2020)
Fachinformation Piritramid Hameln 7,5 mg/ml, Hameln, Stand 01.2017 (Zugriff 25.01.2020)
Fachinformation Tramadol 50 mg, 100 mg Rotexmedica, Rotexmedica, Stand 07.2018 (Zugriff 25.01.2020)
Fachinformation Bromocriptin-ratiopharm, 2,5 mg Tbl, Ratiopharm, Stand 11.2016 (Zugriff 02.11.2020)

Leitlinien

Leitlinien des AWMF https://www.awmf.org/awmf-online-das-portal-der-wissenschaftlichen-medizin/awmf-aktuell.html
Deutsche Diabetes-Gesellschaft (Hrsg.) Dezember 2014. S3-Leitline Diabetes und Schwangerschaft. AWMF online https://www.awmf.org/uploads/tx_szleitlinien/057-023l_S3_Diabetes_und_Schwangerschaft_2014-12.pdf (Zugriff 22.04.2020)
Leitlinie der Gesellschaft für Neonatologie und Pädiatrische Intensivmedizin, der Deutschen Gesellschaft für Perinatale Medizin, der Deutschen Diabetes-Gesellschaft, der Deutschen Gesellschaft für Hebammenwissenschaft und dem Deutschen Hebammenverband, der Deutschen Gesellschaft für Kinder- und Jugendmedizin und der Deutschen Gesellschaft für Gynäkologie und Geburtshilfe (Hrsg.). Juli 2017. S2k-Leitlinie Betreuung von Neugeborenen diabetischer Mütter. AWMF online https://www.awmf.org/uploads/tx_szleitlinien/024-006l_S2k_Betreuung_von_Neugeborenen_diabetischer_Muetter_2017-10-abgelaufen.pdf (Zugriff 22.04.2020)
Leitlinien der Gynäkologie und Geburtshilfe https://www.gfmer.ch/Guidelines/Schwangerschaft_Neugeborenes_d/Schwangerschaft_Neugeborenes_mt.htm
Deutsche Gesellschaft für Gynäkologie und Geburtshilfe, Österreichische Gesellschaft für Gynäkologie und Geburtshilfe, Schweizerische Gesellschaft für Gynäkologie und Geburtshilfe (Hrsg.). Januar 2020. S3-Leitlinie Hormonelle Empfängnisverhütung. AWMF online https://www.awmf.org/uploads/tx_szleitlinien/015-015l_S3_Hormonelle_Empfaengnisverhuetung_2020-09.pdf (Zugriff 20.06.2020)
Deutsche Gesellschaft für Gynäkologie und Geburtshilfe, Österreichische Gesellschaft für Gynäkologie und Geburtshilfe, Schweizerische Gesellschaft für Gynäkologie und Geburtshilfe (Hrsg.). Februar 2020. S2k-Leitlinie Pävention und Therapie der Frühgeburt. AWMF online https://www.awmf.org/uploads/tx_szleitlinien/015-025l_S2k_Praevention-Therapie_Fruehgeburt_2020-02.pdf (Zugriff 24.04.2020)
Deutsche Gesellschaft für Gynäkologie und Geburtshilfe, Österreichische Gesellschaft für Gynäkologie und Geburtshilfe, Schweizerische Gesellschaft für Gynäkologie und Geburtshilfe (Hrsg.). März 2016. S2k-Leitlinie Peripartale Blutungen, Diagnostik und Therapie. AWMF online https://www.awmf.org/uploads/tx_szleitlinien/015-063l_S2k_Peripartale_Blutungen_Diagnostik_Therapie_PPH_2016-04.pdf (Zugriff 22.04.2020)
Deutsche Gesellschaft für Gynäkologie und Geburtshilfe (DGGG) Österreichische Gesellschaft für Gynäkologie und Geburtshilfe, Schweizerische Gesellschaft für Gynäkologie und Geburtshilfe (Hrsg.). Juni 2019. S3-Leitlinie Adipositas und Schwangerschaft. AWMF online https://www.awmf.org/uploads/tx_szleitlinien/015-081l_S3_Adipositas-Schwangerschaft_2020_06.pdf (Zugriff 22.04.2020)
Deutsche Gesellschaft für Gynäkologie und Geburtshilfe (DGGG) Österreichische Gesellschaft für Gynäkologie und Geburtshilfe, Schweizerische Gesellschaft für Gynäkologie und Geburtshilfe (Hrsg.). Dezember 2020. S2k-Leitlinie Geburtseinleitung. AWMF online https://www.awmf.org/uploads/tx_szleitlinien/015-088ladd_S2k_Geburtseinleitung_2021-04.pdf (Zugriff 09.01.2021)
Deutsche Gesellschaft für Gynäkologie und Geburtshilfe (DGGG) Österreichische Gesellschaft für Gynäkologie und Geburtshilfe, Schweizerische Gesellschaft für Gynäkologie und Geburtshilfe (Hrsg.). Dezember 2020. S2k-Leitlinie Geburtseinleitung. AWMF online https://www.awmf.org/uploads/tx_szleitlinien/015-088ladd_S2k_Geburtseinleitung_2021-04.pdf
Deutsche Gesellschaft für Gynäkologie und Geburtshilfe (DGGG), Deutschen Diabetes Gesellschaft (DDG) (Hrsg.). Februar 2018, S3-Leitlinie Gestationsdiabetes mellitus (GDM), Diagnostik, Therapie und Nachsorge. AWMF online https://www.awmf.org/uploads/tx_szleitlinien/057-008l_S3_Gestationsdiabetes-mellitus-GDM-Diagnostik-Therapie-Nachsorge_2019-06.pdf (Zugriff 04.07.2020)
Nationale VersorgungsLeitlinie Asthma Langfassung 4. Auflage, 2020 Version 1 AWMF-Register-Nr.: nvl-002
S2k-Leitlinie HIV-Therapie in der Schwangerschaft und bei HIV-exponierten Neugeborenen AWMF-Register-Nr.: 055 – 002
S3-Leitlinie Diagnostik, Therapie und Nachsorge maligner Ovarialtumoren Version 4.0- März 2020 AWMF-Registernummer: 032/035OL https://www.awmf.org/uploads/tx_szleitlinien/032-035OLl_S3_Ovarialkarzinom_2020-04.pdf
S3-Leitlinie Prävention des Zervixkarzinoms Langversion 1.1 – März 2020 AWMF-Registernummer 015/027OL https://www.awmf.org/uploads/tx_szleitlinien/015-027OLl_Praevention_Zervixkarzinom_2020-03-verlaengert.pdf
Interdisziplinäre S3-Leitlinie für die Früherkennung, Diagnostik, Therapie und Nachsorge des Mammakarzinoms Langversion 4.3 – Februar 2020 AWMF-Registernummer: 032-045OL https://www.leitlinienprogramm-onkologie.de/fileadmin/user_upload/Downloads/Leitlinien/Mammakarzinom_4_0/Version_4.3/LL_Mammakarzinom_Langversion_4.3.pdf

Sachregister

A

D

E

F

G

H

L

M

Q

R

S

T

Die Autoren

Dr. rer. nat. Philipp Kircher

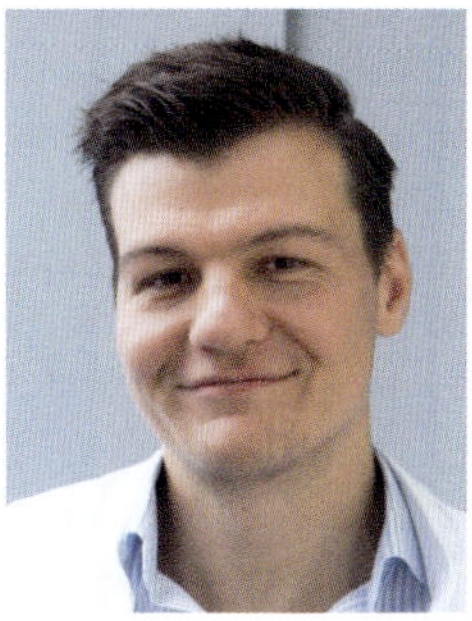

Studierte Pharmazie an der Julius-Maximilians-Universität Würzburg. Nach einem Forschungssaufenthalt an der University of Florida in Gainesville/USA promovierte er im Fach Pharmakologie an der Ludwigs-Maximilians-Universität München.

Seit 2016 war er neben seiner Tätigkeit in Apotheken Dozent an der Hebammenschule der Frauenklinik München. Seit 2020 nimmt er einen Lehrauftrag an der Katholischen Stiftungshochschule München im Fach Pharmakologie des Studiengangs Hebammenkunde wahr.

Seit 2017 ist er als Dozent für die Bayerische Landesapothekerkammer tätig, unter anderem im Begleitenden Unterricht für Pharmazeuten im Praktikum sowie in den Weiterbildungen Allgemeinpharmazie und Geriatrische Pharmazie.

Seit 2018 ist er Mitglied der Delegiertenversammlung der Bayerischen Landesapothekerkammer und Pressesprecher der Apotheker im Landkreis Weilheim-Schongau.
Seit 2020 leitet er die St. Ulrich-Apotheke in Peißenberg.

Dr. rer. biol. hum. Peter Killian

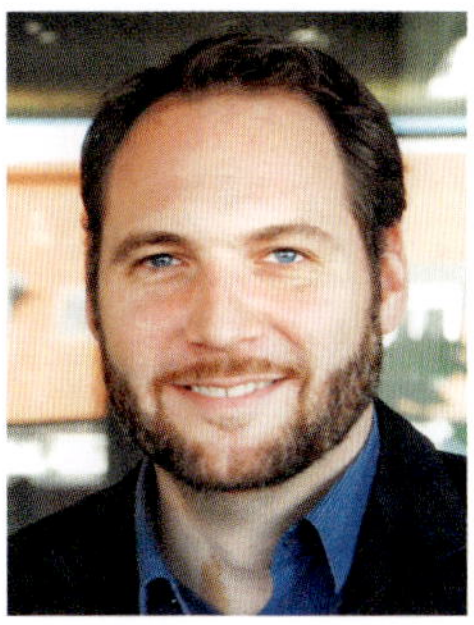

Studierte Pharmazie an der Ludwig-Maximilians-Universität München und arbeitete neben seiner Promotion in verschiedenen öffentlichen Apotheken.

Nach seiner Dissertation im Bereich der Prävention onkologischer Erkrankungen an der Ludwigs-Maximilians-Universität München arbeitete er in der pharmazeutischen Industrie im Sektor Medical Affairs. Dort war er sowohl in Deutschland als auch im europäischen Ausland in verschiedenen Funktionen tätig und hat sich neben der medizinisch wissenschaftlichen Kommunikation, der klinischen Forschung und der Arzneimittelzulassung auch intensiv mit der Nutzenbewertung neuer Arzneimittel besonders in Deutschland befasst. Zuletzt war er in führender Funktion im medizinischen Fachbereich der Atemwegserkrankungen tätig.

Seit März 2020 leitet er das Team Arzneimittel im Referat für Vertragspolitik und Arzneimittel der Kassenärztlichen Vereinigung Bayerns. Dort beschäftig er sich mit der Steuerung einer wirtschaftlichen Arzneimittelverordnung, Versorgungsforschungsprojekten und weiteren strategisch bedeutsamen Themen rund um Arzneimittel, Heilmittel und Hilfsmittel in Bayern.

Apothekerin Elisabeth Remplik

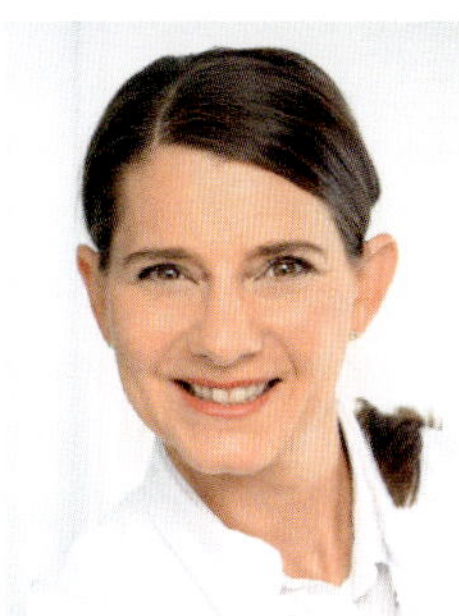

Jhrg. 1973, studierte an der Ludwig-Maximilians-Universität München Pharmazie und erlangte 1999 die Approbation als Apothekerin. Sie ist am Universitätsklinikum Augsburg beschäftigt, wo sie im Jahr 2003 die Fachweiterbildung zur Fachapothekerin für Klinische Pharmazie absolvierte. Nachdem sie im Rahmen der klinischen Tätigkeit mehrere Abteilungen durchlaufen hatte, sind ihre heutigen Schwerpunkte das Qualitätsmanagement und die Palliativpharmazie. 2015 schloss sie die Zertifikatsfortbildung Palliativpharmazie ab. Seit dem Jahr 2000 unterrichtet die Mutter von zwei Kindern an der Akademie für Gesundheitsberufe in Augsburg für die Berufsgruppen Kranken- und Gesundheitspflege und Hebammen das Fach Arzneimittellehre. Sie ist bei der Bayerischen Landesapothekerkammer Dozentin für die Fachweiterbildung für Klinische Pharmazie, Thema Qualitätsmanagement.

Apothekerin Annette Munck

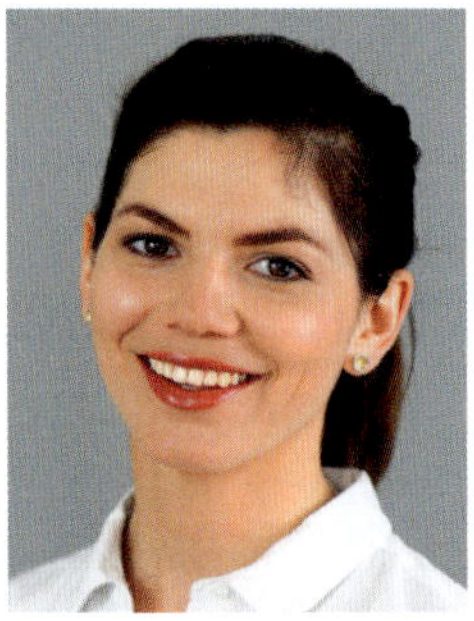

Jhrg. 1989, studierte an der Albert-Ludwigs-Universität Freiburg Pharmazie und erlangte 2016 die Approbation als Apothekerin. Während des Studiums hospitierte sie in der Pharmazeutischen Industrie im Bereich Global Supplier Quality Management. Nach dem Studium arbeitete sie in mehreren öffentlichen Apotheken in München. Seit 2022 leitet die Mutter von zwei Kindern die Münster Apotheke in Überlingen am Bodensee. Bereits in 4. Generation liegt der Fokus der Apotheke neben der Allgemeinpharmazie vor allem auf Naturheilverfahren, Homöopathie und Ernährungslehre. Frau Munck erlangte 2017 die Ausbildung zur Homöopathie-Fachberaterin. Seit 2018 arbeitet sie im engen Kontakt mit ihren Kunden im Bereich Arzneimitteltherapiesicherheit in Apotheken.